SÉRIE MANUAL DO MÉDICO-RESIDENTE

IMUNOLOGIA CLÍNICA E ALERGIA

SÉRIE MANUAL DO MÉDICO-RESIDENTE

Coordenadores da Série
Jose Otavio Costa Auler Junior
Luis Yu

- » *Acupuntura e Medicina Tradicional Chinesa*
- » *Cirurgia*
- » *Cirurgia de Cabeça e Pescoço*
- » *Cirurgia do Aparelho Digestivo*
- » *Cirurgia Geral*
- » *Cirurgia Pediátrica*
- » *Cirurgia Plástica*
- » *Cirurgia Torácica*
- » *Condutas Práticas em Cardiologia*
- » *Cuidados Paliativos – Falências Orgânicas*
- » *Dermatologia*
- » *Endocrinologia e Metabologia*
- » *Endoscopia*
- » *Gastroenterologia e Hepatologia*
- » *Genética Médica*
- » *Geriatria*
- » *Ginecologia e Obstetrícia*
- » *Imunologia Clínica e Alergia*
- » *Mastologia*
- » *Medicina de Família e Comunidade*
- » *Medicina do Trabalho*
- » *Medicina Legal e Perícia Médica*
- » *Nefrologia*
- » *Neurocirurgia*
- » *Neurologia*
- » *Neurologia Infantil*
- » *Nutrologia*
- » *Ortopedia*
- » *Otorrinolaringologia*
- » *Patologia*
- » *Pediatria*
- » *Pneumologia*
- » *Radiologia e Diagnóstico por Imagem*
- » *Radioterapia*
- » *Reumatologia*
- » *Transplante*
- » *Urologia*

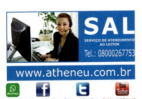

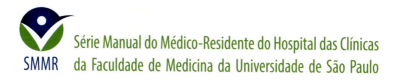

Série Manual do Médico-Residente do Hospital das Clínicas
da Faculdade de Medicina da Universidade de São Paulo

Coordenadores da Série
JOSE OTAVIO COSTA AULER JUNIOR
LUIS YU

VOLUME
IMUNOLOGIA CLÍNICA E ALERGIA

Editores do Volume
JORGE KALIL
FÁBIO FERNANDES MORATO CASTRO

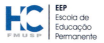
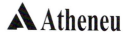

EDITORA ATHENEU

São Paulo	—	Rua Maria Paula, 123 - 8º andar Tel.: (11) 2858-8750 E-mail: atheneu@atheneu.com.br
Rio de Janeiro	—	Rua Bambina, 74 Tel.: (21) 3094-1295 E-mail: atheneu@atheneu.com.br

CAPA: Equipe Atheneu
PRODUÇÃO EDITORIAL: MKX Editorial

CIP-BRASIL. CATALOGAÇÃO NA PUBLICAÇÃO
SINDICATO NACIONAL DOS EDITORES DE LIVROS, RJ

I29

Imunologia clínica e alergia / coordenadores da série Jose Otavio Costa Auler Jr, Luis Yu; editores do volume Fábio Fernandes Morato Castro, Jorge Kalil. - 1. ed. - Rio de Janeiro : Atheneu, 2022.
: il. ; 18 cm. (Manual do médico-residente do Hospital das Clínicas da Faculdade de Medicina da Universidade de São Paulo)

Inclui bibliografia e índice
ISBN 978-65-5586-502-8

1. Medicina clínica. 2. Alergia. 3. Imunologia. I. Auler Jr, Jose Otavio Costa. II. Yu, Luis. III. Castro, Fábio Fernandes Morato. IV. Kalil, Jorge. V. Série.

22-76949

CDD: 616.97
CDU: 616-022

Meri Gleice Rodrigues de Souza - Bibliotecária - CRB-7/6439

30/03/2022   04/04/2022

KALIL, J.; CASTRO, F.F.M.
Série Manual do Médico-Residente do Hospital das Clínicas da Faculdade de Medicina da Universidade de São Paulo – Volume Imunologia Clínica e Alergia.

© *Direitos reservados à EDITORA ATHENEU – Rio de Janeiro, São Paulo, 2022.*

Coordenadores da Série

Jose Otavio Costa Auler Junior
Professor Titular da Disciplina de Anestesiologia da Faculdade de Medicina da Universidade de São Paulo (FMUSP). Diretor da FMUSP (2014-2018).

Luis Yu
Professor-Associado de Nefrologia da Faculdade de Medicina da Universidade de São Paulo (FMUSP). Ex-Coordenador-Geral da Comissão de Residência Médica (COREME) da FMUSP.

Editores do Volume

Jorge Kalil

Professor Titular da Disciplina de Imunologia Clínica e Alergia da Faculdade de Medicina da Universidade de São Paulo (FMUSP). Diretor do Laboratório de Imunologia do Instituto do Coração do Hospital das Clínicas da Faculdade de Medicina da Universidade de São Paulo (InCor-HCFMUSP). CEO do Instituto Todos pela Saúde. Coordenador do Instituto Nacional do Ministério de Ciência e Tecnologia. Copresidente do Centro de Excelência FOCIS. Professor Adjunto das Universidades George Washington e Case Western Reserve. Membro do Conselho Consultivo Científico do International Centre for Genetic Engineering and Biotechnology (ICGEB), UNO Institution, do Data and Safety Monitoring Board do National Institute of Health (DSMB/NIH) para ensaios de fase 3 de vacinas anti-COVID nos EUA. Membro do IPG-COVAX, uma iniciativa da Organização Mundial da Saúde, Aliança Mundial para Vacinas e Imunização e Coalizão para Promoção de Inovações em prol da Preparação para Epidemias (OMS/GAVI/CEPI). Ex-Presidente da União Internacional das Sociedades Imunológicas (IUIS). Membro da Academia Brasileira de Ciências. Condecorado por Mérito pelos Presidentes do Brasil e da França. Doutor *Honoris Causa* de várias universidades, incluindo a Sorbonne Université, Paris.

Fábio Fernandes Morato Castro

Mestrado em Ciências, Área de Alergia e Imunologia, pela Faculdade de Medicina da Universidade de São Paulo (FMUSP). Doutorado em Imunologia pela Universidade de Heidelberg, Alemanha. Livre-Docência pela FMUSP. Professor-Associado da Disciplina de Imunologia Clínica e Alergia do Departamento de Clínica Médica da FMUSP. Supervisor Geral do Serviço de Imunologia Clínica e Alergia do Hospital das Clínicas da FMUSP (HCFMUSP).

Colaboradores

Adriana Márcia da Silva Cunha Barbosa
Residência em Alergia e Imunologia no Instituto da Criança do Hospital das Clínicas da Faculdade de Medicina da Universidade de São Paulo (ICr-HCFMUSP). Mestrado e Doutorado em Ciências, Área Alergia e Imunologia pela FMUSP.

Alex Isidoro Ferreira Prado
Graduação em Medicina na Universidade Federal de Santa Catarina (UFSC). Médico do Setor de Doenças Raras e da Imunidade do Hospital 9 de Julho. Residência em Clínica Médica e Imunologia Clínica e Alergia pelo Hospital das Clínicas da Faculdade de Medicina da Universidade de São Paulo (HCFMUSP).

Alexandra Sayuri Watanabe
Médica pela Faculdade de Medicina da Universidade de São Paulo (FMUSP). Mestrado e Doutorado em Ciências, Área de Alergia e Imunologia pela FMUSP. Coordenadora do Departamento de Anafilaxia da Associação Brasileira de Alergia e Imunologia (ASBAI). Médica Corresponsável pelo Ambulatório de Anafilaxia do Hospital das Clínicas da FMUSP (HCFMUSP).

Ana Carolina D'Onofrio e Sílvia
Formação pela Universidade de Taubaté. Residência Médica em Pediatria no Hospital Infantil Cândido Fontoura. Especialização em Alergia e Imunologia Clínica no Hospital das Clínicas da Faculdade de Medicina da Universidade de São Paulo (HCFMUSP). Colaboradora do Ambulatório de Reação de Hipersensibilidade a Medicamentos do HCFMUSP.

Ana Karolina Barreto Berselli Marinho

Médica pela Escola de Medicina da Santa Casa de Misericórdia de Vitória (EMESCAM). Mestrado e Doutorado em Ciências, Área de Alergia e Imunologia, pela Faculdade de Medicina da Universidade de São Paulo (FMUSP). Residência em Clínica Médica no Conjunto Hospitalar do Mandaqui. Residência em Imunologia e Alergia no Hospital das Clínicas da FMUSP (HCFMUSP). Especialista em Saúde Pública e Administração Hospitalar pela Universidade de Ribeirão Preto (UNAERP). Médica Coordenadora do Ambulatório de Eventos Adversos Pós-Vacinais e Vacinas em Imunocomprometidos do Serviço de Imunologia Clínica e Alergia do HCFMUSP. Médica-Assistente do Ambulatório de Imunodeficiências Primárias do Serviço de Imunologia e Alergia do HCFMUSP. Supervisora do Programa de Residência de Clínica Médica do Conjunto Hospitalar do Mandaqui – Secretaria do Estado de Saúde de São Paulo. Coordenadora da Câmara Técnica Assessora em Imunizações da Secretaria Extraordinária de Enfrentamento à Covid – SECOVID/Ministério da Saúde.

Antônio Abílio Motta

Doutor em Ciências, Área de Alergia e Imunologia, pela Faculdade de Medicina da Universidade de São Paulo (FMUSP). Professor Colaborador da Disciplina de Imunologia Clínica e Alergia da FMUSP. Médico-Assistente Colaborador do Serviço de Imunologia Clínica e Alergia do Hospital das Clínicas da FMUSP (HCFMUSP).

Ari de Paula Silva

Médico pela Universidade do Vale do Sapucaí (Univás) – Faculdade de Medicina de Pouso Alegre. Mestrado pela Faculdade de Medicina de Ribeirão Preto da Universidade de São Paulo (FMRP-USP). Professor Convidado pelo Serviço de Imunologia Clínica e Alergia do Hospital das Clínicas da Faculdade de Medicina da USP (HCFMUSP). Chefe do Departamento de Otorrinolaringologia da Irmandade de Misericórdia de Campinas. Diretor Clínico da Santa Casa e Hospital Irmãos Penteado de Campinas.

Ariana Campos Yang
Doutora em Ciências pela Faculdade de Medicina da Universidade de São Paulo (FMUSP), Área de Alergia e Imunologia. Assistente com Função Docente na Disciplina de Alergia e Imunologia Clínica da Faculdade de Ciências Médicas da Universidade Estadual de Campinas (FCM-Unicamp). Médica-Assistente Coordenadora dos Ambulatórios de Alergia Alimentar, Dermatite Atópica e Esofagite Eosinofílica do Serviço de Imunologia Clínica e Alergia do Hospital das Clínicas da FMUSP (HCFMUSP).

Bruno Sini
Psicólogo Cognitivo Comportamental. Mestrado e Doutorado em Ciências, Área de Alergia e Imunologia pela Faculdade de Medicina da Universidade de São Paulo (FMUSP).

Claudia Leiko Yonekura Anagusko
Residência em Clínica Médica e Alergia e Imunologia Clínica pelo Hospital das Clínicas da Faculdade de Medicina da Universidade de São Paulo (HCFMUSP). Graduada em Medicina pela Faculdade de Medicina de Ribeirão Preto da USP (FMRP-USP). Médica Colaboradora dos Ambulatórios de Alergia Alimentar, Dermatite Atópica e Esofagite Eosinofílica do Serviço de Imunologia Clínica e Alergia do HCFMUSP. Doutoranda da Disciplina de Imunologia Clínica e Alergia da FMUSP.

Clóvis Eduardo Santos Galvão
Médico-Assistente, Professor Colaborador e Coordenador do Ambulatório de Alergia Ocupacional do Serviço de Imunologia Clínica e Alergia do Hospital das Clínicas da Faculdade de Medicina da Universidade de São Paulo (HCFMUSP). Doutorado e Pós-Doutorado pela FMUSP.

Cristina Maria Kokron
Médica pela Escola Paulista de Medicina da Universidade Federal de São Paulo (EPM/Unifesp). Residência Médica em Pediatria no Hospital São Paulo da EPM/Unifesp. Especialização em Alergia, Imunologia e Reumatologia Pediátrica pela EPM/Unifesp. Mestrado e Doutorado pela EPM/Unifesp. Pós-Doutorado pelo Children´s Hospital da Harvard Medical School, EUA. Médica-Assistente do Serviço de Imunologia Clínica e Alergia do Hospital das Clínicas da Faculdade de Medicina da Universidade de São Paulo (HCFMUSP). Cocoordenadora do Ambulatório de Imunodeficiências Primárias e Coordenadora do Ambulatório de Alergia Pediátrica do HCFMUSP. Vice-Coordenadora do Laboratório de Investigação Médica-60 (LIM-60 – FMUSP).

Cynthia Mafra Fonseca de Lima
Mestrado em Ciências, Área de Alergia e Imunologia, pela Faculdade de Medicina da Universidade de São Paulo (FMUSP). *Research Fellowship* no Johns Hopkins Asthma and Allergy Center. Docente Convidada do Curso de Medicina da Universidade Federal de Alagoas (UFAL). Docente do Curso de Medicina do Cesmac – AL.

Danilo Gois Gonçalves
Médico pela Universidade Federal de Campina Grande (UFCG). Especialista em Alergia e Imunologia pelo Hospital das Clínicas da Faculdade de Medicina da Universidade de São Paulo (HCFMUSP). Médico Especialista em Clínica Médica pela Universidade Federal de São Paulo (Unifesp). Doutorando em Alergia e Imunologia da FMUSP.

Érica Maria Martins Coutinho
Biomédica pelo Centro Universitário das Faculdades Metropolitanas Unidas (FMU), com habilitação em Patologia Clínica. Mestra em Ciências, Área de Alergia e Imunologia da Faculdade de Medicina da Universidade de São Paulo (FMUSP). Especialista em Métodos Diagnósticos e Investigação de Imunodeficiências Primárias e Alergia pelo Programa de Aperfeiçoamento Profissional do Hospital das Clínicas da FMUSP (HCFMUSP). Realizou Iniciação Científica no Laboratório de Imunorregulação do Instituto Butantan. Leciona os Cursos de Biomedicina e Farmácia na Instituição de Ensino Superior FECAF. Supervisora do Estágio Obrigatório do Curso de Biomedicina da FECAP.

Fabiana Mascarenhas Souza Lima
Graduada em Medicina pela Escola Bahiana de Medicina e Saúde Pública (EBMSP). Doutoranda em Alergia e Imunologia pela Faculdade de Medicina da Universidade de São Paulo (FMUSP). Médica-Assistente do Serviço de Imunologia Clínica e Alergia do Hospital das Clínicas da FMUSP (HCFMUSP). Colaboradora do Ambulatório de Imunodeficiências Primárias. Médica-Assistente do Hospital do Servidor Público Municipal. Coordenadora do Ambulatório de Imunologia Clínica.

Fabiane Pomiecinski
Residência Médica em Alergia e Imunologia pelo Hospital das Clínicas da Faculdade de Medicina da Universidade de São Paulo (HCFMUSP). Mestrado em Ciências, Alergia e Imunologia pela FMUSP. Professora do Curso de Medicina da Universidade de Fortaleza (Unifor). Médica do Programa de Alergia a Proteína do Leite (APLV) do Governo do Estado do Ceará.

Gabriella Melo Fontes Silva Dias
Médica Alergologista e Imunologista. Doutoranda em Doença Respiratória Exacerbada pela Aspira (DREA). Ex-Preceptora da Residência Médica do Serviço de Imunologia Clínica e Alergia do Hospital das Clínicas da Faculdade de Medicina da Universidade de São Paulo (HCFMUSP). Residência em Alergia e Imunologia Clínica pelo HCFMUSP e em Clínica Médica pelo Hospital do Servidor Público Municipal de São Paulo (HSPM). Graduada pela Universidade Federal de Sergipe (UFS).

Henrikki Gomes Antila
Medicina pela Universidade Estadual de Campinas (Unicamp). Residência em Clínica Médica pela Faculdade de Ciências Médicas da Unicamp (FCM-Unicamp). Residência em Imunologia Clínica e Alergia no Hospital das Clínicas da Faculdade de Medicina da Universidade de São Paulo (HCFMUSP). Subinvestigador na Consultoria Médica e Pesquisa Clínica (CMPC).

João Paulo de Assis
Médico pela Universidade do Vale do Sapucaí (Univás). Residência em Clínica Médica no Hospital Israelita Albert Einstein (HIAE). Residência Médica em Imunologia Clínica e Alergia no Hospital das Clínicas da Faculdade de Medicina da Universidade de São Paulo (HCFMUSP). Mestrando pelo HCFMUSP. Professor da Graduação de Medicina da Universidade Nove de Julho (UNINOVE).

Juliana Fóes Bianchini Garcia
Graduação em Medicina pela Universidade do Sul de Santa Catarina (UNISUL). Residência Médica de Pediatria pelo Hospital Infantil Cândido Fontoura (HICF). Especialização em Imunologia Clínica e Alergia e Imunologia Clínica pelo Hospital das Clínicas de São Paulo (HCFMUSP). Doutoranda da Disciplina de Imunologia Clínica e Alergia da FMUSP.

Juliana Guimarães de Mendonça
Médica pela Universidade Federal de Pernambuco (UFPE). Mestrado em Cuidados Intensivos pelo Instituto de Medicina Integral Professor Fernando Figueira. Pós-Graduanda do Programa de Doutorado na Área de Alergia e Imunologia da Faculdade de Medicina da Universidade de São Paulo (FMUSP). Pediatra do Hospital Universitário Oswaldo Cruz.

Karine De Amicis Lima
Graduação em Biomedicina pela Universidade de Marília. Mestrado em Ciências pelo Programa de Pós-Graduação em Alergia e Imunologia da Faculdade de Medicina da Universidade de São Paulo (FMUSP) no Laboratório de Imunologia do Instituto do Coração da FMUSP (InCor-FMUSP). Doutorado em Ciências pelo Programa de Pós-Graduação em Alergia e Imunologia FMUSP no Laboratório de Investigação Médica (LIM-60). Doutorado Sanduíche na Salzburg Universitat. Pesquisadora Visitante em Telemedicina no Hospital Israelita Albert Einstein (HIAE) e Gerente de Pesquisa Clínica no Conjunto Hospitalar do Mandaqui.

Keity Souza Santos
Graduada em Ciências Biológicas pela Universidade Estadual Paulista (UNESP) – Rio Claro. Doutorado em Ciências, Área de Alergia e Imunologia pela Faculdade de Medicina da Universidade de São Paulo (FMUSP). Pós-Doutorado em Alergia e Imunopatologia pela FMUSP. Pós-Doutorado em Alergia pela Salzburg Universitat. Professora Doutora da Disciplina de Imunologia Clínica e Alergia do Departamento de Clínica Médica da FMUSP.

Leonardo Oliveira Mendonça
Especialização em Imunologia e Alergia pelo Hospital das Clínicas da Faculdade de Medicina da Universidade de São Paulo (HCFMUSP). *Fellow* Clínico em Doenças Autoinflamatórias e Síndromes Imunodesregulatórias pela Sociedade Europeia de Imunodeficiências (ESID) no Instituto Giannina Gaslini, na Itália. Coordenador do Centro de Doenças Raras e da Imunidade da Divisão de Imunologia e Alergia do Hospital 9 de Julho – Rede DASA de São Paulo.

Lucila de Campos
Graduação em Medicina pela Pontifícia Universidade Católica de São Paulo (PUC-SP). Mestrado em Ciências, Área, Alergia e Imunologia pela Faculdade de Medicina da Universidade de São Paulo (FMUSP). Pós-Graduada em Medicina Farmacêutica pela Universidade Federal de São Paulo (Unifesp). MBA Executivo Internacional na Fundação Instituto de Administração da USP (FIA/USP). Médica Colaboradora do Ambulatório de Alergia a Drogas do Hospital das Clínicas da FMUSP (HCFMUSP). Diretora de Marketing da Regional São Paulo da Associação Brasileira de Alergia e Imunologia (ASBAI). Médica Responsável Técnica da Ampla Prevenção e Consultoria em Saúde.

Luiz Augusto Marcondes Fonseca
Médico pela Faculdade de Medicina da Universidade de São Paulo (FMUSP). Mestrado e Doutorado em Saúde Pública – Área de Epidemiologia pela Faculdade de Saúde Pública da USP (FSP-USP). Médico-Assistente do Serviço de Imunologia Clínica e Alergia do Hospital das Clínicas da FMUSP (HCFMUSP).

Manoela Crespo de Magalhães Hoff
Residência Médica em Imunologia Clínica e Alergia no Hospital das Clínicas da Faculdade de Medicina da Universidade de São Paulo (HCFMUSP). Residência em Clínica Médica no Hospital Federal da Lagoa (RJ). Graduada pela Escola de Medicina da Santa Casa de Misericórdia de Vitória – ES (EMESCAM). Médica-Assistente no Instituto de Alergia Campinas (IAC). Pós-Graduanda em Imunologia Clínica e Alergia pela Disciplina de Imunologia Clínica e Alergia da FMUSP.

Marcelo Vivolo Aun
Doutor em Ciências, Área de Alergia e Imunologia, pela Faculdade de Medicina da Universidade de São Paulo (FMUSP). Professor-Assistente da Faculdade Israelita de Ciências da Saúde Albert Einstein. Pós-Doutorando da Disciplina de Imunologia Clínica e Alergia da FMUSP.

Marco Gattorno
Médico Reumatologista e Imunologista Pediátrico pela Universidade de Gênova – Itália. Presidente da Sociedade Internacional de Doenças Autoinflamatórias Sistêmicas (ISSAID). Coordenador do Grupo Europeu de Estudos de Febres Periódicas Hereditárias (EUROFEVER). Coordenador do Centro de Referência de Doenças Autoinflamatórias e Imunodeficiências do Instituto Giannina Gaslini – Gênova, Itália.

Mariele Morandin Lopes
Médica pela Faculdade de Medicina de Catanduva (FAMECA). Residência em Clínica Médica pela FAMECA. Residência em Imunologia Clínica e Alergia pelo Hospital das Clínicas da Faculdade de Medicina da Universidade de São Paulo (HCFMUSP). Preceptora em Alergia e Imunologia Clínica na FAMECA. Pós-Graduanda da Disciplina de Imunologia Clínica e Alergia da FMUSP.

Marisa Rosimeire Ribeiro

Médica pela Universidade Federal de Juiz de Fora (UFJF). Residência em Clínica Médica pela Universidade do Vale do Sapucaí (Univás). Especialização em Imunologia Clínica e Alergia no Hospital das Clínicas da Faculdade de Medicina da Universidade de São Paulo (HCFMUSP). Mestra em Ciências, Área de Alergia e Imunologia pela FMUSP. Preceptora do Serviço de Alergia e Imunologia do Instituto de Assistência Médica ao Servidor Público Estadual de São Paulo (IAMSPE). Colaboradora do Ambulatório de Hipersensibilidade a Medicamentos do HCFMUSP. Assistente do Serviço de Alergia e Imunologia do Hospital Professor Edmundo Vasconcelos. Membro do Departamento Científico de Anafilaxia da Associação Brasileira de Alergia e Imunobiologia (ASBAI).

Myrthes Anna Maragna Toledo Barros

Médica pela Faculdade de Medicina da Universidade de São Paulo (FMUSP). Mestrado em Ciências, Área de Alergia e Imunologia pela FMUSP. Doutorado em Microbiologia e Imunologia pela Universidade Federal de São Paulo (Unifesp). Médica-Assistente do Serviço de Imunologia Clínica e Alergia do Hospital das Clínicas da FMUSP (HCFMUSP).

Nathália Coelho Portilho Kellman

Residência Médica em Alergia e Imunologia Clínica pelo Serviço de Imunologia Clínica e Alergia do Hospital das Clínicas da Faculdade de Medicina da Universidade de São Paulo (HCFMUSP). Membro da Diretoria de Anafilaxia da Associação Brasileira de Alergia e Imunobiologia (ASBAI). Membro da Diretoria Interior da ASBAI – Regional São Paulo. Colaboradora do Ambulatório de Reações Adversas a Medicamentos do Serviço de Imunologia Clínica e Alergia do HCFMUSP.

Octavio Grecco

Médico pela Pontifícia Universidade Católica de São Paulo (PUC-SP). Mestrado em Medicina pela Faculdade de Medicina da Universidade de São Paulo (FMUSP). Médico Responsável pelos Ambulatórios de Dermatite de Contato e Imunomodulação do Serviço de Imunologia Clínica e Alergia do Hospital das Clínicas da FMUSP (HCFMUSP). Médico-Assistente do Ambulatório de Imunodeficiências Primárias do Serviço de Imunologia Clínica e Alergia do Hospital das Clínicas de São Paulo (HCFMUSP). Membro da Comissão de Dermatite de Contato da Associação Brasileira de Alergia e Imunologia (ASBAI) (biênio 2021-2022).

Pablo Michael Torres Cordóva

Especialização em Imunologia Clínica e Alergia pelo Hospital das Clínicas da Faculdade de Medicina da Universidade de São Paulo (HCFMUSP). Doutorando da Disciplina de Imunologia Clínica e Alergia da FMUSP. Professor de Imunologia e Alergologia da Faculdade de Medicina da Universidad de Especialidades Espíritu Santo (UEES), Guayaquil – Equador. Membro Titular do Grupo de Pesquisa de Esofagite Eosinofílica da Academia Europeia de Alergia e Imunologia Clínica.

Paula Rezende Meireles Dias

Especialização em Imunologia Clínica e Alergia pelo Hospital das Clínicas da Faculdade de Medicina da Universidade de São Paulo (HCFMUSP). Mestrado em Ciências, Área de Alergia e Imunologia, pela FMUSP. Docente em Alergia e Imunologia na Universidade Santo Amaro (UNISA). Médica Colaboradora dos Ambulatórios de Alergia Alimentar, Dermatite Atópica do Serviço de Imunologia Clínica e Alergia do HCFMUSP.

Pedro Giavina-Bianchi

Doutorado e Livre-Docência pela Faculdade de Medicina da Universidade de São Paulo (FMUSP). Professor-Associado da Disciplina de Imunologia Clínica e Alergia da FMUSP. *Visiting Professor* da Harvard Medical School, EUA. Editor dos Arquivos de Asma, Alergia e Imunologia.

Priscila Moraes
Especialização em Imunologia e Alergia pelo Serviço de Imunologia Clínica e Alergia do Hospital das Clínicas da Faculdade de Medicina da Universidade de São Paulo (HCFMUSP)

Priscila Takejima
Mestrado em Ciências, Área de Alergia e Imunologia, pela Faculdade de Medicina da Universidade de São Paulo (FMUSP). Médica Colaboradora do Ambulatório de Asma do Serviço de Imunologia Clínica e Alergia do Hospital das Clínicas da FMUSP (HCFMUSP).

Priscilla Rios Cordeiro Macedo
Médica pela Universidade Federal da Bahia (UFBA). Residência em Pediatria pelo Hospital das Clínicas da Faculdade de Medicina de Ribeirão Preto da Universidade de São Paulo (HCFMRP-USP). Especialista em Alergologia e Imunologia pelo Instituto da Criança do Hospital das Clínicas da Faculdade de Medicina da Universidade de São Paulo (ICr-HCFMUSP). Mestranda em Ciências, Área Alergia e Imunologia, pela FMUSP.

Rosana Câmara Agondi
Médica pela Faculdade de Ciências Médicas de Santos (FCMS). Mestrado e Doutorado em Ciências, Área de Alergia e Imunologia pela Faculdade de Medicina da Universidade de São Paulo (FMUSP). Médica-Assistente do Serviço de Imunologia Clínica e Alergia do Hospital das Clínicas da FMUSP (HCFMUSP).

Apresentação da Série

A *Série Manual do Médico-Residente do Hospital das Clínicas da Faculdade de Medicina da Universidade de São Paulo (HCFMUSP)*, em parceria com a conceituada editora médica Atheneu, foi criada como uma das celebrações ao centenário da Faculdade de Medicina. Trata-se de uma justa homenagem à instituição e ao hospital onde a residência médica foi criada, em 1944. Desde então, a residência médica do HCFMUSP vem se ampliando e se aprimorando, tornando-se um dos maiores e melhores programas de residência médica do país. Atualmente, os programas de residência médica dessa instituição abrangem quase todas as especialidades e áreas de atuação, com mais de 1.600 médicos-residentes em treinamento.

A despeito da grandeza dos programas de residência médica, há uma preocupação permanente da instituição com a qualidade do ensino, da pesquisa e da assistência prestada por nossos residentes. O HCFMUSP, o maior complexo hospitalar da América Latina, oferece um centro médico-hospitalar amplo, bem estruturado e moderno, com todos os recursos diagnósticos e terapêuticos para o treinamento adequado dos residentes. Além disso, os residentes contam permanentemente com médicos preceptores exclusivos, médicos-assistentes e docentes altamente capacitados para o ensino da prática médica.

Esta Série visa à difusão dos conhecimentos gerados na prática médica cotidiana e na assistência médica qualificada praticada pelos professores e assistentes nas diversas áreas do HCFMUSP.

Este Manual do Médico-Residente de Imunologia Clínica e Alergia, editado pelo Professor Associado Livre-Docente Fábio Fernandes Morato Castro e pelo Professor Titular Jorge Kalil, reconhecidos especialistas nessa importante e abrangente área médica. Este Manual foi cuidadosamente elaborado e redigido por vários médicos e professores da Disciplina de Imunologia e Alergia da FMUSP e traz uma ampla visão sobre as doenças imunológicas e alérgicas. Elaborado de forma didática, o Manual cobre aspectos básicos da Imunologia Clínica, aborda as principais alergias: cutâneas, oculares, respiratórias e ocupacionais e reações adversas às vacinas. O Manual finaliza com noções básicas atualizadas sobre o diagnóstico e o tratamento das alergias.

Estamos convictos de que este Manual será de muito interesse aos residentes da especialidade, mas também aos demais residentes e médicos clínicos por causa da frequência e abrangência das doenças imunológicas e alérgicas. Certamente, este Manual se constituirá em mais um êxito editorial, assim como ocorreu com os demais volumes desta bem-sucedida Série Manual do Médico-Residente do HCFMUSP.

Jose Otavio Costa Auler Junior
Luis Yu
Coordenadores da Série

Apresentação do Volume

Em qualquer fase da vida, o nosso organismo vive uma guerra contínua, intensa e inexorável, defendendo-se das agressões externas e, muitas vezes, até das internas. E é essa nossa defesa, complexa e eficaz, que permite levarmos a vida da forma como ela se desenvolveu. Para que isso seja possível, possuímos um exército "do bem", incansável ao nosso favor, que regula, defende e ataca. Esse é o nosso Sistema Imunológico.

A especialidade Imunologia Clínica compreende um amplo espectro de doenças importantes, como imunodeficiências primárias e secundárias, doenças autoimunes, doenças autoinflamatórias, doenças alérgicas e muitas outras, permeando inúmeras especialidades médicas. Podemos, por exemplo, ressaltar aqui a importância das alergias no contexto epidemiológico mundial, pois não são poucos os médicos e cientistas que acreditam que, em mais alguns anos, elas acometerão mais de 50% da população.

Neste momento terrível de pandemia da Covid-19, ou antes, com a AIDS, vimos com clareza a importância de todo o conhecimento acumulado sobre os mecanismos imunológicos para a utilização no desenvolvimento de armas terapêuticas adequadas. Nesse contexto, na década de 1980, os cientistas envolvidos no desenvolvimento dos anticorpos monoclonais, amplamente utilizados para diagnóstico e tratamento, foram agraciados com o prêmio Nobel de Medicina. Essa técnica foi um marco no controle de inúmeras doenças graves, que só foi possível pelo crescente e profundo conhecimento dos mecanismos imunológicos. Todos esses fatos juntos, e mais outros tão importantes quanto, tornaram a nossa especialidade, a Imunologia Clínica e Alergia, uma área bem estabelecida e reconhecida por todos.

Neste livro, *Volume Imunologia Clínica e Alergia* da *Série Manual do Médico-Residente*, utilizamos uma abordagem prática, bastante didática e completa, com o objetivo de auxiliar não só aos residentes e médicos da especialidade, mas também de contribuir para a formação do aluno de graduação, residentes de outras especialidades, clínicos gerais e pediatras. Nosso livro, com mais de 700 páginas subdivididas em 49 capítulos, didaticamente separados em 11 seções:

» Geral;
» Imunologia Clínica;

- » Alergias Respiratórias e Oculares;
- » Alergias Cutâneas;
- » Reações Adversas por Alimentos;
- » Reações Adversas por Medicamentos;
- » Anafilaxias;
- » Alergia Ocupacional;
- » Reações Adversas às Vacinas;
- » Diagnóstico em Alergia;
- » Tratamento em Alergia.

Para que isso se concretizasse, convidamos mais de 30 professores e pesquisadores da Disciplina de Imunologia Clínica e Alergia da Faculdade de Medicina da Universidade de São Paulo (FMUSP) e do Serviço de Imunologia Clínica e Alergia do Hospital das Clínicas da FMUSP (HCFMUSP).

Ao iniciarmos o livro na Seção Geral, relembramos os principais mecanismos de hipersensibilidade, chamando a atenção para a importância da abordagem clínica detalhada de um paciente com doença imunoalérgica. Por fim, ainda nessa mesma Seção, abordamos outro aspecto bastante atual, que é a medicina de precisão, individualização do paciente.

Logo a seguir, na Seção Imunologia Clínica, foi ressaltada a importância dos generalistas que atendem adultos ou crianças permanecerem alertas aos primeiros sinais de uma possível imunodeficiência, pois todos sabemos o quão importante é o reconhecimento precoce dessas doenças. Também foram abordados, nessa mesma Seção, dando ênfase ao diagnóstico diferencial, temas mais complexos, como autoimunidade, hipereosinofilia e esse novo grupo de doenças raras, denominadas doenças autoinflamatórias.

A partir da Seção Alergias Respiratórias e Oculares, os capítulos incluem inúmeras doenças alérgicas bastante prevalentes e que afetam sobremaneira a qualidade de vida dos pacientes, como a rinite alérgica, que está presente em pelo menos 30% da população, e a asma, que mesmo com todo o avanço do arsenal terapêutico ainda é responsável por casos fatais. Foi descrito, no decorrer do texto, com conceitos atuais bem estabelecidos e técnicas modernas de diagnóstico e tratamento, o grande grupo de doenças cutâneas (exemplos: urticária, dermatite atópica, dermatites de contato), reações anafiláticas (látex, medicamentos, alimentos, venenos de insetos), alergias ocupacionais e muitas outras. Não podemos deixar de ressaltar, neste momento, a presença de um novo tema, fundamental para os tempos atuais, abordado no capítulo Reações Adversas a Vacinas. Finalmente, após essa ampla descrição das doenças imunoalérgicas, focamos no diagnóstico clínico, etiológico e diferencial e nas mais novas armas terapêuticas utilizadas na especialidade.

Envidamos todos os esforços para alcançar o nosso objetivo primordial de criar um texto completo e com conceitos atuais, porém didático e de fácil manuseio, que fosse de grande utilidade na prática clínica diária, tanto para os jovens colegas, como para os mais experientes.

Não podemos finalizar sem agradecer às nossas famílias, aos pacientes, aos funcionários, aos nossos colaboradores e à nossa Instituição. Esperamos que todos façam um bom proveito deste livro, que mostra um futuro já muito presente em nossos dias!

Jorge Kalil
Fábio Fernandes Morato Castro
Editores do Volume

Sumário

» Seção 1: Geral, 1

1. Mecanismos de hipersensibilidade, 3
Myrthes Anna Maragna Toledo Barros
Érica Maria Martins Coutinho
Jorge Kalil

2. Abordagem clínica do paciente com doenças imunoalérgicas, 37
Clóvis Eduardo Santos Galvão
Fábio Fernandes Morato Castro

3. Medicina de precisão em alergia, 45
Keity Souza Santos
Karine De Amicis Lima
Fábio Fernandes Morato Castro
Jorge Kalil

» Seção 2: Imunologia clínica, 55

4. Abordagem do paciente com infecções de repetição, 57
Cristina Maria Kokron
Fabiana Mascarenhas Souza Lima

5. Imunodeficiências primárias do adulto, 73
Cristina Maria Kokron
Fabiana Mascarenhas Souza Lima
Myrthes Anna Maragna Toledo Barros

6. Imunodeficiências adquiridas: HIV e não HIV, 109
Luiz Augusto Marcondes Fonseca
Danilo Gois Gonçalves

7. Doenças autoinflamatórias, 131
Leonardo Oliveira Mendonça
Marco Gattorno
Alex Isidoro Ferreira Prado
Myrthes Anna Maragna Toledo Barros
Jorge Kalil

8. Doenças autoimunes, 149
Alex Isidoro Ferreira Prado
Leonardo Oliveira Mendonça
Myrthes Anna Maragna Toledo Barros

9. Hipereosinofilias, 181
Claudia Leiko Yonekura Anagusko
Bruno Sini
Myrthes Anna Maragna Toledo Barros

» Seção 3: Alergias respiratórias e oculares, 195

10. Asma, 197
Rosana Câmara Agondi
Priscila Takejima
Pedro Giavina-Bianchi

11. Rinite alérgica e rinossinussites, 211
Fábio Fernandes Morato Castro
Pablo Michael Torres Cordóva

12. Tosse crônica, 219
Rosana Câmara Agondi

13. Conjuntivite alérgica, 231
Clóvis Eduardo Santos Galvão

» Seção 4: Alergias cutâneas, 241

14. Dermatite atópica, 243
Claudia Leiko Yonekura Anagusko
Mariele Morandin Lopes
Ariana Campos Yang

15. Dermatites de contato, 257
Mariele Morandin Lopes
Antônio Abílio Motta
Octavio Grecco

16. Urticárias agudas e crônicas, 267
Rosana Câmara Agondi
Mariele Morandin Lopes
Antônio Abílio Motta

17. Angioedema, 277
Antonio Abílio Motta
Rosana Câmara Agondi

» Seção 5: Reações adversas por alimentos, 291

18. Alergia e intolerância alimentar, 293
Ariana Campos Yang
Paula Rezende Meireles Dias

19. Diagnósticos diferenciais em alergia alimentar, 307
Fábio Fernandes Morato Castro
Pablo Michael Torres Cordóva

20. Esofagite eosinofílica e doenças gastrintestinais eosinofílicas, 319
Adriana Márcia da Silva Cunha Barbosa
Ariana Campos Yang

21. Alergia a crustáceos, 331
Fabiane Pomiecinski
Fábio Fernandes Morato Castro

22. Alergia ao leite, 347
Ariana Campos Yang
Mariele Morandin Lopes

» Seção 6: Reações adversas a medicamentos, 355

23. Reações adversas a medicamentos: diagnóstico e classificação, 357
Pedro Giavina-Bianchi
Marcelo Vivolo Aun
Antônio Abílio Motta

24. Anti-inflamatórios não esteroidais, 373
Marcelo Vivolo Aun
Manoela Crespo de Magalhães Hoff
Nathália Coelho Portilho Kellman
Pedro Giavina-Bianchi

25. Antibióticos, 387
Marcelo Vivolo Aun
Nathália Coelho Portilho Kellman

26. Anticonvulsivantes e antineoplásicos, 399
Lucila Campos
Antônio Abílio Motta
Pedro Giavina-Bianchi

» Seção 7: Anafilaxia, 419

27. Definição e classificação de anafilaxia, 421
Alexandra Sayuri Watanabe

28. Alergia a venenos de himenópteros, 431
Alexandra Sayuri Watanabe
Fábio Fernandes Morato Castro

29. Alergia ao látex, 443
Juliana Fóes Bianchini Garcia
Pedro Giavina-Bianchi

30. Outras causas de anafilaxia, 453
Clóvis Eduardo Santos Galvão
Cynthia Mafra Fonseca de Lima

31. Anafilaxia perioperatória, 461
Pedro Giavina-Bianchi
Ana Carolina D'Onofrio e Silva
Marisa Rosimeire Ribeiro

32. Tratamento e prevenção da anafilaxia, 471
Alexandra Sayuri Watanabe
Cynthia Mafra Fonseca de Lima

» Seção 8: Alergia ocupacional, 483

33. Alergias ocupacionais cutâneas, 485
Mariele Morandin Lopes
Octavio Grecco

34. Alergias ocupacionais respiratórias, 493
Clóvis Eduardo Santos Galvão
Cynthia Mafra Fonseca de Lima

» Seção 9: Reações adversas às vacinas, 505

35. Reações adversas às vacinas, 507
Ana Karolina Barreto Berselli Marinho
Karine De Amicis Lima
Jorge Kalil

36. Imunizações em imunocomprometidos, 525
Ana Karolina Barreto Berselli Marinho
Cristina Maria Kokron
Jorge Kalil

» Seção 10: Diagnóstico em alergia, 543

37. Anamnese especializada, 545
Mariele Morandin Lopes
Henrikki Gomes Antila
Myrthes Anna Maragna Toledo Barros

38. Testes cutâneos de leitura imediata e tardia, 553
Clóvis Eduardo Santos Galvão
Priscila Moraes

39. Testes de contato, 567
Claudia Leiko Yonekura Anagusko
Octavio Grecco

40. Testes de função pulmonar e nasofibrolaringoscopia, 577
Rosana Câmara Agondi
Priscila Takejima
Ari de Paula Silva

41. Provas de provocação com medicamentos, 593
Marcelo Vivolo Aun
Pedro Giavina-Bianchi

42. Provas de provocação com alimentos, 601
Ariana Campos Yang
Pablo Michael Torres Cordóva

43. Laboratório em alergia, 609
Cristina Maria Kokron
Keity Souza Santos

» Seção 11: Tratamentos em alergia, 619

44. Antileucotrienos, 621
João Paulo de Assis
Gabriella Melo Fontes Silva Dias
Fábio Fernandes Morato Castro

45. Anti-histamínicos, 631
Gabriella Melo Fontes Silva Dias
João Paulo de Assis
Fábio Fernandes Morato Castro

46. Glicocorticoides, 651
Fabiana Mascarenhas Souza Lima
Myrthes Anna Maragna Toledo Barros

47. Imunoterapia alérgeno-específica, 671
Clóvis Eduardo Santos Galvão
Priscilla Rios Cordeiro Macedo

48. Imunobiológicos, 681
Rosana Câmara Agondi
Pedro Giavina-Bianchi
Jorge Kalil

49. Imunoterapia na alergia alimentar, 693
Claudia Leiko Yonekura Anagusko
Juliana Guimarães de Mendonça
Ariana Campos Yang

Índice Remissivo, 701

Seção 1

Geral

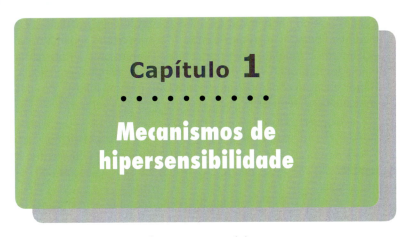

Capítulo 1
Mecanismos de hipersensibilidade

Myrthes Anna Maragna Toledo Barros
Érica Maria Martins Coutinho
Jorge Kalil

O termo hipersensibilidade corresponde a uma reação exacerbada ou inapropriada da resposta imune que causa inflamação e lesão tecidual. Inicialmente, as reações de hipersensibilidade foram classificadas nos tipos I, II e III, mediadas por anticorpos, e tipo IV, mediada por células T. Recentemente, o melhor conhecimento da interação entre as imunidades inata e adaptativa na geração dos processos inflamatórios levou à reclassificação das reações de hipersensibilidade em subtipos (ver adiante). Cabe ressaltar que essa classificação é didática, uma vez que dois ou mais tipos de hipersensibilidade podem estar implicados em uma mesma doença.[1,3,4,9]

Reações de hipersensibilidade tipo I

Ocorrem imediatamente após ativação de receptores na superfície de células efetoras responsáveis pela transmissão dos sinais de ativação intracelular, o que resulta na liberação de mediadores inflamatórios.

As reações do tipo I podem ser IgE mediadas ou não IgE mediadas. Os mediadores liberados recrutam e ativam outras células inflamatórias, especialmente eosinófilos, que por sua vez liberam uma ampla gama de mediadores, propagando deste modo reações alérgicas em cadeia. Estes, por sua ação conjunta, são responsáveis pelas manifestações das diversas doenças alérgicas.[1,3,4]

Reações de hipersensibilidade tipo I IgE mediadas

São desencadeadas após ligação de alérgenos multivalentes a duas moléculas contíguas de IgE pré-fixadas em seus receptores na superfície celular:

1. Receptores de alta afinidade (FcεRI) presentes em mastócitos (em tecidos) e basófilos (sangue periférico), responsáveis pela transmissão do sinal para a desgranulação e liberação de mediadores inflamatórios.
2. Receptores de baixa afinidade (FcεRII ou CD23), presentes em macrófagos, linfócitos T e B, células dendríticas, eosinófilos e plaquetas, que estão envolvidos na síntese de IgE e na lise de parasitas, através do mecanismo de citotoxicidade celular dependente de anticorpos (ADCC).

A expressão dos dois tipos de receptores é regulada positivamente pelos níveis da citocina IL-4 e pela concentração sérica de IgE, constituindo um mecanismo de amplificação das reações alérgicas [1,3,4]

Mastócitos

Após ativação, liberam 3 tipos de mediadores: pré-formados, presentes em grânulos; neoformados, originados do metabolismo do ácido araquidônico presente em fosfolípides da membrana celular; e mediadores gerados por transcrição gênica[1,3,4] (Tabela 1.1).

Tabela 1.1. Mediadores liberados pela ativação de mastócitos, suas principais características e ações.

Mediadores pré-formados armazenados em grânulos intracitoplasmáticos

- Histamina, amina biogênica vasoativa: contratura da musculatura lisa dos brônquios (broncospasmo). Contratura de células endoteliais (aumento da permeabilidade, vasodilatação, edema, hipotensão e taquicardia). Estímulo do trato gastrointestinal (vômitos e diarreia), trato geniturinário (micção involuntária), terminações nervosas (prurido e espirros), células epiteliais das mucosas (aumento da produção e da viscosidade do muco).
- Enzimas: proteases neutras (triptases, quimases, hidrolases ácidas, carboxipeptidase e catepsina G): geração de cininas e componentes derivados do complemento. Participação nas lesões e no remodelamento tecidual.
- Proteoglicanos: heparina, condroitin-sulfato E: ação anticoagulante, inibição do complemento, indução da fosfolipase A2 e quimiotaxia de eosinófilos.

Mediadores recém-sintetizados a partir de fosfolípides da membrana celular

Prostaglandina (PGD2) e tromboxanes
- Derivados da ativação da fosfolipase A2: liberação do ácido araquidônico a partir de fosfolípides da membrana celular; metabolismo do ácido araquidônico pela via das ciclo-oxigenases. PGD2: principal mediador produzido pelas vias da COX-1 e COX-2, não é produzida por basófilos. broncospasmo, inibição de plaquetas e quimiotaxia de neutrófilos.
- Leucotrienos sulfidopeptídeos LTB4, LTC4, LTD4 e LTDE4: derivados da ativação da fosfolipase A2 com liberação do ácido araquidônico de fosfolípides da membrana celular e metabolismo do ácido araquidônico pela via das lipo-oxigenases. LTC4, LTD4 e LTE4: broncoconstrição e aumento da permeabilidade vascular. LTB4: quimiotaxia para eosinófilos.
- Fator de ativação plaquetária (PAF): derivado de fosfolípides de membrana por ativação da fosfolipase A2. Ações: broncoconstrição, agregação plaquetária, liberação de histamina, aumento da permeabilidade vascular e vasodilatação. Quimiotaxia para neutrófilos e eosinófilos.

(Continua)

Tabela 1.1. Mediadores liberados pela ativação de mastócitos, suas principais características e ações. (continuação)

Citocinas geradas por transcrição gênica e quimiocinas

Citocinas
- TNF-α: produzido por diversas células, inclusive mastócitos humanos. Pode estar armazenado nos grânulos ou pode ser sintetizado após a ativação celular. Aumenta a expressão de moléculas de adesão em endotélio e epitélio e aumenta a responsividade brônquica. Exerce efeitos antitumorais.

Outras citocinas
- IL-4: associada à síntese de IgE.
- IL-3, IL-5 e GM-CSF: desenvolvimento e sobrevida de eosinófilos.
- IL-6, IL-8 e IL-16: recrutamento e ativação de células inflamatórias.

Quimiocinas
- IL-8, CCL3 (*macrophage inflammatory protein-MIP-1α*).
- CCL7 (*monocyte-chemotactic protein - MCP3*).

Fonte: Abbas, et al. Cellular and Molecular Immunology;[1] Bellanti. Immunology IV. Clinical Applications in Health and Disease, 2012;[4] Goldman & Schafer. Cecil Medicine, 25nd ed. 2018.[7]

Eosinófilos

São ativados por numerosos estímulos, como IL-5, IL-3, GM-CSF, que apresentam efeito antiapoptótico e promovem sua sobrevida em tecidos, assim como também por imunoglobulinas (IgG, IgA). Os eosinófilos liberam uma grande variedade de mediadores pró-inflamatórios,[1,3,4,6] cujas principais características e ações estão relacionadas na Tabela 1.2.

Tabela 1.2. Mediadores liberados pela ativação de eosinófilos, suas principais características e ações.

Mediadores pré-formados armazenados em grânulos

- Galectina 10 (proteína CCL) presente em grânulos primários: correspondente aos cristais de Charcot-Lyden em tecidos e fluidos. Atividade de lisofosfolipase. Potencial imunorregulação de células T.
- Proteína básica principal (MBP) presente no core cristaloide: correspondente a 50% do conteúdo dos grânulos. Ruptura da camada lipídica e aumento da permeabilidade → citotoxicidade. Componentes de EETs. Ativação e desgranulação de neutrófilos, basófilos e mastócitos. Efeito neuroprotetor e efeito tóxico para parasitas (helmintos e esquistossoma). Ativação epitelial e expressão de fatores de reparação tecidual. Hiperreatividade brônquica e broncoconstrição. Inibição de receptores muscarínicos M2.
- Neurotoxina eosinofílica (EDN) presente na matriz: potente atividade RNAse → atividade antiviral contra vírus ssRNA. Neurotoxicidade para células de Purkinje. Quimiotaxia e maturação de células dendríticas → proliferação de linfócitos T e B.
- Proteína catiônica eosinofílica presente na matriz: citotoxicidade para células do hospedeiro (células de Purkinje) e patógenos. Componentes de EETs. Fraca atividade RNAse.
- Peroxidase eosinofílica (EP) presente na matriz: geração de ROS → toxicidade para microrganismos extracelulares. Efeitos pró e anti-inflamatórios. Ativação epitelial e expressão de fatores de reparação tecidual. Peroxidação lipídica.

Mediadores recém-sintetizados

- Enzimas de degradação: elastase, colagenase e fosfolipase: afetam a estrutura tecidual.
- Intermediários reativos do oxigênio: ânion superóxido, peróxido de hidrogênio e radicais do hidrogênio com atividade microbicida.
- Leucotrienos (LTC4, LTD4 e LTDE4), PGs e TXs: provenientes do metabolismo do ácido araquidônico pela via das lipo-oxigenases. Atividade na resposta de hipersensibilidade tipo I imediata e tardia. Papel proeminente na inflamação das vias aéreas.

(Continua)

Tabela 1.2. Mediadores liberados pela ativação de eosinófilos, suas principais características e ações. (continuação)

Citocinas
• Interleucinas: IL-3, IL-5 e GM-CSF: papel no desenvolvimento, sobrevida e ativação de eosinófilos. • Interleucinas IL-1, TGF-β, IL-4, IL-8 e TNF-alfa: produzidas por eosinófilos em menor escala do que por outras células inflamatórias. Seu papel na inflamação alérgica ainda não foi esclarecido. • Quimiocinas: RANTES, MIP-1α, eotaxina: quimiotaxia de leucócitos e aumento da reação inflamatória

EETs: eosinophil extracellular dna traps.

Fonte: Abbas et al. Cellular and Molecular Immunology;[1] Bellanti. Immunology IV. Clinical Applications in Health and Disease, 2012;[4] Goldman & Schafer. Cecil Medicine, 25. ed. 2018.[7]

Fases da hipersensibilidade tipo I

Esta reação ocorre em duas fases com diferentes aspectos clínicos:
» Fase imediata: tem início minutos após a ativação do mastócito e liberação dos mediadores pré-formados (Tabela 1.1).
» Fase tardia: início aproximadamente 2 horas após a ativação celular. caracteriza-se pelas etapas sequenciais de recrutamento e acúmulo seletivo de eosinófilos, neutrófilos e linfócitos TCD4+, aumento da expressão de moléculas de adesão junto ao endotélio vascular, diapedese e, finalmente, migração transepitelial. Várias citocinas e quimiocinas também estão envolvidas na expressão de moléculas de adesão e no recrutamento de eosinófilos, que são considerados os grandes marcadores das reações alérgicas[1,3,4] (Tabela 1.1).

Alérgenos

Constituem antígenos que induzem e deflagram reações alérgicas. A produção de IgE depende do tipo, concentração e via de entrada do alérgeno. Os ácaros, pólens, fungos, baratas, látex, urina e fâneros de animais constituem exemplos de alérgenos inaláveis. Os principais alérgenos alimentares são leite, trigo, cereais, frutos do mar, amendoim, castanhas, frutas tropicais. Outros alérgenos importantes incluem medicamentos e os venenos de insetos.[3,5,9]

Síntese de IgE

Ocorre predominantemente nos centros germinativos dos tecidos linfoides, mas também em tonsilas, adenoides e mucosas do trato respiratório e gastrointestinal de pacientes alérgicos, mesmo naqueles que apresentam pesquisa negativa para IgE específica. A regulação da síntese de IgE é altamente complexa, sendo dependente fundamentalmente de citocinas (IL-4 e IL-13), ativação de fatores de transcrição (STAT-6 e GATA-3) e ligação entre moléculas coestimulatórias (CD40 e CD80/86). A IgE corresponde a menos de 0,001% das imunoglobulinas circulantes, sendo responsável pelas reações anafiláticas. A IgE é termolábil e não é capaz de ativar o sistema complemento ou atravessar a barreira placentária.[3]

Doenças mediadas por IgE

São classificadas em atópicas e não atópicas.[3,4,5,9] A atopia caracteriza-se pela tendência hereditária que um indivíduo tem de responder a alérgenos ambientais com a produção contínua de IgE, podendo ou não desenvolver doenças. Exemplos de doenças atópicas constam na Tabela 1.3. As doenças não atópicas mediadas por IgE não têm caráter hereditário e as principais delas constam na Tabela 1.4.

Tabela 1.3. Exemplos de doenças atópicas.

Asma

- Manifestações características: dificuldade respiratória aguda reversível das vias aéreas causada pela contração da musculatura lisa dos pequenos brônquios, inflamação e aumento da secreção mucosa.
- Fisiopatologia: desgranulação de mastócitos sensibilizados pela IgE específica após contato com o alérgeno sensibilizante (ácaros, animais, baratas, polens e fungos). Alterações histopatológicas: espessamento da membrana basal brônquica, hipertrofia da musculatura brônquica e das glândulas mucosas, infiltrado de eosinófilos e mastócitos na parede brônquica e muco com eosinófilos.

(Continuação)

Tabela 1.3. Exemplos de doenças atópicas. (continuação)

Rinite alérgica e conjuntivite

- Rinite - Manifestações características: rinorreia aquosa, descarga pós-nasal, tosse, prurido nasal e palatal devido à estimulação nervosa sensorial (histamina, LTC4, LTD4, LTE4, substância P e polipeptídeo intestinal vasoativo). Obstrução por edema de mucosa causada pelo aumento da permeabilidade vascular e vasodilatação (histamina, cininas, LTC4, LTD4, LTE4, TNF-alfa, neuropeptídeos). Espirros por estimulação nervosa sensorial (histamina, LTC4, LTD4, LTE4). Hiperreatividade e congestão prolongada (IL-1, IL-5, IL-6, IL-8).
- Conjuntivite associada ou não à rinite - Manifestações características: prurido conjuntival e palpebral, hiperemia, lacrimejamento e fotofobia

Dermatite atópica (fase aguda inicial)

- Manifestações características: erupção cutânea com eritema, pápulas e vesículas intensamente pruriginosas.
- Alterações histopatológicas: presença de mastócitos, eosinófilos e linfócitos Th2.
- Fisiopatologia: presença frequente de níveis elevados de IgE sérica e de anticorpos contra vários alérgenos inaláveis e alimentares; seu real papel na etiopatogenia da doença é desconhecido.

Alergia alimentar

- Manifestações características: dor abdominal, cólicas, náuseas e vômitos.
- Outras manifestações: urticária e anafilaxia sistêmica.
- Fisiopatologia: a relação entre alergia alimentar e atopia ainda não está bem estabelecida. Os sintomas podem estar ou não associados à presença de IgE específica para o alimento implicado. Pode ser decorrente da presença de alérgenos resistentes ao processo de digestão, de conservantes ou drogas adicionados ao alimento. Na infância, o leite de vaca é o alérgeno mais comum, embora trigo, ovos e amendoim também tenham importância clínica.

Fonte: Abbas et al. Cellular and Molecular Immunology;[1] Bellanti. Immunology IV. Clinical Applications in Health and Disease, 2012;[4] Goldman & Schafer. Cecil Medicine, 25. ed. 2018.[7]

Tabela 1.4. Exemplos de doenças mediadas por IgE não atópicas.

Urticária e/ou angioedema

- Manifestações características: urticária caracterizada por pápulas eritematosas pruriginosas da pele, geralmente de curta duração e que não deixam lesões residuais. Angioedema: edema dos tecidos subcutâneos e mucosas. Urticária e angioedema podem coexistir no mesmo paciente.
- Fisiopatologia: podem ser mediadas por IgE (alimentos, venenos de insetos, medicamentos), também podem ser físicas (frio, pressão, solar, exercício físico, calor), imunológicas (crioglobulinas) ou idiopáticas. O pico da reação ocorre entre 15 e 20 minutos.

Anafilaxia sistêmica

- Manifestações características: dependem da gravidade da crise, podendo ocorrer: prurido, urticária, angioedema, broncospasmo com sibilos difusos, edema e estridor laríngeo, insuficiência respiratória e cardiocirculatória, hipotensão, bradicardia, colapso circulatório, hipotermia, perda da consciência e morte. Podem ocorrer em poucos minutos até duas horas após o estímulo antigênico. O acometimento cutâneo está presente em 90% dos casos. A anafilaxia sistêmica também é denominada choque anafilático.
- Reações bifásicas: ocorrem em aproximadamente 1 a 20% dos pacientes, com recorrência dos sintomas (fase tardia) após um período de recuperação da fase aguda. Na maioria dos casos, os sintomas ocorrem 8 horas após o início da reação anafilática, embora possam surgir até após 72 horas. São mais comuns quando a introdução do agente desencadeante é através da via oral. Reações bifásicas fatais já foram descritas principalmente em crianças e adolescentes.
- Desencadeantes: venenos de insetos; exposição natural ou administração de várias medicações; extratos alergênicos; látex, imunoglobulina antilinfocítica, penicilina e quimopapaína.

Fonte: Abbas et al. Cellular and Molecular Immunology;[1] Bellanti. Immunology IV. Clinical Applications in Health and Disease, 2012;[4] Goldman & Schafer. Cecil Medicine, 25. ed. 2018.[7]

Reações de hipersensibilidade tipo I não IgE mediadas

Anteriormente denominadas reações anafilactoides ou pseudoalérgicas, ocorrem após interação entre diversos estímulos e vários outros receptores de superfície de mastócitos e basófilos, como componentes do sistema complemento (C2) ou peptídeos derivados de sua ativação (C3a, C4a e C5a), bradicinina, venenos de insetos, codeína, neuropeptídeos (substância P), PAF, soluções hipertônicas, produtos tóxicos ainda não caracterizados derivados de monócitos e neutrófilos. Podem também ser desencadeadas em indivíduos normais pela injeção de vários agentes capazes de liberar histamina ou ativar ácido araquidônico.[1,3,4,9]

Os achados clínicos e a fisiopatologia das reações anafiláticas, mediadas ou não pela IgE, são virtualmente indistinguíveis entre si, embora a hipotensão e os efeitos adversos cardíacos sejam menos comuns na última. Embora o tratamento agudo seja o mesmo para as duas entidades, dependendo do agente desencadeante e da participação de anticorpos IgE, as intervenções terapêuticas e profiláticas poderão ser diferentes, uma vez que as reações não IgE mediadas independem de sensibilização prévia e podem não ocorrer se o paciente entrar em contato com o fator desencadeante, além de serem dose-dependentes.[3,4,9,11]

Reações de hipersensibilidade tipo II

São mediadas por anticorpos IgG ou IgM (e mais raramente IgE) contra componentes intrínsecos modificados da superfície das células sanguíneas, da matriz extracelular ou contra antígenos extrínsecos circulantes que se ligam à superfície das células.[1,3,4] Podem ser subdivididas em três subtipos:

Hipersensibilidade tipo IIA – citolítica ou citotóxica

Pode levar à morte celular através de vários mecanismos:

1. Opsonização e fagocitose de células-alvo: ocorre após ligação de anticorpos fixados à superfície de fagócitos através de receptores Fc ou após ativação do complemento e ligação do fragmento C3b ao seu receptor.
2. Lise direta: ativação da cascata do complemento por anticorpos IgG ou IgM com consequente inserção do complexo de ataque à membrana (C5-9), formação de poros na superfície e perda da integridade celular.

3. Adsorção passiva na superfície celular de complexos antígeno-anticorpo formados na circulação com fixação de complemento: nesse caso, a lise celular é extravascular e ocorre por fagocitose no baço e fígado.

4. Citotoxicidade celular dependente de anticorpo (ADCC): ocorre pela interação entre antígenos da células-alvo e anticorpos IgG ligados a receptores para a fração Fc na superfície de linfócitos TCD8+, células NK, polimorfonucleares e monócitos. Anticorpos IgE também podem estar envolvidos na destruição de parasitas, de células tumorais e na rejeição de enxertos.[1,3,4] Na Tabela 1.5, encontram-se exemplos de doenças mediadas por reações de hipersensibilidade tipo IIA.[3,4,7-9] Muitos fármacos ou seus metabólitos podem aderir às células sanguíneas e atuar como haptenos, desencadeando reações de hipersensibilidade tipo IIA através de diferentes mecanismos (Tabela 1.6). Também ocorrem doenças mediadas por reação de hipersensibilidade tipo IIA, desencadeadas por anticorpos contra antígenos teciduais[3,4,7,8,9] (Tabela 1.7).

Tabela 1.5. Exemplos de doenças mediadas por reação de hipersensibilidade tipo IIA contra células sanguíneas.

Sistemas ABO e Rh

- Reações pós-transfusionais (sistema ABO): são imediatas e caracterizadas por febre, hipotensão, náuseas, vômitos, dor lombar e torácica. A gravidade depende do tipo e quantidade de anticorpos.
- Mecanismos: desencadeadas por anticorpos naturais, geralmente IgM (iso-hemaglutininas), contra antígenos de grupos sanguíneos ou por anticorpos produzidos após transfusões, transplantes ou gestação (tipo IIA); os anticorpos circulantes do receptor reagem com eritrócitos de um doador incompatível e podem causar aglutinação, ativação do complemento ou hemólise intravascular.
- Doença hemolítica do recém-nascido (DHRN): decorre da sensibilização da mãe Rh negativa por antígenos eritrocitários de feto Rh+ e produção de anticorpos IgG; estes atravessam a placenta e destroem as hemácias fetais por ativação do complemento ou por citotoxicidade mediada por anticorpos (ADCC). O antígeno mais comumente envolvido é o Rhesus D (incompatibilidade Rh). A DHRN acarreta hepatoesplenomegalia, elevada bilirrubinemia e disfunção plaquetária na criança.

(Continua)

Tabela 1.5. Exemplos de doenças mediadas por reação de hipersensibilidade tipo IIA contra células sanguíneas. (continuação)

Citopenias autoimunes

- Anemia hemolítica autoimune (AIHA): resulta da produção de autoanticorpos contra antígenos eritrocitários com destruição prematura de hemácias. A suspeita diagnóstica baseia-se na positividade do teste de Coombs direto, que identifica anticorpos ligados a hemácias.
- Mecanismos:
  1. Anticorpos IgG reativos a 37 °C (anticorpos "quentes") contra antígenos do sistema Rh, distintos daqueles que causam reações pós-transfusionais, com remoção acelerada dos eritrócitos sensibilizados no baço; pode ser primária (75% dos casos) ou secundária a doenças do colágeno, infecções virais, neoplasias linfoides e não linfoides;
  2. Anticorpos IgM (crioaglutininas ou anticorpos "frios") capazes, de ativar o complemento, podendo acarretar necrose periférica consequente à agregação e microtrombose em pequenos vasos causados por hemólise intravascular; mais comuns em idosos (doenças linfoproliferativas), após infecção pelo *Mycoplasma pneumoniae* (anticorpos anti-I) ou na hemoglobinúria paroxística noturna (anticorpos líticos de Donath-Landsteiner contra o grupo sanguíneo P).
- Púrpura e outras manifestações hemorrágicas:
  1. Púrpura trombocitopênica: pode ocorrer uma semana após a transfusão de plaquetas causada pela produção de aloanticorpos anti-plaquetários.
  2. Trombocitopenia neonatal: desencadeada por anticorpos maternos contra antígenos plaquetários fetais que atravessam a barreira placentária.
  3. Púrpura plaquetopênica idiopática aguda: pode ser detectada duas semanas após quadros infecciosos, principalmente em crianças.
  4. Púrpura plaquetopênica idiopática crônica: mais comum em adultos, secundária ao lúpus e doenças linfoproliferativas.
- Granulocitopenia e agranulocitose: autoanticorpos presentes afetam os neutrófilos de modo similar aos que atingem os eritrócitos nos casos de anemia (tipo IIA). Podem ser idiopáticas ou estar relacionadas a doenças do colágeno, vasculites e neoplasias hematológicas. A neutropenia também pode ser neonatal, decorrente da reação de anticorpos IgG maternos contra antígenos leucocitários fetais.

Fonte: Abbas et al. Cellular and Molecular Immunology;[1] Bellanti. Immunology IV. Clinical Applications in Health and Disease, 2012;[4] Goldman & Schafer. Cecil Medicine, 25. ed. 2018.[7]

Tabela 1.6. Exemplos de doenças mediadas por reação de hipersensibilidade tipo IIA desencadeadas por medicamentos.

Citopenias

- Anemia hemolítica: clorpromazina, paracetamol, penicilina, quinidina, metildopa, cefalosporinas.
- Granulocitopenia: sulfapiridina e quinidina.
- Plaquetopenia: sedormide, quinidina, heparina.
- Mecanismos:
   a) Ligação covalente da droga à membrana celular criando novos epítopos e desencadeando a produção de anticorpos,[1,2,6-9] consequente ativação do complemento com ligação do componente C3b à membrana da célula que sofre fagocitose por macrófagos hepáticos e esplênicos;
   b) Adsorção de imunecomplexos anticorpo-droga circulantes (ICs) na membrana celular. Alteração da membrana da hemácia e absorção inespecífica de anticorpos IgG;[3]
   c) Alterações de linfócitos que se tornam autorreativos causados pela medicação; os autoanticorpos formados reagem com as hemácias mesmo na ausência da medicação deflagradora da reação;[4]
   d) Alteração da membrana da hemácia por medicamentos causando absorção inespecífica de anticorpos;[5]
   e) Na trombocitopenia/trombose induzida por heparina, interações entre heparina, fator 4 plaquetário, Fc-gamaRIIA plaquetário e Fc-gamaR no baço (que remove plaquetas opsonisadas) estão envolvidos na etiopatogenia da doença.

Fonte: Abbas et al. Cellular and Molecular Immunology;[1] Bellanti. Immunology IV. Clinical Applications in Health and Disease, 2012;[4] Goldman & Schafer. Cecil Medicine, 25. ed. 2018.[7]

Tabela 1.7. Exemplos de doenças mediadas por reação de hipersensibilidade tipo IIA desencadeadas por anticorpos contra antígenos teciduais.

Doenças endocrinológicas

- Hipotireoidismo autoimune (Hashimoto): presença de anticorpos antitireoglobulina (Tg) e/ou antiperoxidase da tireóide (TPO), sendo estes os melhores marcadoes sorológicos para o diagnóstico da tireoidite. Os linfócitos B teciduais estão ativados, sendo capazes de produzir anticorpos espontaneamente *in vitro*, o que sugere que a tireoide seja o principal local de produção dos autoanticorpos. Os anticorpos anti-tireoidianos fixam complemento e atravessam a barreira placentária, mas seu verdadeiro papel na fisiopatologia da doença ainda não está estabelecido. É provável que os linfócitos T também participem da fisiopatologia da doença de dois modos: como células Th2 com secreção de IL-4 e IL-5 auxiliadoras para a produção de anticorpos por linfócitos B e como células ativadoras (função Th1 com secreção de IL-2, IFN-gama e TNF-alfa) de células citotóxicas, que determinam a apoptose das células tireoideanas.

Doenças nefrológicas

- Síndrome de Goodpasture: glomerulonefrite proliferativa e/ou hemorragia intra-alveolar pulmonar; causada por autoanticorpos contra o domínio não colágeno da cadeia α_3 do colágeno tipo IV da membrana basal de glomérulo e pulmão; ativação de monócitos e neutrófilos com liberação de proteases, oxidantes, citocinas e prostaglandinas; amplificação da reação pela ativação local do complemento com recrutamento adicional de células inflamatórias.
- Transplante renal: produção de anticorpos contra antígenos de superfície das células do enxerto. Nas reações hiperagudas:ação de anticorpos pré-formados logo após a revascularização do rim transplantado. Nas reações agudas ou crônicas: os anticorpos podem atuar por citotoxicidade direta, opsonização ou citotoxicidade celular dependente de anticorpos (ADCC).

(Continua)

Tabela 1.7. Exemplos de doenças mediadas por reação de hipersensibilidade tipo IIA desencadeadas por anticorpos contra antígenos teciduais. (continuação)

Doenças cutâneas

- Pênfigos: doenças bolhosas autoimunes com acometimento de pele e/ou membranas mucosas; presença de autoanticorpos contra desmogleína 1 (associados às lesões cutâneas) e anticorpos antidesmogleína 3 (lesões mucosas). Ativação de proteases mediada por anticorpos com ruptura de adesões intercelulares na camada de Malpighi (acantólise) com consequente formação da lesão bolhosa intraepidérmica. Existem evidências da participação também de células TCD4+ autorreativas que, presumivelmente, secretam citocinas de perfil Th2 como IL-4, IL-5 e IL-13, promovendo a síntese de autoanticorpos IgG4, que são as imunoglobulinas mais comumente detectadas nas lesões cutâneas ativas.

Fonte: Abbas et al. Cellular and Molecular Immunology;[1] Bellanti. Immunology IV. Clinical Applications in Health and Disease, 2012;[4] Goldman & Schafer. Cecil Medicine, 25. ed. 2018.[7]

Tipo IIB – neutralizante ou bloqueadora

Anticorpos IgG contra receptores da superfície celular bloqueiam a resposta fisiológica desencadeando doenças.[3,4,7-9] Exemplos principais estão demonstrados na Tabela 1.8.

Tabela 1.8. Exemplos de doenças mediadas por reação de hipersensibilidade tipo IIB desencadeadas por anticorpos bloqueadores contra receptores da membrana celular.

Doenças neurológicas

- Miastenia gravis: doença autoimune órgão-específica caracterizada pela falha da transmissão neuromuscular consequente à ligação de autoanticorpos contra receptores de acetilcolina (RAch) e, raramente, contra uma tirosina-quinase músculo-específica (MuSK) – presente na junção neuromuscular (JNM). Os autoanticorpos contra receptores de acetilcolina desencadeiam bloqueio funcional ou modulação antigênica do receptor (tipo IIB). É possível que ocorra também ativação do sistema complemento com destruição da membrana pós-sináptica (tipo IIA).

(Continua)

Tabela 1.8. Exemplos de doenças mediadas por reação de hipersensibilidade tipo IIB desencadeadas por anticorpos bloqueadores contra receptores da membrana celular. (continuação)

Doenças neurológicas

- Síndrome de Lambert Eaton: constitui um distúrbio da transmissão da JNM cuja apresentação inicial mais comum é a fraqueza proximal e simétrica dos membros inferiores na ausência de atrofia muscular significativa. Causada por anticorpos contra canais de cálcio que levam à diminuição da entrada desse íon no terminal pré-sináptico prevenindo a ligação de vesículas à membrana pré-sináptica causando bloqueio da transmissão da JNM e consequente liberação de acetilcolina. Também podem estar presentes anticorpos contra proteínas da vesícula sináptica.

Doenças endocrinológicas

- Diabetes melito (DM) autoimune ou DM tipo 1: presença de anticorpos contra vários autoantígenos (descarboxilase do ácido glutâmico [GAD] presente no citoplasma de células betapancreáticas e no SNC, insulina, pró-insulina, receptor de insulina, proteína 2 associada ao insulinoma). Ainda não está esclarecido se esses autoanticorpos estão envolvidos no desencadeamento da doença ou se seriam secundários à injúria tecidual. A destruição inicial das células betapancreáticas parece ser mediada por células TCD4+ e TCD8+; presumivelmente, os autoanticorpos poderiam desempenhar um papel patogênico na destruição das células pancreáticas através do mecanismo de ADCC.

Doenças hematológicas

- Anemia perniciosa (AP): as manifestações clínicas são de síndrome anêmica, porém, como o principal fator etiológico é a deficiência de B12, podem existir outros sintomas não relacionados à anemia como: pancitopenia, degeneração combinada subaguda da medula espinhal, polineuropatia periférica e neuropatia óptica e alterações neuropsiquiátricas. A deficiência de vitamina B12 é causada pela carência de fator intrínseco (FI) secundária à presença de anticorpos anti-FI e anti-células parietais (que produzem ácido clorídrico e FI). A AP também pode ser decorrente de gastrite atrófica do corpo (GAC) resultante da destruição mediada por linfócitos contra células parietais. A AP é considerada um estágio final da GAC.

Fonte: Abbas et al. Cellular and Molecular Immunology;[1] Bellanti. Immunology IV. Clinical Applications in Health and Disease, 2012;[4] Goldman & Schafer. Cecil Medicine, 25. ed. 2018.[7]

Tipo IIC – estimulatória

Anticorpos IgG contra receptores da superfície celular estimulam e simulam a resposta fisiológica desencadeando doenças[3,4,7,8] (Tabela 1.9).

Tabela 1.9. Exemplos de doenças mediadas por reação de hipersensibilidade tipo IIC desencadeadas por anticorpos estimuladores contra receptores da membrana celular.

Hipertireoidismo autoimune (Doença de Graves)

- Características: hiperfunção tireodiana decorrente da ligação de anticorpos antirreceptor de TSH (anti-TSHR ou anti-TRAb), estimulando a síntese do cotransportador (*symporter*) de sódio-iodo; causam aumento da captação do iodo, bócio, elevação dos níveis de T3 e T4 livre e consequente supressão dos níveis de TSH; mimetizam a ação do próprio TSH e geram hiperfunção tireodiana. A oftalmopatia e a dermatopatia decorrem da ação de anticorpos contra antígenos de fibroblastos retro-orbitários e células musculares, respectivamente. Alguns anticorpos anti-TSHR podem ter ação bloqueadora e causar hipotireoidismo (tipo IIB), sendo detectados usualmente na tireoidite de Hashimoto ou autoimune (TH). Alguns pacientes com DG apresentam uma mistura dos dois tipos e a apresentação clínica é o resultado do balanço entre ambos.

Urticária crônica espontânea (UCE)

- Características: anteriormente denominada urticária crônica idiopática, cursa com urticas e/ou angioedema por um período igual ou maior que 6 semanas sem causas extrínsecas conhecidas. Há evidências de que UCE possa ser origem de autoimune causada por anticorpos IgG com atividade funcional estimulatória antirreceptor de alta afinidade do mastócito ou anti-IgE fixada na superfície celular.

Fonte: Abbas et al. Cellular and Molecular Immunology;[1] Bellanti. Immunology IV. Clinical Applications in Health and Disease, 2012;[4] Goldman & Schafer. Cecil Medicine, 25. ed. 2018.[7]

Reações de hipersensibilidade tipo III

São geradas pela deposição em tecidos de imunocomplexos (ICs) compostos por antígenos e anticorpos (principalmente do isótipo IgG e também IgM) formados na circulação ou *in situ*. Os antígenos podem ser exógenos (proteínas estranhas, bactérias e vírus) ou endógenos (autoantígenos). De modo geral, os ICs formados são eficazmente removidos pelo sistema fagocítico-mononuclear mas, em algumas circunstâncias, podem persistir e se depositar em vários órgãos levando à injúria tecidual.[1,3,4] O destino dos ICs depende de vários fatores: tamanho, carga elétrica e valência do antígeno; isótipo e subclasse do anticorpo e sua capacidade de ativar o complemento; afinidade do antígeno por componentes teciduais; concentração absoluta e proporção relativa entre anticorpo e antígeno; carga eletrostática, tamanho e solubilidade do IC; estado funcional do sistema fagocitário; pressão hemodinâmica intravascular.[1,3,4]

Hipersensibilidade tipo IIIA

Os ICs formados em excesso de anticorpos ou com pequena quantidade de antígenos são rapidamente precipitados e tendem a se localizar no sítio de entrada do antígeno, onde são fagocitados. As principais doenças mediadas pelo mecanismo de hipersensibilidade tipo IIIA são a reação de Arthus e as alveolites alérgicas extrínsecas[1,3,4,6,7] (Tabela 1.10).

Tabela 1.10. Exemplos de doenças mediadas por reação de hipersensibilidade tipo IIIA desencadeadas por imunocomplexos formados localmente.

Reação de Arthus

- Características: edema, eritema e hemorragia de desenvolvimento rápido com pico entre 4 e 10 horas e resolução espontânea.
- Fisiopatologia: decorrente da ligação entre um anticorpo precipitante específico para um antígeno administrado por via intradérmica em um indivíduo hiperimunizado. O IC formado precipita nas paredes de arteríolas (rim, pulmão, pele) com ativação subsequente do complemento e desencadeamento de vasculite localizada e necrose tecidual.
- Alterações histológicas: necrose fibrinoide da parede vascular e infiltrado de neutrófilos e eosinófilos; podem ocorrer trombose com necrose isquêmica e hemorragia. Depósitos de antígeno, imunoglobulina e componentes do complemento são detectados por imunofluorescência direta.

(Continua)

Tabela 1.10. Exemplos de doenças mediadas por reação de hipersensibilidade tipo IIIA desencadeadas por imunocomplexos formados localmente. (continuação)

Alveolites alérgicas extrínsecas

- Características: correspondem a uma reação de Arthus intrapulmonar. Desencadeadas pela ligação entre anticorpos do isotipo IgG específicos para antígenos inalados após exposição a fungos, animais e plantas. Quando o antígeno é inalado por indivíduos altamente sensibilizados (portanto, com excesso de anticorpos), são formados IC no alvéolo causando inflamação e fibrose. Como exemplos citam-se o pulmão do fazendeiro (anticorpos circulantes contra actinomicetos), o pulmão do criador de pombos (anticorpos contra antígenos fecais) e a aspergilose broncopulmonar alérgica (anticorpos contra o *Aspergillus fumigatus*).

Fonte: Abbas et al. Cellular and Molecular Immunology;[1] Bellanti. Immunology IV. Clinical Applications in Health and Disease, 2012;[4] Goldman & Schafer. Cecil Medicine, 25. ed. 2018.[7]

Hipersensibilidade tipo IIIB

Moderado ou grande excesso de antígeno leva à formação de ICs solúveis circulantes que se ligam aos receptores Fcε ou C3b de macrófagos com liberação de mediadores vasoativos e citocinas pró-inflamatórias (IL-1 e TNF). À medida que aumentam em quantidade, os ICs se depositam no lado subepitelial da parede capilar com ativação do complemento, liberação de fragmentos inflamatórios como C3a, C4a e C5a e aumento da permeabilidade vascular. A seguir, ocorre quimiotaxia e ativação de células inflamatórias com predomínio de polimorfonucleares que infiltram a parede do vaso e liberam proteases e substâncias oxidantes que alteram a membrana basal glomerular; como consequência, os ICs depositam-se no lado epitelial ocorrendo extravasamento de proteínas séricas e proteinúria.[1,3,4]

À medida que o processo se torna crônico, o infiltrado inflamatório passa a ser constituído predominantemente por células mononucleares. Os complexos intravasculares podem causar ativação e agregação plaquetária com liberação adicional de aminas vasoativas, formação de microtrombos, oclusão da luz vascular e hemorragia, seguidas por alterações isquêmicas teciduais, fatores esses responsáveis por quadros de glomerulonefrite, vasculite e artrite. À imunofluorescência direta podem ser observados depósitos grosseiros de imunoglobulinas, complemento e antígeno. Todos esses fenômenos são autolimitados e, portanto, transitórios, cessando após eliminação do antígeno.[1,3,4]

O protótipo de reação tipo IIIB é a doença do soro, caracterizada por von Pirquet e Schick,[1] ainda no século passado, que descreveram o início das manifestações clínicas entre 10 a 14 dias após a administração de soro de cavalo antitoxina diftérica, consequentes à produção de anticorpos contra proteínas do soro heterólogo. Cursa com febre, artrite, glomerulonefrite e vasculite. Os ICs solúveis que não são captados pelo sistema fagocítico-mononuclear depositam-se em áreas de permeabilidade vascular aumentada, como decorrência da ação de aminas vasoativas e leucotrienos, como arteríolas e glomérulo renal.[1,3,4] Os principais exemplos de doenças mediadas por reação de hipersensibilidade tipo IIIB são as de etiologia infecciosa, as glomerulonefrites (Tabela 1.11) e as vasculites primárias[1,3,4,7-9] (Tabela 1.12).

Tabela 1.11. Exemplos de doenças mediadas por reação de hipersensibilidade tipo IIIB desencadeadas por imunocomplexos formados na circulação.

Doença do soro aguda

- Doenças: terapia com soro antitetânico, antiofídico, antirrábico, alguns tipos de anticorpos monoclonais desenvolvidos em roedores, antibióticos (p. ex., amoxicilina), hormônios

Glomerulonefrites agudas

- Doença: glomerulonefrite pós-estreptocócica aguda (GNDA) secundária à exposição a cepas nefritogênicas de estreptococos β-hemolíticos do grupo A); tem início aproximadamente 15 dias após um quadro infeccioso de tonsilite e febre (período de latência), com proteinúria e hematúria ligadas ao aparecimento de anticorpos contra antígenos estreptocócicos na circulação.
- Mecanismo: depósitos de ICs contendo antígenos do estreptococo ou com autoantígenos; presença de anticorpos anti-membrana basal glomerular por reatividade cruzada contra antígenos estreptocócicos ou por alteração antigênica da membrana; toxicidade direta de produtos bacterianos contra constituintes do glomérulo renal; IFD: depósitos de antígenos bacterianos, imunoglobulinas e complemento.

(Continua)

Tabela 1.11. Exemplos de doenças mediadas por reação de hipersensibilidade tipo IIIB desencadeadas por imunocomplexos formados na circulação. (continuação)

Glomerulonefrites crônicas

- Doenças: lúpus eritematoso sistêmico, carcinoma de cólon e tireoidite.
- Mecanismo: ICs podem ser demonstrados na circulação ou depositados com detecção associada de antígenos próprios do hospedeiro em muitas ocasiões. Esses mecanismos são similares aos que ocorrem em várias doenças humanas nas quais ocorre oferta contínua de antígenos. No lúpus, considerado o protótipo das doenças autoimunes mediadas por IC, são detectados anticorpos circulantes contra antígenos celulares comuns como o DNA.

Doenças infecciosas crônicas

- Doenças: caracterizam-se pela oferta contínua de antígenos, enquanto a infecção não for erradicada. hepatite B, hepatite C, endocardite crônica bacteriana, malária, lues, dengue, esquistossomose, forma virchowiana da hanseníase diabete, tireoidite, carcinoma de cólon, hepatites virais e lúpus eritematoso sistêmico, nas quais ocorre oferta contínua de antígenos.
- Mecanismo: a glomerulonefrite crônica (GNC) pode ser induzida experimentalmente por injeções repetidas de pequenas quantidades de antígeno ou pela administração de IC solúveis em animais pré-imunizados. ICs podem ser demonstrados na circulação ou depositados em tecidos com identificação de antígenos do agente infeccioso.

Fonte: Abbas et al. Cellular and Molecular Immunology;[1] Bellanti. Immunology IV. Clinical Applications in Health and Disease, 2012;[4] Goldman & Schafer. Cecil Medicine, 25. ed. 2018.[7]

Tabela 1.12. Exemplos de vasculites primárias mediadas por reação de hipersensibilidade tipo IIIB desencadeadas por imunocomplexos formados na circulação.

Vasculites de pequenos vasos ANCA-negativas

- Características clínicas: episclerite, vertigem, hemoptise, melena, hematúria microscópica, púrpura palpável, polineurites, mononeurites, pericardite, miocardite.
- Doenças: criglobulinemia, púrpura de Henoch-Schönlein, poliangeíte microscópica, vasculites de hipersensibilidade.
- Mecanismos: vasculites de vênulas pós-capilares; vasculite leucocitoclástica (fragmentação de neutrófilos); depósitos vasculares de IgG, IgA, complemento e antígenos (em poucas ocasiões); hipocomplementemia e altos níveis de ICs.

Vasculites de pequenos vasos associadas ao ANCA

- Doenças: granulomatose com poliangeíte (Wegener), granulomatose eosinofílica com poliangeíte (Churg-Strauss).
- Mecanismos: reação entre ANCA e proteinase-3 expressada na membrana celular de neutrófilos que degranulam e liberam enzimas proteolíticas e espécies reativas do oxigênio, que causam lesão inflamatória no endotélio vascular.

Vasculites de vasos de médio calibre

- Doença: poliarterite nodosa clássica.
- Mecanismos: na forma associada à infecção pelo vírus da hepatite B: depósitos de IgG, antígeno HBe do vírus B e fração C3 do complemento na parede vascular.

ANCA: anticorpos anticitoplasma de neutrófilos.

Fonte: Abbas et al. Cellular and Molecular Immunology;[1] Bellanti. Immunology IV. Clinical Applications in Health and Disease, 2012;[4] Goldman & Schafer. Cecil Medicine, 25. ed. 2018.[7]

Vasculites

Constituem um grupo heterogêneo de doenças caracterizadas pela infiltração de leucócitos na parede dos vasos sanguíneos, podendo resultar em isquemia, necrose tecidual e estreitamento da luz vascular. Eventualmente, podem surgir aneurismas e rupturas. Podem ser primárias ou secundárias.

Vasculites primárias

São síndromes com características próprias que englobam diferentes doenças com sobreposição de aspectos clínicos e patológicos. São divididas em: vasculites de grandes vasos (arterite temporal e arterite de Takayasu); vasculites de vasos de médio calibre (poliarterite nodosa clássica e doença de Kawasaki); vasculites de pequenos vasos ANCA-negativas (mediadas por Imunocomplexos), como a vasculite da IgA (Henoch-Schönlein, a vasculite crioglobulinêmica e a urticária-vasculite normo ou hipocomplementêmica; vasculites de pequenos vasos associadas ao ANCA: poliangeíte microscópica, granulomatose com poliangeíte (Wegener), granulomatose eosinofílica com poliangeíte (Churg-Strauss).[1,3,4,7-10] Na Tabela 1.12, constam as vasculites predominantemente de pequenos vasos.

Vasculites secundárias

São as que ocorrem no lúpus eritematoso, na artrite reumatoide, na síndrome de Sjögren, em outras doenças inflamatórias, infecciosas, neoplásicas e nas secundárias a medicamentos.[1,3,4,7-9]

Reações de hipersensibilidade tipo IV

São mediadas por linfócitos T efetores antígeno-específicos. Também conhecidas como reações de hipersensibilidade tardia, ocorrem entre 48 e 72 horas após a injeção intradérmica de um antígeno em indivíduo previamente sensibilizado. Esse intervalo de tempo difere daqueles da reação imediata (15 a 20 minutos), da reação tardia da hipersensibilidade tipo I (2 a 4 horas) e da reação de Arthus (entre 4 e 10 horas).[1,3,4]

Após penetrarem no organismo, os antígenos são capturados e processados por macrófagos em peptídeos que são apresentados na superfície celular por moléculas do complexo principal de histocompatibilidade (HLA) classe I ou II. Após reconhecimento do peptídeo apresentado no contexto de HLA classe II, as células TCD4+ de memória são ativadas, proliferam e secretam diversas citocinas como IL-2, IFN-gama e, principalmente, TNF-alfa e linfotoxinas.[1,3,4]

Como decorrência ocorre uma cascata de eventos: proliferação de linfócitos T (efeito da IL-2); ativação do endotélio vascular, alargamento das junções celulares com extravasamento de fluido intravascular e de hemácias e formação de edema e eritema tecidual (efeito do TNF-alfa);

aumento da expressão de moléculas de adesão com aderência e entrada de fagócitos, linfócitos T de memória e linfócitos T efetores para os tecidos; secreção de fatores quimiotáticos como a IL-8; recrutamento e ativação de macrófagos (efeito do IFN-gama) resultando em aumento da fagocitose, da lise de microrganismos intracelulares, da expressão de moléculas HLA classe II e da apresentação antigênica.[1,3,4]

Os macrófagos, uma vez ativados, produzem citocinas (TNF-alfa, IL-1, IL-6) e PGE2, que contribuem para a fase tardia da reação tipo IV, quando ocorre injúria de tecidos e posterior fagocitose e digestão dos restos teciduais pelos macrófagos. A cascata de coagulação é iniciada levando à oclusão da luz vascular e impedindo que o antígeno escape para a circulação. Enquanto o antígeno persistir, os linfócitos TCD4+ proliferam liberando citocinas que atraem e ativam novos macrófagos, ampliando a reação inflamatória.[1,3,4]

Linfócitos CD4+ Th1 promovem, preferencialmente, migração e ativação de macrófagos, linfócitos CD4+ Th2 de eosinófilos e linfócitos CD4+Th17 de neutrófilos. Além disso, também auxiliam a maturação de linfócitos T CD8+ citolíticos, que reconhecem antígenos apresentados pelas células-alvo no contexto de HLA classe I e que geram destruição celular por dois mecanismos diferentes.

1. Destruição dependente de perfurina-granzima, com formação de "furos" que permitem a entrada de água na célula levando à lise osmótica; as granzimas são proteases que ativam a apoptose e chegam à célula-alvo por meio dos poros gerados pela perfurina.
2. Destruição dependente da interação entre Fas-Ligante e Fas, cuja interação gera apoptose na célula-alvo.[1,3,4]

As reações de hipersensibilidade tardia caracterizam-se pela presença de inflamação crônica. Recentemente, de acordo com o tipo de população de linfócitos T envolvida, características histológicas e apresentações clínicas as reações tipo IV de hipersensibilidade foram subdivididas em 4 variedades: tipo IV-A, tipo IV-B, tipo IV-C e tipo IV-D.[4,9]

Hipersensibilidade tipo IV-A

*R*eações mediadas por linfócitos CD4+ Th1 que têm início entre 48 e 72 horas após estímulo antigênico em indivíduos previamente sensibilizados. A reação granulomatosa é a variante com maior importância clínica, constituindo uma resposta exacerbada desencadeada pela persistência de microrganismos (ex: bacilo da tuberculose) ou de complexos imunes formados localmente (ex: alveolite extrínseca) no interior de macrófagos, que são incapazes de destruí-los. Caracteriza-se pela presença de acúmulos teciduais focais de macrófagos que originam as células epitelioides ou se fundem formando células gigantes multinucleadas com núcleos periféricos; também estão presentes linfócitos e plasmócitos cercados por quantidades variáveis de tecido fibroso (granulomas). A função dos granulomas é isolar antígenos não degradáveis impedindo a disseminação, enquanto a função das células gigantes multinucleadas está relacionada à fagocitose de alvos maiores como fragmentos de material não degradável ou parasitos multicelulares. A hipersensibilidade tardia nem sempre tem papel protetor, uma vez que o estímulo crônico dos macrófagos pode levar à lesão tecidual através da liberação dos produtos como intermediários reativos de oxigênio e hidrolases.[1,3,4] Na Tabela 1.13, constam as principais doenças mediadas pelo mecanismo de hipersensibilidade tipo IV-A.[4,7-9]

Tabela 1.13. Exemplos de doenças mediadas por reações de hipersensibilidade tipo IV-A.

Dermatite de contato

- Características: reação epidérmica eczematosa no local do contato com substâncias químicas (níquel, cromatos, borracha, entre outros) e drogas de baixo peso molecular (haptenos); normalmente não imunogênicos; ao penetrarem na epiderme os haptenos conjugam-se a proteínas do organismo (carreadores) formando antígenos completos.
- Mecanismo:
  a) Fase de sensibilização: primeiro contato com o antígeno, duração de 10 a 14 dias e estímulo de linfócitos Th1;
  b) Fase efetora: segunda exposição, início após 4 a 8 horas, ativação de linfócitos TCD4+ de memória, secreção de citocinas e proliferação de linfócitos T induzida por IL-2; ativação de queratinócitos por IFN-gama com produção de citocinas inflamatórias (IL-1 e IL-6); intensa migração de linfócitos para o sítio da inflamação e formação de eczema. A maior população celular infiltrante é da linhagem de linfócitos TCD4+, porém encontram-se também linfócitos TCD8+, células de Langerhans e, em menor proporção, basófilos e mastócitos (geralmente sofrem desgranulação);

(Continua)

Tabela 1.13. Exemplos de doenças mediadas por reações de hipersensibilidade tipo IV-A. (continuação)

Dermatite de contato

- Mecanismo:
  c) Fase tardia: após 48-72 horas, infiltrado de macrófagos com liberação de prostraglandina-E e degradação do conjugado hapteno-proteína carreadora.

Reação tuberculínica

- Características: também conhecida como reação de Mantoux; caracteriza-se por edema e endurecimento entre 48 e 72 horas após injeção intradérmica de antígenos lipoproteicos derivados do bacilo da tuberculose (tuberculina) em indivíduos previamente sensibilizados.
- Mecanismo: constitui exemplo da resposta de memória a um antígeno solúvel previamente encontrado durante uma infecção. Sequencialmente: 12 horas após injeção intradérmica ocorre migração de linfócitos para as regiões perivasculares com predomínio de células CD4+ em relação a CD8+ (2:1) e infiltrado de células CD4+ na epiderme; após 48 horas: presença de células apresentadoras de antígenos, principalmente macrófagos; células de Langerhans e células CD1+ também podem estar envolvidas; após 72 horas: grande predomínio de linfócitos e macrófagos; os queratinócitos passam a expressar moléculas classe II do MHC. Após 5 a 7 dias: remissão da reação; se houver persistência do antígeno no tecido a lesão tuberculínica pode evoluir para uma reação granulomatosa.

Tuberculose

- Características: doença granulomatosa crônica causada pela M.tuberculosis, na qual ocorre equilíbrio entre os efeitos duplos dos macrófagos ativados que controlam a infecção mas causam lesão tecidual típica: necrose central caseosa rodeada por linfócitos e fibrose por proliferação de fibroblastos. No pulmão, as reações granulomatosas levam à formação de cavidades e disseminação da micobactéria, geralmente acompanhadas de intensa fibrose.

(Continua)

Tabela 1.13. Exemplos de doenças mediadas por reações de hipersensibilidade tipo IV-A. (continuação)

Sarcoidose

- Características: doença crônica de etiologia desconhecida, mas por suas semelhanças com a tuberculose, as micobactérias têm sido implicadas. Macrófagos ativados e granulomas acumulam-se em vários tecidos, geralmente acompanhados por fibrose e ausência de necrose caseosa. A doença normalmente é associada à depressão da imunidade celular *in vivo* e *in vitro*; o teste de tuberculina é negativo, entretanto ao injetar-se o antígeno tuberculínico com cortisona os testes tornam-se positivos, sugerindo que células T sensíveis à cortisona sejam responsáveis pela anergia cutânea.

Granuloma de corpo estranho

- Características: o granuloma de corpo estranho ou não imunológico é desencadeado pela presença de material estranho não imunogênico que o organismo não consegue degradar (pedaços de vidro, talco, sílica, zircônio, berílio etc.). Nesta reação não ocorre infiltrado de linfócitos e o resultado final é a formação de granulomas compostos apenas por células epitelioides.

Fonte: Abbas et al. Cellular and Molecular Immunology;[1] Bellanti. Immunology IV. Clinical Applications in Health and Disease, 2012;[4] Goldman & Schafer. Cecil Medicine, 25. ed. 2018.[7]

Hipersensibilidade tipo IV-B

As reações são mediadas por linfócitos CD4+ Th2. Na Tabela 1.14 constam as principais doenças mediadas por esse tipo de hipersensibilidade, como a dermatite atópica (fase crônica), as doenças parasitárias e a retocolite ulcerativa.[2-4,7-9]

Tabela 1.14. Exemplos de doenças mediadas por reações de hipersensibilidade tipo IV-B.

Dermatite atópica (fase crônica)

- Manifestações características: erupção cutânea com espessamento das áreas afetadas (liquenificação); a distribuição das lesões varia de acordo com as várias faixas etárias; mais comum em indivíduos jovens desde os 3 meses de vida; frequentemente associada a asma e/ou rinite alérgicas.
- Alterações histopatológicas: no início, predomínio de linfócitos Th2 e, sequencialmente, de Th1 com aspecto similar ao da dermatite de contato.

Retocolite ulcerativa (RCU)

- Características: episódios recorrentes de inflamação limitados às camadas mucosa e submucosa do cólon. As manifestações intestinais são geralmente agudas decorrentes de sangramento retal, dor abdominal, diarreia e febre. Fatores de risco:
  a) Associação entre RCU e DR2 (em pacientes ANCA positivos);
  b) Tabagismo: tabagistas atuais têm menor risco de desenvolver RCU do que ex-tabagistas;
  c) Uso de anti-inflamatórios não esteroides; diarreia na infância.
- Mecanismos: resposta imunológica exacerbada a uma microflora qualitativa e quantitativamente normal; quebra da tolerância imunológica a antígenos microbianos no trato gastrintestinal devido a células T efetoras defeituosas presentes na mucosa que reagiriam com microrganismos habituais. Alternativamente, o defeito poderia estar associado a defeitos em células T reg incapazes de modular a resposta Th1/Th2. A RCU está associada a um excesso da produção de IL-13 (perfil inflamatório Th2).

Esquistossomose

- Características: o hospedeiro torna-se sensível aos ovos do *Schistosoma* o que causa uma típica reação granulomatosa no tecido parasitado. No entanto, ao contrário do que ocorre nas reações de hipersensibilidade mediadas por linfócitos Th1, há um predomínio do número de eosinófilos em relação ao de macrófagos (hipersensibilidade tipo IVB mediada por Th2).

Fonte: Abbas et al. Cellular and Molecular Immunology;[1] Bellanti. Immunology IV. Clinical Applications in Health and Disease, 2012;[4] Goldman & Schafer. Cecil Medicine, 25. ed. 2018.[7]

Hipersensibilidade tipo IV

Tem sido relacionada à etiopatogenia de algumas doenças autoimunes. Uma hipótese é que linfócitos TCD8+ efetores sensibilizados para autoantígenos sejam capazes de desencadear lesão tecidual, tanto por citotoxicidade direta como por resposta inflamatória mediada por macrófagos ativados. Exemplos: diabetes melito tipo 1, a esclerose múltipla, a doença celíaca e a artrite reumatoide.[4,7-9] (Tabela 1.15).

Tabela 1.15. Exemplos de doenças mediadas por reações de hipersensibilidade tipo IV-C.

Doença celíaca (DCe)

- **Características:** enteropatia decorrente da intolerância ao glúten em indivíduos geneticamente susceptíveis. Frequentemente: diarreia, fadiga, má-absorção, dor abdominal, refluxo gastroesofágico e aftas recorrentes; muitos pacientes apresentam doença atípica, como a dermatite herpetiforme. Manifestações associadas: neuropatia periférica, ataxia, mielopatia; infertilidade, abortos recorrentes; diabetes tipo 1, doença de Addison; anemia por deficiência de ferro, folatos e vitamina B12, coagulopatias por deficiência de vitamina K; deficiência de vitamina D e osteoporose; deficiência de IgA e linfoma de células T; psoríase, alopecia areata; síndrome de Sjögren e carcinoma de faringe.
- **Mecanismo:** intolerância seletiva ao glúten que origina neopeptídeos que se ligam a moléculas HLA-DQ2 e estimulam linfócitos T intestinais intraepiteliais; estes liberam citocinas pró-inflamatórias como IFN-gama, TNF-alfa e IL-2 que lesam os enterócitos causando atrofia de vilosidades e hiperplasia de criptas. Caracteriza-se pela presença de anticorpos IgA anti-gliadina e anti-transglutaminase tecidual, utilizados na prática clínica para diagnóstico. Quando a DCe cursa associada à deficiência de IgA (10% dos casos) podem ocorrer resultados falso negativos, estando indicada a pesquisa de anticorpos do isotipo G, preferencialmente contra peptídeos da gliadina diamidada (DGP), que apresenta maior sensibilidade do que os anticorpos IgG anti-endomísio e anti-tTG. A pesquisa dos marcadores genéticos HLA-DQ2 e HLA-DQ8 também pode ser importante. Ao todo, 98% dos pacientes com DCe apresentam DQ2 e/ou DQ8 e a ausência de ambos torna a hipótese de um indivíduo ser portador da doença extremamente improvável.

(Continua)

Tabela 1.15. Exemplos de doenças mediadas por reações de hipersensibilidade tipo IV-C. (continuação)

Diabete melito tipo 1

- Características: doença complexa e multifatorial caracterizada pela destruição de células beta pancreáticas que geralmente leva à deficiência total de insulina. Provavelmente causada pela interação de fatores genéticos (haplótipos DR3-DQ2 ou DR4-DQ8) e de fatores ambientais e alterações epigenéticas (fatores gestacionais e perinatais, infecções virais, fatores nutricionais, reatividade cruzada entre proteínas de superfície de células pancreáticas e lactoalbumina, assim como entre o vírus coxsackie e a GAD). Em geral, manifesta-se na infância, sendo menos comum em adultos com início lento e requerimento tardio de insulina.
- Mecanismos: há duas formas de DM tipo 1. O tipo 1A, mais comum, resulta de uma lesão das células beta pancreáticas por mecanismo autoimune mediado por células. O tipo 1B, denominado idiopático, é de causa desconhecida, ocorre mais frequentemente em asiáticos e afrodescendentes e está associado a graus variados de deficiência de insulina. Em pacientes com DM tipo 1 são detectados anticorpos séricos contra vários autoantígenos, não estando esclarecido se estes anticorpos teriam papel patogênico ou se seriam epifenômenos. Há evidências de que a destruição inicial das células pancreáticas seja mediada por linfócitos TCD4+ e TCD8+ e que os anticorpos possam desempenhar um papel patogênico na destruição celular através do mecanismo de citotoxicidade celular mediada por anticorpos (ADCC).

Fonte: Abbas et al. Cellular and Molecular Immunology;[1] Bellanti. Immunology IV. Clinical Applications in Health and Disease, 2012;[4] Goldman & Schafer. Cecil Medicine, 25. ed. 2018.[7]

Hipersensibilidade tipo IV-D

Mediada por linfócitos Th17 e suas principais citocinas IL-17, IL-21, IL-22, tem sido implicada na patogênese de doenças autoimunes como psoríase e doença de Crohn, assim como em doenças anteriormente consideradas mediadas por linfócitos Th1, como artrite reumatoide, esclerose múltipla e asma não alérgica.[4,7-9] (Tabela 1.16).

Tabela 1.16. Exemplos de doenças mediadas por reações de hipersensibilidade tipo IV-D.

Doença de Crohn (DC)

- Características: comprometimento de todas as camadas do intestino, desde a mucosa à serosa (inflamação transmural); embora haja acometimento principal de ílio terminal e reto, todo o trato gastrintestinal, desde a cavidade oral até a área perineal, pode estar afetado. O caráter transmural da inflamação, que frequentemente leva à fibrose e obstrução e que tipicamente não é observado na RCU, pode causar microperfurações e fístulas. As manifestações extraintestinais incluem sacroileíte (associada à HLA-B27), artrite de grandes articulações, pioderma gangrenoso, eritema nodoso, conjuntivite, irite, episclerite, cálculo rena e biliar, anemia, leucocitose e trombocitose.

- Mecanismos: acúmulo de macrófagos e linfócitos em todas as camadas do intestino; granulomas proeminentes e fibrose causam estreitamento do intestino e fístulas; a natureza do antígeno ou agente infeccioso desencadeante e a perpetuação do processo são desconhecidos; a especificidade de células T não está estabelecida. Em diversos pacientes, as dietas de exclusão de alimentos têm sido eficazes, embora ainda não esteja esclarecido se a melhora ocorrida é devida à dieta ou à mudança na flora intestinal. A DC caracteriza-se por um excesso de produção das citocinas IL-12/IL-23 e IFN-gama/IL-17 que desencadeiam o processo inflamatório intestinal.

(Continua)

Tabela 1.16. Exemplos de doenças mediadas por reações de hipersensibilidade tipo IV-D. (continuação)

Psoríase

- Características: doença inflamatória crônica bem definida com placas eritêmato-escamosas, bordas elevadas e bem delimitadas de tamanhos variados, afetando geralmente de forma simétrica o couro cabeludo, unhas, região sacra, as faces de extensão dos membros, principalmente cotovelos e joelhos. Menos comumente acomete mucosas dos lábios e genitais. Embora haja diversas formas de apresentação clínica, auxiliam no diagnóstico o sinal da vela e o sinal de Auspitz ou do orvalho sangrento. O padrão histopatológico, embora não específico, é típico: dilatação e proliferação de vasos com infiltrado perivascular; presença de microabscessos epidérmicos com infiltrado de neutrófilos e de células mononucleares com linfócitos T e células apresentadoras de antígenos; hiperplasia da epiderme, aumento da camada córnea e proliferação de queratinócitos. A causa é desconhecida e a alta incidência familiar (30%) aponta para uma predisposição genética com desencadeamento por traumas (físicos, químicos, inflamatórios), infecções (estreptococo, HIV), medicações (antimaláricos, anti-inflamatórios, lítio, betabloqueadores), distúrbios endócrinos e metabólicos (hipocalcemia, consumo de álcool), estresse.
- Mecanismos: ainda não estão totalmente esclarecidos, sendo os principais:
  1. Hiperproliferação de queratinócitos liberação de mediadores que causam alterações vasculares e ativação de macrófagos e de células dendríticas residentes; estas liberam quantidade abundante de IFN-alfa, citocina, que constitui uma "assinatura" da psoríase, estimulando linfócitos T intralesionais que produzem citocinas que perpetuam a proliferação de queratinócitos e a lesão cutânea; nessa fase da doença ocorre envolvimento de diversas populações linfocitárias secretoras de IL-17, incluindo células Th17, TCD4+, TCD8+ e ILC3.
  2. Possível disfunção da população T reg CD4+CD25+, determinando proliferação por tempo indeterminado de células T efetoras patogênicas.
  3. Defeitos bioquímicos, como anormalidades do metabolismo do ácido araquidônico, AMP cíclico, poliaminas, proteases e várias enzimas intracelulares.

Fonte: Abbas et al. Cellular and Molecular Immunology;[1] Bellanti. Immunology IV. Clinical Applications in Health and Disease, 2012;[4] Goldman & Schafer. Cecil Medicine, 25. ed. 2018.[7]

É amplamente conhecido que os medicamentos podem desencadear reações adversas relacionadas aos quatro tipos de hipersensibilidade. Recentemente, quatro farmacodermias graves de resposta tardia foram associadas aos subtipos de hipersensibilidade tipo IV:

» Tipo IV-B: síndrome de hipersensibilidade induzida por medicamentos (anteriormente DRESS).
» Tipo IV-C: síndrome de Stevens-Johnson e necrólise epidérmica tóxica.
» Tipo IV-D: pustulose exantemática generalizada aguda (PEGA).[9,11]

Essas reações são abordadas com mais detalhes em outro capítulo deste manual.

Referências bibliográficas

1. Abbas AK, Lichtman AH, Pillai S (eds). Cellular and Molecular Immunology, 9. ed. Saunders, 2018.
2. Adam J, Pichler WJ, Yerly D. Delayed drug hypersensitivity: models of T-cell stimulation. British Journal of Clinical Pharmacology. 2011; 71(5): 701-7.
3. Adkinson NF, Bochner BS, Burks WA, Busse WW, Holgate ST, et al. Middleton's Allergy Principles and Practice. 8. ed. St.Louis: Saunders, 2014.
4. Bellanti JA. Immunology IV. Clinical Applications in Health and Disease. I Care Press, 2012.
5. Burks W. Clinical manifestations of food allergy: An overview. Up To Date, 2016.
6. Giuseppe AR, Mona-Rita, Y, Marco Ripa, et al. Eosinophils from Physiology to Disease: A Comprehensive Review. BioMed Research International, vol. 2018, Article ID 9095275, 28 pages. https://doi.org/10.1155/2018/9095275.
7. Goldman L, Schafer AI. Goldman-Cecil Medicine. 25. ed. Philadelphia: Saunders, 2018.
8. Jameson L, Fauci AL, Kasper DL, et al. Harrison's Principles of Internal Medicine, 20. Ed. (Vol.1 e 2). McGrow Hill – Education, 2018.
9. Kalil J, Motta AA, Agondi RC. Alergia & Imunologia. Aplicação Clínica. Atheneu, 2015.
10. Merkel PA. Overview of and approach to the vasculitides in adults. Jan 2017. UpToDate.
11. Simons FER, Arduasso LFR, Biló MB, et al. International consensus on (ICON) anaphylaxis. World Allergy Organization Journal 2014, 7:9.

Capítulo 2
Abordagem clínica do paciente com doenças imunoalérgicas

Clóvis Eduardo Santos Galvão
Fábio Fernandes Morato Castro

Introdução

As doenças alérgicas são multifatoriais, atingindo 25 a 30% da população. Essa prevalência é suficiente para que o paciente alérgico seja frequente em consultórios médicos, independentemente da especialidade. Além disso, as alergias podem se manifestar em qualquer órgão ou sistema, mimetizando outras condições clínicas. As apresentações clínicas comuns são conjuntivite (olhos), rinite (nariz), urticária/angioedema e eczema (pele), asma (pulmões), anafilaxia (múltiplos órgãos). A abordagem do paciente com uma suposta alergia deve incluir história clínica, exame físico e testes diagnósticos adequados.[1]

História clínica

O componente mais importante na avaliação de uma provável alergia é a história clínica do paciente, pois a partir dos dados colhidos na história direcionamos o exame físico e os exames complementares que serão solicitados.

Muitas vezes o paciente, ao procurar um alergista, direciona a história para o que ele acredita ser a causa dos sintomas e, mais frequentemente ainda, não valoriza dados da história que seriam importantes para o diagnóstico. Por isso, muitos serviços sugerem um questionário direcionado que padroniza a anamnese, na tentativa de não deixar de fora questões importantes que devem ser abordadas.[1] Uma anamnese adequada deve procurar sempre caracterizar com precisão as principais queixas do paciente, detalhando frequência e intensidade dos sintomas, fatores de melhora/piora, entre outros. O Quadro 2.1 resume algumas dessas questões importantes na anamnese.

Quadro 2.1. Pontos-chave que não podem deixar de ser abordados na história clínica.

1. Caracterização detalhada dos sintomas
2. Fatores desencadeantes
3. Fatores de melhora
4. Associação dos sintomas com exposição a alérgenos (quais?)
5. Variação dos sintomas ao longo do dia, do ano
6. História familiar de atopia
7. Descrição do ambiente em casa e no trabalho/escola
8. Presença de condições alérgicas associadas

Muitas vezes é difícil para o paciente distinguir entre alérgenos e fatores irritantes pois, uma vez sensibilizado, a exposição do paciente a ambos pode desencadear a mesma cascata de sintomas. Os principais alérgenos envolvidos nas alergias respiratórias são os ácaros da poeira, epitélio de animais, baratas, fungos e, principalmente no Hemisfério Norte, os pólens. Os alérgenos além de causadores do processo inflamatório alérgico, podem ainda desencadear as exacerbações. Entre os irritantes podemos citar a fumaça do cigarro e outros poluentes, perfumes e outros odores penetrantes como nos produtos de limpeza e o ar frio. A exposição ocupacional também deve ser lembrada na anamnese, sobretudo quando o paciente refere início dos sintomas na idade adulta.[2]

História familiar de alergia deve ser sempre pesquisada. Embora a genética das doenças alérgicas não esteja totalmente esclarecida, não há duvidas sobre o seu papel na incidência dessas doenças. O risco atopia está aumentado em 25% na população geral para cerca de 75 % quando ambos os pais são atópicos.[1]

Na história pessoal, é importante interrogar sobre outros diagnósticos de alergias, mas também sobre outras comorbidades. Doença do refluxo esofagogástrico, sinusopatia, polipose nasal são condições que podem interferir na evolução e no controle das doenças alérgicas. E, por fim, é importante saber se o paciente está usando alguma medicação, principalmente de uso contínuo, pois muitos fármacos podem contribuir para piora ou descontrole dos sintomas alérgicos. O uso frequente de descongestionantes tópicos nasais pode levar a um efeito rebote na congestão nasal quando descontinuado (rinite medicamentosa); anti-inflamatórios (muitas vezes presentes em associações compradas sem receita médica) podem estar associados ao aparecimento de urticária ou broncospasmo; anti-hipertensivos, como inibidores da enzima conversora de angiotensina ou betabloqueadores, podem causar tosse ou piora da asma.[1,2]

Exame físico

A história clínica pode direcionar o exame físico do paciente para uma área ou órgão em particular, mas um sintoma alérgico específico não pode desviar a atenção do examinador para o paciente como um todo. Todos os pacientes devem ser avaliados de maneira sistemática. Além disso, o exame físico pode estar completamente normal no momento da avaliação, uma vez que os sinais e sintomas alérgicos são efêmeros.[3]

Sinais sugestivos de doença atópica podem ser encontrados no exame geral do paciente. Na inspeção facial, é comum encontrar um escurecimento infraorbital (olheira) nos portadores de rinite, correspondendo à congestão nasal ou estase linfática. Também pela congestão, podemos encontrar uma prega na pálpebra inferior (prega de Dennie-Morgan) e ainda uma prega transversa no dorso do nariz, além da face alongada (fácies adenoideana), pela flacidez da musculatura da face que colabora para a "queda" da mandíbula, fazendo com que o paciente permaneça com a boca aberta na maior parte do tempo (respirador bucal).[3]

Após o exame físico geral, a avaliação deve ser direcionada para o(s) órgão(s) envolvido(s) com os sintomas alérgicos. Nos casos de alergia ocular, dependendo do tipo e da intensidade da alergia, podemos encontrar papilas na conjuntiva tarsal, pseudo-halo senil e pontos de Horner-Tranta. O nariz pode ser examinado com um espéculo nasal e iluminação direta. Nesse exame simples, podemos avaliar aspecto da mucosa, presença e características de secreções, polipose nasal, presença de desvio de septo, ente outros. O exame dos pulmões é particularmente relevante na asma. Sibilos podem ser auscultados durante a respiração basal ou forçada, e a ausência de sibilos não descarta broncospasmo (tórax silencioso). A configuração da caixa torácica também deve ser observada para afastar alterações como *pectus escavatum*, xifose, escoliose e lordose. Retração intercostal, uso de musculatura acessória, cianose e batimento de asas do nariz são sinais de exame físico que sugerem maior gravidade das exacerbações.[2,3]

Finalmente, a pele está comumente afetada nas patologias alérgicas. O atópico tem uma tendência ao ressecamento cutâneo que leva a xerose e muitas vezes favorece o aparecimento de ceratose pilar. As dermatites cursam com lesões eritematodescamativas, que conforme a as características e localização ajudam a formar uma hipótese diagnostica (dermatite de contato ou dermatite atópica). Já lesões edematopapulares sugerem urticária que podem ter etiologia alérgica ou não. O exame físico também pode revelar a presença de angioedema e dermografismo.[2,3]

Cada um desses achados, quando correlacionados a história clínica, sugere uma ou mais hipótese(s) diagnóstica(s). Em muitos casos, para confirmar o diagnóstico, exames complementares são necessários.

Exames complementares

O diagnóstico de alergia não deve ser baseado somente em uma história clínica sugestiva e no exame físico. Alguns autores já reportaram que o diagnóstico de alergia alimentar só é confirmado em aproximadamente 40% dos casos com história clínica sugestiva em uma avaliação mais aprofundada.[4] Um estudo realizado na Europa, envolvendo 152 pacientes em 2 centros de referência em alergia, mostrou que o diagnóstico de alergia baseado apenas na história e exame físico não foi consistente com relação aos resultados obtidos com testes cutâneos e pesquisa sérica da IgE específica.[5] Com base em dados como esses, para confirmar o diagnóstico de alergia (e muitas estabelecer o diagnóstico etiológico) é necessário confirmar a presença de sensibilização aos alérgenos suspeitos e evidenciar a participação desses na indução dos sintomas.

Como as doenças alérgicas são a manifestação clínica de uma reação de hipersensibilidade, o método de detecção da sensibilização pode variar de acordo com a patogênese envolvida. Para as reações de hipersensibilidade tipo I, que envolvem rinite, asma, dermatite atópica, conjuntivite e anafilaxia, a sensibilização é demonstrada através da pesquisa de IgE específica, que pode ser realizada *in vivo* com os testes cutâneos de leitura imediata (testes epicutâneos e/ou intradérmicos) ou *in vitro*, pela determinação sérica da IgE específica (p. ex., ensaios imunoenzimáticos). Vale ressaltar que a positividade do teste revela sensibilização e o diagnóstico só é confirmado após a sua interpretação junto aos dados de história clínica.[3]

As reações de hipersensibilidade a alimentos e fármacos podem envolver diferentes mecanismos e, portanto, embora a pesquisa de IgE específica possa ajudar na investigação diagnóstica, os testes de provocação ainda são considerados o padrão ouro para a confirmação da alergia. Para investigar a sensibilização nas dermatites de contato alérgicas, o método mais adequado é o teste de contato com leituras após 48 e 72 horas. Os testes intradérmicos de leitura tardia são mais comumente empregados na avaliação da resposta celular e, eventualmente, podem ser utilizados na investigação das alergias.[6] A Tabela 2.1 resume os métodos diagnósticos recomendados para cada doença alérgica a ser investigada.

Tabela 2.1. Método diagnóstico recomendado para investigação de acordo com o mecanismo envolvido.

Manifestação clínica	Mecanismo envolvido	Método diagnóstico
Asma Rinoconjuntivite Dermatite atópica Anafilaxia*	Reação de hipersensibilidade tipo I	• Teste cutâneo de leitura imediata (puntura/intradérmico) • Determinação sérica da IgE específica

(Continua)

Tabela 2.1. Método diagnóstico recomendado para investigação de acordo com o mecanismo envolvido. (continuação)

Manifestação clínica	Mecanismo envolvido	Método diagnóstico
Alergia alimentar Alergia a medicamentos	Mecanismo misto (tipo I e ou IV)	• Teste cutâneo de leitura imediata (puntura/intradérmico) ou determinação sérica da IgE específica (pode ser útil) • Teste de provocação específica (padrão ouro)
Dermatite de contato	Reação de hipersensibilidade tipo IV	• Teste de contato (*patch test*)

Nem toda anafilaxia é IgE mediada.

Outros exames diagnósticos

Algumas alterações hematológicas podem ser encontradas em pacientes com alergia. O achado de eosinofilia tem sido associado com alergia, mas nem sempre está presente. É sugestivo, porém, sua presença ou ausência não descarta e nem confirma o diagnóstico. Mais recentemente, tem sido usado como marcador biológico para definir diferentes fenótipos de asma. O citológico nasal já foi bastante utilizado para distinguir processos alérgicos (predomínio de eosinófilos) de processos infecciosos (predomínio de neutrófilos). A dosagem sérica da IgE total elevada sugere a presença de patologia alérgica, mas outras condições também podem levar a esse aumento. Além disso, cerca de 25% dos alérgicos podem apresentar níveis de IgE total normais. A IgE total elevada costuma estar presente na aspergilose broncopulmonar alérgica e na maioria dos casos de dermatite atópica. Os exames de imagem, geralmente, são úteis para diagnósticos diferenciais ou para avaliar complicações das doenças alérgicas, mas não para confirmar o seu diagnóstico. Da mesma forma, a nasofibroscopia tem auxiliado na avaliação adicional das rinopatias alérgicas.[2,3,6]

Considerações finais

A abordagem clínica das doenças alérgicas deve iniciar por uma anamnese adequada, pois embora sejam necessários exames complementares para a sua confirmação, as ferramentas utilizadas dependem dos dados clínicos coletados para a melhor precisão diagnóstica. O diagnóstico preciso e precoce pode ser um diferencial para um melhor prognóstico da doença alérgica, melhorando a qualidade de vida dos indivíduos acometidos. Além disso, a abordagem desses pacientes continua com o tratamento que será estabelecido, e que pode envolver higiene ambiental, terapia medicamentosa e imunoterapia alérgeno especifica. Considerando o caráter crônico da maioria das doenças alérgicas, é importante que uma vez confirmado o diagnóstico o paciente seja encaminhado ao especialista para o acompanhamento no longo prazo.

Referências bibliográficas

1. Wolf BL. Approach to the Allergic Patient. In: Lieberman P and Anderson JA, eds. Current Clinical Practice: Allergic disease: Diagnosis and treatment, 3rd ed. Humana Press (Totowa, NJ). Chapter 2. pp 15-25.

2. Cruz AA, Fernandes ALG, Pizzichini E, Fiterman J, Pereira LFF, Pizzichini MMM. Diretrizes da Sociedade Brasileira de Pneumologia e Tisiologia para o Manejo da Asma – 2012. J Bras Pneumol 2012, 38 (Supl 1):S1-S46.

3. Sakanoa E, Sarinho ESC, Cruz AA, Pastorino AC, Tamashiro E, Kuschnir F, et al (Eds.). IV Consenso Brasileiro sobre Rinite. Braz J Otorhinolaryngol 2018, 84(1).

4. Sampson HA. Food allergy. Part 2: diagnosis and management. J Allergy Clin Immunol. 1999;103:981-9.

5. Williams PB, Ahlstedt S, Barnes JH, et al. Are our impressions of allergy test performances correct? Ann Allergy Asthma Immunol 2003, 91:26-33.

6. Douglass JA, O'Hehir RE. Diagnosis, treatment and prevention of allergic disease: the basics. Med J Aust 2006; 185 (4): 228-33.

Capítulo 3
Medicina de precisão em alergia

Keity Souza Santos
Karine de Amicis Lima
Fábio Fernandes Morato Castro
Jorge Kalil

Diagnóstico por componentes e medicina de precisão

A ideia de que o tratamento individualizado deve ser adaptado às características específicas da doença de cada paciente não é um conceito novo na prática da alergia clínica. Esse tipo de tratamento teve sua fundamentação científica desde a descrição do protocolo de Noon e Freeman, há mais de 100 anos, para imunizar pacientes afetados com rinite alérgica induzida por pólen de gramíneas com um extrato de pólen dessas mesmas gramíneas, cujo objetivo era reduzir a sua reatividade clínica a um alérgeno específico.[1] De fato, o diagnóstico preciso é fundamental para a seleção do melhor tratamento em todas as áreas da medicina.[2,3]

Consequentemente, identificar primeiro o alérgeno ou alérgenos e outros fatores que conduzem à doença em pacientes alérgicos de uma forma individual antes de definir o tratamento mais adequado representa um dos melhores exemplos da importância crítica deste princípio geral.

Quando se trata de alergia, a definição do alérgeno causador da resposta torna-se cada vez mais importante para condução do paciente alérgico.[4]

Nos últimos anos, houve um grande avanço nas técnicas de diagnóstico de alergia que ocorreram devido à identificação por espectrometria de massas e o isolamento cromatográfico das primeiras moléculas alergênicas nativas.[5] Posteriormente, com a utilização de métodos de clonagem de DNA recombinante foi possível produzir esses alérgenos. Antes disso, os extratos naturais eram os únicos reagentes disponíveis para identificar a presença de anticorpo IgE no sangue ou na pele como um marcador de sensibilização alérgica. A identificação dos primeiros alérgenos representou um marco na pesquisa em alergia porque houve o início de uma nova era, na qual a especificidade da resposta imunológica de IgE, mesmo ao nível molecular, podia ser quantificada utilizando alérgenos individuais purificados ou produzidos na forma recombinante.[6]

A necessidade de aperfeiçoamento das ferramentas diagnósticas trouxe para o campo da pesquisa em alergia a era da alergologia molecular, na qual componentes alergênicos podem ser identificados, produzidos na forma de proteína recombinante e caracterizados com a finalidade de incorporação em sistemas de diagnóstico molecular e de imunoterapia específica.[7,8]

Os alérgenos recombinantes são proteínas alergênicas produzidas através da técnica de DNA recombinante. Esses devem apresentar características fisicoquímicas e imunológicas comparáveis ao alérgeno natural.[9,10] Atualmente, existem testes que empregam o princípio de diagnóstico por componentes (CRD, do inglês *component-resolved diagnostics*). O diagnóstico por componente pode ser realizado a partir de teste contra alérgenos individuais no ImmunoCAP® ou em matrizes miniaturizadas, no qual centenas de componentes alergênicos recombinantes ou purificados são depositados na fase sólida do teste e o princípio se baseia na técnica de ELISA. O mais comumente utilizado é o ImmunoCAP ISAC® (Thermo Fisher Scientific, Massachusetts, EUA) que permite identificar a reatividade de IgEs específicas a vários alérgenos de diferentes fontes alergênicas simultaneamente.[7]

Em alergias alimentares, o CRD pode se tornar importante para identificar indivíduos em risco para futuras reações alérgicas graves a um alimento *versus* aqueles que podem ter IgE específica elevada para um alimento devido à reatividade cruzada, p. ex., pólen de amendoim e bétula.[13] O CRD também pode ser útil em indivíduos com alergia a himenópteros. Muitos indivíduos alérgicos a himenópteros têm reatividade cruzada entre venenos de abelha e vespa com testes padrão de pele e IgE, que podem ser devidos a determinantes de carboidratos, e não devido a verdadeira reatividade cruzada entre proteínas de venenos. A determinação de IgE específica para Api m 1 (fosfolipase A2) e Ves v 5 (antígeno 5), em vez de extratos convencionais de veneno, pode ser útil para determinar se a reatividade cruzada está presente em ambos os venenos, especialmente se a história clínica for incerta. Isso poderia ajudar na seleção de venenos usados para imunoterapia.[14,15]

O uso de moléculas recombinantes visa solucionar dificuldades encontradas no diagnóstico com extratos naturais totais, como:

» Degradação de moléculas: além de problemas que podem ocorrer durante o preparo e armazenamento dos extratos algumas enzimas contidas nos extratos podem degradar outras moléculas.
» Falta de representação de determinado alérgeno: por se tratar de amostras naturais a produção de proteínas e consequentemente de alérgenos pode variar em função de diversas razões, como época do ano, temperatura, umidade, como já foi relatado para veneno de insetos e nas fezes de ácaros.
» Presença de CCD: sabe-se que principalmente venenos de insetos e pólens apresentam determinantes de CCD que são moléculas de carboidratos que não tem relevância clínica.[11]
» Presença de moléculas de reatividade cruzada: os extratos contêm além de moléculas específicas, outras que são de reatividade cruzada. O uso de moléculas recombinantes permite distingui-las e assim auxilia no diagnóstico para determinar a molécula inicial causadora. Esse tópico é abordado no capítulo sobre "Laboratório em alergia".

O diagnóstico por componentes está se desenvolvendo e progressivamente novos alérgenos purificados ou produzidos por técnicas de DNA recombinante são incluídos nos painéis dos testes, aumentando as chances de identificação da molécula que sensibilizou o paciente e iniciou a reação alérgica.[12]

O diagnóstico por moléculas, se realizado a partir de uma história clínica detalhada e convincente, pode ser utilizado como uma ferramenta de busca inicial de alérgenos no caso de pacientes multissensibilizados, quando existem muitas fontes alergênicas suspeitas ou ainda para detecção de possíveis reatividades cruzadas, no intuito de identificar os alérgenos que possivelmente tenham causado sensibilização e a reação clínica. É importante que o uso dessa ferramenta seja criterioso podendo assim ser bastante útil na prática clínica.[7]

Alergologia molecular na prática clínica

A lista de importantes moléculas alergênicas clonadas ou purificadas e introduzidas para fins de diagnóstico, ainda está incompleta. Além disso, os custos dos ensaios de IgE usando alérgenos individuais são cerca de 10% maiores em comparação aos testes baseados em extrato e moléculas alergênicas múltiplas em ensaios multiplex produzirão custos ainda maiores. Portanto, é concebível que o uso de ensaios moleculares na alergologia seja equilibrado por uma necessidade geral de cuidadosa administração dos escassos recursos dos sistemas de saúde pública. Isso pode ser particularmente relevante para testes como o ImmunoCAP ISAC®, no qual várias moléculas são avaliadas simultaneamente.

Em outras palavras, a alergologia de precisão irá crescer progressivamente, mas confinada a um cenário de escolha com sabedoria. Dadas essas premissas, ambos os ensaios de IgE *in vitro* baseados em extratos alergênicos e aqueles baseados em moléculas alergênicas provavelmente existirão na prática clínica por muitos anos. No futuro a melhor escolha pode ser o uso de extratos que consistam da combinação de alérgenos naturais e recombinantes.

O desempenho e reprodutibilidade dos ensaios diagnósticos são altamente dependentes do conteúdo alergênico dos extratos utilizados. Embora a qualidade de alguns extratos e o diagnóstico por componentes tenha melhorado nos últimos anos, essa ainda não é a realidade para alérgenos comuns em países da América Latina, onde faltam painéis específicos. No caso de alergia alimentar, o teste cutâneo *prick-to-prick*, no qual se utiliza o alimento da forma que é consumido, é a melhor forma para confirmação do alimento desencadeador da reação, mas não é capaz de identificar qual a molécula envolvida. Nos extratos disponíveis, uma baixa sensibilidade diagnóstica tem sido associada ao baixo conteúdo de alérgenos ou à presença de alérgenos desnaturados.

Podem ocorrer discrepâncias entre os resultados de extratos alergênicos e de moléculas individuais. Os motivos pelos quais isso pode ocorrer encontram-se resumidos na Tabela 3.1.

Tabela 3.1. Discordâncias entre resultados de diagnóstico por moléculas e extratos.

	Extrato	Moléculas	Motivo
Discordância absoluta (diferenças qualitativas)			
A	Positivo	Negativo	IgE do soro se liga apenas ás moléculas do extrato que ainda não estão disponíveis nos testes moleculares
B	Negativo	Positivo	IgE do soro se liga a moléculas pouco abundantes ou ausentes extrato
Discordância relativa (diferenças quantitativas)			
C	Positivo	Negativo para os componentes principais	IgE do soro se liga apenas a moléculas de reatividade cruzada, alérgenos menores ou CCD
D	Baixos níveis	Altos níveis	IgE do soro se liga a moléculas pouco abundantes no extrato

Adaptada de: EAACI Molecular Allergology User's Guide (2016).

Algumas moléculas são importantes para o diagnóstico diferencial, algumas delas apresentadas na Tabela 3.2, adaptada do guia de Alergologia Molecular da EAACI.

Tabela 3.2. Componentes moleculares ou alérgenos com utilidade demonstrada para tomada de decisões clínicas em várias condições alérgicas.

Doença alérgica	Componente molecular/alérgeno	Problema diagnóstico resolvido	Principais países de estudo
Anafilaxia por veneno de inseto	Api m 1, Ves v 1, Ves v5, Pol d 5	Melhor diferenciação de pacientes com dupla sensibilização para venenos de abelhas e vespas	Alemanha, Suíça, Austrália, Eslovênia, EUA, Itália, Polônia, Espanha
Anafilaxia por veneno de inseto	Ves v 5	Sensibilidade aumentada do teste de sIgE através do aumento do veneno vespídeo com rVes v 5	Alemanha, Suíça, Austrália
AIEDA	Tri a 19	Marcador para anafilaxia induzida por exercício dependente de alimentos (AIDEA)	Japão, Finlândia, Dinamarca, Alemanha, Suíça

(Continua)

Tabela 3.2. Componentes moleculares ou alérgenos com utilidade demonstrada para tomada de decisões clínicas em várias condições alérgicas. (continuação)

Doença alérgica	Componente molecular/alérgeno	Problema diagnóstico resolvido	Principais países de estudo
Alergia ao amendoim	Ara h2, Ara h 6	Marcadores preditivos para reações graves à ingestão de amendoim	EUA, Grã Bretanha, Alemanha, Austrália
Alergia à carne vermelha	α-Gal	Marcador para reações anafiláticas tardias à carne vermelha e derivados	EUA, Suécia, Alemanha, Austrália
Alergia ao pólen; Anafilaxia por veneno de inseto	CCD	Marcador para ampla reatividade cruzada IgE-mediada sem relevância clínica	Itália, Holanda, Alemanha, Austrália
Anafilaxia por veneno de inseto	Api m 10, Api m 3	Predição de pacientes em risco de falhas terapêuticas na imunoterapia com veneno de abelha	Alemanha, Suíça

Abreviações e esclarecimentos: Tri a 19, alérgeno de trigo ômega-5 gliadina; α-Gal, carboidrato determinante de mamíferos (galactose-α-1,3-galactose); CCD, carboidratos determinantes de reatividade cruzada (beta-1,2-xylose e alfa-1,3-fucose); Api m 1, 3, 10, alérgenos de veneno de abelha fosfolipase A2, fosfatase ácida, icarapina; Ves v 1, 5 alérgenos de veneno de vespa fosfolipase A1, antígeno 5; Pol d 5, antígeno 5 de alergia ao veneno de Polistes; Ara h 2, 6, alérgenos major de amendoim – proteínas de armazenamento. Adaptado de: EAACI Molecular Allergology User's Guide (2016).

SEÇÃO 1 - GERAL

Fazer mais nem sempre é melhor – A iniciativa *Choosing Wisely*

A iniciativa *Choosing Wisely* originada da American Board of Internal Medicine é uma campanha internacional de combate à superutilização de recursos médicos. Teve início em 2012 e crescimento exponencial desde então, tendo envolvido várias sociedades de diversas especialidades, incluindo Alergia e Imunologia.

Na área de alergia e imunologia a inciativa visa alertar:

- » "Contra a realização de bateria indiscriminada de testes de imunoglobulina E (IgE) na avaliação da alergia sem uma história clínica criteriosa".
- » "Contra a realização de testes de alergia para medicamentos e/ou alimentos quando não houver história clínica nem sintomas sugestivos de reações de hipersensibilidade".
- » "Contra a realização dos chamados testes de intolerância alimentar (exceto doença celíaca suspeita ou intolerância à lactose)".
- » "Contra a realização de testes sorológicos de alergia como testes de primeira linha ou como ensaios "de triagem".
- » "Contra o tratamento de pacientes sensibilizados a alérgenos se não houver uma correlação clara entre a exposição e sintomas sugestivos de reação alérgica".

Testes de alergia falso positivos ou clinicamente irrelevantes para alimentos são frequentes. A triagem indiscriminada resulta em restrição inadequada de alimentos e desperdiça recursos de saúde. O teste de IgE para alimentos específicos deve ser orientado por uma história de sinais ou sintomas consistentes com uma reação mediada por IgE após a ingestão de um determinado alimento. Solicitar o teste de IgE em indivíduos que não têm uma história consistente ou sugestiva de alergia alimentar com base na história frequentemente revela testes positivos que não são clinicamente relevantes. O teste, quando feito, deve ser limitado a alimentos suspeitos. A utilidade diagnóstica do teste de IgE para alimentos específicos é ideal quando uma história compatível ou sugestiva para o diagnóstico de alergia alimentar está presente. Na ausência de história compatível ou sugestiva, a probabilidade pré-teste para o diagnóstico de alergia alimentar é baixa e uma prova positiva de IgE na pele ou sérico não estabelece um diagnóstico de alergia alimentar. O teste cutâneo ou teste sérico para IgE específica para antígenos alimentares tem excelente sensibilidade e alto valor preditivo negativo, mas tem baixa especificidade e baixo valor preditivo positivo. Considerando que 50% a 90% dos casos presumidos de alergia alimentar não refletem a patogênese mediada por IgE (alérgica) e podem refletir intolerância alimentar ou sintomas não associados ao consumo de alimentos, solicitar painéis de testes alimentares leva a incorreta identificação de alergias alimentares e recomendações inadequadas para evitar alimentos que são positivos nos testes.

Em conclusão, pode-se dizer que certos cenários requerem uma completa análise diagnóstica molecular depois de anamnese detalhada e da realização de testes baseados em extratos e moléculas para determinar a sensibilização. Essa abordagem explora o grau e potencial relevância clínica de outras reatividades cruzadas para moléculas relacionadas de uma família de proteínas. Os ensaios *singleplex* garantem o máximo de sensibilidade, enquanto ensaios *multiplex* fornecem um amplo painel de moléculas reativas cruzadas relacionadas para definição posterior do repertório de IgE. A relevância clínica deve ser determinada pelo médico e não pelo teste, com base na história do paciente e resultado dos testes de provocação, se necessário.

Referências bibliográficas

1. Noon L. Prophylactic Inoculation Against Hay Fever. Lancet 1911; 177: 1572-3.
2. Durham SR, Nelson H. Allergen immunotherapy: A centenary celebration. World Allergy Organ J 2011. doi:10.1097/WOX.0b013e3182218920.
3. Ferrando M, Bagnasco D, Varricchi G, Bernardi S, Bragantini A, Passalacqua G, et al. Personalized medicine in allergy. Allergy, Asthma Immunol. Res. 2017; 9: 15-24.
4. Riccio AM, De Ferrari L, Chiappori A, Ledda S, Passalacqua G, Melioli G, et al. Molecular diagnosis and precision medicine in allergy management. In: Clinical Chemistry and Laboratory Medicine. 2016, p 1705-14.
5. Sastre J, Sastre-Ibañez M. Molecular diagnosis and immunotherapy. Curr Opin Allergy Clin Immunol 2016; 16: 565-70.

6. Jakob T, Blank S, Spillner E. Benefits and Limitations of Recombinant Allergens in Diagnostics of Insect Venom Allergy. In: Molecular Allergy Diagnostics. Springer International Publishing: Cham, 2017, p 341-62.

7. Ferrer M, Sanz ML, Sastre J, Bartra J, Del Cuvillo A, Montoro J, et al. Molecular diagnosis in allergology: Application of the microarray tecnique. J Investig Allergol Clin Immunol 2009; 19: 19-24.

8. Matricardi PM, Kleine-Tebbe J, Hoffmann HJ, Valenta R, Hilger C, Hofmaier S, et al. EAACI Molecular Allergology User's Guide. Pediatr Allergy Immunol 2016; 27: 1-250.

9. Van Ree R, Chapman MD, Ferreira F, Vieths S, Bryan D, Cromwell O, et al. The CREATE Project: Development of certified reference materials for allergenic products and validation of methods for their quantification. Allergy Eur J Allergy Clin Immunol 2008; 63: 310-26.

10. Radauer C, Nandy A, Ferreira F, Goodman RE, Larsen JN, Lidholm J, et al. Update of the WHO/IUIS Allergen Nomenclature Database based on analysis of allergen sequences. Allergy Eur J Allergy Clin Immunol 2014; 69: 413-9.

11. Mertens M, Amler S, Moerschbacher BM, Brehler R. Cross-reactive carbohydrate determinants strongly affect the results of the basophil activation test in hymenoptera-venom allergy. Clin Exp Allergy 2010; 40: 1333-45.

12. Kleine-Tebbe J, Matricardi PM, Hamilton RG. Allergy Work-Up Including Component-Resolved Diagnosis. Immunol Allergy Clin North Am 2016; 36: 191-203.

13. Mittag D, Akkerdaas J, Ballmer-Weber BK, Vogel L, Wensing M, Becker WM, et al. Ara h 8, a Bet v 1-homologous allergen from peanut, is a major allergen in patients with combined birch pollen and peanut allergy. J Allergy Clin Immunol 2004. doi:10.1016/j.jaci.2004.09.014.

14. Shin YS, Liu JN, Hur GY, Hwang EK, Nam YH, Jin HJ, et al. Clinical features and the diagnostic value of component allergen-specific IgE in hymenoptera venom allergy. Allergy, Asthma Immunol Res 2012. doi:10.4168/aair.2012.4.5.284.

15. de Graaf DC, Aerts M, Danneels E, Devreese B. Bee, wasp and ant venomics pave the way for a component-resolved diagnosis of sting allergy. J Proteomics 2009; 72: 145-54.

16. Müller U, Schmid-Grendelmeier P, Hausmann O, Helbling A. IgE to recombinant allergens Api m 1, Ves v 1, and Ves v 5 distinguish double sensitization from crossreaction in venom allergy. Allergy Eur J Allergy Clin Immunol 2012; 67: 1069-73.

17. Ollert M, Blank S. Anaphylaxis to Insect Venom Allergens: Role of Molecular Diagnostics. Curr Allergy Asthma Rep 2015; 15: 26.

18. Valenta R, Twaroch T, Swoboda I. Component-resolved diagnosis to optimize allergen-specific immunotherapy in the Mediterranean area. J Investig Allergol Clin Immunol 2007; 17 Suppl 1: 36-40.

Seção 2

Imunologia clínica

Capítulo 4

Abordagem do paciente com infecções de repetição

Cristina Maria Kokron
Fabiana Mascarenhas Souza Lima

Introdução e epidemiologia

Infecções de repetição em adultos representam um desafio para o clínico e podem ser decorrentes de problemas com o hospedeiro (imunodeficiências primárias ou secundárias, defeitos anatômicos) ou pela exposição aumentada a microrganismos. A suspeição e investigação do clínico diante de pacientes com infecções de repetição, infecções graves ou atípicas é determinante para o diagnóstico da doença de base e encaminhamento para o especialista. As imunodeficiências primárias ocorrem em aproximadamente 1:2.000 nascidos vivos, portanto, não são doenças raras como se imaginava anteriormente.[1] São mais de 330 doenças e 320 mutações genéticas descritas atualmente, porém, ainda há um importante subdiagnóstico das imunodeficiências primárias, principalmente no Brasil.[2] Ainda, condições clínicas pré-existentes e uso de algumas medicações também podem levar a deficiências do sistema imunológico e exigem um acompanhamento multidisciplinar dos pacientes. Por exemplo, o uso de anticonvulsivantes, corticoides e imunobiológicos, além da presença de neoplasias e patologias perdedoras de proteínas podem levar a deficiência de anticorpos, assim como alterações celulares e, consequentemente, infecções de repetição.[3] A triagem laboratorial dessas doenças e o encaminhamento para o especialista determinam uma melhora importante na morbidade e mortalidade dos pacientes. A história clínica detalhada é essencial para guiar a investigação do compartimento imunológico comprometido.[4]

Para guiar a investigação inicial, é útil considerar 3 grandes categorias de patologias a serem pesquisadas:

- » Anormalidades anatômicas – congênitas ou adquiridas.
- » Imunodeficiências secundárias a condições clínicas e seus tratamentos.
- » Imunodeficiências primárias.

Quadro clínico

História clínica

Os sintomas apresentados variam de acordo com a localização da infecção. Quanto mais precoce o aparecimento dos sintomas, mais provável será a etiologia genética das infecções recorrentes. Sintomas de aparecimento mais tardio falam a favor de uma etiologia secundária, como será discutido mais adiante, ou quadro mais brando de uma imunodeficiência primária. O direcionamento da investigação da causa dos quadros infecciosos deve incluir informações da história clínica detalhada do paciente, como:

- » Idade de início.
- » Sítio anatômico envolvido.
- » Recorrência e gravidade de infecções.
- » Natureza do patógeno envolvido – usual ou não.
- » Morbidades preexistentes/cirurgias prévias.
- » Uso de medicações que podem alterar a resposta imunológica.

A investigação de possíveis comorbidades é muito importante, especialmente em pacientes adultos. A presença de doenças alérgicas como asma, rinite alérgica ou dermatite atópica, também pode favorecer a susceptibilidade a agentes infecciosos nos órgãos envolvidos. Em pacientes com infecções repetidas no mesmo local, a avaliação deve começar com investigação de anormalidades anatômicas no órgão envolvido. Pacientes sem essas anormalidades ou com infecções em múltiplos locais devem ser avaliados para outras causas secundárias ou primárias de imunodeficiências. A avaliação para imunodeficiência secundária se baseia na história, observando a presença de doenças como infecções, doenças autoimunes, doenças malignas, doenças que causam perda de proteínas, uso de medicações imunossupressoras como corticosteroides, quimioterápicos, imunobiológicos, exposições ambientais, traumas, dentre outras que podem influenciar a resposta imunológica.

Infecções graves com hospitalizações e uso de antibióticos intravenosos, ou complicações como empiema pneumônico e sepse, chamam atenção para investigação de deficiências imunológicas. A microbiologia dos quadros infecciosos é bastante útil para guiar a investigação, devendo-se iniciar a avaliação pelo estudo do compartimento do sistema imune envolvido na defesa daqueles agentes. Bronquiectasias sem etiologia aparente e diarreia crônica ou com má absorção, são sugestivos de deficiência de anticorpos. Doenças autoimunes múltiplas, como púrpura trombocitopênica idiopática, citopenias, doença inflamatória intestinal, artrite reumatoide, lúpus eritematoso sistêmico, hipotireoidismo, doença de Graves, alopecia, vitiligo e miastenia *gravis* apontam para desregulação imunológica subjacente, que pode vir acompanhada de imunodeficiência. Cicatrização deficiente, perda prematura de dentição ou doença periodontal e gengival, abscessos profundos são sugestivos de anormalidades nos fagócitos. Verrugas recorrentes ou extensas e complicações após a administração de uma vacina de patógenos atenuados podem sugerir deficiência da imunidade celular. A história familiar para infecções de repetição ou consanguinidade é importante para lembrar de possíveis causas genéticas da imunodeficiência.[4-6]

Exame físico

Achados do exame físico, associados à história clínica, são muito importantes na investigação quanto à etiologia do quadro de infecções de repetição:

» Sinais de doença pulmonar crônica (bronquiectasias, roncos, sibilância).

- » Sinais de otite complicada ou de repetição.
- » Sinais de sinusite de repetição.
- » Ausência de tonsilas.
- » Linfadenopatia, hepatoesplenomegalia.
- » Desnutrição, baixo peso, atraso do crescimento e desenvolvimento.
- » Dermatite/petéquias.
- » Anormalidades faciais e cardíacas.
- » Verrugas, especialmente se múltiplas/extensas.
- » Abscessos e erupções cutâneas.
- » Cicatrizes, inclusive em locais cirúrgicos prévios
- » Onicomicose.
- » Úlceras aftosas orais.
- » Deformidades articulares, que podem indicar artrite.
- » Osteomielite.

É importante lembrar que um exame físico normal não exclui a possibilidade de imunodeficiência.[4]

Investigação da etiologia das infecções recorrentes

Anormalidades anatômicas e funcionais

O local e tipo da infecção podem fornecer pistas importantes para a sua etiologia. Anormalidades anatômicas ou funcionais em alguns órgãos também podem predispor a ocorrência de infecções de repetição (Tabela 4.1).[5]

No caso de infecções cutâneas de repetição, na ausência de fatores predisponentes (Tabela 4.1), uma avaliação quantitativa e funcional de fagócitos é recomendada.

Infecções de repetição do trato respiratório, principalmente sinusites, frequentemente estão associadas à rinite alérgica ou antibioticoterapia inadequada. É importante questionar sobre o padrão de melhora com uso dos antibióticos, com retorno gradual dos sintomas dentro das primeiras duas semanas após o término da terapia, seguida de nova piora. Esse padrão sugere uma única infecção recidivante, em vez de múltiplas novas infecções. Anormalidades anatômicas (bronquiectasias, corpo estranho etc.) e funcionais (fibrose cística, discinesia ciliar etc.) também são fatores predisponentes de quadros infecciosos (Tabela 4.2). No caso de infecções respiratórias de repetição, associadas ou não a essas anormalidades, a imunodeficiência humoral (de anticorpos) deve ser investigada.

Tabela 4.1. Alterações anatômicas e funcionais que podem predispor a infecções cutâneas de repetição.

Infecções cutâneas	Causa provável
Impetigo	Eczema atópico/perda da barreira cutânea
Celulite	Estase linfática ou perda de barreira cutânea Edema crônico por comorbidades: insuficiência venosa, insuficiência cardíaca congestiva, síndrome nefrótica Linfedema secundário a dissecção de linfonodos ou radioterapia Sequela de celulite prévia levando a estase venosa Linfedema congênito Lesões cutâneas acidentais ou cirúrgicas Infecções por dermatófitos criando uma porta de entrada Doença arterial periférica – aporte insuficiente de fagócitos Obesidade
Abscesso	Anormalidades locais em região cervical, axila, virilha, umbigo ou local de trauma anterior: cisto congênito, pilonidal, hidradenite supurativa ou corpo estranho Imunodeficiências secundárias: diabetes, mielofibrose, HIV Abscessos inguinais ou perianais, fístula entérica abscesso intra-abdominal: Doença de Crohn Autoinoculação: abuso de drogas

Tabela 4.2. Alterações anatômicas funcionais que podem predispor a infecções de repetição do trato respiratório.

Infecções respiratórias	Causa provável
Sinusite	Rinite alérgica/polipose nasal Anormalidades estruturais: desvio de septo, óstios sinusais estreitos ou trauma facial
Pneumonia localizada	Bronquiectasias, estenose brônquica Fístulas, broncomalácia, traqueomalácia Corpo estranho Aspiração Fatores extrínsecos: compressão por adenopatia mediastinal, neoplasia ou anomalia vascular
Pneumonia não localizada	Fibrose cística e discinesia ciliar Processos não infecciosos: vasculite pulmonar ou bronquiolite obliterante (BOOP) Imunodeficiência secundária: HIV, doenças hematológicas e deficiência de anticorpos Tabagismo/doença pulmonar obstrutiva crônica, asma Uso de corticosteroides
Faringite	Rinite alérgica Portadores de estreptococos do grupo A produtores de betalactamase

Na Tabela 4.3, podemos observar causas de infecções de repetição em outros órgãos e sistemas.

Tabela 4.3. Alterações anatômicas e funcionais de outros órgãos e sistemas que podem predispor a infecções de repetição.

Outras infecções	Causa provável
Trato urinário	• Anormalidades anatômicas que resultam em obstrução, estase, refluxo do fluxo urinário • Obstrução: hiperplasia prostática, litíase, neoplasias, estenose/refluxo ureteral • Estase: bexiga neurogênica/hipotônica, cateter vesical de demora • Prostatite • Bexiga hiperativa e incontinência
Trato gastrointestinal Infecções focais	• Colangite: obstrução do trato (cálculos, estenoses) ou refluxo (anastomose em Y-de-Roux no pós-operatório) • Diverticulite secundária a doença diverticular
Trato gastrointestinal Colite por *Clostridium difficile*	• Uso de antibióticos de amplo espectro
Meningite bacteriana e viral	• Deformidades da craniofaciais • Mastoidite/sinusite complicada • Neoplasia
Meningite asséptica	• Doenças autoinflamatórias: p. ex., Behçet • Doenças autoimunes: lúpus eritematoso sistêmico, síndrome de Vogt-Koyanagi-Harada • Meningite química, meningite neoplásica • Hipersensibilidade a medicamentos: sulfonamidas, azatioprina, anti-inflamatórios não esteroides, imunoglobulina intravenosa • Hipersensibilidade a vacinas
Abscesso cerebral	• Extensão direta de focos de infecção adjacentes: sinusite/mastoidite • *Shunt* intracardíaco, artérias pulmonares anômalas ou malformações vasculares extracardíacas • Focos de infecções extracranianas: p. ex., endocardite infecciosa subaguda

Apesar da diarreia por *C. difficile* estar associada ao uso indiscriminado de antibióticos, é importante considerar investigação imunológica como pesquisa de HIV, deficiência de fagócitos, anticorpos e imunodeficiência celular, em pacientes com doença grave primária ou refratária. No caso de enterocolite recorrente ou grave devido a patógenos comuns, como Giardia, enterovírus, citomegalovírus e *Campylobacter*, ou de patógenos incomuns, como *Microsporidia*, *Cyclospora* ou *Isospora*, a investigação imunológica também está indicada.

Imunodeficiências de anticorpos e do complemento, primárias ou secundárias, também foram associadas meningite bacteriana recorrente. Deficiência de um ou mais dos componentes do complemento terminal (C5, C6, C7, C8, C9) foi associada à meningite recorrente por *Neisseria meningitidis*. A meningite recorrente por enterovírus pode estar associada a imunodeficiência primária, especialmente, à agamaglobulinemia.

Imunodeficiências secundárias

Algumas comorbidades e terapias farmacológicas podem causar deficiência de compartimentos do sistema imunológico. Medicações como anticonvulsivantes e corticosteroides podem causar deficiência de anticorpos; imunossupressores podem causar imunodeficiência celular. Doenças que causam perdas gastrointestinais podem levar a redução de imunoglobulinas ou linfócitos. O diabete melito leva a distúrbios dos fagócitos com consequente perda da sua função. As Tabelas 4.4 e 4.5 resumem as principais causas de imunodeficiências secundárias que devem ser questionadas na história clínica de pacientes com infecções de repetição.[3]

Tabela 4.4. Principais comorbidades que podem causar imunodeficiências secundárias.[3,6]

Síndrome clínica	Patologias	Imunodeficiência
Distúrbios de células B	Mieloma múltiplo, linfomas, leucemias, asplenia	Humoral
Distúrbios de perda de proteínas	Síndrome nefrótica, enteropatia perdedora de proteínas, queimaduras extensas, desnutrição	Humoral
Distúrbios na circulação linfática	Linfangiectasia intestinal, quilotórax	Humoral e celular
Metabolismo aumentado de imunoglobulinas	Hiperesplenismo, distrofia miotônica, doenças inflamatórias	Humoral
Doenças infecciosas	HIV, rubéola, citomegalovírus, vírus Epstein-Barr, toxoplasmose	Celular
Doenças metabólicas	Diabete melito	Fagócitos
Exposição ambiental	Radiação, tóxicos	Celular, variável

Tabela 4.5. Principais medicamentos que podem causar imunodeficiências secundárias.[3]

Imunossupressores	Corticosteroides, ciclofosfamida, micofenolato, ciclosporina
Anticonvulsivantes	Carbamazepina, fenitoína, lamotrigina, valproato de sódio
Imunobiológicos	Rituximab, belimumab, imatinib, dasatinib, atacicept
Outros	Fenclofenaco, cloroquina, captopril, sulfassalazina, sais de ouro, clorpromazina, D-penicilamina

Sítio da infecção e natureza do patógeno

O sistema imunológico evoluiu para responder de maneira específica a diferentes tipos de microrganismos para resolver a infecção da forma mais eficiente possível. Pode-se suspeitar do tipo de comprometimento imunológico apresentado pelo paciente com base na história clínica do padrão de infecções e localização anatômica.

Resumidamente, a resposta imune contra bactérias extracelulares é executada principalmente pelos anticorpos que neutralizam toxinas, opsonizam as bactérias, para serem fagocitados pelos macrófagos, e além de ativar o sistema complemento. Por outro lado, a resposta imune contra bactérias intracelulares, que têm a capacidade de sobreviver dentro dos fagócitos tornando-se inacessíveis aos anticorpos, é efetuada pela imunidade celular, os linfócitos T que recrutam e ativam os fagócitos. Antes da ativação da imunidade adaptativa, as bactérias intracelulares ativam as células NK, que produzem IFN-γ que ativam macrófagos e promovem a morte das bactérias fagocitadas. A resposta imune contra fungos é realizada principalmente por neutrófilos e macrófagos (imunidade inata) que os apresentam para as células T e assim são eliminados. Fungos extracelulares ativam fortemente resposta Th17, que estimula inflamação, recrutando assim neutrófilos e monócitos que destroem o fungo. A proteção contra vírus, que são obrigatoriamente intracelulares, é dada pela inibição da infecção por interferon do tipo I e células NK e pela imunidade adaptativa com os anticorpos que bloqueiam a entrada dos vírus nas células e pelos linfócitos TCD8 (citotóxicos) que matam as células infectadas (Tabela 4.6).[7]

Tabela 4.6. Relação entre tipo de infecção apresentada pelo paciente, patógenos causadores das infecções e compartimento do sistema imunológico mais provavelmente comprometido.[1,2,4]

Tipo de infecção	Patógeno	Imunodeficiência
Infecções sinopulmonares, bacteremia, meningite	Bactéria encapsulada (*Streptococcus pneumoniae*, *Haemophilus influenzae*, *Neisseria meningitidis*)	Humoral (mais comum) Complemento
Infecções gastrointestinais	*Giardia lamblia*, *Campylobacter*	Humoral
Herpes simples, *herpes zoster* cutâneo, infecções virais sistêmicas	Vírus (inclusive vacina atenuada)	Celular
Candidíase mucocutânea, infecções pulmonares	Fungos	Celular Fagócitos (*Aspergillus*)
Tuberculose pulmonar, ganglionar ou disseminada	Micobactéria	Celular e citocinas Fagócitos
Abscessos cutâneos, infecções pulmonares, osteomielite, granulomas	*Staphylococcus*, *Serratia* ou *Klebsiella*	Fagócitos
Meningite	*Neisseria*	Complemento

Imunodeficiências primárias

Uma vez afastadas causas anatômicas ou disfuncionais para a ocorrência das infecções recorrentes, graves, não usuais, complicadas ou com patógenos atípicos, é necessária a suspeita e investigação de imunodeficiências primárias nas situações constantes das Tabelas 4.7 e 4.8.

Tabela 4.7. Sinais de alerta para a investigação de imunodeficiência no adulto.

1. Duas ou mais novas otites no período de 1 ano
2. Duas ou mais novas sinusites no período de 1 ano na ausência de alergia
3. Uma pneumonia por ano por mais que 1 ano
4. Diarreia crônica com perda de peso
5. Infecções virais de repetição (resfriados, herpes, verrugas, condiloma)
6. Uso de antibiótico intravenoso de repetição para tratar infecção
7. Abscessos profundos de repetição na pele ou órgãos internos
8. Monilíase persistente ou infecção fúngica na pele ou qualquer lugar
9. Infecção por micobactérias, tuberculosis ou atípica
10. História familiar de imunodeficiência

Tabela 4.8. Sinais de alerta para a investigação de imunodeficiência na criança.

1. Duas ou mais pneumonias no último ano
2. Quatro ou mais novas otites no último ano
3. Estomatites de repetição ou monilíase por mais de dois meses
4. Abscessos de repetição ou ectima
5. Um episódio de infecção sistêmica grave (meningite, osteoartrite, septicemia)
6. Infecções intestinais de repetição/diarreia crônica
7. Asma grave, doença do colágeno ou doença autoimune
8. Efeito adverso ao BCG e/ou infecção por micobactéria
9. Fenótipo clínico sugestivo de síndrome associada à imunodeficiência
10. História familiar de imunodeficiência

Fonte: http://www.bragid.org.br/_download/artigos/IDP_adaptacao_ESID.pdf.

Exames complementares

Após uma história clínica detalhada do paciente com infecções de repetição, já é possível direcionar a investigação laboratorial para o compartimento imunológico mais provavelmente acometido. Inicialmente deve-se solicitar um hemograma completo com diferencial e culturas de secreções, tecidos ou sangue para todos os pacientes. Causas secundárias como defeitos anatômicos no local da infecção, uso de medicações ou presença de comorbidades também devem ser afastados com a história clínica e exames de imagem. Na maioria das vezes, é pertinente afastar infecção pelo vírus HIV, e o diagnóstico diferencial com fibrose cística e discinesia ciliar no caso de pacientes com infecções sinopulmonares. A avaliação inicial do hemograma sugere alguns diagnósticos a depender dos achados, evidenciados na Tabela 4.9.[1-4]

Tabela 4.9. Achados no hemograma e causas prováveis.

Alteração	Causas
Leucocitose	Infecção, uso de corticosteroides, leucemia ou imunodeficiência primária (p. ex., deficiência de adesão leucocitária tipo 1)
Neutropenia	Doenças autoimunes, uso de medicamentos, imunodeficiência primária, linfangiectasia intestinal
Linfopenia	HIV, uso de corticosteroides ou imunodeficiência primária
Eosinofilia	Infestações por parasitas, algumas malignidades, Síndrome de hiper IgE
Anemia	Doença crônica ou hemólise autoimune
Trombocitopenia	Púrpura trombocitopênica idiopática ou imunodeficiências primárias (p. ex., síndrome de Wiskott-Aldrich)

Exames laboratoriais

Os testes de diagnósticos iniciais para abordagem do paciente com infecções de repetição devem incluir:

- » Hemograma com diferencial.
- » Dosagem de albumina sérica.
- » Pesquisa de HIV.
- » Análise de urina e a dosagem de α1-antitripsina fecal.
- » Culturas e coloração de Gram: urina, sangue, líquido de abscessos ou amostra de líquido cefalorraquidiano.

Exames de imagem

Anormalidades anatômicas também devem ser investigadas com exames de imagem a depender da localização da infecção.

Outros testes podem ser apropriados com base em distúrbios subjacentes. A eletroforese de proteínas é usada para pesquisar proteínas monoclonais.

Avaliação imunológica

Após a avaliação inicial, a avaliação das síndromes de imunodeficiência humoral, celular, fagócitos ou complemento deve ser realizada com exames de triagem e específicos que serão abordados em outro capítulo.

Conduta

Encaminhamento

O encaminhamento para diversos especialistas será necessário, dependendo do tipo e local das infecções apresentadas pelo paciente. Nesse contexto, pacientes com infecções recorrentes decorrentes de anormalidades anatômicas, devem ser encaminhados ao especialista do(s) órgão(s) acometido(s). Pacientes com infecções tipo HIV ou pacientes colonizados por microrganismos devem ser encaminhados ao infectologista, que com a expertise em estratégias de tratamentos antibióticos para quadros agudos ou para profilaxia podem minimizar a morbidade.

Finalmente, se a suspeita for de imunodeficiência primária ou secundária, o paciente deve ser encaminhado para um alergista/imunologista.

Referências bibliográficas

1. Bonilla FA, Bernstein IL, Khan DA, Ballas ZK, Chinen J, et al. American Academy of Allergy, Asthma and Immunology. American College of Allergy, Asthma and Immunology. Joint Council of Allergy, Asthma and Immunology. Practice parameter for the diagnosis and management of

primary immunodeficiency. Ann Allergy Asthma Immunol. 2005;94(5 Suppl 1):S1-63. Erratum in: Ann Allergy Asthma Immunol. 2006;96(3):504.

2. Bousfiha A, Jeddane L, Picard C, et al. The 2017 IUIS Phenotypic Classification for Primary Immunodeficiencies. J Clin Immunol (2018) 38:129-43.

3. Dhalla F, Misbah SA. Secondary antibody deficiencies. Curr Opin Allergy Clin Immunol. 2015;15(6):505-13. Review.

4. Fernandez J, Stokes L. Approach to the Patient with Suspected Immunodeficiency - Immunology; Allergic Disorders – MSD Manual Professional Edition, 2021.

5. Ballow M. Approach to the Patient with Recurrent Infections. Clinic Rev Allerg Immunol (2008) 34:129-40.

6. Pasternack MS. Approach to the adult with recurrent infections. UpToDate, April 11, 2018.

7. Abbas AK, Lichtman AH, Pillai S. Imunologia celular e molecular. 8. ed. Rio de Janeiro: Elsevier, 2015.

Capítulo 5

Imunodeficiências primárias do adulto

Cristina Maria Kokron
Fabiana Mascarenhas Souza Lima
Myrthes Anna Maragna Toledo Barros

Considerações gerais

As imunodeficiências primárias (IDPs) englobam um grupo heterogêneo com pelo menos 410 doenças caracterizadas por disfunções de um ou mais componentes do sistema imune, que predispõem ao aumento da frequência e gravidade de infecções, doenças autoimunes, doenças inflamatórias e malignidades. Sua prevalência, estimada em 1:2.000 indivíduos, e sua gravidade são bastante variáveis, com alta taxa de mortalidade em algumas delas.

Para auxiliar na suspeita diagnóstica, a Jeffrey Modell Foundation e a Cruz Vermelha Americana desenvolveram os chamados sinais de alerta para IDPs, que recentemente foram adaptados para crianças ou adultos.

Devido à extrema complexidade dos mecanismos imunológicos implicados nas IDPs, recentemente a União Internacional de Sociedades de Imunologia (IUIS) as renomeou como erros inatos da imunidade (EII), segundo a classificação de Tangye et al. (2020):

1. Deficiências afetando a imunidade celular e humoral.
2. Imunodeficiências combinadas com características sindrômicas ou associadas.
3. Deficiências predominantemente de anticorpos (humorais).
4. Doenças de desregulação imunológica.
5. Defeitos congênitos de número e/ou função de fagócitos.
6. Defeitos de imunidade intrínseca e inata.
7. Doenças autoinflamatórias.
8. Deficiências do complemento.
9. Falhas da medula óssea.
10. Fenocópias de IDP.

Na Figura 5.1 podemos observar a distribuição dos subgrupos das IDPs na América Latina (LASID).

A maioria das IDPs manifesta-se na infância. Embora sua incidência estimada seja mais alta em crianças (21,9/100.000 entre 0 e 4 anos), 69,4% de todos os novos casos mundiais são diagnosticados acima dos 15 anos, dos quais 50% acima dos 25 anos. A estimativa é que cerca de 30% dos clínicos gerais encontrem um paciente com IDP no período de 5 anos.

Na Figura 5.2 está demonstrada a distribuição das IDPs em diferentes faixas etárias, segundo dados de um levantamento de 1.008 pacientes do complexo HCFMUSP. Pode-se observar que as deficiências predominantemente de anticorpos atingem pelo menos 80% dos adultos.

Mundialmente, as imunodeficiências primárias vêm sendo observadas em adultos nas seguintes situações:

1. Início de manifestações predominantemente na vida adulta: deficiência de IgA (DIgA), imunodeficiência comum variável (ICV), imunodeficiência combinada de início tardio (LOCID), deficiência de GATA2, linfopenia CD4 idiopática e síndrome de Good.
2. Início de manifestações na infância e ocasionalmente na vida adulta: SCID (imunodeficiência combinada severa), por deficiência de ADA (adenosina deaminase) atípica, agamaglobulinemia ligada ao X (XLA), deficiências de complemento, APECED (poliendocrinopatia autoimune, candidíase, displasia ectodérmica), verrugas-hipogamaglobulinemia-infecções-mielocatexia (WHIM), linfo-histiocitose hemofagocítica familiar, doença granulomatosa crônica (DGC), ataxia-telangiectasia.

Figura 5.1. Classificação e distribuição das imunodeficiências primárias.

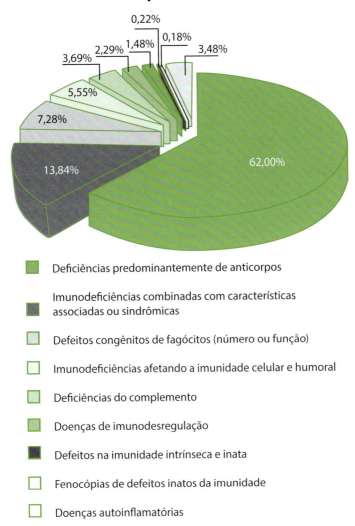

- Deficiências predominantemente de anticorpos
- Imunodeficiências combinadas com características associadas ou sindrômicas
- Defeitos congênitos de fagócitos (número ou função)
- Imunodeficiências afetando a imunidade celular e humoral
- Deficiências do complemento
- Doenças de imunodesregulação
- Defeitos na imunidade intrínseca e inata
- Fenocópias de defeitos inatos da imunidade
- Doenças autoinflamatórias

Fonte: dados obtidos do LASID, 2019.

Figura 5.2. Distribuição dos subgrupos de imunodeficiências primárias e distribuição quanto ao sexo nas diferentes faixas etárias.

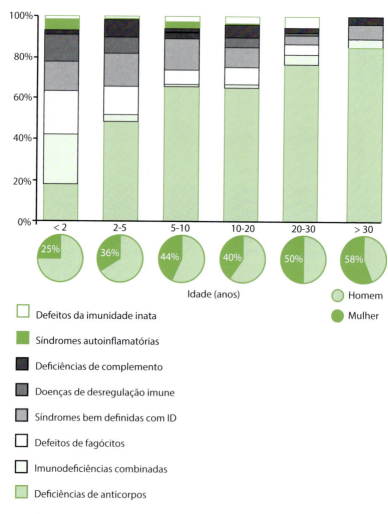

Fonte: adaptada de Carneiro-Sampaio et al., 2013.

3. Início de manifestações na infância e raramente na vida adulta: síndrome de Wiskott-Aldrich, deleções do 22q11 (incluindo síndrome de DiGeorge), mutação do STAT1 com ganho de função, LAD tipo I (defeito de aderência de leucócitos).

O atraso no diagnóstico das IDPs, em média de 9 anos mesmo em países desenvolvidos, leva ao desenvolvimento de complicações nos órgãos acometidos e, consequentemente, a uma pior qualidade de vida e queda significativa da sobrevida dos pacientes, em comparação com aqueles que receberam diagnóstico e tratamento precoces. Esses dados ressaltam a importância do reconhecimento das IDPs por profissionais das diversas especialidades. A melhora da sobrevida dos pacientes decorrente da evolução do tratamento dessas doenças, ao lado da redução do subdiagnóstico de casos mais brandos com sobrevida até a idade adulta, também contribui para o aumento crescente de sua prevalência.

Quadro clínico e diagnóstico

Anamnese

Deve estar direcionada para o diagnóstico das infecções, assim como também para as várias doenças que podem ocorrer associadas às IDPs. Com relação às infecções, é importante registrar a idade de início, o tipo, a localização, a frequência e a gravidade. Em alguns casos, essa etapa já permite distinguir entre uma IDP primária e uma secundária (capítulo "Abordagem dos pacientes com infecções de repetição").

As infecções de vias aéreas por bactérias encapsuladas apontam para a investigação de deficiências na imunidade humoral. A formação persistente de abscessos, particularmente quando órgãos internos estão envolvidos, infecções fúngicas sistêmicas ou osteomielite, podem ser resultado de disfunção de neutrófilos/macrófagos (fagócitos). Infecções oportunistas e virais apontam para os defeitos celulares. A candidíase mucocutânea é sugestiva de um defeito particular das células T produtoras de interleucina IL-17. Além da suscetibilidade a infecções, é importante saber que autoimunidade, doenças linfoproliferativas e febre recorrente também podem ser sinais de imunodeficiência.

Natureza do patógeno

O sistema imunológico responde de maneira específica para eliminar os diferentes tipos de microrganismos. Isso torna possível suspeitar sobre o tipo da imunodeficiência apresentada pelo paciente tendo por base os tipos de patógenos envolvidos (Tabela 5.1).

Exame físico

Achados de exame físico, dados laboratoriais e associações com doenças autoimunes, ao lado da história clínica, podem ser decisivos na condução posterior da investigação quanto à etiologia do quadro de infecções de repetição, sugerindo imunodeficiências de anticorpos, celulares, síndromes genéticas e de desregulação imunológica. Um exame físico normal não exclui a possibilidade de imunodeficiência. A história familiar de IDP pode sugerir herança autossômica dominante ou recessiva, além de herança ligada ao X, no caso de pacientes do sexo masculino.

Achados de exame físico que caracterizam algumas IDPs

» *Eczema:* síndrome de Wiskott-Aldrich (Tabela 5.2), IPEX (disfunção imunológica, enteropatia e poliendocrinopatia ligada ao X) (Tabela 5.3).
» *Telangiectasia ocular e cutânea:* ataxia-telangiectasia (Tabela 5.2).
» *Ttaxia:* ataxia-telangiectasia (Tabela 5.2).
» *Abscessos recorrentes:* deficiência de adesão leucocitária (LAD) (Tabela 5.4), síndrome de HiperIgE (SHIgE) (ver a seguir), DGC (ver item específico).
» *Periodontites, gengivites e estomatites:* defeitos de fagócitos (Tabela 5.4), síndrome da hiper-IgM (SHIGM) (ver item específico).
» *Candidíase oral ou ungueal:* defeitos de linfócitos T (Tabela 5.2),
» *Candidíase mucocutânea crônica:* (ver item específico e Tabela 5.3), SHIgE (ver item específico).
» *Cabelo esparso ou hipopigmentado:* síndrome de Chediak-Higashi (Tabela 5.3), síndrome de Griscelli (Tabela 5.3).

- » *Albinismo óculo-cutâneo:* síndrome de Chediak-Higashi (Tabela 5.3), síndrome de Griscelli (Tabela 5.3); fácies anormal e defeitos cardíacos: síndrome de DiGeorge; hipoplasia ou aplasia tímica: síndrome de DiGeorge.
- » *Nanismo de membros curtos:* nanismo de membros curtos com defeitos celulares e/ou humorais.
- » *Displasia óssea:* deficiência ADA (ver a seguir), SCID (ver item específico).
- » *Artrite:* defeitos humorais (ver item específico), síndrome de Wiskott-Aldrich (Tabela 5.2), síndrome de hiper-IgM (ver item específico).
- » *Ausência de tonsilas e linfonodos:* XLA (ver a seguir).

Associações com doenças que caracterizam algumas imunodeficiências

- » *Autoimunidade:* ICV (ver a seguir), DIgA (ver a seguir), deficiência de complemento (Tabela 5.5).
- » *Endocrinopatias autoimunes:* candidíase mucocutanea crônica (Tabela 5.3), IPEX (Tabela 5.3).
- » *Hipoparatireoidismo:* candidíase mucocutanea crônica, síndrome de DiGeorge.
- » *Trombocitopenia:* síndrome de Wiskott-Aldrich (Tabela 5.2); neutropenia variante da síndrome de Wiskott-Aldrich (Tabela 5.2), SHIGM (ver item específico).
- » *Deficiência de hormônio de crescimento:* XLA (ver item específico).
- » *Anemia hemolítica:* defeitos humorais e celulares (Tabelas 5.2 e 5.3), síndrome linfoproliferativa autoimune - ALPS (Tabela 5.3).
- » *Neutropenia:* SHIGM (ver item específico), variante da síndrome de Wiskott-Aldrich (Tabela 5.2).
- » *Trombocitopenia imunológica:* defeitos humorais (ver item específico), ALPS (Tabela 5.3).
- » *Trombocitopenia, plaquetas pequenas:* síndrome de Wiskott-Aldrich (Tabela 5.2).
- » *Encefalite por enterovírus:* XLA (ver item específico).

Tabela 5.1. Patógenos causadores de infecções nos diferentes grupos de imunodeficiências.

Patógenos	Anticorpos	Combinada	Fagócitos	Complemento
Vírus	Enteroviroses	Todos. Especialmente: CMV, VSR, EBV, parainfluenza tipo 3	Não	Não
Bactérias	S.pneumoniae, S.aureus, H.influenzae, P.aeruginosa, N.meningitidis, Mycoplasma pneumoniae, M. catarrhalis	Os mesmos das deficiências de anticorpos, mas também: L. monocytogenes, S. typhi, flora entérica	S.aureus, P.aeruginosa, S.typhi, Nocardia asteroides	Os mesmos das deficiências de anticorpos; mas especialmente N.meningitidis
Micobactérias	Não	Não tuberculosa, inclusive BCG	Não tuberculosa, inclusive BCG	Não
Fungos	Não	Candida sp., H. capsulatum, Cryptococcus neoformans, Aspergillus sp, P. jiroveci	Candida SP Aspergillus sp	Não
Protozoários	G. lamblia	Toxoplasma gondii, Cryptosporidium parvum	Não	Não

Obs.: Em geral, as infecções virais são de pouca gravidade na maioria das deficiências de anticorpos, exceto para pacientes com agamaglobulinemia que são mais suscetíveis à hepatite B e à encefalite viral. Pacientes com infecções pelo BCG ou micobacterioses não tuberculosas podem ser portadores de deficiências do sistema IFN-γ/IL-12.

Tabela 5.2. Características clínicas e imunológicas de seletas imunodeficiências combinadas e deficiências combinadas com características associadas ou sindrômicas.

Doença	Quadro clínico	Linfócitos T	Linfócitos B	Anticorpos	Herança
Linfopenia CD4 idiopática	infecções oportunistas, sepse por bactérias incomuns, aumento de linfomas e DAI	CD4 ↓ CD8 nl	nl	nl	??
Deficiência de MHC classe I	vasculites	CD8 ↓ CD4 nl	nl	nl	AR
Deficiência de MHC classe II	Infecções bacterianas, diarreia, doença hepática	CD4 ↓ CD8 nl	nl	nl ou ↓	AR
S. Wiskott-Aldrich	Trombocitopenia, eczema, linfoma, DAI	↓ progressiva	nl	↓ IgM, ↑ IgA e IgE ↓, Ac anti-polissacarídeo	Lig X
Ataxia-telangiectasia	Ataxia, telangiectasia, ↑ alfa-fetoproteína, neoplasias, sensibilidade ao RX	↓	nl	↓ IgA, IgE e subclasses IgG	AR

AR: autossômico recessivo; AD: autossômico dominante; DAI: doenças autoimunes.

SEÇÃO 2 - IMUNOLOGIA CLÍNICA

Tabela 5.3. Características clínicas e imunológicas de seletas imunodeficiências com desregulação imunológica.

Doença	Quadro clínico	Linfócitos T	Linfócitos B	Imunoglobulinas	Herança
S. Chediak-Higashi	Albinismo parcial, função NK e CTL ↓	nl	nl	nl	AR
S. Griscelli	Albinismo parcial, função NK e CTL ↓, encefalopatia	nl	nl	nl	AR
Deficiência de CD25	Linfoproliferação, autoimunidade, proliferação de LT prejudicada	nl ou ↓	nl	nl	AR
XLP	Infecção crônica por EBV, linfoproliferação, hepatite, anemia aplástica, linfoma	nl	nl ou ↓	nl ou rara/ ↓	Lig X
ALPS	Esplenomegalia, adenomegalia, citopenias autoimunes, defeito de apoptose de linfócitos	↑células T duplo-negativas	nl	nl	AD, AR
APECED	DAI, especialmente paratireoides e adrenal com candidíase	↑CD4	nl	nl	AR
IPEX	Diarreia autoimune, diabetes de início precoce, AHAI, plaquetopenia	Ausência de células reguladoras CD4+CD25+FOXP3+	nl	↑ IgA e IgE	Lig X

AR: autossômico recessivo; AD: autossômico dominante; XLP: doença linfoproliferativa ligada ao X; ALPS: síndrome linfoproliferativa autoimune; DAI: doenças autoimunes; APECED: poliendocrinopatia autoimune com candidíase e displasia ectodérmica; IPEX: desregulação imune, poliendocrinopatia e enteropatia ligada ao X; AHAI: anemia hemolítica autoimune; L: linfócitos, NK: células NK, CTL: linfócito T citotóxico.

Tabela 5.4. Características de algumas deficiências fagócitos.

Doença	Quadro clínico	Células Afetadas	Defeito Funcional	Herança
Neutropenias	Pode haver mielodisplasia, neutropenia refratária a GCSF	N	Diferenciação mieloide	AD
LAD 1	Queda tardia do coto umbilical, úlceras de pele, periodontite, leucocitose	N+M+L+NK	Aderência, quimiotaxia e citotoxicidade	AR
LAD 2	Características LAD1 e retardo mental	N+M	Rolling, quimiotaxia	AR
Deficiência de G6PD	Anemia hemolítica	N+M	Killing	Lig X
Deficiência de GATA2	Susceptibilidade a micobactérias, HPV, histoplasmose, proteinose alveolar, mielodisplasia, leucemia mieloides aguda, leucemia crônica mielomonocítica, linfedema	M+DC periféricas	Citopenias de múltiplas linhagens	AD

AR: autossômico recessivo; AD: autossômico dominante, LAD: deficiência de adesão leucocitária, N: neutrófilos, M: monócitos, L: linfócitos, NK: células NK, DC: células dendríticas.

Tabela 5.5. Características de algumas das imunodeficiências de complemento.

Deficiência	Quadro clínico	Deficiência	Quadro clínico
C1	LES, infecções piogênicas recorrentes	Via alternativa	Glomerulonefrite Degeneração macular do idoso
C2	LES, polimiosite, vasculites, púrpura de Henoch-Shönlein, infecções bacterianas recorrentes leves	Fator B, Fator H, Fator I, proteína co-fator de membrana (CD46) e C3	Síndrome hemolítica urêmica
C4A, C4B	LES, nefropatia por IgA, esclerodermia progressiva, púrpura de Henoch-Shönlein, diabetes melito tipo 1, hepatite autoimune)	Fator H, fator I	Infecções bacterianas recorrentes
C3	Infecções bacterianas recorrentes graves (bactérias encapsuladas)	Deficiência de CR2 (CD21)	Infecções bacterianas recorrentes, imunodeficiência comum variável

(Continua)

Tabela 5.5. Características de algumas das imunodeficiências de complemento. (continuação)

Deficiência	Quadro clínico	Deficiência	Quadro clínico
MAC (C5, C6, C7, C8, C9)	Infecções recorrentes por Neisseria	Deficiência de CR3	Deficiência de adesão de leucócitos (LAD) – Tipo I e II
C1r, C1s e C1q	LES	Mutações nos genes do fator B, fator H, fator I, proteína cofator de membrana (CD46) ou C3	Variante atípica da síndrome hemolítica-urêmica
Inibidor de C1q	Angioedema hereditário. Doenças reumatológicas	Deficiência de MASP2 (serina protease associada a MBL)	LES. Inflamação crônica e infecções recorrentes
Deficiência de C5, C9, fator B, fator D ou properdina	Infecções por Neisseria	Deficiência de MBL	LES (+ infecções piogênicas), artrite, anemia perniciosa, PTI, vitiligo, enteropatia. Infecções piogênicas, baixa penetrância

MAC: complexo de ataque à membrana.

A seguir, serão abordadas algumas IDPs as observadas em adultos.

Deficiências predominantemente de anticorpos

São as IDPs mais prevalentes no adulto (Figuras 5.1 e 5.2). Constituem um grupo heterogêneo de doenças caracterizadas por susceptibilidade a infecções bacterianas crônicas ou de repetição de vias aéreas e gastrointestinais. A produção qualitativa ou quantitativa de anticorpos é inadequada. O defeito molecular pode ser intrínseco do linfócito B, falha na interação entre linfócitos T e B ou na produção de citocinas. O início do quadro, dependendo do tipo de imunodeficiência, pode ocorrer a partir do 6°-7° meses de vida, quando os anticorpos maternos recebidos via transplacentária durante o terceiro trimestre da gravidez ficam abaixo dos níveis protetores.

Deficiência seletiva de IgA (DIgA)

É definida por níveis de IgA sérica menores do que 7 mg/dL, níveis normais ou aumentados de IgM e/ou IgG, produção normal de anticorpos específicos e ausência de anormalidades de linfócitos T. É a IDP mais comum com incidência entre 1:142 a 1:18.500 dependendo da etnia. Em São Paulo, a incidência observada foi de 1:965 em doadores de sangue. A DIgA pode ser transitória e o diagnóstico definitivo é estabelecido somente após os quatro anos de idade. O padrão de hereditariedade é desconhecido, mas se a história familiar para DIgA for positiva, o risco está aumentado em cerca de 50 vezes. A fisiopatologia da DIgA provavelmente é multifatorial e não monogênica. Especula-se que diversas vias que controlam as funções dos linfócitos B ou regiões reguladoras do gene IGHA possam estar implicadas.

A maioria dos indivíduos é assintomática (75-90%). Os demais podem apresentar associação com doenças atópicas (25-50%), infecções sinopulmonares e gastrointestinais (especialmente giardíase), doenças autoimunes (5-30%) especialmente doença celíaca, doença inflamatória intestinal, LES, hepatite crônica ativa, tireoidite e malignidades. Indivíduos que recebem hemoderivados contendo IgA podem produzir anticorpos anti-IgA e, se reexpostos, podem desenvolver anafilaxia. Como apresentam sinais de desregulação imunológica, esses pacientes merecem um acompanhamento para diagnóstico precoce de doenças associadas ou evolução para ICV.

Não há tratamento específico para a DIgA. O uso de antibióticos pode ser terapêutico ou profilático. Pacientes com DIgA associada à deficiência de subclasses de IgG ou à deficiência de anticorpos específicos com imunoglobulinas normais e que evoluem com persistência das infecções respiratórias e comprometimento da qualidade de vida, mesmo na vigência de antibioticoterapia, podem ser submetidos à administração criteriosa de imunoglobulina humana. Nesses casos, devido ao risco potencial de anafilaxia, deverão ser utilizados, preferencialmente, preparados com baixo teor de IgA.

Imunodeficiência comum variável (ICV)

A ICV é uma síndrome que representa a forma mais comum de IDP sintomática. Constitui uma deficiência predominante de anticorpos que pode se manifestar em qualquer idade, em especial na 2ª ou 3ª décadas da vida. Afeta igualmente os dois gêneros e sua prevalência varia de 1:25.000 a 1:75.000, de acordo com a população investigada. Embora defeitos genéticos individuais tenham sido descritos, cerca de 80% dos casos não têm causa definida.

Pacientes com ICV apresentam infecções bacterianas crônicas ou recorrentes consequentes a defeitos na produção de anticorpos, frequentemente acompanhados de disfunção da imunidade celular.

As infecções mais comuns são as sinopulmonares (> 75%), principalmente por bactérias encapsuladas e as do trato gastrointestinal (Tabela 5.1). Sequelas pulmonares como bronquiectasias e doença pulmonar restritiva ou obstrutiva são comuns e estão associadas ao aumento da morbimortalidade. Aproximadamente um terço dos pacientes tem pneumopatia crônica ao diagnóstico, em parte devido ao retardo diagnóstico por desconhecimento da doença por não especialistas. Outras formas de pneumopatias incluem a doença pulmonar intersticial linfocítica granulomatosa (GLILD) e a pneumonia intersticial linfocítica (LIP).

Diarreia crônica/recorrente, má absorção e/ou perda ponderal são frequentes na ICV, principalmente em decorrência de giardíase; entretanto, podem também estar associadas a infecções virais, padrão celíaco do duodeno, doenças inflamatórias (padrão de colite/proctite ulcerativa e doença de Crohn) e hiperplasia nodular linfoide. A fisiopatologia de muitos desses distúrbios não está esclarecida, sendo provável que defeitos na imunidade celular também estejam implicados.

As doenças autoimunes (10-30%) podem ser a primeira manifestação na ICV. As mais prevalentes são anemia hemolítica autoimune (AHAI), púrpura trombocitopênica idiopática (PTI), anemia perniciosa, gastrite atrófica, tireoidite autoimune, vitiligo, artrite e síndrome de Sjögren. Também podem estar presentes sintomas compatíveis com rinite e/ou asma alérgicas, apesar da grande maioria dos pacientes com ICV apresentar níveis baixos ou indetectáveis de IgE total e específica; entretanto, em alguns casos, o teste de broncoprovocação específica foi positivo, reforçando a etiologia alérgica desses sintomas. Esplenomegalia associada ou não à hepatopatia e linfonodomegalia também são comuns, embora a patogênese desses achados não esteja bem esclarecida.

São observadas malignidades (8-10%), principalmente carcinomas e linfomas não Hodgkin (LNH) extra-nodais de células B. A presença de infiltração linfocítica policlonal foi associada a um risco cinco vezes maior para linfoma. O aumento do risco (50 vezes) de câncer gástrico pode estar relacionado ao aumento da frequência de anemia perniciosa e gastrite atrófica multifocal.

Os critérios diagnósticos para ICV, segundo a Sociedade Europeia de Imunodeficiências (ESID), estão apresentados na Tabela 5.6.

Apesar do quadro heterogêneo, diferentes fenótipos clínicos com influência direta na sobrevida podem ser observados na ICV:

1. Apenas infecções.
2. Citopenias (trombocitopenia, anemia hemolítica autoimune e/ou neutropenia.
3. Linfoproliferação policlonal (granulomas, pneumonia linfocítica intersticial, linfopenia persistente sem causa aparente).
4. Enteropatia sem causa aparente. A presença de uma ou mais complicações não infecciosas está associada a um aumento de 11 vezes na mortalidade.

No Brasil, em uma coorte de 71 pacientes acompanhados no HCFMUSP, foi observado que 86% apresentavam infecções crônicas ou de repetição, especialmente sinopulmonares, 15% autoimunidade e 8% neoplasias. A prevalência de disfunções da imunidade celular foi um pouco mais elevada do que nas relatadas na literatura.

Tabela 5.6. Critérios diagnósticos de ICV segundo a Sociedade Europeia de Imunodeficiências (ESID).

Critérios para provável diagnóstico clínico de ICV	Sugestão para diagnóstico alternativo de ICV
Ao menos um dos seguintes: • Elevada susceptibilidade a infecções • Manifestações de autoimunidade • Doença granulomatosa • Linfoproliferação policlonal inexplicável • Presença de algum familiar com deficiência de anticorpos Diminuição dos níveis séricos de IgG e IgA podendo ser ou não acompanhada pela diminuição de IgM (< dois desvios-padrão para a média de idade) Ao menos um dos seguintes: • Ausência de resposta vacinal e/ou de iso-hemaglutininas • Redução de células B de memória (< 70% para a média da idade) Exclusão de outras causas de hipogamaglobulinemia O diagnóstico pode ser estabelecido após os 4 anos de idade, entretanto os sintomas podem aparecer mais precocemente Nenhuma evidência de deficiência profunda de células T, definidas como: • CD4 cel/mcl: 2 a 6 anos <300, 6 a 12 anos < 250, > 12 anos < 200 • % CD4 naive: 2 a 6 anos < 25%, 6 a 16 anos, 20%, >16 anos < 10% • Ausência de resposta proliferativa de células T	Pacientes menores de 4 anos devem ser considerados como deficiência de anticorpos não classificada Pacientes com evidências de deficiência profunda de células T devem se considerados como imunodeficiência combinada não classificada

A investigação laboratorial inclui dosagem de imunoglobulinas, desafio vacinal e imunofenotipagem de linfócitos (Tabelas 5.6 e 5.7), além de exames de imagem com triagem das complicações. O tratamento é baseado no uso terapêutico ou profilático de antibióticos direcionados para bactérias encapsuladas (Tabela 5.8) e na reposição de imunoglobulina (Tabela 5.9).

Tabela 5.7. Avaliação laboratorial inicial e específica do paciente com infecções de repetição de acordo com o compartimento imunológico acometido a partir do padrão de infecção/ patógenos envolvidos.

Imunodeficiência	Avaliação inicial	Avaliação específica
Humoral	Dosagem de IgG, IgA, IgM, IgE, subclasses de IgG Dosagem de anticorpos de antígenos vacinais ou infecções naturais Quantificação de isohemaglutininas para avaliação da função de IgM	Anticorpos antipneumococo (7, 14 ou 23 sorotipos) após vacina pneumocócica 23 valente* Dosagem de linfócitos B (CD19 ou CD20) totais e subpopulações específicas (FACs) Testes genéticos
Celular	Triagem neonatal (TREC) Dosagem de linfócitos T CD3, CD4, CD8, NK por citometria de fluxo Teste intradérmicos de leitura tardia (72 h) com PPD, cândida, tricoftina e toxóide tetânico	Dosagem de subpopulações de células T (FACs) Cultura *in vitro* de linfócitos com estímulos específicos (PPD, toxóide tetânico, candidina) e mitógenos Citotoxidade de células T e NK Testes genéticos

(Continua)

Tabela 5.7. Avaliação laboratorial inicial e específica do paciente com infecções de repetição de acordo com o compartimento imunológico acometido a partir do padrão de infecção/ patógenos envolvidos. (continuação)

Imunodeficiência	Avaliação inicial	Avaliação específica
Fagócitos	Hemograma Teste da DHR (dihidrorodamina) Teste do NBT (nitroazul de tetrazólio) Dosagem de IgE	Dosagem de moléculas de adesão (FACs) Ensaios enzimáticos (mieloperoxidase, G6PD) Ensaios de quimiotaxia e fagocitose Testes genéticos
Complemento	CH50 (atividade hemolítica total do complemento), C3 e C4 AP50 (atividade hemolítica da via alternativa), C3, C4	Dosagem e função das frações do complemento Testes genéticos

TREC: ciclos de excisão do receptor de células T; FACs: citometria de fluxo. DHR ou NBT
*Crianças até 6 anos devem responder a pelo menos 50% dos sorotipos testados e acima dessa idade, a pelo menos 70%.

Tabela 5.8. Antibióticos de escolha para profilaxia de infecções de repetição dependente do patógeno envolvido.

Patógeno	Antibiótico de escolha
Encapsulados	Amoxicilina – VO – 500 mg 2 ×/dia Azitromicina – VO – 500 mg 3 × semana Sulfametoxazol-trimetoprim – VO – 400/80 mg 1-2 ×/dia Doxiciclina – VO – 100 mg 1 × dia Gentamicina inalatória 80 mg 2 ×/dia Tobramicina inalatória 300 mg 2 ×/dia (pausar a cada 7 ou 28 dias)
Vírus	Aciclovir 200 ou 400 mg 2 ×/dia
Fungos	Itraconazol via oral 200 mg/dia

Tabela 5.9. Indicação de reposição de imunoglobulina de acordo com os níveis séricos de IgG do paciente.

Níveis séricos de IgG	Indicação de reposição
< 200 mg/dL	Repor imunoglobulina
Entre 200 mg/dL e 500 mg/dL	Avaliar resposta pneumocócica/vacinar Antibiótico profilático Repor Ig se quadro infeccioso persistir
< 500 mg/dL e infecções de repetição	Avaliar resposta pneumocócica/vacinar Considerar antibiótico profilático Repor imunoglobulina se quadro infeccioso persistir

Agamaglobulinemia ligada ao X e outras formas de agamaglobulinemia

A primeira IDP descrita foi a agamaglobulinemia ligada ao X (XLA). Em 80 a 90% dos casos, decorre de mutações em um gene no cromossomo X que codifica a molécula de tradução de sinal denominada tirosinoquinase de Bruton (BTK). A BTK é essencial para o desenvolvimento e maturação dos linfócitos B e sua ausência determina o bloqueio celular precoce, o que resulta em números muito reduzidos ou indetectáveis de células maduras no sangue periférico e, consequentemente, também de anticorpos. Outras causas de agamaglobulinemia (de herança autossômica dominante ou recessiva) foram descritas, como mutações em IGHM, CD79A, PIK3R1, BLNK entre outras, sendo clínica e laboratorialmente semelhantes à XLA.

Uma característica marcante das agamaglobulinemias é a hipotrofia ou ausência de tonsilas e de linfonodomegalias. Ocorre suscetibilidade aumentada para infecções bacterianas (vias aéreas e pele), por enterovírus (meningoencefalite) e micoplasma. Outros tipos de infecções são pouco frequentes. A incidência de autoimunidade (artrite reumatoide, poliartrite asséptica e dermatomiosite) e de malignidades (processos linforreticulares e gastrointestinais) está discretamente aumentada.

As manifestações clínicas têm início após os 6 meses de vida, quando os níveis de IgG materna alcançam os níveis mais baixos. De modo geral, 50% dos pacientes terão início dos sintomas até 1 ano de idade e 95% até os 5 anos. Mutações da BTK foram descritas em formas atípicas de XLA, associadas à doença menos grave e, eventualmente, até início mais tardio.

A suspeita diagnóstica de XLA é estabelecida na vigência de hipogamaglobulinemia (IgG, IgA e IgM) acentuada e diminuição (< 1%) ou ausência de linfócitos B (CD19 ou CD20). Os linfócitos T podem estar normais ou aumentados. O diagnóstico genético pode ser confirmado através da quantificação da BTK celular por *Western Blot* ou por citometria de fluxo através da análise de monócitos e plaquetas e sequenciamento genético.

O tratamento consiste na reposição IV ou SC de imunoglobulina humana e uso terapêutico ou profilático de antibióticos. Essas condutas, somadas ao diagnóstico precoce, mudaram o prognóstico da XLA, possibilitando a sobrevida até a idade adulta. Entretanto, as infecções por enterovírus e a doença pulmonar crônica continuam sendo as duas maiores complicações.

As características clínicas e laboratoriais de outras deficiências de anticorpo relevantes estão apontadas na Tabela 5.10.

Tabela 5.10. Características clínicas e laboratoriais de outras seletas deficiências de anticorpos.

Doença	Quadro clínico	Linfócitos T	Linfócitos B	Imunoglobulinas	Herança
Deficiência de subclasses de IgG	Assintomático, infecções bacterianas	nl	nl ou imaturo	↓ uma ou + subclasses	variável
Deficiência de anticorpo específico	Assintomático, infecções bacterianas	nl	nl	nl	variável
Hipogamaglobulinemia transitória da infância	Infecções bacterianas recorrentes	nl	nl	↓ IgG e IgA	desconhecida

Imunodeficiências combinadas (CIDs)

Uma grande variedade de mutações genéticas causa comprometimento combinado da imunidade celular e de anticorpos, com manifestações clínicas e gravidade variáveis dependendo do defeito genético, da penetrância do gene e das consequências funcionais da mutação específica: defeito completo ou defeito parcial. As principais CIDs serão abordadas a seguir (outras estão na Tabela 5.2).

Síndromes de hiper-IgM (SHIGM)

São CIDs raras caracterizadas por deficiência de IgG e IgA e níveis normais ou aumentados de IgM. Resultam de um bloqueio na troca do isotipo IgM para os demais isotipos. A causa mais comum de SHIGM (herança ligada ao X) é um defeito no ligante de CD40 (CD40L ou CD154) presente na superfície de linfócitos T. Outras causas são: defeitos de NEMO (modulador essencial de NF-κB), também de herança ligada ao X; defeitos do CD40, defeitos de enzimas AID (citidina deaminase induzida por ativação) e UNG (uracil N glicosilase), de herança autossômica recessiva.

O quadro clínico varia dependendo da mutação presente. Defeitos de CD40L e CD40 causam disfunções de linfócitos B, linfócitos T e monócitos, determinando sintomas compatíveis com CIDs como suscetibilidade a infecções bacterianas e oportunistas (P*neumocystis jirovecii*, *Cryptosporidium sp*), além de doenças autoimunes, já no primeiro ano de vida.

Defeitos em NEMO estão associados a displasia ectodérmica e susceptibilidade a micobactérias, e defeitos de AID e UNG a infecções bacterianas de repetição, hiperplasia linfoide e doenças autoimunes. Os dois últimos causam alterações apenas na diferenciação de linfócitos B, estando por isso classificados no grupo de deficiências predominantes de anticorpos.

O tratamento se baseia na reposição imunoglobulinas e uso terapêutico ou profilático de antibióticos. O diagnóstico diferencial entre SHIGM e ICV pode ser importante, principalmente se a evolução do paciente for atípica. O transplante de células tronco hematopoiéticas pode ser curativo para as SHIGMs associadas a defeitos em CD40L e CD40, podendo ser indicado também nos defeitos de NEMO.

Imunodeficiências combinadas graves (SCIDs)

As SCIDs resultam de distúrbios de linfócitos T associados ou não a alterações de células B e/ou células NK. Em alguns casos os linfócitos B são normais, mas como sua função é dependente dos linfócitos T, a produção de anticorpos também pode estar prejudicada. Pacientes cujo diagnóstico é tardio morrem precocemente (1-2 anos) em decorrência de infecções.

São causadas por mutações em genes fundamentais para o desenvolvimento e função de linfócitos T e B, sendo de herança autossômica recessiva ou ligada ao X. Cursam com linfopenia importante, além de resposta celular *in vivo* e *in vitro* muito reduzidas ou ausentes. São classificadas de acordo com a presença ou ausência de linfócitos B e células NK ao lado da ausência de linfócitos T. Os pacientes apresentam um timo hipodesenvolvido.

As SCIDs têm fenótipos clínicos semelhantes: infecções graves de repetição, infecções por microrganismos oportunistas (*C. albicans, P. jirovecii*, micobactérias atípicas, varicela e CMV), diarreia crônica e retardo de crescimento e desenvolvimento, logo nos primeiros meses de vida.

O diagnóstico é suspeitado frente aos sintomas e níveis baixos de linfócitos T e/ou B e/ou NK e de imunoglobulinas no sangue periférico. Atualmente, recomenda-se a triagem neonatal para SCIDs através da pesquisa de TRECs (*T-cell receptor excision circles*), já disponível no Brasil, que permite a detecção de células T anormais ou em quantidade insuficiente.

A SCID é uma emergência imunológica e o tratamento inicial baseia-se em isolamento reverso e uso terapêutico agressivo ou profilático de antibióticos, antifúngicos e imunoglobulina humana. A administração de vacinas de microrganismos vivos e atenuados, como a BCG e polio oral, estão contraindicadas, uma vez que podem causar infecções graves.

O tratamento definitivo baseia-se no transplante de medula óssea e de células tronco ou na terapia gênica que, uma vez disponíveis, devem ser realizados o mais cedo possível. Se o transplante for feito até os 3,5 meses de vida, existe 94% de chance de sobrevida.

Imunodeficiências combinadas com características associadas ou sindrômicas
Síndromes de Hiper-IgE (SHIgEs)

As SHIgEs cursam com níveis muito elevados de IgE, eczema e susceptibilidade a abscessos cutâneos e pneumonias por estafilococos. A herança pode ser autossômica dominante (SHIgE-AD), principalmente por mutações dominante-negativas em STAT3, ou autossômica recessiva por mutações em DOCK8 (*dedicator of cytokinesis 8*) e Tyk-2 (SHIgE-AR).

As mutações de STAT3 resultam em falha de diferenciação de células Th17 e consequente falha de produção de IL-17, que é crucial para a produção de betadefensinas; isso explica em parte a suscetibilidade a infecções, em especial na pele (*Candida*) e pulmões (*Aspergillus* e *Candida*). Os níveis de IgE em geral encontram-se acima de 2.000 UI/mL, podendo diminuir e até mesmo normalizar durante a evolução da doença em aproximadamente 20% dos pacientes adultos. A eosinofilia está presente em mais de 90% dos casos.

Como o STAT3 media a sinalização de 40 citocinas e fatores de crescimento, o quadro clínico da SHIgE-AD, inicialmente conhecida como síndrome de Jó, além das infecções, caracteriza-se também pela presença de anormalidades esqueléticas (osteoporose, fraturas patológicas, escoliose hiperextensibilidade de articulações, retenção da dentição primária) e do parênquima pulmonar como bronquiectasias e pneumatoceles, sendo a presença dessas últimas altamente sugestivas da doença.

As mutações de DOCK8 determinam quadro clínico semelhante à SHIgE-AD, mas com aumento da suscetibilidade a infecções cutâneas virais e complicações neurológicas; também resultam em estimulação deficiente de células T e B, caracterizando a doença como uma imunodeficiência combinada.

Para auxiliar o diagnóstico, foi desenvolvido um sistema de escore (NIH e Grimbacher) baseado nos achados imunológicos, não imunológicos e laboratoriais. Score maior que 40 é altamente sugestivo de SHIgE.

O principal objetivo terapêutico nas SHIgEs é o tratamento agressivo das infecções; a profilaxia inclui os cuidados com a pele e a diminuição das estafilococcias (geralmente, sulfametoxazol-trimetoprim), candidíase e infecções por *Aspergillus* (antifúngicos) em pacientes com pneumatoceles. A administração de imunoglobulina humana está indicada se houver deficiência de anticorpos. O transplante de medula óssea na SHIgE-AD é controverso, embora com excelente resultado para a deficiência de DOCK8.

As características de algumas imunodeficiências combinadas e de deficiências combinadas com características associadas ou sindrômicas são apresentadas na Tabela 5.2.

Doenças de desregulação imune

As doenças decorrentes de desregulação imune incluem sete grupos segundo classificação de Tangye et al. (2020):

1. Síndromes de linfo-histiocitose hemofagocítica familiar (deficiência de perforina entre outras.
2. Imunodeficiências com hipopigmentação entre as quais a síndrome de Chediak-Higashi e a síndrome de Griscelli.
3. Defeitos de células T reguladoras como no IPEX, deficiência de CD25, deficiência de CTLA-4, deficiência de LRBA.
4. Síndromes com autoimunidade com ou sem linfoproliferação: APECED.
5. ALPS.
6. Imunodesregulação com colite, como deficiência de IL-10 e de seus receptores.
7. Suscetibilidade ao EBV e condições linfoproliferativas: síndrome linfoproliferativa ligada ao X. As características de algumas dessas doenças estão descritas na Tabela 5.3.

Deficiências de fagócitos

As disfunções fagocitárias caracterizam-se por suscetibilidade a infecções recorrentes por bactérias e fungos na pele, trato respiratório e órgãos internos, assim como por gengivites e estomatites.

Doença granulomatosa crônica (DGC)

É a forma clássica de IDP por disfunção fagocitária, de início na infância, embora a apresentação também possa ocorrer na idade adulta. A DGC engloba um grupo de doenças cujo defeito está no complexo fagocitário NADPH-oxidase (PHOX), que resulta na produção deficiente de superóxidos, peróxidos e outros radicais microbicidas potentes normalmente liberados durante a ativação do fagócito, com consequente prejuízo da morte dos microrganismos que não são destruídos, apesar da fagocitose ser normal.

Aproximadamente 75% dos casos são causados por mutações na subunidade gp91(PHOX), de herança ligada ao X. Os demais são de herança autossômica recessiva, devido a defeitos nas subunidades p47(PHOX), p67(PHOX) ou p22(PHOX), com uma prevalência aproximada de 18%, 4% e 3%, respectivamente. Raramente, indivíduos com deficiência grave de G6PD leucocitária ou de glutationa sintetase também podem apresentar manifestações clínicas similares às da DGC decorrentes da incapacidade de geração de quantidades adequadas de NADPH oxidase.

A DGC caracteriza-se por infecções bacterianas e fúngicas de repetição, sendo as mais comuns: pneumonias, abscessos (pele, órgãos), adenites supurativas, osteomielite, bacteremia, fungemia, celulites e impetigo. Os pacientes são especialmente suscetíveis a infecções por bactérias catalase-positivas (*Staphylococcus aureus, Burkholderia cepacia, E. coli, Salmonella, Klebsiella, Proteus, Serratia marcescens, Nocardia*) e fungos como *Candida* e *Aspergillus*, sendo as infecções por esses últimos as principais causas de morte. Além das infecções, também são comuns as lesões granulomatosas em trato gastrointestinal e trato urinário, que podem causar obstruções.

O diagnóstico laboratorial é feito por meio de testes funcionais como o NBT ou nitro azul de tetrazólio (detecta reduções mediadas por superóxidos) ou por DHR por citometria de fluxo (detecta a produção e radicais livres O_2 usando di-hidrorodamina fluoresceinada 123. O diagnóstico de certeza baseia-se em teste genético para detecção de mutações dos genes PHOX.

O tratamento das infecções agudas é feito com antibióticos e/ou antifúngicos e a profilaxia com sulfametoxazol-trimetroprim e itraconazol. A profilaxia imunomoduladora com IFN-γ recombinante pode ser utilizada, podendo restaurar ao menos parcialmente a função fagocitária. Em casos de infecções graves, pode ser realizada transfusão de granulócitos. Corticosteroides, azatioprina e sulfassalazina podem ser necessários em pacientes com manifestações inflamatórias do sistema digestório e urinário. O tratamento curativo é obtido através do transplante de células tronco hematopoiéticas e a terapia gênica está em estudo.

As características das principais deficiências de fagócitos estão descritas na Tabela 5.4.

Defeitos da imunidade intrínseca ou inata

Candidíase mucocutânea crônica (CMC)

A CMC constitui um grupo heterogêneo de síndromes de apresentação inicial na infância e que têm em comum infecções crônicas não invasivas por *Candida* acometendo pele, unhas, mucosas. A associação com doenças autoimunes (endocrinopatias, citopenias e artrite reumatoide), anemia aplásica e neoplasias (cavidade oral, esôfago e timomas) sugere uma desregulação do sistema imune.

O tipo de herança pode ser autossômica recessiva que envolve mutações no gene AIRE (regulador autoimune) causando o APECED (poliendocrinopatia autoimune-candidíase-distrofia ectodérmica). A herança autossômica dominante está associada a mutações com ganho de função de STAT1 (transdutor de sinal e ativador da transcrição 1). Defeitos na via da IL-17 também estão associadas a várias condições com aumento de susceptibilidade a infecções bacterianas e fúngicas. Outras mutações ocorrem em genes que codificam proteínas envolvidas na resposta inata a fungos como PTPN22, Dectina-1 e CARD9. Em pacientes com deficiência de AIRE, autoanticorpos contra IL-17 e IL-22 foram observados, sugerindo que a suscetibilidade a cândida também é autoimune.

Várias alterações do sistema imune já foram descritas: redução do número ou da função de linfócitos T; alterações da imunidade humoral, ausência de linfoproliferação de células T após estímulo *in vitro* com *Candida* ou mitógenos, apesar da presença de anticorpos anticandida elevados.

O tratamento consiste na profilaxia com antifúngicos e tratamento das endocrinopatias associadas.

Doenças de susceptibilidade mendeliana a micobacterioses (MSMD)

As MSMD são causadas por defeitos genéticos associados à via fagócitos mononucleares/linfócitos Th1, principalmente no eixo IL-12/IFN-γ. Os pacientes apresentam susceptibilidade aumentada de graus variados, não apenas para micobactérias não tuberculosas mas, também, para bacilo Calmette-Guérin (BCG), *Mycobacterium bovis* ou *M. tuberculosis* e outros microrganismos intracelulares como *Salmonella*, *Lysteria*, *Leishmania*, *Candida*, outros fungos e vírus. Já foram descritos pacientes com defeitos completos do receptor de IFN-γ (IFN-γR1 ou R2) que se manifestam de maneira recessiva ou dominante e também defeitos parciais; defeitos da cadeia β-1 do receptor de IL-12/IL23; defeitos da cadeia p40 da IL-12 e defeitos de STAT1. O quadro clínico da forma dominante, mais comum, apresenta infecções micobacterianas não tuberculosas, especialmente osteomielite; histoplasmose e salmonelose. Os pacientes com a forma completa autossômica recessiva apresentam também predisposição a infecções virais. O diagnóstico é estabelecido por citometria de fluxo através da pesquisa da expressão dos receptores na superfície de monócitos e linfócitos, ou pela análise da fosforilação da STAT1 ou da STAT4 em resposta ao IFN-γ ou IL-12. O diagnóstico de certeza é feito por biologia molecular. O tratamento antimicobacteriano tem boa resposta quando associado ao IFN-γ, porém, a forma completa autossômica recessiva, não responde ao tratamento com IFN-γ e necessita de terapia antimicobacteriana agressiva.

Deficiências do sistema complemento

Entre todos os erros inatos da imunidade, as deficiências de complemento são as mais raras. As principais deficiências do sistema complemento e respectivos quadros clínicos constam na Tabela 5.3. A triagem inicial para o diagnóstico laboratorial inclui a avaliação da via clássica (CH50) e da via alternativa (AP50) que inclui as possíveis deficiências de properdina, fator B e fator D. O diagnóstico definitivo é feito pela avaliação de todos os componentes do complemento e análise molecular dos genes envolvidos. Cabe ressaltar que mesmo as deficiências de componentes isolados do sistema têm uma repercussão não apenas em sua função, mas também na das proteínas que a seguem na cascata. O tratamento consiste em antibiótico profilático principalmente contra bactérias encapsuladas, vacinação e tratamento das condições autoimunes associadas. O angioedema hereditário, causado pela deficiência do inibidor de C1 esterase, será abordado em outro capítulo.

Exames diagnósticos

A anamnese detalhada do paciente com infecções de repetição permite direcionar a investigação para o compartimento imunológico mais provavelmente acometido de acordo com o padrão de patógenos e localização das infecções. A abordagem laboratorial inicial inclui hemograma completo com diferencial e culturas de secreções, tecidos ou sangue. A seguir, a avaliação das síndromes de imunodeficiência humoral, celular, fagócitos ou complemento deve ser realizada com exames de triagem e exames específicos (Tabela 5.7). Idealmente, as IDPs requerem diagnóstico molecular, observando-se as mutações com perda ou ganho de função, para um tratamento mais preciso.

Causas secundárias como defeitos anatômicos no local da infecção, uso de medicações ou presença de comorbidades que interferem no sistema imunológico também devem ser afastados com a história clínica e exames de imagem como discutido no capítulo "Abordagem dos pacientes com infecções de repetição". Na maioria das vezes é pertinente afastar infecção pelo vírus HIV, e o diagnóstico diferencial com fibrose cística e discinesia ciliar no caso de pacientes com infecções sinopulmonares.

Tratamento

Farmacológico

O tratamento das infecções deve ser direcionado para o patógeno envolvido e para o defeito imunológico causador do quadro de infecções de repetição. A sobrevida e morbidade do paciente dependem diretamente da suspeita do diagnóstico e encaminhamento precoce para o especialista. A antibioticoterapia profilática está indicada principalmente se o paciente apresentar bronquiectasias; nesse caso, cabe ressaltar o efeito duplo da azitromicina como antibiótico e como anti-inflamatório (Tabela 5.8). No caso de imunodeficiência primária de anticorpos com níveis baixos de IgG e/ou produção de anticorpo específico prejudicado ou ausente, está indicada a reposição de imunoglobulina (Tabela 5.9).

O transplante de células tronco hematopoiéticas está indicado em imunodeficiências combinadas, síndromes de desregulação imune, neoplasias hematológicas, e mais raramente em algumas deficiências de anticorpos.

A vacinação (exceto vacinas com vírus atenuados) pode ser muito útil tanto na avaliação da resposta imunológica específica, quanto na prevenção de doenças em pacientes com infecções de repetição. A vacinação será discutida no capítulo de vacinas.

Não farmacológico

As orientações gerais para o tratamento das IDPs incluem:

» Higiene ambiental: evitar contato com doentes, tabagismo passivo; retardar admissão em berçários, creches e escola para após os 4 anos de idade; não utilizar vaporizadores e umidificadores que favoreçam a proliferação de fungos e bactérias.

» Higiene pessoal: cuidados com unhas e pele; profilaxia e tratamento das cáries e das doenças periodontais, especialmente nas deficiências de fagócitos.

» Nutrição: aleitamento natural prolongado; evitar alimentos crus ou malcozidos; dieta balanceada; monitorização de peso e altura, lembrando que o retardo do ganho ponderoestatural na criança ou a queda de peso no adulto podem estar associadas a processos infecciosos crônicos, doenças autoimunes ou neoplasias.

» Prevenção: restrições de vacinação com microrganismos atenuados desde o nascimento; irradiação (3.000 rads) prévia de hemoderivados quando administrados a pacientes com suspeita de IDs celulares; diagnóstico precoce do defeito molecular e aconselhamento genético; transplante de medula óssea (neonatal ou intrauterino).

» Aspectos psicológicos: evitar a superproteção; promover a integração junto à sociedade, de acordo com o grau da doença.

» Vigilância periódica: para neoplasias e doenças autoimunes.

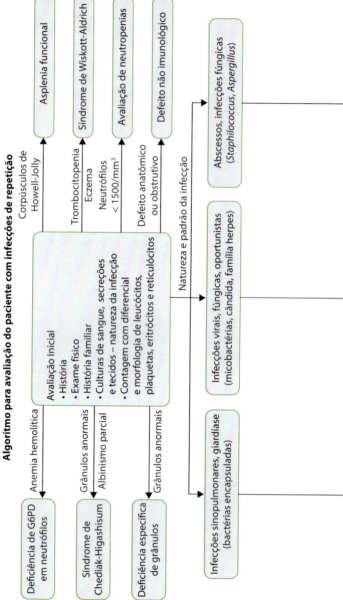

Avaliação de linfócitos
- Contagem de células T (CD3, CD4, CD8) e NK (CD56)
- Sorologia/antigenemia para HIV
- Testes cutâneos de hipersensibilidade tardia (PPD, candidina, tricofitina, tétano)
- Linfoproliferação "in vitro" com mitógenos (PHA, ConA, PWM) ou antígenos (toxóide tetânico, candidina, PPD)
- Produção de citocinas (intracelular, sobrenadante de cultura)

Contagem de células T e/ou NK anormais → **Imunodeficiência celular**

HIV positivo → **Imunodeficiência celular secundária**

Contagem anormal de células T e/ou NK + hipogamaglobulinemia → **Imunodeficiência combinada**

Imunoglobulinas e complemento
- Dosagem de IgG, IgA, IgM e sub-classes de IgG (controles para cada faixa etária)
- Dosagem de isohemaglutininas (IgM)
- Anticorpos para tétano, difteria, hemófilo, pneumococo
- Contagem de células B (CD20)
- Dosagem de IgE
- CH50, AP50, C3, C4, componentes terminais, fator I, fator H, properdina, fator D, inibidor da C1 esterase

IgA diminuída → **Deficiência seletiva de IgA**

IgG, IgA e/ou IgM diminuídas → **Imunodeficiência comum variável**

IgG, IgA e/ou IgM diminuídas e CD19 < 2% → **Agamaglobulinemia**

Complemento diminuído → **Deficiências de complemento**

Hipogamaglobulinemia + uso de medicações ou neoplasia → **Imunodeficiência humoral secundária**

Avaliação da função de fagócitos
- Teste de oxidação da di-hidrorodamina (DHR), teste do NBT, produção de superóxidos
- Pesquisa de CD11/CD18 por citometria
- Pesquisa de mieloperoxidase
- Quimiotaxia
- Fagocitose

Ausência de mieloperoxidase → **Deficiência de mieloperoxidase**

CD11/CD18 reduzido → **Deficiência de adesão leucocitária**

DHR/NBT anormal Ausência de superóxidos → **Doença granulomatosa crônica**

Produção de O_2-reduzida → **Deficiência de G6PD grave**

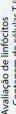

SEÇÃO 2 - IMUNOLOGIA CLÍNICA

Referências bibliográficas

1. Abbas AK, Lichtman AH, Pillai S. Cellular and Molecular Immunology. 9. ed. Elsevier, 2018.
2. Azar AE, Ballas ZK. Evaluation of the Adult with Suspected Immunodeficiency. Am J Med 2007; 120: 764-8.
3. Bonilla FA, Geha RS. Primary immunodeficiency diseases. J Allergy Clin Immunol. 2003;111:S571-81.
4. Bousfiha A, Jeddane L, Picard C, Al-Herz W, Ailal F, Chatila T, et al. Human Inborn Errors of Immunity: 2019 Update of the IUIS Phenotypical Classification. J Clin Immunol. 2020;40(1):66-81.
5. Bousfiha AA, Jeddane L, Ailal F, et al. Primary immunodeficiency diseases worldwide: more common than generally thought. J Clin Immunol 2013;33:1-7.
6. Carneiro-Sampaio M, Moraes-Vasconcelos D, Kokron CM, Jacob CM, Toledo-Barros M, et al. Primary immunodeficiency diseases in different age groups: a report on 1,008 cases from a single Brazilian reference center. J Clin Immunol. 2013;33:716-24.
7. Carneiro-Sampaio MM, Carbonare SB, Rozentraub RB, et al. Frequency of selective IgA deficiency among Brazilian blood donors and healthy pregnant women. Allergol Immunopathol (Madr) 1989; 17:213-6.
8. Chin IK, Shearer WT. Severe Combined Immunodeficiency Disorders. Immunol Allergy Clin N Am 35 (2015) 671-94.
9. Cunningham-Rundles C, Ponda PP. Molecular defects in T- and B-cell primary immunodeficiency diseases. Nat Rev Immun 2005; 5:880-92.
10. De la Morena MT: Clinical Phenotypes of Hyper-IgM syndrome. J Allergy Clin Immunol Pract 2016; 4:1023-36.
11. Freeman AF, Holland, SM. Mendelian susceptibility to mycobacterial diseases: an overview. UpToDate, topic 89801 version9.0, 2020.
12. Hausmann O and Warnatz Klaus. Immunodeficiency in adults a practical guide for the allergist. Allergo J Int 2014; 23: 261-8.
13. Joles S. The variable in Common Variable immunodeficiency: a disease of complex phenotypes. J Allergy Clin Immunol Pract 2013; 1:545-56.
14. Tangye SG, Al-Herz W, Bousfiha A, Chatila T, Cunningham-Rundles C, et al. Human Inborn Errors of Immunity: 2019 Update on the Classification from the International Union of Immunological Societies Expert Committee. J Clin Immunol. 2020; 40(1):24-64.

15. Riminton DS and Limaye S. Primary immunodeficiency diseases in adulthood. Int Med J 2004; 34: 348-54.
16. Roifman CM. Chronic Mucocutaneous Candidiasis. UpToDate, topic 13569 version 29.0, 2019.
17. Rosenberg E, Dent PB, Denburg JA. Primary Immune Deficiencies in the Adult: A Previously Underrecognized Common Condition. J Allergy Clin Immunol Pract, 2016; 4:1101-7.
18. Seidel MG, Kindle G, Gathmann B, et al. European Society for Immunodeficiencies (ESID) Registry Working Definitions for the Clinical Diagnosis of Inborn Errors of Immunity. J Allergy Clin Immunol Pract. 2019; 7:1763-70.
19. Slade CA, Bosco JJ, Binh Giang T, et al. Delayed Diagnosis and Complications of Predominantly Antibody Deficiencies in a Cohort of Australian Adults. Front Immunol. 2018; 9:694.
20. Yazdani R, Azizi G, Abolhassani H, Aghamohammadi A. Selective IgA Deficiency: Epidemiology, Pathogenesis, Clinical Phenotype, Diagnosis, Prognosis and Management. Scand J Immunol. 2017; 85(1):3-12.
21. Yong PFK, Freeman AF, Engelhardt KR, et al. An update on the hyper-IgE syndromes. Arthritis Research & Therapy 2012; 14:228

Capítulo 6

Imunodeficiências adquiridas: HIV e não HIV

Luiz Augusto Marcondes Fonseca
Danilo Gois Gonçalves

Definição

Imunodeficiência pode ser considerada *"um transtorno do sistema imunológico caracterizado pela incapacidade de se estabelecer uma imunidade efetiva em resposta ao desafio de antígenos de patógenos"*.[1] Pacientes imunodeficientes também têm maior probabilidade de desenvolver neoplasias, atopia e transtornos inflamatórios.[2] Para fins didáticos, as imunodeficiências são classificadas em:

» Primárias: quando existe um defeito direto na imunidade, com possível causa genética, podendo ser congênitas ou não.
» Secundárias: quando esse processo não é iniciado no sistema imune, e em geral não tem base genética, sendo predominantemente adquiridas.

Atualmente, é priorizada a classificação em primária ou secundária, e não em congênita (presentes ao nascimento) ou adquirida (início ao longo da vida).

As imunodeficiências secundárias (IDF secundárias) são de longe mais comuns que as imunodeficiências primárias. As IDF secundárias não possuem um defeito genético diretamente ligado ao sistema imune e geralmente têm um fator etiológico identificável, como vírus, bactérias, drogas, comorbidades, transtornos metabólicos ou condições ambientais. A IDF secundária mais bem estudada é a síndrome da imunodeficiência adquirida (AIDS), doença causada pelo vírus da imunodeficiência humana (HIV), de alta mortalidade, mas que responde aos tratamentos antivirais atualmente disponíveis.

Clinicamente, as IDF secundárias manifestam-se em dois polos:
1. Como aumento da predisposição a infecções, comumente mais prolongadas que o habitual e de difícil resposta terapêutica.
2. Pelo surgimento de determinados tipos de câncer (Figura 6.1).

O tratamento de todas as IDF secundárias é a retirada do agente causal para reconstituição do sistema imune. Contudo, o comportamento do sistema após a retirada do agente é imprevisível, sendo por vezes necessárias outras medidas, como a profilaxia com antibióticos, a reposição de imunoglobulina humana e imunizações.[3-5] Assim, neste capítulo revisaremos as principais causas e as manifestações clínicas das IDF secundárias bem como opções terapêuticas.

Figura 6.1. Relação entre as principais causas de IDF secundárias e suas manifestações clínicas.[6]

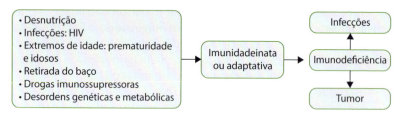

Alterações do sistema imune próprias de fases da vida normal

Alterações do sistema imune próprias dos neonatos

No período neonatal há uma maior incidência de infecções por patógenos comuns e oportunistas. O tecido linfoide só atinge a maturação completa anos após o nascimento. Em neonatos é possível a observação de certas características imunológicas:

- » Número e função de neutrófilos reduzidos (oxidação, fagocitose, adesão e quimiotaxia).
- » Níveis menores de componentes do complemento.
- » Função de células *Natural Killer* (NK) reduzida.
- » Órgãos linfoides imaturos.
- » Ausência de memória.

Além disso, prematuros podem ter níveis mais baixos de Imunoglobulina G (IgG), uma vez que a passagem transplacentária dessa imunoglobulina só ocorre de forma significativa após a 32ª semana de idade gestacional.[6] É importante lembrar que a imunização com o bacilo de Calmette-Guérin (BCG) deve ser adiada em caso de recém-nascidos de peso menor que 2 kg até que seja atingido esse peso (Quadro 6.1).[7]

Quadro 6.1. Alterações imunológicas associadas com o período neonatal.[7]

Componente	Achado imunológico
Complemento	Níveis reduzidos dos componentes
Neutrófilos	Redução do número, oxidação, fagocitose, adesão e quimiotaxia
Natural Killer	Citotoxicidade reduzida
Órgãos linfoides	Imaturos
Imunidade adaptativa	Ausência de memória; presença de IgG materna até 3 a 9 meses de vida em neonatos com gestação que durou mais de 32 semanas

Alterações do sistema imune próprias dos idosos

As alterações da imunidade próprias dos idosos, que constituem o que se chama de imunossenescência, predispõem a infecções, neoplasias e doenças inflamatórias.[8-10] A idade traz ao sistema imune alterações nas subpopulações celulares, no padrão de secreção de citocinas e na tolerância imunológica, como pode ser visto no Quadro 6.2.[11] O processo se inicia com a involução temporal do timo, que é substituído histologicamente por tecido adiposo, causando diminuição da capacidade de proliferação de células T. Outra alteração observada com frequência é o aumento quantitativo das células de memória, em comparação com as células virgens, o que também é responsável por maior susceptibilidade a infecções.[12]

Quadro 6.2. Alterações das subpopulações celulares associadas com a senilidade.[11,13-21]

Tipo celular	Redução	Aumento	Sem alteração
Células-tronco hematopoiéticas	Número Proliferação		
Macrófagos	Precursores Oxidação Fagocitose		
Neutrófilos	Oxidação Fagocitose		Precursores Número periférico
Natural Killer	CD56bright	CD56dim	Atividade citolítica
Precursores tímicos	Tamanho do timo Número de precursores tímicos		

(Continua)

Quadro 6.2. Alterações das subpopulações celulares associadas com a senilidade.[11,13-21] (continuação)

Tipo celular	Redução	Aumento	Sem alteração
Linfócitos T	Número de T *naïve* Relação T CD4+/CD8+ Repertório Proliferação Sinalização Função T regulatória	Expansão de T CD8 de memória	
Linfócitos B	Pré-B Células B periféricas Repertório Resposta vacinal Capacidade de opsonização das imunoglobulinas	Autoanticorpos	Dosagens de imunoglobulinas

Déficits imunológicos secundários a doenças infecciosas

O encontro entre um organismo patogênico e seu hospedeiro resulta no desencadeamento de grande número de processos biológicos, durante os quais o patógeno busca estabelecer uma infecção e o hospedeiro eliminá-la. Dessa situação, podem resultar alterações do sistema imune que acabam por favorecer infecções por um segundo organismo, o que pode ser exemplificado pela infecção pelo vírus da gripe (influenza), o qual, causando resposta inflamatória pulmonar, pode paradoxalmente favorecer infecções bacterianas. O exemplo mais notório, entretanto, é a infecção pelo HIV, que causa um estado de imunodeficiência secundária permanente, ao contrário da grande maioria das demais infecções, cujo dano ao sistema imune costuma ser transitório, refletindo mais a resposta normal do sistema do que o enfraquecimento das defesas imunes. Em alguns casos, como na tuberculose e infestações parasitárias, a imunossupressão se deve ao desgaste imposto ao organismo em geral, mais do que a comprometimento específico do sistema imune. A seguir são descritos alguns exemplos de agentes infecciosos que podem induzir imunossupressão (Quadro 6.3).

Quadro 6.3. Principais patógenos que podem levar à IDF secundária.

Principais patógenos causadores de IDF secundária
Vírus da imunodeficiência humana (HIV)
Influenza
Sarampo
Vírus Epstein-Barr (EBV)
Citomegalovírus (CMV)
Outros vírus
Bactérias do gênero *Streptococcus* e *Staphylococcus*
Outras bactérias
Fungos
Malária
Outros parasitas

Infecção pelo vírus HIV

A infecção pelo HIV é a imunodeficiência secundária mais bem estudada e mais conhecida, devido às suas altas prevalência e mortalidade. Quando não tratada, praticamente todos os indivíduos infectados evoluem para infecções por variados e múltiplos agentes infecciosos, o que se denomina como AIDS. A transmissão do vírus HIV é feita pelas vias sexual e parenteral, e menos frequentemente por contato de sangue e secreções contaminadas com feridas abertas e mucosas. Pode ocorrer também a transmissão vertical, da mãe para o feto ou recém-nascido, na gravidez e no parto.[6]

O vírus HIV foi isolado em 1983 em sangue de indivíduos com AIDS; em 1986, outro vírus HIV foi isolado. A partir de então, o vírus descrito em 1983 se tornou o HIV-1 e o isolado em 1986 o HIV-2. Somente em 1986, o termo *vírus da imunodeficiência humana* foi sugerido, e esse é o nome atual. O HIV é um RNA-vírus, da família *Retroviridae* (retrovírus) e subfamília *Lentiviridae*. É um vírus citopático e não oncogênico, que necessita da enzima transcriptase reversa para sua sobrevivência. Com essa enzima o vírus transforma sua fita de RNA em uma de DNA, implantando-se no genoma do hospedeiro e multiplicando-se. O vírus tem tropismo por células T CD4+ e por macrófagos.[22]

O vírus é bastante lábil no ambiente externo, sendo inativado por diversos agentes ambientais e químicos (calor, hipoclorito e glutaraldeído), e fora do corpo humano o vírus intracelular pode sobreviver até por um dia, enquanto a partícula viral livre parece ter sobrevida de até 15 dias.[22] O genoma do HIV possui três genes estruturais (*gap*, *pol* e *env*) e seis genes regulatórios (*tat*, *ref*, *nef*, *vif*, *vpr* e *vpu*). A proteína do HIV separa o gene *gap* em proteínas chamadas p24, matriz, nucleocapsídeo, p6 e p2, todas com função de estabilizar o genoma do vírus. A lise do *pol* produz três proteínas: integrase, transcriptase reversa e protease, que cliva a proteína viral. O gene *env*, quando clivado, produz duas proteínas, gp120 e gp 41 que são as responsáveis pela atração do vírus ao CD4.[23]

A infecção pelo HIV tem início com a ligação da proteína gp120 do vírus à molécula CD4 e ao receptor de citocina CCR5 nas células alvo. As células infectadas migram para os linfonodos, onde a replicação inicial e a infecção de células TCD4+ ocorrem. Durante a fase inicial da infecção pelo HIV, o tecido linfoide intestinal associado é drasticamente depletado e ocorre perda predominante das células TCD4+ de memória, gerando alta viremia e grande ativação imune. Nessa fase, pelo surgimento de células T citotóxicas CD8+, as células TCD4+ infectadas pelo vírus são controladas e a viremia diminui, observando-se aumento das células T CD8+, queda das células T CD8 virgens e aumento proporcional das células HIV reativas. A linfopenia induzida pelo HIV ocorre por diversos mecanismos: apoptose induzida pelo próprio vírus; efeitos citopáticos do vírus HIV e ativação imune inespecífica com apoptose celular. Ocorre ainda uma forma adicional de autofagia, na qual as organelas são sequestradas e direcionadas para a via de ativação lisossômica, principalmente associadas à proteína *env*.[23]

A fase aguda da infecção pelo HIV ocorre de uma a seis semanas depois da infecção, com sintomas inespecíficos como febre, fadiga, mialgia e cefaleias. O período que se segue é marcado por doença assintomática, que persiste em média por 8 a 10 anos, quando ocorre aumento importante da viremia, mediado por diversas citocinas, que podem até ser usadas como marcadoras do controle da resposta viral do HIV. Sem o início da terapia antiviral, as células TCD4+ infectadas pelo vírus HIV entram em queda progressiva e o hospedeiro inicia manifestações clínicas, causadas por diversos microrganismos, no geral de caráter oportunista, na maior parte definidores de doença (Quadro 6.4).[23] As células T CD8+, com o decorrer da doença, tendem a ficar menos efetivas, não se sabendo ao certo se se trata de defeito na ativação, na maturação ou intrínseco da célula. In vitro, assim como as células TCD4 +, elas tendem a não proliferar na ativação com TCR.[24]

Quanto aos linfócitos B e à produção de anticorpos, o sistema imune dos pacientes com HIV mostra-se paradoxalmente hiperativado e pouco responsivo. A hiperativação fica bem evidenciada pela hipergamaglobulinemia, da qual somente uma parte é direcionada ao HIV; plasmocitose medular; aumento da expressão de moléculas nos linfócitos B circulantes; aumento da presença de anticorpos reativos no plasma. Apesar de hiperativadas, as células B estão pouco responsivas, o que é bem evidenciado pela pouca resposta vacinal a antígenos proteicos e polissacarídicos.[25] Os macrófagos teciduais são frequentemente infectados com HIV, e como não são mortos pelo vírus são considerados os reservatórios virais no organismo humano. Além de se tornarem reservatórios para a replicação viral, os macrófagos teciduais também são mantenedores da reação inflamatória, responsáveis pela liberação de grande carga de citocinas na corrente sanguínea, dentre as quais TNF-alfa, IL-1, IL-6 e IL-10.[26]

O diagnóstico atual da infecção pelo HIV é feito por meio de um teste imunoenzimático de quarta geração que, além da detecção de anticorpos IgM e IgG pelo método ELISA, também pesquisa o antígenop24. O ELISA positivo deve ser obrigatoriamente confirmado por meio de exame confirmatório, como o *Western blot*, ou o *Immunoblot*, ou ainda pela pesquisa de material genético do vírus por meio da reação de polimerase em cadeia (PCR). Encontra-se em estudo um teste imunoenzimático de quinta geração.

Quadro 6.4. Lista de doenças definidoras de AIDS.[27]

- Doenças definidoras de SIDA (Síndrome de Imunodeficiência Adquirida)
- Candidíase de brônquio, traqueia ou pulmões
- Candidíase esofágica
- Câncer cervical invasivo
- Paracoccidiodomisose disseminada ou extrapulmonar
- Criptococose extrapulmonar
- Infecção intestinal por criptosporídio com mais de 1 mês de duração
- Doença por citomegalovírus (outras além de hepática, baço ou linfonodos) com início após o 1° mês de vida
- Retinite por citomegalovírus (com perda da visão)
- Encefalopatia relacionada ao HIV
- Úlceras crônicas por herpes simples (mais de um mês de duração) ou bronquite, pneumonite ou esofagite com início após o 1° mês de vida
- Histoplasmose disseminada ou extrapulmonar
- Isosporíase intestinal crônica com mais de 1 mês de duração
- Sarcoma de Kaposi
- Pneumonia Intersticial Linfoide ou complexo pulmonar linfoide hiperplásico
- Linfoma de Burkitt ou equivalente
- Linfoma imunoblástico ou equivalente
- Linfoma primário cerebral
- *Mycobacterium avium* ou *Mycobacterium kansaii* disseminados ou extrapulmonar
- *Mycobacterium tuberculosis* de qualquer lugar
- *Pneumocystis jirovecii* pulmonar
- Pneumonia recorrente
- Leucoencefalopatia multifocal progressiva
- Sepse recorrente por salmonella
- Toxoplasmose cerebral de início após o 1° ano de vida
- Infecções bacterianas múltiplas ou recorrente

O tratamento medicamentoso atual, baseado em combinações de três ou mais medicamentos antirretrovirais, é capaz de conter a infecção, eliminar a população viral circulante e restabelecer, ao menos parcialmente, a integridade do sistema imune, de forma que a incidência de infecções oportunistas cai quase a zero. Entretanto, ainda não é possível considerar haver cura medicamentosa da infecção pelo HIV, já que o vírus permanece albergado em "santuários", como os tecidos linfoides do intestino e dos linfonodos. Tentativas de retirada da medicação antirretroviral de pacientes assintomáticos resultaram em reaparecimento do vírus na corrente sanguínea e queda do número de células T CD4, atestando a permanência da infecção no organismo. A antibioticoprofilaxia pode ser necessária de forma primária ou secundária. Em pacientes com contagem de T CD4 abaixo de 200 por mm^3, estão contraindicadas as vacinas de vírus vivo atenuado. Com relação à vacina contra febre amarela, a recomendação atual é que somente seja aplicada a pacientes cuja contagem de células TCD4+ seja superior a 350 por mm^3.

A síndrome inflamatória da imunorreconstrução é caracterizada por um intenso processo inflamatório que ocorre em 15 a 25% dos pacientes com Aids, 2 a 3 semanas após o início da terapia antirretroviral (TARV) e, provavelmente, decorre da recuperação do sistema imune orquestrada pela TARV. O tratamento das infecções oportunistas e a corticoterapia são medidas terapêuticas. Outros achados imunológicos são a prevalência três vezes maior de asma e o aumento da incidência de reações de hipersensibilidade a medicamentos, chegando a 60% com sulfametoxazol-trimetoprim, 17% com nevirapina e 14% com abacavir, cuja reação é previsível já que a Sídrome de Hipersensibilidade ao abacavir é associada à presença do HLA B5701.[6]

Para informações detalhadas sobre o manejo da infecção pelo HIV/Aids, consultar aids.gov.br, mantida pelo Ministério da Saúde/SUS.

Vírus da gripe (influenza)

A infecção pelo vírus influenza causa linfopenia transitória, basicamente da subpopulação T.[28] Outras alterações encontradas são redução da linfoproliferação, aumento da atividade das células NK e geração de células T reguladoras, além de prejuízo da função de clareamento de muco, o que aumenta a aderência bacteriana e a susceptibilidade a infecções bacterianas secundárias, uma das causas mais comuns de morte durante as epidemias de gripe.[29]

Sarampo

Desde princípios do século XX, sabe-se que indivíduos com sarampo apresentam resposta abolida ao teste cutâneo com tuberculina. O vírus do sarampo infecta o tecido linfoide através da molécula CD46, que é um receptor de complemento presente em monócitos e linfócitos, afetando a apresentação de antígenos, a lise mediada por células e a síntese de imunoglobulinas.[30] Desse modo, podem ocorrer deficiências imunológicas, compatíveis com linfopenia T, redução funcional celular *in vivo* ou *in vitro* e alterações humorais ou fagocíticas.[30] O período de imunossupressão dura apenas algumas semanas, mas pode persistir em alguns pacientes. Em casos raros, uma infecção persistente pelo sarampo se instala e causa panencefalite esclerosante subaguda, que é uma degeneração progressiva do sistema nervoso central, mediada por inflamação crônica desencadeada pela persistência do antígeno do sarampo, não obstante a presença de altos títulos de anticorpos específicos.[31]

Vírus da mononucleose infecciosa (vírus Epstein-Barr)

A infecção pelo vírus Epstein-Barr (EBV) é altamente disseminada em todo o mundo e geralmente subclínica. Às vezes, no entanto, ela pode se manifestar como uma doença linfoproliferativa autolimitada, a mononucleose infecciosa. O EBV parasita os linfócitos B, usando o antígeno de superfície CD21 para entrada e transforma tais células de forma a estabelecer uma infecção crônica, o que as impede de fazer apoptose. A eliminação das células B infectadas pelo EBV se dá pela ativação de linfócitos T (chamados de atípicos, devido a sua morfologia), que desenvolvem uma expansão oligoclonal maciça pela utilização limitada do gene Vβ do TCR (receptor de células T), o que resulta em anergia relativa de células T. Ocorre também expansão policlonal de células B, com aumento da produção de imunoglobulinas.[32] Todas essas alterações normalmente persistem por apenas algumas semanas.

Citomegalovírus (CMV)

A infecção pelo CMV também leva a uma síndrome EBV-símile. O CMV infecta monócitos, provocando redução da capacidade de apresentar antígenos, devida à redução da expressão e da função da proteína do Complexo Principal de Histocompatibilidade (MHC, da sigla em inglês). Além disso, o CMV codifica um análogo da IL-10 humana, o qual inibe a ativação dos linfócitos.[33]

Bactérias

Várias infecções bacterianas estão associadas com alterações da imunidade inata, como redução da quimiotaxia e da função reticuloendotelial, as quais, entretanto, não são observadas de maneira consistente e variam com a invasividade bacteriana, com a produção de produtos tóxicos bacterianos e com a capacidade do hospedeiro de conter a disseminação da infecção. Os *Streptococcus* e os *Staphylococcus spp* produzem uma família de toxinas, chamada de superantígenos, que induzem ativação não específica de linfócitos T, liberação de citocinas e apoptose celular, além de anergia de células T. Exemplos de doenças sistêmicas graves resultantes dos efeitos dos superantígenos são a escarlatina e a síndrome do choque tóxico.[34] Micobactérias podem inibir células dendríticas e a produção de citocinas, acarretando redução da proliferação de linfócitos T ao estímulo de mitógenos.[35]

Outros patógenos

Outros patógenos podem comprometer o sistema imune através de invasão da medula óssea ou outros mecanismos associados à sua patogenicidade. Parasitas podem estimular uma resposta imune tipo 2 e células regulatórias, carrear outros patógenos, aumentar o risco de neoplasias malignas e de rejeição tardia de enxerto.[36] A malária pode aumentar o risco de linfoma pela inibição de células T no controle do EBV.[37]

Doenças genéticas ou cromossômicas

Várias doenças genéticas ou cromossômicas, como a síndrome de Down (trissomia do cromossomo 21), a síndrome de Turner, a síndrome de Edwards e a anemia falciforme levam a graus variáveis de imunodeficiência e consequente predisposição a diferentes infecções e, no caso da primeira, a transtornos autoimunes.

Quadro 6.5. IDF secundária associada a doenças genéticas e cromossômicas.[6,38,39]

Doença genética/cromossômica	Alterações imunológicas
Síndrome de Down	Déficit na resposta vacinal, linfopenia, redução da capacidade oxidativa, quimiotática e fagocítica de neutrófilos. Maior prevalência de tiroidite autoimune.
Síndrome de Turner	Diminuição da concentração sérica de imunoglobulinas e déficit da resposta proliferativa a mitógenos por parte dos linfócitos T.
Anemia falciforme	Autoesplenectomia, que ocorre antes dos dois anos de idade, prejudica a função de opsonização, e é devida a microinfartos do baço.

Distúrbios metabólicos

A resposta imune é mediada por linfoproliferação, a qual depende da disponibilidade de energia e nutrientes. Sendo assim, não surpreende que os distúrbios metabólicos e nutricionais afetem essa resposta em maior ou menor grau, resultando em aumento de morbidade e mortalidade por infecções. A desnutrição grave, o diabetes melito e a enteropatia perdedora de proteínas podem prejudicar a função de todos os órgãos e sistemas, incluindo o imune (Quadro 6.6).

Quadro 6.6. Principais distúrbio metabólicos que podem levar à IDF secundária.

Principais distúrbios metabólicos causadores de IDF secundária
Desnutrição
Diabetes melito
Doença renal crônica
Enteropatia perdedora de proteínas
Nefropatia perdedora de proteínas

Desnutrição

A desnutrição é possivelmente a mais frequente causa de imunodeficiência, em termos mundiais, afetando indivíduos de todas as idades, com destaque para as crianças.[40] Ela pode resultar de baixa ingestão, consequente à baixa disponibilidade de alimentos (causa mais frequente), mas também de perda excessiva e/ou má-absorção. Os indivíduos que apresentam desnutrição proteico-calórica perdem progressivamente a função e a capacidade de produzir linfócitos T, o que conduz a grande incidência de diarreia e de infecções respiratórias, situação agravada pelo déficit concomitante de micronutrientes, que leva à perda da proteção conferida pelas barreiras mucosas e cutâneas.[41] Há redução mais acentuada do linfócito T CD4+ em relação ao CD8+ e atrofia de órgãos linfoides, além de redução da atividade fagocítica e quimiotática de granulócitos, da produção de componentes do complemento, da concentração de IgA na saliva e nas lágrimas, e da resposta vacinal.[42] Em contraste, os níveis de imunoglobulinas séricas se mantêm normais por longo período. A realimentação das crianças desnutridas resulta em recuperação da capacidade de proliferação dos linfócitos T, da fagocitose e da função do timo.

Diabetes melito

Ambos os tipos de diabetes melito (I e II) se associam a maior susceptibilidade a infecções, devida a déficits imunes, alteração do metabolismo da glicose, má irrigação sanguínea e desnervação tissular. As alterações imunes incluem linfopenia, anergia cutânea e deficiência da proliferação linfocitária *in vitro*.[43] A resposta imune humoral está geralmente intacta, o que garante resposta normal às imunizações. Pode haver, no entanto, anormalidades da resposta imune inata, como má aderência de fagócitos, e anormalidades da quimiotaxia e da atividade bactericida. A manutenção da glicemia em níveis normais resulta na melhora da função fagocitária, reduzindo o risco de infecções.[6]

Doença renal crônica

Pacientes com doença renal crônica (DRC) são bastante susceptíveis a infecções, chegando a apresentar taxas de mortalidade até 300 vezes superiores às de indivíduos normais.[44] A predisposição a infecções ocorre mesmo nos pacientes não dialíticos, mas é mais notória naqueles em diálise, seja peritoneal ou hemodiálise. Os mecanismos subjacentes a infecções são variados, incluindo desregulação do sistema imune que se apresenta em estado de ativação celular, inflamação crônica e estresse oxidativo. Várias toxinas contra fagócitos já foram descritas no plasma e no líquido peritoneal desses pacientes, tais como a angiogenina e o*p*-cresol, além de duas proteínas, uma delas homóloga à cadeia leve de imunoglobulinas e outra inibidora da desgranulação. A disfunção dos fagócitos é o defeito mais comum e ubiquitário nos pacientes com DRC, ocorrendo diminuição da fagocitose, da quimiotaxia, da capacidade lítica intracelular e da produção de radicais livres. Os mecanismos responsáveis por essas alterações não estão claros, porém, sugere-se que o aumento do cálcio intracelular e a sobrecarga de ferro, que ocorrem em doença renal terminal, possam prejudicar a fagocitose. Várias outras anormalidades do sistema imune, tanto de seu braço inato como do adaptativo, estão presentes nos pacientes com DRC e em diálise, incluindo linfopenia, redução da capacidade linfoproliferativa a mitógenos e antígenos e anergia cutânea. Pode haver prejuízo à resposta vacinal e, por exemplo, serem necessários uma maior dosagem e um número maior número de vacinações, a exemplo da imunização contra a hepatite B que pode ser feita em 4 doses duplicadas com monitorização do nível de anti-HBs, que deve ficar em pelo menos 10 mUI/mL e ser monitorizado anualmente, podendo-se realizar um reforço, se necessário.[45,46]

Outros distúrbios

Doenças que acarretam perda proteica podem levar à redução de imunoglobulinas, em especial da IgG. Porém, pode haver redução de IgA, IgG e IgM e até de linfócitos em casos de enteropatia perdedora de proteínas ou nefropatia perdedora de proteína, assim como no grande queimado, em dermatites graves, na diálise peritoneal e no quilotórax.[47,48] Portanto, é recomendável a monitorização dos níveis de IgG caso essas condições persistam por mais de 2 a 3 semanas.[49] Na cirrose, pode haver a presença de comorbidades, como a hipertensão portal, que pode diminuir a circulação para as células de Kupffer, com déficit à fagocitose local.[50]

Neoplasia

Os pacientes portadores de doenças malignas podem desenvolver IDF secundária pela presença da própria neoplasia, pelas comorbidades e pelas diferentes modalidades terapêuticas (cirurgia, radioterapia, quimioterapia e biológicos). Reduções da função de *natural killer* ou da função de células T são apontadas como fatores de risco para malignidade.[51] Neoplasias linfoproliferativas se destacam como causas de hipogamaglobulinemia e é possível o uso de antibioticoprofilaxia e da imunoglobulina humana para reposição de anticorpos, em especial na leucemia linfocíticacrônica e no mielomamúltiplo.[4,39]

Medicamentos

Vários medicamentos podem interferir no funcionamento do sistema imune. Alguns podem levar à deficiência de IgA ou à hipogamaglobulinemia (Quadro 6.7).[52] Os corticoides sistêmicos inibem a proliferação de linfócitos, podendo manifestar defeitos humorais e celulares, em especial com a redução do linfócito T CD4+. Dessa maneira, ocorre diminuição da produção de citocinas (IL-1, IL-6 e TNF-alfa). Há ainda defeitos na fagocitose.[6] Embora os inibidores de calcineurina também possam levar à linfopenia CD4+, eles poupam fagócitos.[53] Agentes citotóxicos, como metotrexato, azatioprina, ciclofosfamida, sulfassalazina, hidroxicloroquina e leflunomida, interferem na síntese do DNA, aprisionando o ciclo celular e promovendo apoptose, o que pode levar à inibição da imunidade celular (quantitativa e funcionalmente) e humoral, e defeitos de fagocitose, quimiotaxia e de barreiras mucosas.[6] Os efeitos dos imunobiológicos e dos inibidores de quinases dependem da sua ação sobre o sistema imune; por exemplo, o rituximabe é um anticorpo monoclonal quimérico que tem como alvo o CD20, marcador de linfócitos B, pode levar à linfopenia B e, consequentemente, à hipogamaglobulinemia.

Quadro 6.7. Medicamentos que podem causar deficiência de IgA e hipogamaglobulinemia.[52]

Deficiência de IgA	Hipogamaglobulinemia
Anticonvulsionante (ácido valproico, hidantoína, carbamazepina)	Anticonvulsionantes (fenitoína e carbamazepina)
AINEs (fencoflenaco, AAS e ibuprofeno)	Corticoides
Anti-hipertensivos (captopril)	Imunobiológicos (Rituximabe)
Antiparasitários (cloroquina e levamizole)	Imunossupressores
DMARD (sulfassalazina, penicilamina e sais de ouro)	
Hormônios (tiroxina)	
Imunossupressores (ciclosporina)	

AINE: anti-inflamatório não esteroidal; AAS: ácido acetilsalicílico; DMARD: droga antirreumática modificadora da doença.

Outras causas de imunodeficiência secundária

Traumas graves e cirurgias causam aumento da susceptibilidade a infecções por vários mecanismos, como perda da barreira epitelial, vasodilatação, aumento da permeabilidade dos vasos sanguíneos, ativação celular e liberação de citocinas. A maior ou menor relevância de cada um desses mecanismos depende do tipo de trauma ou do porte da cirurgia. Como consequência deles, pode haver facilitação do acesso de agentes patogênicos, hipotensão, aumento do número de células inflamatórias, lesão tissular inflamatória e liberação de IL-10, TGF-β e prostaglandinas. Esses fenômenos participam do desencadeamento da síndrome da resposta inflamatória sistêmica (SIRS, na sigla em inglês), a qual quando tem etiologia infecciosa caracteriza a sepse, e da síndrome do desconforto respiratório do adulto, as quais podem ocorrer após traumas graves ou cirurgias extensas.[54] Há aumento do risco de infecção pós-operatória em 30% ou mais após transfusões sanguíneas, fenômeno conhecido como imunomodulação relacionada à transfusão ou TRIM (*Transfusionrelated-immunomodulation*).[55]

Esplenectomias pós-trauma, por razões hematológicas, ou a auto-esplenectomia da anemia falciforme, aumentam significativamente o risco de infecções por agentes encapsulados, como o *Streptococcus pneumoniae, Neisseria meningitidis* e *Haemophilus influenzae,* com quadros de sepse grave e mortalidade de 50 a 70%. Tais pacientes apresentam redução de anticorpos IgG2 e anticorpos antipolissacarídicos e são beneficiados por imunização contra esses agentes (preferencialmente, pelo menos 2 semanas antes da esplenectomia), e também devem receber antibioticoterapia profilática com penicilina até os 5 anos de idade.[56]

Exposições a grande intensidade de radiação ionizante, como as ocorridas em explosões de bombas atômicas sobre Hiroshima e Nagasaki, no Japão, acidentes de usinas nucleares, como as de Chernobyl, na antiga União Soviética, Three Mile Island, nos Estados Unidos e Fukushima, no Japão, além do acidente com uma cápsula contendo césio radioativo, descartada de clínica de radioterapia em Goiânia, causam imunossupressão significativa, fato evidenciado pelo aumento da susceptibilidade a infecções e tumores. A imunidade celular está comprometida, bem como a produção de neutrófilos e linfócitos.[57] Outras possíveis causas de imunossupressão incluem a radiação ultravioleta (UV), a exposição a grandes altitudes, à hipóxia crônica, ao frio extremo e à luz solar, além de confinamento, isolamento ou alterações do ciclo do sono, voos espaciais, transtornos psiquiátricos e estresse psicológico.[6,58]

Referências bibliográficas

1. Bousfiha AA, Jeddane L, Ailal F, Benhsaien I, Mahlaoui N, Casanova JL, et al. Primary immunodeficiency diseases worldwide: more common than generally thought. J Clin Immunol. 2013;33(1):1-7.

2. Bousfiha A, Jeddane L, Picard C, Ailal F, Bobby Gaspar H, Al-Herz W, et al. The 2017 IUIS Phenotypic Classification for Primary Immunodeficiencies. J Clin Immunol. 2018;38(1):129-43.

3. Kolesnikov AP, Khabarov AS, Kozlov VA. [Diagnosis and differentiated treatment of secondary immunodeficiencies]. Ter Arkh. 2001;73(4):55-9.

4. Seppänen M. Immunoglobulin G treatment of secondary immunodeficiencies in the era of novel therapies. Clin Exp Immunol. 2014;178 Suppl 1:10-3.

5. Lingman-Framme J, Fasth A. Subcutaneous immunoglobulin for primary and secondary immunodeficiencies: an evidence-based review. Drugs. 2013;73(12):1307-19.

6. Chinen J, Shearer WT. Secondary immunodeficiencies, including HIV infection. J Allergy Clin Immunol. 2010;125(2 Suppl 2):S195-203.

7. Ryan CA, Fejer K, Rigney A, Murphy C. BCG vaccination in low birth weight infants. Ir Med J. 2012;105(10):348.

8. Malaguarnera L, Cristaldi E, Malaguarnera M. The role of immunity in elderly cancer. Crit Rev Oncol Hematol. 2010;74(1):40-60.

9. Aprahamian T, Takemura Y, Goukassian D, Walsh K. Ageing is associated with diminished apoptotic cell clearance in vivo. Clin Exp Immunol. 2008;152(3):448-55.

10. Heron M, Hoyert DL, Murphy SL, Xu J, Kochanek KD, Tejada-Vera B. Deaths: final data for 2006. Natl Vital Stat Rep. 2009;57(14):1-134.

11. Opal SM, Girard TD, Ely EW. The immunopathogenesis of sepsis in elderly patients. Clin Infect Dis. 2005;41 Suppl 7:S504-12.

12. Luz C, Dornelles F, Preissler T, Collaziol D, da Cruz IM, Bauer ME. Impact of psychological and endocrine factors on cytokine production of healthy elderly people. Mech Ageing Dev. 2003;124(8-9):887-95.

13. Cancro MP, Hao Y, Scholz JL, Riley RL, Frasca D, Dunn-Walters DK, et al. B cells and aging: molecules and mechanisms. Trends Immunol. 2009;30(7):313-8.

14. Geiger H, Rudolph KL. Aging in the lympho-hematopoietic stem cell compartment. Trends Immunol. 2009;30(7):360-5.

15. Weiskopf D, Weinberger B, Grubeck-Loebenstein B. The aging of the immune system. Transpl Int. 2009;22(11):1041-50.

16. Plowden J, Renshaw-Hoelscher M, Engleman C, Katz J, Sambhara S. Innate immunity in aging: impact on macrophage function. Aging Cell. 2004;3(4):161-7.

17. Wessels I, Jansen J, Rink L, Uciechowski P. Immunosenescence of polymorphonuclear neutrophils. ScientificWorldJournal. 2010;10:145-60.

18. Borrego F, Alonso MC, Galiani MD, Carracedo J, Ramirez R, Ostos B, et al. NK phenotypic markers and IL2 response in NK cells from elderly people. Exp Gerontol. 1999;34(2):253-65.

19. Le Garff-Tavernier M, Béziat V, Decocq J, Siguret V, Gandjbakhch F, Pautas E, et al. Human NK cells display major phenotypic and functional changes over the life span. Aging Cell. 2010;9(4):527-35.

20. Naylor K, Li G, Vallejo AN, Lee WW, Koetz K, Bryl E, et al. The influence of age on T cell generation and TCR diversity. J Immunol. 2005;174(11):7446-52.

21. Henson SM, Akbar AN. Memory T-cell homeostasis and senescence during aging. Adv Exp Med Biol. 2010;684:189-97.
22. Secretariat UN. A history of the HIV/AIDS epidemic with emphasis on africa New York: WHO; 2003 [Available from: http://www.un.org/esa/population/publications/adultmort/UNAIDS_WHOPaper2.pdf.
23. Zhang L, Su L. HIV-1 immunopathogenesis in humanized mouse models. Cell Mol Immunol. 2012;9(3):237-44.
24. Migueles SA, Laborico AC, Shupert WL, Sabbaghian MS, Rabin R, Hallahan CW, et al. HIV-specific CD8+ T cell proliferation is coupled to perforin expression and is maintained in nonprogressors. Nat Immunol. 2002;3(11):1061-8.
25. Shirai A, Cosentino M, Leitman-Klinman SF, Klinman DM. Human immunodeficiency virus infection induces both polyclonal and virus-specific B cell activation. J Clin Invest. 1992;89(2):561-6.
26. Beschorner R. Human brain parenchymal microglia express CD14 and CD45 and are productively infected by HIV-1 in HIV-1 encephalitis. Brain Pathol. 2003;13(2):231; author reply -2.
27. (CDC) CfDCaP. AIDS-Defining Conditions 2008 [Available from: http://www.cdc.gov/mmwr/preview/mmwrhtml/rr5710a2.htm.
28. Merekoulias G, Alexopoulos EC, Belezos T, Panagiotopoulou E, Jelastopulu DM. Lymphocyte to monocyte ratio as a screening tool for influenza. PLoS Curr. 2010;2:RRN1154.
29. Bahadoran A, Lee SH, Wang SM, Manikam R, Rajarajeswaran J, Raju CS, et al. Immune Responses to Influenza Virus and Its Correlation to Age and Inherited Factors. Front Microbiol. 2016;7:1841.
30. Griffin DE. Measles virus-induced suppression of immune responses. Immunol Rev. 2010;236:176-89.
31. Garg RK, Malhotra HS, Rizvi I, Kumar N, Jain A. An unusual case of acute encephalitic syndrome: Is it acute measles encephalitis or subacute sclerosing panencephalitis? Neurol India. 2017;65(6):1333-44.
32. Williams H, Crawford DH. Epstein-Barr virus: the impact of scientific advances on clinical practice. Blood. 2006;107(3):862-9.
33. Vescovini R, Telera AR, Pedrazzoni M, Abbate B, Rossetti P, Verzicco I, et al. Impact of Persistent Cytomegalovirus Infection on Dynamic Changes in Human Immune System Profile. PLoS One. 2016;11(3):e0151965.
34. Langley R, Patel D, Jackson N, Clow F, Fraser JD. Staphylococcal superantigen super-domains in immune evasion. Crit Rev Immunol. 2010;30(2):149-65.

35. Guenin-Macé L, Siméone R, Demangel C. Lipids of pathogenic Mycobacteria: contributions to virulence and host immune suppression. Transbound Emerg Dis. 2009;56(6-7):255-68.

36. Maizels RM, McSorley HJ. Regulation of the host immune system by helminth parasites. J Allergy Clin Immunol. 2016;138(3):666-75.

37. Moormann AM, Bailey JA. Malaria - how this parasitic infection aids and abets EBV-associated Burkitt lymphomagenesis. Curr Opin Virol. 2016;20:78-84.

38. Adamkiewicz TV, Silk BJ, Howgate J, Baughman W, Strayhorn G, Sullivan K, et al. Effectiveness of the 7-valent pneumococcal conjugate vaccine in children with sickle cell disease in the first decade of life. Pediatrics. 2008;121(3):562-9.

39. Douglas SD. Down syndrome: immunologic and epidemiologic association enigmas remain. J Pediatr 2005;147:723-5.

40. Black RE, Allen LH, Bhutta ZA, Caulfield LE, de Onis M, Ezzati M, et al. Maternal and child undernutrition: global and regional exposures and health consequences. Lancet. 2008;371(9608):243-60.

41. Cunningham-Rundles S, McNeeley DF, Moon A. Mechanisms of nutrient modulation of the immune response. J Allergy Clin Immunol. 2005;115(6):1119-28; quiz 29.

42. Bourke CD, Berkley JA, Prendergast AJ. Immune Dysfunction as a Cause and Consequence of Malnutrition. Trends Immunol. 2016;37(6):386-98.

43. Daoud AK, Tayyar MA, Fouda IM, Harfeil NA. Effects of diabetes mellitus vs. in vitro hyperglycemia on select immune cell functions. J Immunotoxicol. 2009;6(1):36-41.

44. Foley RN. Infectious complications in chronic dialysis patients. Perit Dial Int. 2008;28 Suppl 3:S167-71.

45. DaRoza G, Loewen A, Djurdjev O, Love J, Kempston C, Burnett S, et al. Stage of chronic kidney disease predicts seroconversion after hepatitis B immunization: earlier is better. Am J Kidney Dis. 2003;42(6):1184-92.

46. Farhat F, Wortmann G. Vaccinating adults who are pregnant, older, or immunocompromised, or have chronic kidney disease. Cleve Clin J Med. 2015;82(6):341-7.

47. Crew RJ, Radhakrishnan J, Appel G. Complications of the nephrotic syndrome and their treatment. Clin Nephrol. 2004;62(4):245-59.

48. Hauser AB, Stinghen AE, Kato S, Bucharles S, Aita C, Yuzawa Y, et al. Characteristics and causes of immune dysfunction related to uremia and dialysis. Perit Dial Int. 2008;28 Suppl 3:S183-7.

49. Orange JS, Geha RS, Bonilla FA. Acute chylothorax in children: selective retention of memory T cells and natural killer cells. J Pediatr. 2003;143(2):243-9.

50. Albillos A, Lario M, Álvarez-Mon M. Cirrhosis-associated immune dysfunction: distinctive features and clinical relevance. J Hepatol. 2014;61(6):1385-96.

51. Whiteside TL. Immune suppression in cancer: effects on immune cells, mechanisms and future therapeutic intervention. Semin Cancer Biol. 2006;16(1):3-15.

52. Hammarström L, Vorechovsky I, Webster D. Selective IgA deficiency (SIgAD) and common variable immunodeficiency (CVID). Clin Exp Immunol. 2000;120(2):225-31.

53. Williams CR, Gooch JL. Calcineurin inhibitors and immunosuppression - a tale of two isoforms. Expert Rev Mol Med. 2012;14:e14.

54. Castellheim A, Brekke OL, Espevik T, Harboe M, Mollnes TE. Innate immune responses to danger signals in systemic inflammatory response syndrome and sepsis. Scand J Immunol. 2009;69(6):479-91.

55. Dzik S, Blajchman MA, Blumberg N, Kirkley SA, Heal JM, Wood K. Current research on the immunomodulatory effect of allogeneic blood transfusion. Vox Sang. 1996;70(4):187-94.

56. Di Sabatino A, Carsetti R, Corazza GR. Post-splenectomy and hyposplenic states. Lancet. 2011;378(9785):86-97.

57. Cho O, Oh YT, Chun M, Noh OK, Lee HW. Radiation-related lymphopenia as a new prognostic factor in limited-stage small cell lung cancer. Tumour Biol. 2016;37(1):971-8.

58. Beissert S, Loser K. Molecular and cellular mechanisms of photocarcinogenesis. Photochem Photobiol. 2008;84(1):29-34.

Capítulo 7

Doenças autoinflamatórias

Leonardo Oliveira Mendonça
Marco Gattorno
Alex Isidoro Ferreira Prado
Myrthes Anna Maragna Toledo Barros
Jorge Kalil

Introdução: conceito e imunofisiopatologia

O conceito imunológico de autoinflamação foi introduzido na literatura médica nos anos 1990, após a descoberta de que duas situações clínicas semelhantes possuíam genes e heranças genéticas diferentes, a Febre Familiar do Mediterrâneo (FMF) e a Síndrome Periódica Associada ao Receptor de TNF (TRAPS). Esse conceito redefiniu as doenças inflamatórias sistêmicas, capacitou catalogar um novo grupo de doenças, as doenças autoinflamatórias (DAI), permitiu a dissecção genética da inflamação e alcançou os objetivos maiores da medicina genômica: a terapia individualizada e o aconselhamento genético.[1]

Didaticamente, dividimos o sistema imunológico em dois grandes grupos: adaptativo e inato. O sistema imune inato, ou natural, é o mais antigo na escala de evolução e é caracterizado por ter respostas rápidas (minutos e horas), inespecíficas ao antígeno e por não formar memória imunológica. Ele é composto pelas barreiras naturais do corpo, como a pele e as membranas mucosas e seus componentes celulares são os fagócitos e as células *natural killer* e tem como mediadores imunológicos as citocinas e a cascata do complemento. O sistema imune inato reconhece o ambiente através de moléculas de reconhecimento de padrões PAMPs (infecciosos) e DAMPs (não infecciosos), que podem ou atacar diretamente o invasor ou potencializar a eficácia do hospedeiro contra um invasor. Já o sistema imune adaptativo ou adquirido, mais recente em termos evolucionais, é caracterizado por ter resposta lenta (horas a dias) e ser antígeno-específica, além de formar memória imunológica. O sistema adaptativo é composto pelos linfócitos T e B e esses reconhecem o ambiente através dos receptores de células T (TCR) e receptores de células B (BCR) e protegem o corpo humano através da secreção de anticorpos pelos linfócitos B ou por formação de específicos e eficientes subgrupos de linfócitos T.[2,3]

Imunologicamente, as doenças autoinflamatórias são desordens caracterizadas por mutações genéticas responsáveis pela formação de compartimentos celular do sistema imune inato. Até o momento atual, três compartimentos são reconhecidos: dois citoplasmáticos (inflamossoma e proteossoma) e um nuclear (o sistema NF-κB). Os inflamossomas se montam após ativação de PAMPs e DAMPs específicos e, todos, culminam com hipresecreção de uma única família de citocinas inflamatórias, a família das interleucinas 1. Já o proteossoma se ativa através de ubiquinização de resquícios celulares, levando a hipersecreção de interferon tipo 1, que causa estresse celular do retículo endoplasmático rugoso. Já o sistema NF-κB ativa-se através de múltiplas vias levando a duas vias, uma com ganho de função (síndromes imunodesregulatórias) e outra com perda de função (imunodeficiências primárias). As doenças autoinflamatórias são agrupadas em inflamossomopatias, proteossomopatias e relopatias (Figura 7.1).[2,3]

Inflamossomopatias
Síndromes periódicas febris recorrentes

As síndromes periódicas febris recorrentes são desordens conhecidas por apresentarem períodos recorrentes de episódios febris. Geralmente, têm início precoce na vida (geralmente antes do primeiro ano), mas diversos casos com início mais tardio ou até mesmo na vida adulta já foram observados.[4]

Figura 7.1. Representação de um monócito frente aos seus ativadores, PAMPs ou DAMPs.

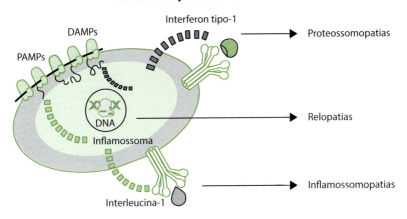

Observa-se dois complexos citoplasmáticos: inflamossomas (produtores de interleucina 1) e proteossomas (produtores de interferon tipo 1). Observa-se, ainda, o terceiro sistema, NF-κB, localizado dentro do núcleo.
Fonte: Mendonça et al. Uma Nova Classe de Doenças: Síndromes Autoinflamatórias. Arquivos Brasileiros de Alergia, Asma e Imunologia, 2017.

A síndrome PFAPA (síndrome febril periódica, aftose oral, adenite cervical e amigdalite) é a síndrome febril periódica, e a doença autoinflamatória mais comum. Tem origem multifatorial, ou seja, não apresenta gene identificado. Geralmente, inicia-se aos 2 anos de vida com febres recorrentes mensais e com pelo menos um dos sintomas que nomeiam a síndrome. Após descartada a presença de infeção viral ou bacteriana das vias aéreas, o uso de dose única de corticosteroides, no primeiro dia da crise febril, apresenta resposta clínica abortiva. Porém, após o uso de corticosteroides, alguns pacientes apresentam encurtamento do período febril. Devido ao uso frequente de corticosteroides, associado ou não a complicações mecânicas das vias aéreas superiores, indica-se a cirurgia para remoção das tonsilas que tem efeito curativo nessa síndrome. Contudo, observa-se que um grupo de pacientes parece apresentar-se como imuaturação transitória da imunidade inata e, ao mesmo tempo que normalmente oberva-se maturação da imunidade adaptativa, aos 7-8 anos, cessa-se os episódios febris. Já foi observada recorrência dos episódios na adolescência ou na vida adulta, geralmente com duração de 6 meses. Reserva-se, para casos refratários à cirurgia, o uso de agentes biológicos como bloqueadores da interleucina 1.[5]

A Febre Familiar do Mediterrâneo (FFM) é a segunda doença autoinflamtória mais prevalente. Na infância, tem dois picos de início de doença, antes do primeiro ano de vida ou aos 4 anos, e diversos casos que se iniciam na vida adulta já foram observados. Tem origem genética bem definida, de herança recessiva, por mutações no gene MEFV (*Mediterranean fever*) e, principalmente, populações de ascêndencia mediterrânea, em especial judeus sefarditas, sírios e italianos. Clinicamente, comumente encontra-se febres curtas (1-2 dias de duração) associadas a dor abdominal que se assemelha a apendicite, dor torácica do tipo pleurítica e lesões cutâneas neutrofílicas (*erisipela like*). Outras manifestações mais raras já foram observadas, como urticaria e angioedema, purpura de Henoch-Schoenlein, artralgia difusa, monoartrites, sacroileíte e diarreia/constipação. A terapêutica inicial é com uso de colchicina, em crianças, adolescentes e adultos, de modo contínuo para tanto controlar os ataques da doença como para profilaxia ao desenvolvimento de amiloidose. Para casos refratários por intolerância a colchicina, eventos adversos da mesma ou para observação de desenvolvimento de amiloidose AA sistêmica, indica-se uso de bloqueadores da interleucina 1.[4]

A síndrome autoinflamatoria associada a criopirina (CAPS) caracteriza-se por um grupo espectral de síndromes, de herança autossômica dominante, associadas a mutações no gene NLRP3. Geralmente, a doença inicia-se no primeiro ano de vida mas, também, já foram observados casos na vida adulta. No espectro mais leve, reconhece-se a síndrome FCAS (síndrome autoinflamatoria familiar desencadeada pelo frio), que se manifesta como febres recorrentes (duração de 2-3 dias), lesão neutrofílica urticaria-símile, dor abdominal, ulceras orais e mialgia difusa, sempre que entram em contato com mudanças de temperatura. Por maior gravidade, principalmente pela presença de surdez neurossensorial e artrites, no espectro mediano, encontra-se a Síndrome de Muckle-Wells, que também apresenta lesões urticariformes, mas nem todos os casos são desencadeados por mudanças de temperatura. Quando de início muito precoce na vida, com grave acometimento articular (supercrescimento de epífises ósseas), surdez neurossensorial, ventriculites, meningites neutrofílicas e papiledema, reconhece-se a síndrome CINCA ou NOMID. Contudo, diversos pacientes apresentam-se com quadros mistos entre os três espectros, o que pode dificultar a classificação. Quanto mais grave a síndrome, maior a chance de evolução para amiloidose e somente doses elevadas de corticosteroides ou o bloqueio de interleucina 1 mostraram-se eficaz no tratamento.[6]

A TRAPS é uma doença autoinflamatória de herança autossômica dominante por mutações no gene TNFRS1A. Também tem início precoce na vida, antes do primeiro ano de vida, mas diagnósticos na vida adulta também já foram descritos. Clinicamente, elas caracterizam-se por febres recorrentes de intervalos variados (5 até 20 dias), dor abdominal intensa com diarreia, lesões eritematosas neutrofílicas, migratórias e dolorosas, além de importante acometimento do estado geral. O risco de evolução para amiloidose acontece em cerca de 30% dos casos. O tratamento pode ser feito com bloqueio do receptor alfa de TNF (etarnecept) e, em casos refratários ou em evolução para amiloidose, requer-se o uso de anti-IL1.[4]

As síndromes por deficiência de mevalonatoquinase (hiper-IgD ou deficiência de mevalonato quinase) são desordens espectrais de herança autossômica recessiva, por mutações no gene MVK. Tem prevalência elevada em populações de origem holandesa, onde os primeiros casos da síndrome foram descritos. Clinicamente, manifestam-se como febres recorrentes de início ainda antes do primeiro ano de vida, com duração entre 3-7 dias, dor abdominal intensa com ou sem diarreia, linfonodomegalia cervical importante e *rash* macular neutrofílico inespecífico. No espectro mais grave, na deficiência da mevalonatoquinase, observa-se acometimento do sistema nervoso central por meningite asséptica neutrofílica ou vasculites do sistema nervoso central. Por tratar-se de desordem do defeito do metabolismo dos ácidos graxos, é comum observar alterações de colesterol e triglicerídeos nos períodos de crise. Alguns poucos pacientes, com síndromes mais brandas, têm resposta ao uso de colchcicina, porém quadros mais graves ou que evoluem para amiloidose (40% dos casos) requerem uso ou de anti-receptor alfa de TNF (etarnecept) ou anti-IL1.[7]

A Tabela 7.1 resume os principais achados clínicos, laboratoriais e genéticos das síndromes febris periódicas.

Tabela 7.1. Principais síndromes febris periódicas familiares, achados laboratoriais nas crises, genéticos e opções terapêuticas para crises e manutenção.

Síndrome (CID; Código ORPHA)	PFAPA (ausente; 42642)	FFM (ausente; 342)	CAPS (ausente; 1451, 575, 47045)	TRAPS (ausente; 32960)	Hiper-IgD / Deficiência de Mevalonato quinase (ausente; 29, 343)
Achados laboratoriais nas crises	Aumento de provas Inflamatórias (PCR, VHS e SAA); em alguns casos observa-se aumento de IgA e IgD	Aumento de provas Inflamatórias (PCR, VHS e SAA)	Aumento de provas Inflamatórias (PCR, VHS e SAA)	Aumento de provas Inflamatórias (PCR, VHS e SAA)	Aumento de provas Inflamatórias (PCR, VHS e SAA); IgD sérica elevada; Presença de acidúria mevalônica
Herança	Sem herança genética	Autossômica recessiva	Autossômica dominante	Autossômica dominante	Autossômica recessiva
Gene	Ausencia de gene específico	MEFV	NLRP3	TNFRS1A	MVK
Tratamento nas crises	- Prednisona 1 mg/kg, 1 dia	Prednisona 1 mg/kg por 3 a 5 dias colchicina 0,5 a 1,5 mg/dia	Prednisona 1 mg/kg, 3-5 dias. Imunoglobulina humana para acometimento de órgão vital 1 g/kg/dia 3-5 dias	- Prednisona 1 mg/kg por 3 a 5 dias	Prednisona 1 mg/kg, 3-5 dias. Imunoglobulina humana para acometimento de órgão vital 1 g/kg/dia 3-5 dias
Tratamento definitivo	Tonsilectomia; anti-IL1	anti-IL1	anti-IL1	Anti-TNF alfa (etarnecept); anti-IL1	Colchicina 0,5 a 1,5 mg/dia; Anti-TNF alfa (etarnecept)

O diagnóstico de todas as síndromes acima é feito através do seguinte tripé: características clínicas (fenotipagem), achados clínicos e patológicos e achados genéticos (genotipagem). Sugere-se sempre ao menos uma avaliação de especialista para a correta correlação genotípica e fenotípica.

Síndromes ósseas autoinflamatórias

A síndrome óssea autoinflamatória mais comum é a osteomielite crônica, multifocal, não infecciosa. Ela não tem herança específica e até o momento nenhum gene foi atribuído a doença. Apresenta distribuição biomodal, uma antes dos 16 anos e outra entre 30-40 anos. Clinicamente, ela se manifesta como osteomielite, principalmente de esterno, mandíbula e ossos da coluna. O diagnóstico é clínico, radiológico após exclusão de outras desordens infecciosas e neoplásicas. O tratamento em casos mais brandos é feito com anti-inflamatórios não esteroidais (AINEs) e, em casos mais graves, com corticosteroides sistêmicos. Para casos muito recorrentes ou com acometimento de local grave ou com grande risco de evolução para déficit definitivo, estimula-se o uso de ou anti-TNF ou bifosfonados, que apresentam bons resultados clínicos.[8]

A síndrome PAPA (artrite piogênica, pioderma gangrenoso e acne conglobata) é uma desordem de herança autossômica dominante associada ao gene PSTPIP1. Como o próprio acrônimo diz, a síndrome caracteriza-se por artrite piogênica estéril, geralmente de grandes articulações (joelhos e cotovelos); pioderma gangrenoso de níveis e distribuições variadas e acne grave, pustulosa, com formação de conegões. Já foram observadas combinações variadas dos sintomas da síndrome, bem como é comum encontrar familiares portadores da mesma mutação com apenas um sintoma do espectro, que geralmente é uma das manifestações cutâneas. Como os sintomas são graves e com grande chance de sequelas definitivas, sugere-se o início o quanto antes de corticosteroides, bem como uso de algum agente biológico. Há relatos de sucesso terapêutico com uso de anti-TNF isolados, bem como uso de anti-IL1 isolados. Uma pequena parcela de pacientes requer combinações de imunobiológicos, que devem ser guiadas por profissional experiente.[9]

A síndrome de Majeed é uma doença autoinflamatória óssea de origem autossômica recessiva, associada ao gene LIPIN2. A doença tem início muito precoce na vida e manifesta-se como osteomielites multifocais recorrentes, associadas a dermatite pustulosa. O achado laboratorial de anemia congênita grave desiridropoiética é um dos primeiros achados da síndrome, que se caracteriza por anemia microcítica e hipocrômica, em níveis variados que, usualmente, requerem transfusão. As lesões osteolíticas apresentam-se em locais diversos, geralmente com radioluscência À radiografia simples e com esclerose subcondral. O local ósseo mais frequente é a metáfise dos ossos longos. À ressonância magnética, lesões ósseas ativas exibem aumento de sinal em T2 e redução de sinal em T1. As lesões de pele típicas são dermatite pustulosa, mas casos de síndrome de Sweet já foram observados. O tratamento das lesões ósseas é feito com AINEs e, em casos mais graves, curso curto de corticosteroides é encorajado. Em casos de anemia, lesões de pele e lesões ósseas, graves e/ou recorrentes, o uso de anti-IL1 também é encorajado.[8,9]

A síndrome da deficiência do antagonista natural da interleucina 1 (DIRA) tem herança autossômica recessiva e início muito precoce na vida, geralmente na vida neonatal. A primeira manifestação clínica é osteomielite não febril, que evolui para síndrome inflamatória sistêmica e, enfim, aparecem as lesões postulares que têm distribuição típica da síndrome: axilas, região cervical posterior e fronte. Se não tratada rapidamente, ocorre evolução para tempestade de citocinas, choque inflamatório e óbito. O tratamento com corticosteroides sistêmicos deve ser iniciado o quanto antes e o uso de drogas capazes de bloquear ou o antagonista natural ou ambas as subunidades da interleucina 1 apresentam excelente resposta terapêutica.[8]

Diferentemente das síndromes febris periódicas, é incomum o achado de febre nas síndromes ósseas.

A Tabela 7.2 resume os principais achados dessas síndromes, bem como as opções terapêuticas em episódios de crise e para manutenção.

Doenças autoinflamatórias granulomatosas

As doenças autoinflamatórias com manifestações granulomatosas são todas decorrentes de mutações no gene NOD2. Dependendo do domínio onde se localiza a mutação, observa-se uma manifestação clínica.

Tabela 7.2. Principais síndromes ósseas autoinflamatórias, achados laboratoriais, radiológicos, genéticos e opções terapêuticas para crises e manutenção.

Síndrome (CID; Código ORPHA)	OMRNI (CID M86.3; 324964)	PAPA (ausente; 69126)	Majeed (ausente; 77297)	DIRA (ausente; 210115)
Achados laboratoriais nas crises	Aumento de provas inflamatórias (PCR, VHS e SAA)	Aumento de provas inflamatórias (PCR, VHS e SAA)	Aumento de provas inflamatórias (PCR, VHS e SAA)	Aumento de provas inflamatórias (PCR, VHS e SAA)
Achados radiológicos		Artrite pustulosa	Lesões osteolíticas irregulares, com esclerose em metáfises de ossos longos	
Herança	Sem herança genética	Autossômica recessiva	Autossômica dominante	Autossômica dominante
Gene	Ausência de gene específico	PSTPIP1	LIPIN2	IL1RN
Tratamento nas crises	AINES casos leves Prednisona 1 mg/kg, até resolução para casos graves	Prednisona 1 mg/kg por 3 a 5 dias	Prednisona 1 mg/kg, 3-5 dias para as lesões cutâneas AINES para as crises ósseas Hemotransfusões, quando necessário	- Prednisona 1 mg/kg por 3 a 5 dias
Tratamento definitivo	Anti-TNF ou bifosfonados	anti-IL1	anti-IL1	anti-IL1

SEÇÃO 2 - IMUNOLOGIA CLÍNICA

A síndrome de Blau caracteriza-se por artrite com intensa sinovite dolorosa e eritema na pele da articulação, além de cistos granulomatosos, geralmente de distribuição poliarticular, uveíte granulomatosa e dermatite ictisiosiforme, cuja análise anatomopatológica demonstra presença de granulomas não caseosos. Apresentam-se na primeira infância, mas há casos mais brandos descritos de diagnostico tardio. Têm herança autossômica dominante e decorrem por mutações no domínio NACHT do gene NOD2. O tratamento requer equipe multiespecializada pois, principalmente, o acometimento ocular pode levar à perda visual total. O uso e anti-TNF tem capacidade de regressão dos sintomas inflamatórios articulares e cutâneos, mas a capacidade de controle das lesões oculares está diretamente relacionada ao diagnóstico e tratamento precoce. Quadros oculares mais graves requerem tanto infiltração de corticoide tópico quando cirurgias para correção de sequelas.[10]

A sarcoidose de início precoce, geralmente, inicia-se após os 4 anos de vida, com manifestações clássicas da síndrome, que além de acometer pele (lesões granulomatosas), articulações (artrite granulomatosa) e uveíte, também se apresenta com adenomegalia hilar, infiltrado pulmonar granulomatoso não caseoso típico. Além disso, também acompanha a síndrome sintomas constitucionais como febre, mialgia e perda de peso. Tem a mesma herança genética da síndrome de Blau, autossômica dominante e as mutações localizam-se no mesmo domínio NACHT do gene NOD2. Ao contrário da síndrome de Blau, esses pacientes apresentam boa resposta clínica ao uso de metotrexate oral em doses baixas e, em casos refratários, também encoraja-se o uso de agentes imunobiológicos bloqueadores de TNF.[10]

As Tabelas 7.3 e 7.4 sumarizam os principais achados dessas síndromes.

Tabela 7.3. Principais síndromes autoinflamatórias granulomatososas, achados laboratoriais, patológicos, genéticos e opções terapêuticas para crises e manutenção.

Síndrome (CID; Código ORPHA)	Síndrome de Blau (CID; 90340)	Sarcoidose de Início Precoce (ausente; 90341)	Síndrome de Yao (ausente; ausente)
Achados laboratoriais nas crises	Aumento de provas inflamatórias (PCR, VHS e SAA)	Aumento de provas Inflamatórias (PCR, VHS e SAA)	Aumento de provas Inflamatórias (PCR, VHS e SAA)
Achados patológicos	Granuloma não caseoso	Granuloma não caseoso	Sem achado patológico específico
Herança	Autossômica dominante	Autossômica dominante	Autossômica dominante
Gene	NOD2	NOD2	NOD2
Tratamento nas crises	AINES casos leves Prednisona 1 mg/kg, até resolução para casos graves	Prednisona 1 mg/kg até melhora	Prednisona 1 mg/kg, 3-5 dias para as lesões cutâneas AINES para as crises brandas
Tratamento definitivo	Anti-TNF ou Anti-IL1	Metotrexato ou Anti-TNF	anti-IL1

SEÇÃO 2 - IMUNOLOGIA CLÍNICA

Tabela 7.4. Principais Síndromes Autoinflamatórias Associadas ao Proteossoma, achados laboratoriais, patológicos, genéticos e opções terapêuticas para crises e manutenção.

Síndrome (CID; Código ORPHA)	Síndrome CANDLE (CID ; 325004)	Síndrome de Nakajo-Nishimura (ausente ; 2615)	Síndrome de Contratura Articular, Atrofia Muscular, Anemia Microcítica e Paniculite (JMP) (ausente ; 324999)
Achados laboratoriais nas crises	• Aumento de provas inflamatórias (PCR, VHS e SAA) • ANCA, FAN, anti DNA positivos em títulos baixos e flutuantes	• Aumento de provas inflamatórias (PCR, VHS e SAA) • ANCA, FAN, anti DNA positivos em títulos baixos e flutuantes	Aumento de provas inflamatórias (PCR, VHS e SAA) Ausência de autoanticorpos
Achados patológicos	Paniculite	Paniculite	Paniculite
Herança	Autossômica recessiva	Autossômica recessiva	Autossômica recessiva
Gene	PSMB8	PSMB8	PSMB8
Tratamento definitivo	Anti-IL6 ou inibidores do sistema janus-jak quinase	Anti-IL6 ou inibidores do sistema janus-jak quinase	Anti-IL6

Proteossomopatias (síndromes autoinflamatórias associadas ao proteossoma)

Síndrome CANDLE (síndrome de neutrofilia atípica, com lipodistrofia e temperatura alta)

A síndrome CANDLE é uma doença rara, que tem início bem precoce, antes do primeiro ano de vida. Tem herança autossômica recessiva, por mutações no gene PSMB8, um dos responsáveis pela modulação do proteossoma e, consequente, produção de interferon tipo-1. Clinicamente, ela se manifesta por febre recorrente muito precoce e ataques de placas eritematosas e violáceas que duram de dias a semanas e que deixam manchas hipercrômicas residuais. A lipodistrofia facial e em quadril é uma característica marcante e que tem apresentação progressiva, bem como retardo no crescimento e desenvolvimento devido a inflamação sistêmica. Outras características clínicas comuns são artrites, episclerites e condrite nasal. Alguns, mas não todos os pacientes, apresentam calcificação do sistema nervoso central, principalmente dos gânglios basais. O tratamento das proteossomopatias ainda está em fases de estudo, mas o bloqueio do sistema janus-jak quinase mostrou resultados promissores nas primeiras fases.[11]

Já a síndrome Nakajo-Nishimura tem origem, preferencialmente, em população oriental e apresenta-se na primeira infância. A doença tem herança autossômica recessiva por mutações no gene PSMB8. Clinicamente, os principais achados são febres recorrentes, com manchas eritematoso violáceas também chamadas de eritema pérnio, pois surgem durante a exposição ao frio. Com o decorrer do tempo, aparecem lipodistrofias, principalmente interfalangeanas e na parte superior do corpo, que causam limitação de movimentação articular e corporal. Alguns pacientes apresentam resposta clínica favorável com uso de anti-IL6 e, até o momento, inibidores de janus-jak quinase não foram testados.[11]

A síndrome JMP é caracterizada por contraturas articulares (Joint contractrures), atrofia muscular, anemia microcítica e paniculite. Todos os pacientes apresentam esses sintomas. A síndrome tem herança autossômica recessiva por mutações no gene PSMB8. O uso de tocilizumabe revolucionou a vida desses pacientes e ainda não foram testados inibidores do sistema janus-jak quinase. Contudo, apensar de controlar a inflamação, as lesões cutâneas e lipodistróficas já desenvolvidas são irreversíveis.[11]

Relopatias

As relopatias englobam um sistema de degradação do sistema NF-κB em que diversos genes estão envolvidos. São um grupo de doenças recentemente descritas e ainda com muitos genes e fenótipos clínicos a serem bem caracterizados, bem como tratamentos a serem testados.[12]

Dessas síndromes, a haploinsuficiência de A20, a forma mondogênica da síndrome de Behçet, está bem estabelecida. Clinicamente, os pacientes apresentam-se com as características clássicas da síndrome de Behcet, com ulceras bipolares, manifestações de patergia, além de febres recorrentes. O quadro monogênico tem herança autossômica dominante por mutações no gene TNFAIP3. Soma-se ao quadro clínico o início muito precoce na vida, história familiar positiva da mesma síndrome, além de infecções de repetição, principalmente de vias aéreas superiores.[12]

Outro quadro já bem descrito é a síndrome DADA2, por mutações homozigóticas no gene CERC1, por perda de função da enzima ADA2. Clinicamente, os pacientes apresentam poliarterite nodosa cutânea e renal, fenômenos embólicos de repetição do sistema nervoso central, além de graus variados de defeitos imunológicos, com linfopenia de séries B (CD19 e 20), além de hipogamaglobulinemia. O uso de anti-TNF mostrou-se eficaz em controlar a doença.[13]

O uso de sequenciamento genético e a correlação genotípica e fenotípica

As diversas técnicas de sequenciamento genético foram fundamentais para a caracterização clínica dessas doenças. Contudo, em mais de 50% dos pacientes não é possível encontrar um gene responsável pela clínica observada. A modernização das técnicas e o surgimento de novas analises não genéticas (análises funcionais) vem permitindo, cada vez mais, novos diagnósticos, novas armas terapêuticas e o aconselhamento genético correto.[14]

Contudo, tanto a indicação para a realização quanto a interpretação do resultado genético merecem cautela e avaliação especializada.

O primeiro passo é a reconstrução cautelosa do heredograma familiar, com pelo menos três gerações. Outro detalhe é a indagação da ascendência do paciente e seus familiares e a presença ou não de consanguinidade na família, pois algumas doenças, como visto, são mais prevalentes em determinadas populações ou em populações consanguíneas. Esses detalhes ajudam a interpretar o provável tipo de herança (autossômica dominante, autossômica recessiva, ligada ao x, ligada ao y, provável mutação de novo).

O segundo passo é uma caracterização clínica direcionada, com bióspias de tecido bem avaliadas, exames inflamatórios nos períodos de crise, ausência de infecção bem documentadas, dentre outros.

Feito isso, pode-se direcionar o sequenciamento ou, através de pesquisa direta de genes, pesquisa de mutações em painéis já determinados, pesquisa de sequenciamento de todo exoma ou genoma. Fato fundamental é segregar os achados genéticos na família para observar se há ou não semelhança com o heredograma construído.

O uso de técnicas laboratoriais adicionais ajuda a caracterizar como patogênicas, novas variantes, novas mutações e a assegurar o diagnóstico em casos atípicos.

A Figura 7.2 mostra, de forma prática, como deve ser feita a análise de interpretação genética.

Orienta-se que todos os pacientes com suspeita e diagnóstico de doenças autoinflamatórias procurem, ao menos uma vez, um centro de referência com experiência no assunto.

Figura 7.2. Guia prático para solicitação e interpretação de sequenciamento genético em síndromes autoinflamatórias.

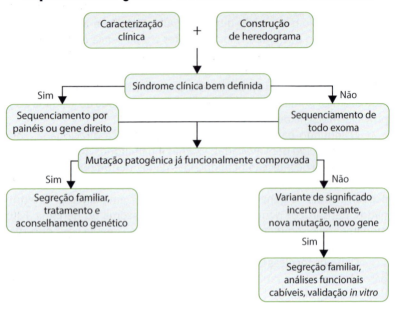

Referências bibliográficas

1. Mendonça LO, Azzolini RK, Assis JP, Franco A, Kalil J, Castro FM. Uma nova classe de doenças: doenças autoinflamatórias. Arquivos de Asma, Alergia e Imunologia; 2017; 1(3); 263-271.

2. Krainer J, Siebenhandl S, Weinhäusel A. Systemic autoinflammatory diseases. J Autoimmun. 2020 May;109:102421. doi: 10.1016/j.jaut.2020.102421. Epub 2020 Feb 1. PMID: 32019685; PMCID: PMC7610735.

3. Sag E, Bilginer Y, Ozen S. Autoinflammatory Diseases with Periodic Fevers. Curr Rheumatol Rep. 2017 Jul;19(7):41. doi: 10.1007/s11926-017-0670-8. PMID: 28631068.

4. Harapas CR, Steiner A, Davidson S, Masters SL. An Update on Autoinflammatory Diseases: Inflammasomopathies. Curr Rheumatol Rep. 2018 May 30;20(7):40. doi: 10.1007/s11926-018-0750-4. PMID: 29846819.

5. Mendonça LO, Dias GMFS, Sousa NC, Francesco R, Castro FFM, Barros MT. Síndrome PFAPA (febre periódica, aftas orais, faringite e adenite cervical) em crianças e adultos. Arq Asma Alerg Imunol. 2019;3(1):29-36.

6. Betzler KRP, Chiosini V, Prado AI, Gehlen B, Castro FFM, et al. O estado da arte das síndromes autoinflamatórias associadas à criopirina. Arq Asma Alerg Imunol. 2021;5(3):246-254.

7. Betzler KRP, Chiosini V, Prado AI, Gehlen B, Castro FFM, et al. O estado da arte das síndromes autoinflamatórias associadas à criopirina. Arq Asma Alerg Imunol. 2021;5(3):246-254.

8. Mendonça LO, Grossi A, Caroli F, de Oliveira RA, Kalil J, et al. A case report of a novel compound heterozygous mutation in a Brazilian patient with deficiency of Interleukin-1 receptor antagonist (DIRA). Pediatr Rheumatol Online J. 2020 Aug 20;18(1):67. doi: 10.1186/s12969-020-00454-5. PMID: 32819369; PMCID: PMC7439677.

9. Fernandes SJ, Valdomir Nadaf MI, Monteiro NH, Nadaf IN, Lélis CR, et al. Clinical and Genetic Findings of the First Report of PAPA Syndrome in Brazil. Case Reports Immunol. 2021 Dec 13;2021:6660937. doi: 10.1155/2021/6660937. PMID: 34938582; PMCID: PMC8687813.

10. Caso F, Galozzi P, Costa L, Sfriso P, Cantarini L, Punzi L. Autoinflammatory granulomatous diseases: from Blau syndrome and early-onset sarcoidosis to NOD2-mediated disease and Crohn's disease. RMD Open. 2015 Jul 20;1(1):e000097. doi: 10.1136/rmdopen-2015-000097. PMID: 26509073; PMCID: PMC4612691.

11. Davidson S, Steiner A, Harapas CR, Masters SL. An Update on Autoinflammatory Diseases: Interferonopathies. Curr Rheumatol Rep. 2018 May 30;20(7):38. doi: 10.1007/s11926-018-0748-y. PMID: 29846818.

12. Steiner A, Harapas CR, Masters SL, Davidson S. An Update on Autoinflammatory Diseases: Relopathies. Curr Rheumatol Rep. 2018 May 30;20(7):39. doi: 10.1007/s11926-018-0749-x. PMID: 29846841.

13. Aksentijevich I, Sampaio Moura N, Barron K. Adenosine Deaminase 2 Deficiency. 2019 Aug 8. In: Adam MP, Ardinger HH, Pagon RA, Wallace SE, Bean LJH, Gripp KW, Mirzaa GM, Amemiya A, editors. GeneReviews® [Internet]. Seattle (WA): University of Washington, Seattle; 1993-2022. PMID: 31393689.

14. Mendonça LO, Prado AI, Kalil J, Fonseca LAM, Castro FFM, Barros MAMT. Atualizando e expandindo o universo de: "Uma nova classe de doenças - doenças autoinflamatórias". Arq Asma Alerg Imunol. 2021;5(1):51-55.

Capítulo 8

Doenças autoimunes

Alex Isidoro Ferreira Prado
Leonardo Oliveira Mendonça
Myrthes Anna Maragna Toledo Barros

As doenças autoimunes (DAIs), individualmente, são raras e bastante heterogêneas e compartilham etiologia comum representada pela resposta imune contra antígenos autólogos. Apesar da raridade, coletivamente, acometem cerca de 5% da população na América do Norte e Europa Ocidental. Não há no momento registros atualizados nos países em desenvolvimento.[1]

De modo geral, as mulheres são mais acometidas na maioria das DAIs. Doenças como a tireoidite de Hashimoto (TH), doença de Graves (DG), lúpus eritematoso sistêmico (LES), miastenia *gravis* (MG) e artrite reumatoide (AR) ocorrem entre 60 e 80% em mulheres, com provável associação hormonal – níveis de estrógeno são maiores em pacientes com DAIs e remissão clínica pode ser vista da AR durante a gestação. Doenças como diabetes tipo I e as doenças inflamatórias intestinais estão presentes de forma igual em ambos os sexos e a espondilite anquilosante é mais prevalente no sexo masculino.[2]

Etiologia da autoimunidade

O sistema imunológico é capaz de reconhecer moléculas de modo ilimitado, incluindo autoantígenos. Em condições normais, não há resposta imunológica contra autoantígenos e sua presença não gera lesão tissular – tal fenômeno decorre da chamada autotolerância (central ou periférica).[3]

Durante o desenvolvimento da tolerância central, ocorre a maturação dos linfócitos B na medula e dos linfócitos T no timo e o encontro com MHC de classe I e/ou II. Seleções de baixa afinidade fazem a chamada seleção positiva enquanto uma alta afinidade gera a seleção negativa ou deleção das células T. A perda da capacidade de regulação, principalmente no controle de células autorreativas na etapa central, gera as doenças sistêmicas autoimunes monogênicas. Pelo menos 3 etapas de controle de autotolerância central são bem definidos:

1. De apoptose (FAS/FASL).
2. Perda da capacidade do gene AIRE.
3. Perda da capacidade de regulação via linfócito T regulador (T reg).[3]

Na autotolerância periférica, os mecanismos propostos no controle da autorreatividade são: a ignorância imunológica, na qual células T ignoram os autoantígenos mantendo assim a autotolerância; a deleção clonal, com a eliminação do clone celular por apoptose durante apresentação do antígeno sem moléculas coestimuladoras ou na ligação entre FAS e FASL; a anergia, que ocorre quando linfócitos T ligam-se a antígenos na ausência de sinais coestimulatórios e sem a produção de IL-2 são inativadas; defeitos na regulação da resposta autoimune, com a geração de linfócitos Treg que inibem ou suprimem outras células T por meio de citocinas anti-inflamatórias como IL-10 ou TGF-beta.[3]

É amplamente conhecido também que os linfócitos B participam positivamente da regulação da resposta imune através de várias funções como a produção de anticorpos, a apresentação de antígenos para linfócitos T e citocinas anti-inflamatórias já descritas acima.[4]

Desencadeamento das doenças autoimunes

Atualmente, atribui-se o desencadeamento e a perpetuação das DAIs à interrelação de três fatores básicos: predisposição genética, agentes ambientais e desregulação imunológica.

Predisposição genética

Nota-se maior frequência das DAIs entre parentes de primeiro grau e maior taxa de concordância entre gêmeos monozigóticos do que em dizigóticos.[5]

Apenas 5% das DAIs apresentam herança monogênica e o clínico deve conhecer as principais:

1. Endocrinopatia autoimune associada à candidíase e distrofia ectodérmica (APECED).
2. Imunodesregulação, poliendocrinopatia e enteropatia ligada ao cromossomo X (IPEX).
3. Lúpus monogênico: associado ao defeito de C1q.
4. Síndrome ALPS (síndrome linfoproliferativa autoimune).
5. Doenças decorrentes de mutações nos genes DNASE.
6. Deficiência da cadeia alfa do receptor de IL-2.[5-6]

Tais doenças apresentam defeitos de tolerância central ou periférica. Na Tabela 8.1. estão exemplificadas as principais doenças, o gene mutado, o tipo de herança e as principais manifestações clínicas.

Em sua maioria, as DAIs são poligênicas e envolvem diversos mecanismos multifatoriais, sendo mais proeminentes os genes do MHC. As moléculas classe I ou II do MHC podem conferir susceptibilidade por si mesmas, havendo uma evidente associação com algumas doenças como espondilite, diabetes tipo I (DM) e AR (Tabela 8.2).

A presença de um alelo de suscetibilidade para uma determinada doença não constitui fator suficiente para o seu desenvolvimento e demanda interação com outros genes. Além disso, polimorfismos também são vistos em populações assintomáticas.[7]

Finalmente, é possível que a vulnerabilidade de um determinado órgão-alvo em relação à lesão tecidual também seja determinada geneticamente, já que nem todos que apresentam anticorpos desenvolvem as mesmas lesões teciduais.[7]

Tabela 8.1. Doenças autoimunes monogênicas.

Doença	Mutação genética	Hereditariedade	Achados clínicos
ALPS	FAS	AR	• PTI • AHAI • Altos níveis de IgG • Esplenomegalia • CDN aumentadas
IPEX	FOXP3	Ligada ao X	• DMa • Enteropatia autoimune • Outros fenômenos autoimunes
APECED	AIRE	AR	• CMC • Insuficiência adrenal • Hipoparatireoidismo • Hepatites
C1q	C1qa, C1qb ou C1qc	AR	• Achados de LES • Infecções piogênicas
Deficiência da cadeia a do receptor de IL-2	Cadeia a do CD25	Desconhecida	Infiltrado linfocitário em diversos órgãos • Pulmão • Fígado • Ossos

AHAI: anemia hemolítica autoimune; ALPS: síndrome linfoproliferativa autoimune; APECED: síndrome da poliendocrinopatia autoimune-candidíase-distrofia ectodérmica; AR: autossômica recessiva; CDN: células duplo-negativo; CMC: candidíase mucocutânea crônica; DMa: Diabete melito; IPEX: síndrome da imunodesregulação, endocrinopatia e enteropatia ligada ao X; LES: lúpus eritematoso sistêmico; PTI: púrpura trombocitopênica idiopática.

Adaptada de Aghamohammadi A, Rezaei N. In: Clinical Cases in Primary Immunodeficiency Disease – A problem-Solving Approach, EN, Springer Heidelberg New York Dordrecht London, 2012.

Tabela 8.2. Associação entre HLA e doenças autoimunes.

Doença	Alelo HLA	Risco relativo
Tireoidite de Hashimoto	DR11, DR5	3,2
Doença de Graves	DR17(3)	3,7
Diabetes tipo I	DQ8	14
Artrite reumatoide	DR4, TNF-α	5,8 para DR4
Artrite reumatoide juvenil	DR8	8,1
Síndrome de Sjögren	DR3	9,7
Lúpus eritematoso sistêmico	DR3	5,8
Hepatite autoimune	DR17(3)	13,9
Pênfigo vulgar	DR4	14
Esclerose múltipla	DR2, DQ6	12
Espondilite anquilosante	B27	87,4
Miastenia *gravis*	B8	4,4
Doença celíaca	DQ2, DQ8	7
Dermatite herpetiforme	DR3	17

Adaptada de Delves et al. in Roitt´s Essential Immunology, 13. ed. USA: Blackwell Science, 2017; Barros et al. Autoimunidade: Visão do Alergista. In: Geller M, Scheinberg M. Diagnóstico e Tratamento das Doenças Imunológicas, 2. ed. Elservier, 2015.

Fatores ambientais

Gêmeos univitelinos apresentam taxa de concordância para DAIs menor do que 50%, o que indica a importância do ambiente para o desencadeamento da doença.[8] Os agentes ambientais considerados mais importantes são:

Agentes infecciosos – Os mecanismos bem conhecidos são:
» Mimetismo molecular: é o compartilhamento de um ou mais epítopos entre o agente infeccioso e vários autoantígenos.[8,9] Na Tabela 8.3. estão listados os principais agentes infecciosos e as DAIs possivelmente relacionadas.
» Ativação policlonal: muitos microrganismos, inclusive vírus, produzem superantígenos que ativam inespecificamente linfócitos T.[3,5]

Tabela 8.3. Mimetismo molecular: homologia entre microrganismos e autoantígenos em doenças autoimunes.

Doença	Agente infeccioso	Auto-antígeno
Febre reumática	*Streptococcus* do Grupo A	Miosina cardíaca
Guillain-Barré	*Campylobacter jejuni*	Gangliosídeos
Doença de Lyme	*Borrelia burgdorferi*	LFA1
Artrite reativa	*Shiguella* *Klebsiella*	HLA – B27 HLA – B27
Esclerose múltipla	EBV, influenza A, HBV octâmero	Mielina
Esponditite anquilosante	*Klebsiella*	HLA - B27
Cadiopatia chagásica	*T. cruzi*	Receptor β adrenérgico humano
LES	EBV	DNA
Diabetes	*Coxsackie B*	GAD
Miastenia *gravis*	HSV	Receptor de acetilcolina
Cirrose biliar primária	*E. coli*	Subunidade E2 de mitocôndria

GAD: descarboxilase do ácido glutâmico.

Adaptada de: Delves et al. In: Roitt´s Essential Immunology. 13. ed. USA: Blackwell Science, 2017; Barros et al. Autoimunidade: Visão do Alergista. In: Geller M, Scheinberg M. Diagnóstico e Tratamento das Doenças Imunológicas. 2ª ed. Elservier, 2015.

» Liberação de antígenos sequestrados: a destruição tecidual resultante do efeito citopático direto dos vírus pode levar à apresentação de autoantígenos previamente sequestrados no órgão-alvo para linfócitos T autorreativos.[3,5]
» Distúrbios da resposta imune inespecífica: embora normalmente as citocinas pró-inflamatórias atuem prevenindo a replicação viral, em algumas ocasiões podem levar à ativação de células T autorreativas.[8]

» Destruição ou disfunção de células necessárias para a manutenção da autotolerância: como exemplo, cita-se a infecção pelo HIV-1, que causa deleção de células CD4+ que exercem ações reguladoras da resposta imune; sua redução explica, ao menos parcialmente, a presença de autoanticorpos e de cardiopatia autoimune em pacientes infectados.[3,5]

Medicamentos – Algumas DAIs podem ser induzidas por medicamentos, levando à produção de autoanticorpos contra antígenos nucleares (H2A–H2B) e eritrócitos. São relativamente raras (6 a 12% dos casos de LES nos EUA) e, frequentemente, os anticorpos desaparecem com a suspensão da medicação, o que leva à rápida remissão dos sintomas.[10] Os mecanismos mais provavelmente envolvidos são:

» Interferência na tolerância: a hidralazina e a procainamida aumentam a expressão da molécula coestimuladora LFA-1.[10-12]
» Reatividade cruzada: alguns medicamentos (ex. penicilina) atuam como haptenos que se ligam covalentemente a peptídios ou proteínas, gerando linfócitos T que reagem cruzadamente.[4,8]
» Modificação de autoantígenos: a exposição a medicamentos ou outros agentes químicos pode modificar componentes do organismo resultando na formação de neoantígenos para os quais não havia sido estabelecida autotolerância.[5;13-14]
» Interferência na regulação imune: metais pesados como mercúrio e ouro podem ser imunotóxicos e induzir ativação policlonal de células B e altos níveis de anticorpos antinucleares similares ao LE.[15]

Outros agentes – a luz UV altera a estrutura do DNA. No LE, o uso de anticontraceptivos orais, reposição hormonal e tinturas de cabelos permanece controverso.[8,16]

Poluição ambiental – a poluição ambiental pode contribuir para o desencadeamento de AR.[17-19] As associações mais relevantes são:

» Tabagismo. Há fortes evidências de que o tabaco possa aumentar o risco para AR e LES em adultos.[20-22]
» Exposição à sílica: A inalação constante de sílica e amianto, que pode levar à doença pulmonar inflamatória crônica, o desenvolvimento de AR, LES, vasculite como Wegener, poliangeíte microscópica e Churg-Straus.[23-26]

» Exposição a solventes orgânicos. Está associada às alterações autoimunes com início em membrana basal como Goodpasture, esclerodermia e fasciite eosinofílica.[27]

Desregulação da resposta imune

O timo é o controlador da autorreatividade patológica, onde ocorre a eliminação das células T potencialmente autorreativas, bem como a seleção das células TCD4+CD25+ reguladoras (T reg) específicas para autoantígenos. A atividade reduzida de células T reg pode ser vista em doenças como a AR e a esclerose múltipla e está relacionada à susceptibilidade para DAIs.[28]

Defeitos na apoptose e na opsonização

O retardo na retirada de conteúdo intracelular por macrófagos ou via opsonização resultam em prolongada exposição a autoantígenos. A deficiência de C2, C4 ou mesmo C1q retarda a destruição do material apoptótico culminando na retenção mais prolongada de autoantígenos no local e na indução de autoimunidade.[3,5]

Doenças autoimunes

De acordo com o número de órgãos atingidos e tipo de autoanticorpos presentes, as DAIs podem ser agrupadas didaticamente em doenças órgão-específicas, doenças de espectro intermediário e doenças não órgão-específicas ou sistêmicas (Tabelas 8.4, 8.5 e 8.6). A seguir serão abordados alguns aspectos imunológicos das principais doenças autoimunes. Para detalhes de aspectos clínicos, deverão ser consultados livros de texto e periódicos especializados.

Tabela 8.4. Doenças autoimunes órgão-específicas: autoantígenos e possíveis mecanismos efetores.

Doenças	Antígenos	Mecanismos efetores
Tireoidite de Hashimoto	Tireoglobulina Peroxidase da tireoide (TPO)	• Ativação de linfócitos B com produção de autoanticorpos • Ativação de linfócitos TCD8+ citotóxicos e de T CD4+ • Diminuição de Treg (CD4+CD25+Foxp3+)
Doença de Graves	Receptor de TSH	• Ligação agonista ao receptor de TSH com aumento da produção de hormônios
Diabetes autoimune	Células β – pancreáticas Anticorpos anti-descarboxilase do ácido glutâmico (GAD) Insulina, pró-insulina, receptor de insulina Glucagon Proteínas similares à tirosina fosfatase Proteína 2 associada ao insulinoma (IA-2 e IA-2 beta)	• Ativação de linfócitos TCD4+ • Ativação de linfócitos TCD8+ • ADCC (?)

(Continua)

Tabela 8.4. Doenças autoimunes órgão-específicas: autoantígenos e possíveis mecanismos efetores. (continuação)

Doenças	Antígenos	Mecanismos efetores
LADA (diabetes autoimune latente do adulto)	Anticorpos anti-descarboxilase do ácido glutâmico (GAD)	• Ativação de linfócitos TCD4+ - Ativação de linfócitos TCD8+
Diabete insulinor-resistente	Proteína 2 associada ao insulinoma (Anti-IA2)	• ADCC (?)
	Receptor para insulina	• Anticorpo bloqueador do receptor da insulina
Miastenia grave	Receptor de acetilcolina MuSK (tirosina quinase músculo específica) Miosina, alfa-actina, rapsina, rianodina e titina	• Anticorpo bloqueador do receptor de acetilcolina
Esclerose múltipla	Proteína básica da mielina (MBP) Proteína proteolipídeo (PLP) Glicoproteína de mielina/óligo-dendrócitos (MOG)	• LT CD4+
Neuromielite óptica	Aquaporina-4 Mielina de oligodendrócitos	• Ligação do anticorpo a astrócitos • Ligação do anticorpo a oligodendrócitos
Síndrome miastênica de Lambert-Eaton (SMLE)	Canais de cálcio pré-sinápticos	• Anticorpo bloqueador do canal de cálcio prevenindo a ligação de vesículas à membrana pré-sináptica e a liberação de acetilcolina
Uveíte autoimune	Antígeno S retiniano	• LTCD4+

ADCC: citotoxicidade mediada por célula e dependente de anticorpo.
Adaptada de: Delves et al. In: Roitt's Essential Immunology. 13. ed. USA: Blackwell Science, 2017; Barros et al. Autoimunidade: Visão do Alergista. In: Geller M, Scheinberg M. Diagnóstico e Tratamento das Doenças Imunológicas. 2° ed. Elsevier, 2015.

Tabela 8.5. Doenças autoimunes de espectro intermediário: autoantígenos e possíveis mecanismos efetores.

Doenças	Antígenos	Mecanismos efetores
Hepatite autoimune tipo 1	Actina F/músculo liso, DNA, ANCA p atípico Microssomos de fígado e rim (LKM) Receptor de asialoglicoproteínas Antígeno hepático solúvel	Linfócitos TCD8+ (?) ADCC?
Hepatite autoimune tipo 2	Microssomos de fígado e rim (LKM) Citosol hepático Antígeno fígado/pâncreas	Linfócitos TCD8+ (?) ADCC?
Cirrose biliar primária	Subunidade E2 do complexo piruvato-desidrogenase (mitocôndria)	Linfócitos TCD4+ e LTCD8+
Retocolite ulcerativa	Lipopolissacarídeos do cólon	Linfócitos TCD4+ (T21)
Doença celíaca	Transglutaminase tecidual (tTG)	• Ativação de linfócitos T intestinais • Liberação de citocinas pró-inflamatórias como IFN-gama, TNF-alfa e IL-2 • Lesão de enterócitos

(Continua)

Tabela 8.5. Doenças autoimunes de espectro intermediário: autoantígenos e possíveis mecanismos efetores. (continuação)

Doenças	Antígenos	Mecanismos efetores
Púrpura trombocitopênica idiopática	Plaquetas (glicoproteína IIb/IIIa)	Anticorpos citotóxicos/opsonizantes
Anemia hemolítica Autoimune	Hemácias (Rh, antígeno I)	Anticorpos citotóxicos/opsonizantes
Anemia perniciosa	Células parietais gástricas (ATPase Na+/K+) Fator intrínseco	Anticorpos citotóxicos Anticorpo bloqueador
Pênfigo vulgar	Desmogleína 1 Desmogleína 3	• Anticorpos fixadores de complemento • ADCC? • Linfócitos TCD4+
Pênfigo foleáceo	Desmogleína 1	• Anticorpos fixadores de complemento

ADCC: citotoxicidade mediada por célula e dependente de anticorpo.
Adaptada de: Delves et al. In: Roitt's Essential Immunology. 13. ed. USA: Blackwell Science, 2017; Barros et al. Autoimunidade: Visão do Alergista. In: Geller M, Scheinberg M. Diagnóstico e Tratamento das Doenças Imunológicas. 2ª ed. Elsevier, 2015.

Tabela 8.6. Doenças autoimunes sistêmicas: autoantígenos e possíveis mecanismos efetores.

Doença	Antígenos	Mecanismos efetores
Artrite reumatoide	Peptídeo cíclico citrulinado (CCP) IgG (porção Fc da cadeia pesada) Colágeno tipo II Citoplasma de neutrófilos (ANCAp)	• Ativação de linfócitos Th1 da sinóvia • Produção de citocinas que levam à proliferação sinovial • Produção de citocinas por macrófagos (IL-1 e TNF-alfa) que mantêm o processo inflamatório • Ativação do sistema complemento por autoanticorpos com liberação de cininas, enzimas lisosômicas e radicais livres de oxigênio
Síndrome de Sjögren	SS-A (Ro), SS-B (La) Receptor de acetilcolina do epitélio glandular Ductos, mitocôndria, núcleo, IgG, tireoide Alfa-fodrin (proteína ligadora de actina)	• Linfócitos TCD4+ • Linfócitos TCD8+ citotóxicos • ADCC (?)
Esclerose sistêmica progressiva	Topoisomerase I (Scl-70), centrômero, RNA polimerase I, II e III Fibrilarina, endoribonuclease	• Ativação de linfócitos TCD4 e TCD8, macrófagos, mastócitos e plaquetas • Aumento da produção de citocinas pró-fibróticas (TGF-β, IL-1), PGDF e endotelina-1 com aumento da proliferação fibroblástica • Aumento da expressão do regulador da resposta CD19 em linfócitos B
Polimiosite	Nucleares, IgG, U1 RNP, Ro, La Sintetase (Jo-1)	• Linfócitos TCD8+ citotóxicos para miócitos em endomísio

(Continua)

Tabela 8.6. Doenças autoimunes sistêmicas: autoantígenos e possíveis mecanismos efetores. (continuação)

Doença	Antígenos	Mecanismos efetores
Dermatomiosite	Nucleares, IgG, U1 RNP, Ro, La Enzima de acetilação de histonas (Mi-2) Proteína citoplasmática de transporte (anti-SRP)	• Linfócitos TCD4+ e linfócitos B nas áreas de perimísio e perivasculares
Lúpus eritematoso sistêmico	dsDNA RNP/Sm Ro/La Nucleoproteína Proteína P ribossômica Cardiolipina/β_2-glicoproteína 1	• Complexos dsDNA e anti-dsDNA • Alteração da fagocitose (?) • Alteração do Complemento (?) • Atividade de NK ↓ (?) • Atividade de linfócitos T CD8+ ↓ (?)
LE induzido por drogas	Histona Nucleoproteína	Imunocomplexos
Síndrome antifosfolípide (SAF)	Cardiolipina, β2 glicoproteína I, protrombina e anexina V	• Ligação de anticorposa fosfolípides da membrana celular (cardiolipina ou fosfatidilserina) mediada pelo cofator beta-2 glicoproteína I • Ligação de anticorpos a proteínas plasmáticas (β2-glicoproteína I, protrombina ou anexina V) ligadas a fosfolípides aniônicos
Wegener	Proteinase 3 (ANCA c) Mieloperoxidase (ANCA p)	• Anticorpo? • Linfócitos TCD4+ • Citocinas pró-inflamatórias

ADCC: citotoxicidade mediada por célula e dependente de anticorpo.
Adaptada de: Delves et al. In: Roitt's Essential Immunology. 13. ed. USA: Blackwell Science, 2017; Barros et al. Autoimunidade: Visão

Mecanismos imunológicos efetores nas doenças autoimunes

Os mecanismos envolvidos na patogenia das DAIs ainda não estão totalmente esclarecidos. Em doenças órgão-específicas, pode ocorrer participação de linfócitos T autorreativos e de autoanticorpos, sendo que a citólise dependente de células T citotóxicas pode ser causada por necrose ou apoptose às custas de perforinas ou granzimas, respectivamente. Aparentemente, a resposta Th1 está relacionada à indução de DAIs e a resposta Th2 parece ser protetora, fato evidenciado nos estudos com gestantes que mostram uma polarização para o perfil Th2 e redução na atividade de algumas doenças autoimunes; por outro lado, mulheres com abortos espontâneos recorrentes demonstram elevação de citocinas Th1 como IFN-gama.[29] Em humanos, a resposta Th17, sabidamente inflamatória, é uma provável contribuinte no processo em doenças autoimunes como a AR.[30]

Os autoanticorpos podem causar lesão através de mecanismos de citólise ou fagocitose de células-alvo, assim como interferência na função celular.[31]

Os principais autoanticorpos e mecanismos presumivelmente envolvidos em sua patogênese e/ou utilizados no diagnóstico laboratorial estão apresentados nas Tabelas 8.4 a 8.6.

Aspectos clínicos e diagnósticos das doenças autoimunes

O diagnóstico das DAIs é estabelecido na presença de sinais e sintomas que caracterizam cada doença e critérios de classificação aceitos e validados em consensos internacionais e divulgados para o uso na clínica diária e em pesquisa.[32]

Os autoanticorpos, que constituem a principal alteração laboratorial nas DAIs, são dirigidos contra moléculas próprias do núcleo, citoplasma e superfície celular e têm valor diagnóstico ou, mais raramente, prognóstico. Podem ser detectados por várias técnicas laboratoriais, sendo os testes imunoenzimáticos e os de imunofluorescência os mais utilizados. Os mais característicos são os anticorpos antinucleares (ANA ou FAN), presentes aproximadamente em 95% dos pacientes com DAIs.[32,33]

Quando uma DAI não preenche critério de determinada patologia dizemos tratar-se de uma doença autoimune indiferenciada. As principais manifestações clínicas desta entidade são: artralgia (66%), artrite (32%), Raynaud (38%) e leucopenia (24%), sendo detectada positividade do FAN e do anti-Ro em 90% e 80% dos casos, respectivamente. Aproximadamente 25% dos pacientes com doença autoimune indiferenciada podem desenvolver doenças especificas nos primeiros 5 anos, principalmente lúpus eritematoso sistêmico.[32,33]

Os anticorpos detectados em indivíduos saudáveis ocorrem em baixos níveis, são do isotipo IgM, polirreativos e de baixa afinidade, diferenrememte dos pacientes com DAIs que apresentam IgG com elevada afinidade.[3,5]

As DAIs possuem associação com as imunodeficiências primárias (IDPs). Curiosamente, estes dois grupos de doenças constituem polos opostos de um mesmo espectro, sendo as IDPs decorrentes de uma resposta imune inadequada e as DAIs de uma resposta exacerbada. As associações clínicas mais descritas são a hipogamaglobulinemia e deficiência de IgA relacionadas à AR, Anemia Hemolítica Autoimune (AHA), Síndrome de Sjögren (SS), LES, DM, Polimiosite (PM) e anemia perniciosa (AP); as deficiências predominantemente celulares associadas às endocrinopatias autoimunes; as deficiências dos componentes C2 e C4 do sistema complemento associadas a LES e vasculites.[34,35]

Importante lembrar da associação entre autoimunidade e neoplasias. Entre estas associações citam-se: a progressão de LES, Sjögren e AR para doenças linfoproliferativas; o desenvolvimento de autoanticorpos (ANA, anti-DNA, anti-SM, anti-Ro e outros) em pacientes com câncer sem evidências de doenças autoimunes associadas (Tabela 8.7).[36,37]

Um fato importante é a existência de autoanticorpos em idosos saudáveis, sendo uma das hipóteses prováveis para tal a perda da autotolerância; sabidamente, uma das alterações da imunossenescência é a queda no número de linfócitos T naïve e o aumento relativo das células de memória. O diagnóstico de DAI no idoso pode ser difícil de ser estabelecido e trazer manifestações atípicas com clínica insidiosa. Vale ressaltar os principais autoanticorpos produzidos por ordem de frequência: anticorpos antifosfolípides (28%), fator reumatoide (22%) e fator antinúcleo (14%) – a presença de síndrome antifosfolípide ou as miopatias inflamatórias devem sempre trazer a necessidade de o clínico investigar neoplasia subclínica.[37,38]

Tabela 8.7. Autoanticorpos encontrados em pacientes com câncer.

Doença	Autoanticorpo
Neoplasias hematológicas	Anti-DNA, anti-Sm, anti-p53, anti-Ro (SSA), anti-La (SSB), anti-fosfolípide
Neoplasias gastrointestinais	Anti-DNA, anti-Sm, anti-p53, anti-c-myc, anti-HSP60
Câncer de mama	ANA, anti-p53, anti-La (SSB), anti-c-myc, anti-GAD65, anti-fosfolípide, anti-HSP60, anti-HSP90
Câncer de pulmão	ANA, anti-RNP, anti-alfa-enolase, anti-GAD65, anti-fosfolípide, anti-colágeno I, III, V
Carcinoma de células renais	Anti-Sm, anti-fosfolípide, ANCA, anti-centrômero
Melanoma	Anti-fosfolípide, anti-tirosinase, anti-centrômero
Carcinoma hepatocelular	Anti-DNA

Adaptada de: Lleo et al. Autoimmune Reviews, 2010; Barros et al. Autoimunidade: Visão do Alergista. In: Geller M & Scheinberg M. Diagnóstico Tratamento das Doenças Imunológicas. 2. ed. Elservier, 2015.

O diagnóstico genético é uma importante ferramenta no diagnóstico das DAIs; o uso de painéis genéticos específicos ou a análise do exoma permite caracterizar síndromes monogênicas contribuindo para o manejo adequado do paciente.

Na última década, as doenças autoinflamatórias vêm ganhando espaço. Suas manifestações clínicas são bastante semelhantes às das doenças autoimunes, apresentando, entretanto, títulos de autoanticorpos baixos ou mesmo inexistentes.[39] As doenças autoinflamatórias estão mencionadas no Capítulo 7.

Tratamento das doenças autoimunes

Medidas gerais

Medidas como o uso de protetor solar para evitar exposição à radiação UV, evitar uso de contraceptivos, tratamento da osteoporose durante corticoterapia e fisioterapia motora podem ser utilizadas.[32]

Controle metabólico

Principalmente em doenças onde ocorre lesão de órgão e insuficiência como na diabetes tipo 1 e na anemia perniciosa.[32]

Drogas anti-inflamatórias não esteroidais (AINEs)

Descritas na Tabela 8.8 atuam suprimindo a síntese de prostaglandinas através da inibição da cicloxigenase (COX), podendo ser inibidores não seletivos, inibidores preferenciais para a COX-2 ou seletivos para a COX-2 (Tabela 8.9). Podem ser utilizados em quadros moderados a graves atentando para toxicidade renal e gastrointestinal.[40]

Tabela 8.8. Classificação química dos principais AINEs.

Grupamento químico	AINEs
Ácido salicílico e derivados	Ácido acetilsalicílico, salicilato de sódio, diflunisal
Derivados indol-acéticos	Indometacina, sulindaco, etodolaco
Derivados aril-acéticos	Diclofenaco, aceclofenaco, tolmetina
Derivados enólicos Oxicans Pirazolonas	Meloxicam, piroxicam, tenoxicam Dipirona, fenilbutazona, benzidamina
Derivados arilpropiônicos	Ibuprofeno, cetoprofeno, fenoprofeno, naproxeno, loxoprofeno
Ácidos antranílicos (fenamatos)	Ácido mefenâmico, ácido meclofenâmico, etofenamato (tópico)
Derivados paraminofenólicos	Paracetamol (acetaminofeno), fenacetina
Coxibes	Celecoxib, etoricoxib, lumiracoxib, rofecoxib
Sulfonanilidas	Nimesulida

Adaptada de: Goodman & Gilman's. The Pharmacological Basis of Therapeutics, 12. ed. Ed. Mc Graw Hill/Medical (USA, NY) 2012.

Tabela 8.9. Classificação dos AINEs de acordo com sua ação sobre a enzima cicloxigenase (COX).

Ação	AINE
Inibidores preferenciais da COX-1	Aspirina (doses baixas)
Inibidores não seletivos da COX	Aspirina (altas doses), piroxicam, indometacina, diclofenaco, ibuprofeno
Inibidores preferenciais da COX-2	Meloxicam, nimesulida, salicilato, etodolaco
Inibidores altamente seletivos da COX-2	Celecoxibe, etoricoxibe, paracoxibe, lumiracoxibe
Inibidires seletivos da COX-3(?)	Dipirona, paracetamol

Adaptada de: Goodman & Gilman's. The Pharmacological Basis of Therapeutics, 12. ed. Ed. Mc Graw Hill/Medical (USA, NY) 2012.

Corticoides

Têm efeitos anti-inflamatórios/imunológicos em doses baixas/moderadas, incluindo a modulação negativa do fator nuclear Kappa-B, responsável pela transcrição de proteínas. São prescritos em doses baixas na ausência de envolvimento grave de órgãos, risco importante de vida ou na falha no controle dos sintomas pelos AINHs e/ou drogas antirreumáticas modificadoras da doença (DMARDs); na presença de uma agressão maior, risco potencial de vida ou quadros clínicos rapidamente progressivos, estão indicados em altas doses. Sua dose varia com doença de base e gravidade. As contraindicações do uso incluem hipersensibilidade documentada, doença gastrintestinal, infecção viral, fúngica e tuberculose.[13,32]

Drogas antirreumáticas modificadoras da doença (DMARDs)

Constituem um grupo de medicações que têm a capacidade de modificar o curso de doenças reumáticas (DMARDs, do termo inglês *Disease-Modifying Anti-Rheumatic Drugs*). São amplamente prescritas, embora seus mecanismos de ação em algumas ocasiões não estejam bem estabelecidos. Os mais utilizados estão relacionados na Tabela 8.10.[13,32,41]

Tabela 8.10. Drogas antirreumáticas modificadoras da doença (DMARDs).

DMARDs	Mecanismo de ação	Indicações
Metotrexato (MTX)	Inibidor das purinas e antagonista do ácido fólico, reduz a atividade de LTB4 e da fosfolipase A_2 e diminui a produção de IL-1, IL-6 e TNF	AR, ARJ, LES, LE cutâneo, DM, PM e SS.
Anti-maláricos (hidroxicloroquina e difosfato de cloroquina)	Diminuem a produção de IL-1 e parecem interferir na apresentação antigênica	AR, ARJ, LES, LE cutâneo, SS e DM.
Leflunomide	Inibidor da síntese das pirimidinas de linfócitos T e B	AR, LES
Sulfasalazina	Desconhecido	AR, ARJ, RCU
Dapsona	Desconhecido	LE cutâneo
Minociclina	Inibe as metaloproteinases que degradam as cartilagens	AR soropositiva leve
Penicilamina	Quebra pontes dissulfídricas nos complexos IgG – IgM).	Atualmente pouco utilizada devido a sua toxicidade

AP: artrite psoriática AR: artrite reumatóide; ARJ: artrite reumatoide juvenil; DC: doença de Crohn; DM: dermatomiosite; DMA: diabete melito; EA: espondilite anquilosante; GW: granulomatose de Wegener: LD: lúpus discoide; LES: lúpus eritematoso sistêmico; MG: miastenia gravis; PM: polimiosite; PTI: púrpura plaquetopênica idiopática; SS: síndrome de Sjögren; TRAPS: TNF receptor-1 associated periodic syndrome.
Adaptada de: Goodman & Gilman's. The Pharmacological Basis of Therapeutics, 12. ed. Ed. Mc Graw Hill/Medical (USA, NY) 2012.

Imunossupressores (citotóxicos)

Indicados para evitar danos irreversíveis aos órgãos acometidos quando a doença surge abruptamente. Servem na redução da dosagem dos corticoides e outros imunomoduladores e/ou na falha terapêutica deles em associação ou isolados. Suas principais indicações estão na Tabela 8.11.[13,32,41,42]

Tabela 8.11. Imunossupressores (citotóxicos).

Imunossupressor	Mecanismo de ação	Indicações
Azatioprina	Inibição do metabolismo das purinas	AR, ARJ, nefropatia lúpica, MG córtico-resistente, DM e PM refratárias, RCU
Micofenolato mofetil	Inibição da síntese das purinas apenas de linfócitos	AR, nefropatia lúpica, MG córtico-resistente, DM e PM refratárias
Ciclosporina	Inibição da calcineurina e transcrição da IL-2	Uveíte, diabetes tipo I incipiente, psoríase, com efeito moderado no LES, PM, PTI, DC, CBP, MG córtico-resistente e AR refratária
Ciclofosfamida	Alquilante – inibe células T e B	Nefrite lúpica, DM, PM e AHA refratárias, MG córtico-resistente e vasculites
Clorambucil	Alquilante	Manifestações extra-articulares da AR, vasculites e outras DAIs refratárias a tratamentos anteriores

AR: artrite reumatoide; ARJ: artrite reumatoide juvenil; DC: doença de Crohn; CBP: cirrose biliar primária; DM: dermatomiosite; LES: lúpus eritematoso sistêmico; MG: miastenia gravis; PM: polimiosite; PTI: púrpura plaquetopênica idiopática.
Adaptada de: Goodman & Gilman's. The Pharmacological Basis of Therapeutics, 12. ed. Ed. Mc Graw Hill/Medical (USA, NY) 2012.

Imunomodulação

O papel dos agentes biológicos das DAIs vem ganhando extrema importância nos últimos anos demonstrando um bom perfil de segurança no seu uso. O reconhecimento da imunodesregulação neste grupo de doenças tem contribuído modo decisivo para a definição dos alvos terapêuticos para ação dos agentes biológicos.[32]

As abordagens mais importantes referentes à imunomodulação nas doenças autoimunes são:

- » Antagonismo das funções das citocinas.
- » Inibição das moléculas c-estimulatórias (segundo sinal para a ativação dos linfócitos T).
- » Depleção de linfócitos B.

Antagonistas de citocinas

O antagonismo de citocinas pró-inflamatórias presentes na resposta Th1 (IL-2, inteferon gama, IL-12, IL-15, IL-18) passou a ser um importante instrumento para controle de doenças reumatológicas crônicas. Uma estratégia possível seria a ativação de citocinas de perfil Th2 (IL-4, IL-5, IL-9 e IL-13). Estudos atuais ainda não apresentam resultados satisfatórios.[3,5,43]

A nomenclatura dos imunobiológicos se baseia na sua natureza: anticorpo monoclonal ou proteína de fusão, o sufixo -*cepte* refere-se à proteína de fusão de um receptor a uma fração Fc de uma IgG1 humana; -*umab* indica um anticorpo monoclonal (mAb); -*ximab* indica anticorpo monoclonal quimérico; -*zumab* indica um mAb humanizado. Os principais imunobiológicos disponíveis, seu mecanismo de ação e suas indicações estão sumarizados na Tabela 8.12.

Agentes bloqueadores do TNF-alfa

Os atualmente disponíveis são:

- » Proteínas de fusão humanizadas – complexo solúvel formado pela porção extracelular do receptor de TNF-alfa ligada à porção Fc de uma IgG1 (Etanercept).
- » Anticorpos monoclonais solúveis que se ligam ao especificamente ao TNF-alfa solúvel ou de membrana (Infliximab, Adalimumab, Golimumab, Certolizumab).

Tabela 8.12. Imunobiológicos.

Imunossupressor	Mecanismo de ação	Indicações
Inibição de citocinas		
Etanercept, Infliximab, Adalimumab, Certolizumab pegol	Anti-TNF-α	AR, DC, EA, AP refratária
Golimumab	Anti-TNF-α	AP refratária, EA
Sifalimumab	Anti-TNF-α	LES
Anakinra, Canakinumab, Gevokizumab	Anti-IL-1β	AR, TRAPS, gota
Tocilizumab	Anti-IL-6	Ar, ARJ
Sirukumab	Anti-IL-6	Nefrite lúpica
	Inibição da coestimulação	
CTLA-4 Ig	Anti-CD80/CD86	AP, AR, LD
Daclizumab	Anti-CD25	Esclerose múltipla
Efaluzumab	Anti-LFA-1	AP refratária

(Continua)

Tabela 8.12. Imunobiológicos. (continuação)

Imunossupressor	Mecanismo de ação	Indicações
Citocinas		
IFN-β-1 a, IFN-β-1 b		Esclerose múltipla
IL-10		Psoríase
Rituximab	Depleção de células B Anti-CD20	MG, GW, DMA, PTI, AR
Belymumab	Anti-Blys (solúvel)	Nefrite lúpica
Blisimod	Anti-Blys (solúvel e de membrana)	Nefrite lúpica
Ataciecept	Anti-Blys, anti-April	LES
Sirolimus, Everolimus	Inibidor da mTOR	ALPS, Neoplasias

ALPS: síndrome linfoproliferativa autoimune; AP: artrite psoriática AR: artrite reumatóide; ARJ: artrite reumatoide juvenil; DC: doença de Crohn; DM: dermatomiosite; DMA: diabete melito; EA: espondilite anquilosante; GW: granulomatose de Wegener; LD: lúpus discoide; LES: lúpus eritematoso sistêmico; MG: miastenia gravis; PM: poliomiosite; PTI: púrpura plaquetopênica idiopática; SS: síndrome de Sjögren; TRAPS (TNF receptor-1 associated periodic syndrome).

Adaptada de: Goodman & Gilman's. The Pharmacological Basis of Therapeutics, 12. ed. Ed. Mc Graw Hill/Medical (USA, NY) 2012.

Ambos os tipos de preparados são altamente eficazes na prevenção de erosões ósseas na AR quando associados ao metotrexate (MTX). O bloqueio do TNF-alfa também é eficaz na doença de Crohn, espondilite anquilosante e artrite psoriática refratária a terapêuticas prévias.[44-46]

Agentes bloqueadores da IL-1β

Citocina com papel chave na inflamação e em vários aspectos da resposta imune. Exercendo efeitos através de dois receptores – IL-1RI e IL-1RAcP (*interleukin-1 receptor accessory protein*). Os antagonistas do receptor de IL-1R (Anakinra e Canakimumab) neutralizam IL-1β por competição pelo receptor de IL-1 ligando-se sem ativá-lo, enquanto o Gevokizumab constitui um anticorpo capaz de modular a bioatividade da IL-1β reduzindo sua afinidade para o complexo de sinalização IL-1RI:IL-1RAcP. Sua utilidade é vista em doenças autoinflamatórias (vide capítulo de doenças autoinflamatórias) e na AR associado ao MTX.[44-47]

Inibidores de IL-6

A IL-6 pode ativar células T, B, macrófagos e osteoclastos, atuando como anti e pró-inflamatória. O principal agente inibidor de IL-6 é o Tocilizumab.[48]

Inibição da coestimulação

Resultados promissores têm sido obtidos no tratamento da psoríase e, mais recentemente também da AR, com CTLA-4-Ig (Abatacept), uma proteína de fusão recombinante, uma proteína de fusão recombinante, que se liga às moléculas coestimulatórias CD80 e CD86 presentes nas células apresentadoras de antígenos, bloqueando assim sua interação com seu ligante CD 28 presente em células T.[49]

Depleção de células B

O rituximab, um anticorpo monoclonal quimérico anti-CD20, tem-se mostrado eficaz no tratamento de doenças malignas. No entanto, os resultados de sua aplicação no LES têm sido desapontadores. Outro inconveniente deste imunobiológico é a hipogamaglobulinemia secundária gerada pela depleção de linfócitos B, que pode ser transitória ou persistente, demandando reposição intravenosa de imunoglobulinas após o tratamento.[49-54]

Recentemente, o FDA aprovou o imunobiológico Belimumab (Benlysta®), um anticorpo monoclonal humanizado que inibe o BLyS (estimulador do linfócito B) para tratamento do LES com resultados promissores. Normalmente, o BLys contribui para a sobrevivência de linfócitos B e suas concentrações estão aumentadas em AR e LE.[53,54]

Administração de citocinas

Interferons β-1a e β-1b já foram aprovados pelo FDA para o tratamento da esclerose múltipla. A administração de IL-10, durante estudo de fase 2, tem mostrado bons resultados na psoríase.[55,56]

Outros agentes biológicos

Os anticorpos anti-CD4, anti-CD25 (daclizumab – inibidor do receptor de alta afinidade da IL-2) e anti-CD11a têm demonstrado relativo sucesso em pacientes com psoríase.[57,58] O anti-CD20 (rituximab), que causa profunda depressão de linfócitos B por citotoxicidade, tem efeitos promissores na miastenia *gravis*, granulomatose de Wegener, DM, púrpura trombocitopênica idiopática (PTI), estando atualmente em experiência no LES e na AR.[49-54] Medicamentos como os bloqueadores da rapamicina (Sirolimus e Everolimus) já são utilizados em pacientes portadores de imunodeficiências com manifestações autoimunes como na síndrome de PI3K delta ativada (uma imunodeficiência com autoimunidade) além de ALPS – uma DAI monogênica.[59,60]

Outros procedimentos

Plasmaferese

Utilização temporária até que a imunossupressão medicamentosa surta efeito. Tem como finalidade reduzir a deposição de imunoglobulinas em tecidos. Boa resposta no LES refratário ao tratamento, miastenia *gravis*, síndrome de Goodpasture e Wegener (doença pulmonar), quando associada a drogas imunossupressoras.[61]

Imunoglobulina intravenosa

Seu exato mecanismo ação não é conhecido, embora esteja estabelecido que possa bloquear os receptores Fc de células fagocitárias prevenindo a ligação de imunocomplexos. Resultados satisfatórios em citopenias autoimunes, esclerose múltipla, miastenia *gravis*, SLE, miopatias refratárias, dermatomiosite juvenil, abortamentos recorrentes associados a anticorpos anticardiolipina, presença de autoanticorpos para fator VIII.[62]

Transplante autólogo e alogênico de células-tronco

Tem sido realizado em pacientes com DAIs graves refratárias a outros tratamentos, como diabetes I, SLE, AR, esclerodermia e psoríase, com resultados variáveis.[63]

Terapia gênica

Cada vez mais estudada no tratamento de doenças com mutações que apresentam perda de função, consistindo basicamente no uso de DNA recombinante para substituir ou suplementar um gene disfuncional causador da patologia. Inicialmente estudada para o tratamento de doenças monogenéticas para modificar o gene causador do distúrbio, hoje vem apresentando resultados promissores em doenças multifatoriais.[64,65]

Referências bibliográficas

1. Dooley MA, Hogan SL. Environmental epidemiology and risk factors for autoimmune disease. Curr Opin Rheumatol 2003; 15:99-103.
2. Whitacre CC. Sex differences in autoimmune disease. Nature Immunol 2000; 2:777-80.
3. Abbas AK, Lichtman AH, Pillai S. Cellular and Molecular Immunology, 9. ed. USA: Saunders Elsevier, 2019.
4. Peng B, Ming Y, Yang C. Regulatory B cells: the cutting edge of immune tolerance in kidney transplantation. Cell Death Dis 9, 109 (2018).
5. Delves PJ, Martin SJ, Burton DR, Roitt IM. In Roitt´s Essential Immunology, 13. ed. USA: Blackwell Science, 2017.
6. Rich R, Fleisher T, Shearer W. Clinical Immunology, 5. ed. USA: Elsevier, 2019.
7. Encinas JA, Kuchroo VK. Mapping and identification of autoimmunity genes. Curr Opin Immunol 2000; 12:691-7.
8. Christen U, von Herrath MG. Initiation of autoimmunity. Curr Opin Immunol 2004; 16:759-67.
9. Bach JF. Infections and autoimmune diseases. J Autoimmun. 2005;25 Suppl:74-80.

10. Chang C, Gershwin ME. Drug-induced lupus erythematosus: incidence, management and prevention. Drug Saf. 2011 May 01;34(5):357-74

11. Rubin RL, Kretz AR. A nondeletional mechanism for central T cell tolerance. Crit Rev Immunol 2001; 21:29-40.

12. Yung R, Powers D, Johnson K, et al. Mechanisms of drug-induced lupus II: T cells overexpressing lymphocyte function-associated antigen 1 become autoreactive and cause a lupus-like disease in syngeneic mice. J Clin Invest 1996; 97:2866-71.

13. Lichenstein LM, Busse WW, Geha RS. Current Therapy in Allergy, Immunology & Rheumatology, 6th edition, Philadelphia, Mosby, 2004.

14. Chang C, Gershwin ME. Drugs and autoimmunity--a contemporary review and mechanistic approach. J Autoimmun. 2010 May;34(3):J266-75.

15. Olsson AR, Skogh T, Wingren G: Comorbidity and lifestyle, reproductive factors, and environmental exposures associated with rheumatoid arthritis. Ann Rheum Dis 2001; 60:934-9.

16. Smyk D, Rigopoulou EI, Bizzaro N, Bogdanos DP. Hair dyes as a risk for autoimmunity: from systemic lupus erythematosus to primary biliary cirrhosis. Auto Immun Highlights. 2012;4(1):1-9. 2012

17. Farhat SCL, Silva CA, Orione MA, et al. Air pollution in autoimmune rheumatic diseases: A review. Autoimmunity Reviews 2011; 11:14-21.

18. Cozen W, Diaz-Sanchez D, James-Gauderman W, Zadnick J, Cockburn MG, Gill PS, et al. Th1 and Th2 cytokines and IgE levels in identical twins with varying levels of cigarette consumption. J Clin Immunol 2004;24:617-22.

19. MacGregor AJ, Snieder H, Rigby AS, Koskenvuo M, Kaprio J, Aho K, et al. Characterizing the quantitative genetic contribution to rheumatoid arthritis using data from twins. Arthritis Rheum 2000;43:30-7.

20. Van der Helm-van Mil AH, Verpoort KN, le Cessie S, Huizinga TW, de Vries RR,Toes RE.The HLA-DRB1 shared epitope alleles differ in the interaction with smoking and predisposition to antibodies to cyclic citrullinated peptide. Arthritis Rheum 2007;56:425-32.

21. Sugiyama D, Nishimura K, Tamaki K, Tsuji G, Nakazawa T, Morinobu A, et al. Impact of smoking as a risk factor for developing rheumatoid arthritis: a metaanalysis of observational studies. Ann Rheum Dis 2010;69:70-81.

22. Jaakkola JJ, Gissler M. Maternal smoking in pregnancy as a determinant of rheumatoid arthritis and other inflammatory polyarthropathies during the first 7 years of life. Int J Epidemiol 2005;34:664-71.

23. Rosenman KD, Moore-Fuller M, Reilly MJ. Connective tissue disease and silicosis. Am J Ind Med 1999;35:375-81.

24. Lim Y, Kim JH, Kim KA, Chang HS, Park YM, Ahn BY, et al. Silica-induced apoptosis in vitro and in vivo. Toxicol Lett 1999;108:335-9.

25. Pfau JC, Sentissi JJ, Li S, Calderon-Garciduenas L, Brown JM, Blake DJ.Asbestos-induced autoimmunity in C57BL/6 mice. J Immunotoxicol 2008;2:129-37.

26. Farhat SCL, Silva CA, Orione MAM et al. Air pollution in autoimmune rheumatic diseases: A review. Autoimmunity Reviews 2011; 11: 14-21.

27. Ohtsuka T. Organic solvent-induced myopathy simulating eosinophilic fasciitis and/or dermatomyositis. J Dermatol. 2009 Jun;36(6):358-9.

28. Dominguez-Villar M, Hafler DA. Regulatory T cells in autoimmune disease. Nat Immunol 19, 665-73, 2018.

29. Reinhard G, Noll A, Schlebusch H, Mallmann P, Ruecker AV. Shifts in the TH1/TH2 balance during human pregnancy correlate with apoptotic changes. Biochem Biophys Res Commun. 1998 Apr 28;245(3):933-8.

30. Yasuda K, Takeuchi Y, Hirota K. The pathogenicity of Th17 cells in autoimmune diseases. Semin Immunopathol. 2019 May;41(3):283-97.

31. Balasa B, Sarvetnick N. Is pathogenic humoral autoimmunity a Th1 response? Lessons from (for) myasthenia gravis. Immunol Today 2000; 21:19-23.

32. Goldman L, Ausiell D. Cecil Textbook of Medicine, 26. ed. Elsevier, 2019.

33. Lleo A, Invernizzi P, Gao B, Podda M, Gershwin ME. Definition on autoimmunity – autoantibodies versus autoimmune disease. Autoimmune Reviews, 2010; 9:259-66.

34. Kokron CM, Errante PR, Barros MT, Baracho GV, Camargo MM, Kalil J, Rizzo LV. Clinical and laboratory aspects of common variable immunodeficiency. An Acad Bras Cienc. 2004;76(4):707-26.

35. Brandt D, Gershwin ME. Common variable immune deficiency and autoimmunity. Autoimmun Rev. 2006;5(7):465-70.

36. Ramon-Casals M, Brito-Zeron P, Font J. Systemic autoimmune diseases in elderly patients: Atypical presentation and association with neoplasia. Autoimmun Rev 2004; 3: 376-82.

37. Julio C. Valencia, Nkolika Egbukichi, and Rebecca A. Erwin-Cohen.Journal of Interferon & Cytokine Research.Jan 2019.72-84.

38. Agondi RC, Rizzo LV, Kalil J, Barros MT. Imunossenescência. Rev. bras. alerg. imunopatol. 2012;35(5):169-76.

39. Grateau G, Hentgen V, Stojanovic KS, Jéru I, Amselem S, Steichen O. How should we approach classification of autoinflammatory diseases? Nat. Rev. Rheumatol. 2013; 9:624-9.

40. Brunton LL, Hilal-Dandan R, Knollmann B. Goodman & Gilman's. The Pharmacological Basis of Therapeutics. 12. ed. McGral Hill, 2012.

41. Jameson L, Larry L, Dennis L, Kasper, Dan L, et al. Harrison's Principles of Internal Medicine. 2018.

42. Brogan PA, Dillon MJThe use of immunosuppressive and cytotoxic drugs in non-malignant disease. Archives of Disease in Childhood 2000;83:259-64.

43. Astrakhantseva IV, Efimov GA, Drutskaya MS, Kruglov AA, Nedospasov SA. Modern anti-cytokine therapy of autoimmune diseases. Biochemistry (Mosc). 2014 Dec;79(12):1308-21.

44. Brandt J, Haibel H, Cornely D, et al. Successful treatment of active ankylosing spondylitis with the anti-tumor necrosis factor alpha monoclonal antibody infliximab. Arthritis Rheum 2000; 43:1346-52.

45. Mease PJ, Goffe BS, Metz J, VanderStoep A, Finck B, Burge DJ. Etanercept in the treatment of psoriatic arthritis and psoriasis: a randomised trial. Lancet 2000; 356:385-90.

46. Blech M, Peter D, Fischer P, Bauer MMT et al. One Target – Two Different Binding Modes: Structural Insights into Gevokizumab and Canakinumab Interactions to Interleukin-1β Journal of Molecular Biology 2013; 425: 94-111.

47. Dinarello CA, Simon A, van der Meer JW. Treating inflammation by blocking interleukin-1 in a broad spectrum of diseases. Nat Rev Drug Discov. 2012;11(8):633-52.

48. Scott LJ. Tocilizumab: A Review in Rheumatoid Arthritis [published correction appears in Drugs. 2017 Dec 19]. Drugs. 2017;77(17):1865-79.

49. Ozen G, Pedro S, Schumacher R, Simon TA, Michaud K. Safety of abatacept compared with other biologic and conventional synthetic disease-modifying antirheumatic drugs in patients with rheumatoid arthritis: data from an observational study. Arthritis Res Ther. 2019;21(1):141.

50. Mok CC. Rituximab for the treatment of rheumatoid arthritis: an update. Drug Des Devel Ther. 2013;8:87-100. Published 2013 Dec 27.

51. Boudreault K, Justus S, Sengillo JD, et al. Efficacy of rituximab in non-paraneoplastic autoimmune retinopathy. Orphanet J Rare Dis. 2017;12(1):129.

52. Rodrigo C, Rajapakse S, Gooneratne L. Rituximab in the treatment of autoimmune haemolytic anaemia. Br J Clin Pharmacol. 2015;79(5):709-19.

53. Doria A, Bass D, Schwarting A, et al. A 6-month open-label extension study of the safety and efficacy of subcutaneous belimumab in patients with systemic lupus erythematosus. Lupus. 2018;27(9):1489-98.

54. Samotij D, Reich A. Biologics in the Treatment of Lupus Erythematosus: A Critical Literature Review. Biomed Res Int. 2019;2019:8142368.

55. Tian G, Li JL, Wang DG, Zhou D. Targeting IL-10 in auto-immune diseases. Cell Biochem Biophys. 2014 Sep;70(1):37-49.

56. Asadullah K, Sterry W, Volk HD. Interleukin-10 and Psoriasis. In: Madame Curie Bioscience Database [Internet]. Austin (TX): Landes Bioscience; 2000-13.

57. Baldassari, L.E., Rose, J.W. Daclizumab: Development, Clinical Trials, and Practical Aspects of Use in Multiple Sclerosis. Neurotherapeutics 14, 842-58 (2017).

58. Tsai Y-C, Tsai T-F. Anti-interleukin and interleukin therapies for psoriasis: current evidence and clinical usefulness. Therapeutic Advances in Musculoskeletal Disease. November 2017:277-94.

59. Bride KL, Vincent T, Smith-Whitley K, Lambert MP, Bleesing JJ, et al. Sirolimus is effective in relapsed/refractory autoimmune cytopenias: results of a prospective multi-institutional trial. Blood 2016; 127 (1): 17-28.

60. Coulter TI, Cant AJ. (2018). The Treatment of Activated PI3Kδ Syndrome. Frontiers in Immunology, 9, 2043.

61. Córdoba JP, Larrarte C, Estrada C, Fernández-Ávila DG. Therapeutic plasma exchange in rheumatic diseases: a university hospital experience. Rev. Bras. Reumatol. [Internet]. 2017 Oct [cited 2021 Apr 26]; 57(5): 397-402.

62. Patil V, Kaveri SV. (2013) The mechanisms of action of IVIG in autoimmune and inflammatory diseases. VOXS, 8: 185-8.

63. Choi EW. Adult stem cell therapy for autoimmune disease. Int J Stem Cells. 2009;2(2):122-8.

64. Shu SA, Wang J, Tao MH, Leung PS. Gene Therapy for Autoimmune Disease. Clin Rev Allergy Immunol. 2015 Oct;49(2):163-76.

65. Steinman L, Ho PP, Robinson WH, Utz PJ, Villoslada P. (2019). Antigen-Specific Tolerance to Self-Antigens in Protein Replacement Therapy, Gene Therapy, and Autoimmunity. Current Opinion in Immunology 2019, 61:46-53.

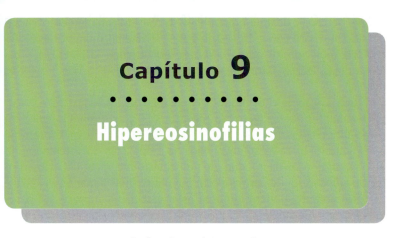

Capítulo 9

Hipereosinofilias

Claudia Leiko Yonekura Anagusko
Bruno Sini
Myrthes Anna Maragna Toledo Barros

Definição e etiologia

Os eosinófilos são granulócitos bilobulados e caracterizam-se pela afinidade de seus grânulos citoplasmáticos por corantes ácidos como a eosina. Há muito anos, têm sido implicados na resposta imune contra infecções e no remodelamento tecidual e, mais recentemente, também na sobrevida de tumores e regulação de outras células do sistema imune.[1]

Os eosinófilos são gerados na medula óssea a partir de células-tronco pluripotentes caracterizando-se pela expressão dos marcadores de membrana CD34, IL-5R e CCR3. Ainda na medula óssea, sofrem diferenciação e maturação estimulados por IL-5, IL-3 e GM-CSF que se ligam a receptores que compartilham uma cadeia beta comum. Os eosinófilos permanecem na medula óssea durante 8 dias correspondendo de 1 a 6% das células medulares. Após a complementação da maturação são liberados no sangue onde têm meia-vida que varia de 8 a 18 horas.

Quando maduros, os eosinófilos expressam uma grande variedade de receptores de membrana para diversos componentes do sistema imune: porção Fc de imunoglobulinas, frações do complemento, citocinas (IL-3, IL-5, GM-CSF, IL-1a, IL-2, IL-4, IL-13, TNF-alfa), quimiocinas (CCR1 e CCR3), moléculas de adesão (VLA-4), leucotrienos (LTB4, ECFA), prostaglandinas (PGD2), fator ativador de plaquetas (PAF) e TLRs (*receptors toll-like*).

Sob a ação de citocinas (CCL11, 22 e 26 ou eotaxinas-1, 2 e 3, respectivamente) que se ligam ao receptor CCR3, os eosinófilos migram para vários tecidos e órgãos (timo, baço, mucosas do trato gastrintestinal e respiratório) onde estão envolvidos na modulação do sistema imune ou na manutenção da integridade funcional (útero, glândula mamária e tecido adiposo), onde permanecem por uma a duas semanas.

No entanto, podem também estar associados a processos patológicos migrando para sítios submetidos a estresse inflamatório com predomínio de linfócitos de perfil Th2 como coração, intestino, esôfago, trato respiratório, pele, fígado, ductos biliares e nervos periféricos. Os eosinófilos também são capazes de promover inflamação intravascular e desencadear a cascata de coagulação.

Em resumo, dependendo de sua localização e estado de ativação, os eosinófilos podem contribuir tanto para a homeostasia de vários órgãos e regulação do sistema imune, assim como também podem participar de processos patológicos que levam ao dano tecidual e à doença. Cabe ressaltar que a IL-5 constitui a citocina-chave para os eosinófilos, atuando em todas as etapas de seu ciclo de vida como diferenciação e maturação na medula óssea, liberação e subsequente sobrevivência e persistência na circulação e nos tecidos. Adicionalmente, previne a apoptose e promove a ativação celular, constituindo por isso alvo-terapêutico para o tratamento de alguns tipos de hipereosinofilia.[1]

Uma vez ativados, os eosinófilos liberam uma grande variedade de mediadores pró-inflamatórios e citocinas, alguns dos quais com funções biológicas ainda não totalmente esclarecidas, sendo os principais:

» Moléculas biologicamente ativas produzidas e armazenadas em seus grânulos citoplasmáticos, como a proteína básica principal (MBP), correspondente a 50% do conteúdo desses grânulos, que tem efeito tóxico potente sobre parasitas, tecido cardíaco e células epiteliais do trato respiratório; a proteína catiônica eosinofílica (ECP) e a neurotoxina derivada de eosinófilos (EDN), que têm atividade RNAse e são tóxicas para parasitas e para o vírus sincicial respiratório; proteínas de função ainda desconhecida que formam os

cristais de Charcot-Leyden, que podem ser detectados no escarro, fezes e tecidos e que constituem uma característica marcante das doenças relacionadas às eosinofilias.
» Intermediários reativos do oxigênio (ânion superóxido, peróxido de hidrogênio e radicais do hidrogênio) e enzimas de degradação (elastase, colagenase e fosfolipase) que lesam as estruturas teciduais.
» Mediadores lipídicos como o leucotrieno LTC4 e seus metabólitos ativos, LTD4 e LTE4, que contribuem para a ampliação da resposta inflamatória como contração da musculatura lisa das vias aéreas, aumento da secreção de muco e da permeabilidade vascular e indução da infiltração tecidual pelos eosinófilos e neutrófilos.
» Citocinas como IL-1, IL-3, IL-4, IL-5, IL-6, IL-8, IL-10, TGF-β e TNF-alfa, cujo papel na reação inflamatória alérgica ainda não foi totalmente esclarecido, havendo evidências de que tenham função imunomoduladora.

Quando a ativação é intensa e persistente, o eosinófilo pode causar mudanças profundas no microambiente, que resultam em fibrose, trombose e dano grave em órgãos, especialmente na pele, via aérea e trato gastrointestinal.[1,2] O dano tecidual geralmente ocorre quando há mais de 1.500 eosinófilos/μL.

Eosinofilia

Embora sejam consideradas células predominantemente teciduais em crianças e adultos, o número de eosinófilos no sangue considerado normal varia de 450 a 500/mm^3, o que corresponde a até 5% dos leucócitos.[2] Sua contagem sofre variação com o ritmo circadiano com valores mais baixos pela manhã e mais altos à tarde.

A eosinofilia é definida como um número maior do que 500 eosinófilos/mcL no sangue ou tecidos.[2] Pode ser causada por:
» Expansão policlonal (eosinofilias reativas ou secundárias): geralmente são causadas pela ação de citocinas que induzem a produção de eosinófilos, como IL-3, GM-CSF e, principalmente, IL-5. As principais causas estão listadas na Tabela 9.1.
» Expansão clonal: tipicamente, os eosinófilos são derivados de progenitores contendo mutações em receptores oncogênicos de tirosina quinase, como receptor do fator de crescimento derivado de

plaquetas (PDGFRA, PDGFRB), receptor de fator de crescimento de fibroblastos 1 (FGFR1) ou outro adquirido. Podem levar à expansão clonal predominantemente de eosinófilos (leucemia eosinófilica) ou à proliferação de diversas linhagens (leucemia mielocítica crônica).

Tabela 9.1. Causas de eosinofilia reacional associadas às variantes da síndrome hipereosinofílica (HES).

Infecções	Parasitas: ascaridíase, esquistossomose, estrongiloidíase, ancilostomose, filariose, fasciolose hepática, triquinelose, paragonimíase. Ectoparasitas (escabiose), vírus (HIV, HTLV), fungos, protozoários (*Isospora belli, Sarcocystis sp*)
Doenças alérgicas	Dermatite atópica, asma, rinite, rinossinusite crônica Reações de hipersensibilidade a medicamentos
Medicamentos	Antibióticos, AINEs, inibidores da ECA, betabloqueadores Anticonvulsivantes (fenitoina, valproato) Antidepressivos (fluoxetina, amitriptilina)
Doenças pulmonares	Pneumonias eosinofílicas, fibrose cística, bronquiectasia Aspergilose broncopulmonar alérgica
Doenças do tecido conectivo	Granulomatose eosinofílica com poliangeíte, Lúpus eritematoso sistêmico, artrite reumatoide grave, síndrome de Sjögren, esclerodermia, doença mista do tecido conjuntivo, doença relacionada à IgG4, fasciíte eosinofílica
Doenças gastrointestinais	Esofagite eosinofílica, gastroenterite eosinofílica, doenças gastrointestinais eosinofílicas (ESID), doença inflamatória intestinal, colangite eosinofílica, cirrose biliar primária
Doenças cutâneas	Paniculite eosinofílica, fasciíte eosinofílica, celulite eosinofílica, vasculite eosinofílica necrotizante cutânea recorrente, angioedema episódico com eosinofilia, doença de Kimura

(Continua)

Tabela 9.1. Causas de eosinofilia reacional associadas às variantes da síndrome hipereosinofílica (HES). (continuação)

Doenças endocrinológicas	Doença de Addison
Doenças tóxicas	Síndrome miálgica eosinofílica (L-triptofano)
Doenças neoplásicas	Leucemia de células T e B, linfoma Tumores sólidos secretores de IL-5
Imunodeficiências	Síndrome de hiper IgE, síndrome de Ommen, IPEX, Wiskott – Aldrich

Fonte: Crane et al. J Allergy Clin Immunol. 2010;126(1):179.

O aumento significativo e duradouro dos eosinófilos na circulação é geralmente devido a doenças parasitárias, alérgicas e inflamatórias ou a doenças mais raras, clonais ou idiopáticas, que cursam com danos graves aos tecidos em consequência da infiltração eosinofílica (Tabela 9.1).

A hipereosinofilia é definida pela presença acima de 1.500 eosinófilos/µL em sangue periférico (em 2 amostras, com intervalo de pelo menos 1 mês) e/ou de eosinofilia em tecidos, de acordo com um dos seguintes critérios:

» Eosinófilos na medula óssea acima de 20% de todas as células nucleadas.
» Infiltração eosinofílica tecidual extensa quando comparada aos valores normais ou a outras células inflamatórias.
» Deposição significativa de grânulos proteicos derivados de eosinófilos (na ausência ou presença de infiltração predominantemente eosinofílica), indicando ativação local dessas células.[2]

Síndrome hipereosinofílica (HES)

É caracterizada por hipereosinofilia em sangue periférico, dano ou disfunção de órgão atribuído à hipereosinofilia e exclusão de outras condições que justifiquem a injúria tecidual. O dano é atribuído à presença de eosinófilos em tecidos quando houver mais uma das seguintes alterações: fibrose (pulmão, coração, trato gastrointestinal, pele e outros); trombose com ou sem tromboembolismo; acometimento cutâneo (incluindo mucosa) com eritema, edema/angioedema, ulceração, prurido e eczema; neuropatia periférica ou central com déficit neurológico crônico ou recorrente. Menos comumente, outros órgãos podem estar envolvidos como fígado, pâncreas e rim.[2] Assim, a sigla HES passou a abranger um amplo espectro de doenças classificadas de acordo com seu fenótipo clínico, nível de gravidade e alterações citogenéticas, que variam desde formas benignas até formas agressivas e potencialmente fatais.

A prevalência da HES é desconhecida, estimando-se que seja entre 0,36 a 6,3 por 100.000 indivíduos na população geral.[3] A maioria dos pacientes é diagnosticada entre 20 e 50 anos, embora crianças também possam ser acometidas.

Classificação

A HES pode ser classificada em mieloproliferativa (M-HES), linfocítica (L-HES), de sobreposição (*overlap*), secundária/reacional/associada, familiar e idiopática.[6]

As variantes mais bem caracterizadas são a M-HES e a L-HES, que diferem visivelmente quanto à distribuição entre os gêneros, apresentação clínica, prognóstico e tratamento.

Variante mieloproliferativa (M-HES)

Ocorre quase exclusivamente em homens adultos (relação entre homens e mulheres de aproximadamente 17:1). Apresenta características típicas de outras doenças mieloproliferativas associadas a complicações relacionadas ao dano tecidual pelo eosinófilo e consequente liberação de seus mediadores e citocinas, sendo predominantes os sintomas cardíacos, respiratórios, vasculares e gastrintestinais. Pode progredir para leucemia aguda eosinofílica ou crise blástica. Algumas variantes mieloproliferativas são derivadas de uma mutação por fusão a partir da qual se forma um novo gene. A mais conhecida é a deleção no cromossomo 4q12 que resulta na expressão de um gene de fusão FIP1L1-PDGFRA que codifica para uma proteína oncogênica com forte atividade autônoma de tirosinoquinase. Embora seja uma mutação de célula tronco, a expansão de eosinófilo clonal predomina sobre as outras linhagens. Outras mutações também descritas podem ocorrer em PDGFRB, FGFR1, KIT e JAK2.[6]

Variante linfocítica (L-HES)

Geralmente benigna, acomete igualmente os dois gêneros. Caracteriza-se pelo acometimento cutâneo (eczema, eritrodermia, prurido, urticária e angioedema) e presença de clones atípicos não malignos de linfócitos T (a maioria CD3-CD4+).[6] Dependendo do clone T atípico presente (produtor de IL-3 e IL-4 além de IL-5), pode ocorrer ativação policlonal de linfócitos B com síntese elevada de IgE e associação com doenças atópicas. Embora menos comumente, também pode ser observada hipergamaglobulinemia policlonal à custa de IgG ou IgM (Tabela 9.2).

Tabela 9.2. Características clínicas e laboratoriais das variantes mieloproliferativa (M-HES) e linfocítica (L-HES) da síndrome hipereosinofílica.

M-HES	L-HES
Características clínicas	
Predominância em homens	Distribuição similar entre os sexos
Faixa etária: 25 a 55 anos (7-77 anos)	Faixa etária: em qualquer idade
Manifestações características de doenças mieloproliferativas: febre, palidez, perda ponderal, hepatoesplenomegalia, linfonodomegalia, fadiga	Ausência de manifestações características de doenças mieloproliferativas
Atopia e manifestações cutâneas ausentes	Atopia e manifestações cutâneas (placas, eritrodermia, urticária) frequentes
Acometimento cardíaco comum: trombos cardíacos intramurais, endomiocardionecrose/fibrose	Acometimento cardíaco raro
Acometimento de SNC frequente	Acometimento de SNC raro
Artralgia, sinovites, oclusões vasculares, infiltrados pulmonares podem estar presentes	Artralgia, sinovites, oclusões vasculares, infiltrados pulmonares podem estar presentes

(Continua)

Tabela 9.2. Características clínicas e laboratoriais das variantes mieloproliferativa (M-HES) e linfocítica (L-HES) da síndrome hipereosinofílica. (continuação)

M-HES	L-HES
Características clínicas	
Pode progredir para leucemia aguda eosinofílica ou crise blástica	Usualmente doença linfoproliferativa benigna, mas pode progredir para linfoma T
Características laboratoriais	
Anemia, trombocitopenia, eosinófilos displásicos no sangue, níveis aumentados de B12 e de triptase	Níveis de vitamina B12 e triptase normais. Ausência de eosinófilos displásicos no sangue
Níveis normais de imunoglobulinas, IL-5, ausência de clones anormais de linfócitos T	Hipergamaglobulinemia policlonal, níveis elevados de IgE e de IL-5, presença de clones anormais de linfócitos T
Medula óssea hipercelular, presença de mastócitos espiculados e de mielofibrose	Ausência de hipercelularidade de medula óssea, mastócitos espiculados, mielofibrose
Mutação do gene FIP1L1-PDGFR frequente	Ausência de mutação do gene FIP1L1-PDGFR

Adaptada de: Valent et al. J Allergy Clin Immunol. 2012;[2] Roufosse et al. 2010.[4]

HES secundária

Está relacionada à hipereosinofilia reacional por expansão policlonal de eosinófilos pela doença de base[2,6] (Tabela 9.1).

As variantes por overlap da HES

Incluem doenças restritas a um órgão único, como as doenças gastrointestinais eosinofílicas, fasceíte eosinofílica, pneumonia eosinofílica crônica, além de doenças multissistêmicas com fenótipo clínico distinto, como a granulomonatose eosinofílica com poliangeíte (síndrome de Churg-Strauss).[6]

HES familiar

Extremamente rara, constitui uma condição autossômica dominante, provavelmente relacionada à desregulação da expressão de IL-5.[6] Diferencia-se de outras variantes da HES por seu curso mais benigno e ausência relativa de ativação de eosinófilos e consequentes danos teciduais, embora raramente possa progredir para outras formas graves de HES.

HES idiopática

É classificada quando a causa da hipereosinofilia não é detectada.[2,6]

Características clínicas

As manifestações clínicas das hipereosinofilias são variáveis e dependem da sua etiologia. Durante a investigação, deve-se realizar uma anamnese minuciosa, incluindo:

- » História da moléstia atual: sintomas gerais e específicos (conforme Tabela 9.3) com investigação dirigida para aqueles compatíveis com possíveis causas relacionadas às síndromes hipereosinofílias (doenças alérgicas, infecciosas, gastrointestinais, vasculites, pneumopatias).
- » Antecedentes pessoais: história de exposição ocupacional e recreacional, uso de medicamentos, profissão, alimentação, origem geográfica, viagens relacionadas a áreas epidêmicas de parasitoses.
- » História familiar: antecedentes de hipereosinofilias e neoplasias.
- » Exame físico: avaliação completa com foco na identificação de lesões que possam sugerir a causa da eosinofilia e envolvimento de órgãos; avaliar especialmente lesões cutâneas, linfadenomegalia, hepatoesplenomegalia, ausculta cardiopulmonar, alterações neurológicas e gastrointestinais.

As síndromes hipereosinofílicas são doenças multissistêmicas potencialmente fatais e são caracterizadas por infiltração eosinofílica em órgãos alvos, com predomínio na pele, coração, pulmões, trato gastrointestinal e sistema nervoso periférico (Tabelas 9.2 e 9.3).

Tabela 9.3. Principais manifestações das síndromes hipereosinofílicas.

Acometimento	Manifestações
Hematológico	Linfonodomegalia, trombose, anemia, plaquetopenia, eosinofilia, eosinófilos displásicos
Cutâneo	Urticária, angioedema, eczema, eritrodermia, úlcera em mucosa
Cardiovascular	Miocadite eosinofílica: dor torácica, dispneia, arritmia, insuficiência cardíaca, pericardite aguda, choque cardiogênico, morte súbita
Pulmonares	Dispneia, tosse, sibilância. Infiltrado em parênquima, derrame pleural, embolia pulmonar
Neurológicas	Acidente vascular isquêmico por tromboembolismo. Encefalopatia. Neuropatia periférica
Gastrointestinais	Perda de peso, dor abdominal, vômitos, diarreia, gastrite eosinofílica, enterite e/ou colite, hepatite, colangite, síndrome de Budd-Chiari

Adaptada de: Butt et al. British Journal of Haematology, 2017.[5] Roufosse et al. 2010.[4]

Exames complementares

Na investigação laboratorial das hipereosinofilias, a identificação de sua etiologia deve ser direcionada através de uma avaliação clínica minuciosa e da detecção de possíveis danos de órgãos-alvo relacionados ao aumento de eosinófilos teciduais.[4,5]

Os pacientes devem realizar inicialmente hemograma completo, esfregaço de sangue periférico (para avaliar presença de eosinófilos displásicos e blastos), funções renal e hepática, alterações séricas de fase aguda (proteína C reativa, velocidade de hemossedimentação), níveis de vitamina B12 (aumentada na M-HES) e de imunoglobulinas e exames protoparasitológicos de fezes. Além disso, devem ser avaliados para as causas de eosinofilia reacional de acordo com a suspeita clínica.[4-6]

Pacientes com hipereosinofilia sem causa aparente devem ser avaliados para a possibilidade de neoplasia hematológica com eosinofilia clonal. Inicialmente, pode-se pesquisar o gene de fusão FIP1L1-PDGFRA em sangue periférico pelo método FISH ou por RT-PCR. Também deve ser solicitada triptase sérica para diagnóstico diferencial com leucemia eosinofílica crônica ou mastocitose sistêmica.[5] Na ausência de causa identificável e da mutação FIP1L1-PDGFRA por FISH ou RT-PCR, deve-se realizar mielograma, biopsia de medula óssea e análise citogenética.[5]

Além disso, deve ser avaliada a possibilidade de linfoma ou síndrome hipereosinofílica variante linfocítica, através de imunofenotipagem de sangue periférico (CD3, CD4, CD8 e CD19/20 para avaliar a presença de populações de linfócitos aberrantes e doenças linfoproliferativas) e de linfócitos da medula óssea e análise de rearranjo de receptor de células T.[5,6]

A avaliação de possíveis danos de órgãos-alvo associados à hipereosinofilia inclui: radiografia e/ou tomografia de tórax, ecocardiograma, dosagem de troponina sérica, prova de função pulmonar. Além disso, dependendo da hipótese diagnóstica, devem ser consideradas tomografia de abdômen, eletrocardiograma, endoscopia/colonoscopia e investigação histológica.[4,5] Nos pacientes com dano de órgão alvo, a frequência das avaliações seriadas deve ser determinada pela gravidade e extensão do comprometimento do órgão e/ou piora da eosinofilia.[5]

Tratamento

O tratamento a ser instituído depende da etiologia e gravidade da hipereosinofilia. Os pacientes com hipereosinofilias reacionais devem ser tratados de acordo com a causa base, enquanto aqueles com hipereosinofilias assintomáticas, assintomáticos e sem evidencias de envolvimento de órgãos-alvo (no caso de hipereosinofilias de significado incerto e hipereosinofilias familiares), não requerem tratamento. Devem apenas ser mantidos em observação pelo risco de uma possível evolução para uma síndrome hipereosinofílica mais grave.

O tratamento da HES tem como alvos terapêuticos reduzir o número absoluto de eosinófilos, melhorar sinais e sintomas e prevenir a progressão da doença.

Na maioria dos indivíduos saudáveis, os glicocorticoides por via sistêmica ou tópica reduzem rapidamente a eosinofilia sanguínea, que alcança seu nadir 4 horas após a administração da droga. Os corticosteroides atuam suprimindo a transcrição de diversos genes incluindo os

que codificam para IL-3, IL-4, IL-5, GM-CSF e eotaxinas, desestabilizando o mRNA e reduzindo a meia vida dessas citocinas. O corticoide sistêmico é considerado tratamento de primeira com exceção de:
- » Pacientes com HES reacional.
- » Pacientes com mutação conhecida PDGFRA ou PDGFRB, que podem ser tratados com o inibidor da tirosinaquinase imatinib.
- » Pacientes com variantes de sobreposição com outras síndromes, como as doenças gastrointestinais eosinofílicas que podem ser tratadas com corticoides tópicos.

Em um estudo multicêntrico, a taxa de resposta ao corticoide sistêmico foi de 85% em um mês,[7] embora mais de 40% dos pacientes tenham descontinuado o tratamento por ausência de resposta, intolerância ou outros motivos.

No entanto, alguns pacientes apresentam resistência aos glicocorticoides mesmo em altas doses, sendo que nesses casos estão indicados medicamentos alternativos ou adjuvantes como a hidroxiureia, as drogas mielossupressoras, o IFN-alfa ou imatinibe.[6]

O imatinibe é a droga de escolha para o tratamento de M-HES, com mutação de fusão FIP1L1-PDGFRA, uma vez que mudou radicalmente o prognóstico desses pacientes.[7] Seus efeitos colaterais são dose-dependentes e quando administrado em doses baixas (100 mg/dia) é bem tolerado, havendo raras descrições de resistência ao tratamento. Ainda não há evidências de que o imatinib seja curativo para a HES através da erradicação permanente dos clones celulares positivos para FIP1L1-PDGFRa, uma vez que já foram descritos casos de recorrência do defeito molecular após interrupção do tratamento. Em casos de refratariedade ao medicamento, tem sido considerada a indicação de transplante de medula óssea. Nos pacientes com M-HES com ausência da mutação PDGFR foi observada 50% de resposta terapêutica, enquanto nos pacientes com HES sem características mieloides e corticorresistentes, não houve resposta.[6]

Nos últimos anos, tem sido estudado o uso de anticorpos monoclonais com alvo no eosinófilo, com o objetivo de tratamento de pacientes refratários ou aqueles que têm apresentado intolerância e toxicidade à terapêutica convencional. No momento, ainda não há indicação formal do uso dessas medicações, porém estudos preliminares com mepolizumabe (anti-IL5) em doses altas parece ser eficaz em subgrupos de pacientes sensíveis a corticoide, incluído L-HES e HES idiopática,[7] sendo observada redução da contagem de eosinófilos e remissão prolongada da sintomatologia.

Outros anticorpos monoclonais que estão sendo testados são: o alemtuzumabe que tem como alvo o antígeno CD52, também expressado na superfície de linfócitos T e B normais ou malignos, parecendo ser eficaz em alguns pacientes com L-HES; benralizumabe (antirreceptor de IL-5) e os anticorpos anti-CD18/ICAM-1, anti-VLA-4/VCAM-1 e Eotaxina-CCR3 que inibem a adesão de eosinófilos aos tecidos.

Referências bibliográficas

1. Giuseppe AR, Mona-Rita, Y, Marco Ripa, et al. Eosinophils from Physiology to Disease: A Comprehensive Review. BioMed Research International, vol. 2018, Article ID 9095275, 28 pages. https://doi.org/10.1155/2018/9095275.

2. Valent P, Klion AD, Horny HP, Roufosse F, Gotlib J, Weller PF et al. Contemporary consensus proposal on criteria and classification of eosinophilic disorders and related syndromes. J Allergy Clin Immunol. 2012 Sep;130(3).

3. Crane MM, Chang CM, Kobayashi MG, Weller PF. Incidence of myeloproliferative hypereosinophilic syndrome in the United States and an estimate of all hypereosinophilic syndrome incidence. J Allergy Clin Immunol. 2010;126(1):179.

4. Roufosse F, Weller P. Practical approach to the patient with hypereosinophilia. Journal of allergy and clinical immunology. 2010. 126. 39-44.

5. Butt NM, Lambert J, Ali S, Beer PA, Cross NCP, Duncombe A, Ewing J, Harrison CN, Knapper S, Mclornan D, Mead AJ, Radia D, Bain, BJ. Guideline for the investigation and management of eosinophilia. British Journal of Haematology. 2017. 176. 10.1111/bjh.14488.

6. Kuang, FL, Klion, AD. Biologic Agents for the Treatment of Hypereosinophilic Syndromes. J Allergy Clin Immunol in Practice. 2017 Nov - Dec;5(6):1502-1509. doi: 10.1016/j.jaip.2017.08.001.

Seção 3

Alergias respiratórias e oculares

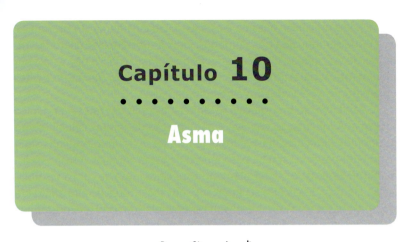

Capítulo 10

Asma

Rosana Câmara Agondi
Priscila Takejima
Pedro Giavina-Bianchi

Introdução

A asma é uma síndrome clínica heterogênea que afeta as vias aéreas inferiores, sendo causada por uma interação complexa entre o sistema imunológico e o meio ambiente. A asma se caracteriza pela presença de obstrução brônquica variável, hiperresponsividade das vias aéreas e inflamação brônquica. A obstrução brônquica, ou a variação no calibre do brônquio, se caracteriza pela variabilidade dos sintomas que pode ocorrer no decorrer do dia, da semana ou dos meses e se deve à presença de broncoconstricção, inflamação brônquica e pelo aumento na produção de muco, resultando no aumento da resistência das vias aéreas e aumento do trabalho respiratório.[1,2]

A hiperresponsividade brônquica (HB), uma redução exagerada do calibre do brônquio após um estímulo respiratório, tem sido reconhecida como uma marca da asma. Embora não específica, a HB é virtualmente um achado universal da asma e está associada à inflamação brônquica, que pode ser induzida por alérgenos, vírus e substâncias inalatórias irritantes de vias aéreas. O mecanismo fisiopatológico da HB não está completamente esclarecido, mas se supõe a participação de componentes inflamatórios e relacionados à hereditariedade.[2]

A inflamação brônquica é reconhecida como um fator patogênico na asma. A inflamação envolve a participação de muitas células, como eosinófilos, linfócitos, mastócitos e neutrófilos. A imunoglobulina E (IgE) ocupa um papel central na patogênese da asma alérgica. A resposta inflamatória mediada por IgE alérgeno-específica inicia-se com a sensibilização alérgica. Essas IgEs se ligam aos seus receptores de alta afinidade nos mastócitos e basófilos e ativam essas células quando reexpostas aos alérgenos que induziram a sua formação. A inflamação brônquica agrava a obstrução brônquica por promover infiltrado e edema brônquicos, aumento na produção de muco e HB. As alterações estruturais, denominadas de remodelamento brônquico, incluem o aumento da massa de músculo liso brônquico, hiperplasia de células caliciformes e espessamento da membrana reticular.[2]

Epidemiologia

A asma é uma das doenças crônicas mais comuns em todo mundo, afetando 1 a 18% da população nos diferentes países. No Brasil, a prevalência está em torno de 13%.[3] Embora a prevalência de asma no Brasil e no mundo venha aumentando nas últimas décadas, as taxas de internação por asma nos indivíduos maiores de 20 anos de idade diminuíram em 49% entre 2000 e 2010.[4]

A asma pode se desenvolver em qualquer idade, embora o início seja mais frequente na infância ou no adulto jovem. A história familiar é frequente, reforçando a participação dos fatores genéticos na patogênese da asma. Além dos fatores de hereditariedade, outros fatores de risco para asma incluem a exposição a irritantes ambientais, as infecções virais nos três primeiros anos de vida e os fatores socioeconômicos. Os fatores hereditários incluem genes que regulam a síntese de IgE, atopia, resposta aos corticosteroides e desenvolvimento da musculatura lisa brônquica.[2,5]

Fisiopatologia

A atopia está presente em 50%-60% dos pacientes com asma. Vários estudos epidemiológicos demonstram que a sensibilização IgE-mediada aos aeroalérgenos, como ácaros, pólen, baratas, epitélio de animais e fungos é um fator de risco importante para asma, principalmente na infância e nos países desenvolvidos.[5,6]

Na hipersensibilidade tipo I ou mediada por IgE, após um primeiro contato com um aeroalérgeno, o indivíduo atópico produz IgE específica para esse alérgeno. Essas IgEs se fixam aos seus receptores de alta afinidade presentes nos mastócitos e basófilos e após uma nova exposição aos mesmos alérgenos, esses se ligam às IgE que, então, ativam os mastócitos e basófilos. Após a sensibilização alérgica e consequente estímulo de células dendríticas na presença de cofatores como as alarminas, os linfócitos Th2 produzem interleucina (IL)-5, IL-4 e IL-13. A IL-5 é uma importante citocina para sobrevida e maturação dos eosinófilos. As IL-4 e IL-13 direcionam a troca de isótipos das imunoglobulinas nos linfócitos B e síntese de IgE.[5,6]

Portanto, na asma alérgica há um predomínio de resposta TH2 CD4+, com liberação de citocinas IL-3, IL-4, IL-5, IL-9, IL-13 e fator estimulador de colônias de granulócitos e macrófagos (GM-CSF), e infiltrado inflamatório principalmente composto de eosinófilos, mas também de mastócitos, basófilos, neutrófilos, monócitos e macrófagos.[1]

Fenótipos e endótipos da asma

A asma foi considerada uma doença única por muitos anos, porém, estudos recentes têm marcadamente focado em sua heterogeneidade. A caracterização dessa heterogeneidade tem levado ao conceito de que a asma consiste em vários "fenótipos" ou agrupamentos específicos. Usando-se uma análise de grupos hierárquicos de indivíduos referidos pela *Severe Asthma Research Program* (SARP), cinco fenótipos clínicos de asma distintos foram identificados que diferem em relação à função pulmonar, à idade de início da asma e sua duração, à atopia e ao gênero.[7]

A asma é heterogênea em termos de gravidade, história natural e resposta ao tratamento e essa heterogeneidade se reflete nos mecanismos adjacentes. Uma abordagem para a asma seria agrupar os pacientes com asma conforme combinações observáveis das características clínicas, biológicas e fisiopatológicas, e que são denominadas de fenótipos, ou seja, o fenótipo é definido como as características observáveis que resultam da combinação de influências hereditárias e ambientais. Denomina-se endótipo quando há um mecanismo fisiopatológico celular ou molecular associado a um fenótipo. Apesar dos sintomas clínicos semelhantes, os pacientes podem responder de forma muito diferente às mesmas intervenções terapêuticas. A medicina de precisão é usada para descrever o tratamento direcionado ao paciente conforme seu endótipo.[8]

Desse modo, tem-se a asma com fenótipo T2-alto ("T2-*high*") que pode ser classificada em três grupos: asma alérgica de início na infância, asma eosinofílica de início tardio e doença respiratória exacerbada por aspirina (DREA). A asma alérgica de início na infância ou "extrínseca" se caracteriza por uma apresentação clínica que varia do leve ao grave. Esses pacientes apresentam IgE específica positiva para aeroalérgenos e IgE sérica total elevada. A asma eosinofílica de início tardio é um subtipo de asma T2-*high* com início na idade adulta, que apresenta um fenótipo eosinofílico resistente ao corticosteroide em cerca de 50% dos pacientes e com mecanismo molecular adjacente não conhecido. Geralmente, não há evidência de atopia, porém, se caracteriza pela intensa presença de citocinas produzidas por células ILC2, IL5 e IL13.[8]

A DREA se caracteriza pela asma de início tardio associada a rinossinusite crônica com polipose nasal e hipersensibilidade aos inibidores fortes da Cox-1. O mecanismo de base não está esclarecido, porém, parece que existe uma desregulação do metabolismo do ácido araquidônico e da produção de cis-leucotrienos. Os níveis basais de prostaglandina (Pg) E2 e seus receptores EP2 estão marcadamente reduzidos. A PgE2 é um importante inibidor da ativação de ILC2, mastócitos e eosinófilos. A aspirina inibe Cox 1 e Cox 2 levando a um desvio para via da lipo-oxigenase. Esses leucotrienos também regulam a via das alarminas e, portanto, levam a uma profunda eosinofilia tecidual e sérica, características da DREA.[8]

O endótipo não T2-*high* (T2-*low*) é pouco estudado e caracteriza-se pela ausência de marcadores de uma doença T2-*high*, como a eosinofilia. Esse endótipo, geralmente, se caracteriza pela inflamação neutrofílica (escarro > 40-60%) ou paucigranulocítica (ou seja, níveis no escarro normais para eosinófilos e neutrófilos) e a não resposta ao corticosteroide. A asma T2-*low* está ligada à ativação de células Th1 e/ou Th17 e estudos recentes mostraram que o desbalanço Th17/células Treg apresentaram um papel importante na asma neutrofílica grave e resistente a corticosteroide. A asma neutrofílica grave tem sido associada à infecção crônica por bactéria atípica, obesidade, tabagismo e anormalidades de musculatura lisa brônquica adjacente pouco esclarecidas. No entanto, o papel do neutrófilo é controverso, porque a presença de neutrófilos pode apenas representar um efeito adverso de altas doses de corticosteroides utilizados no tratamento da asma. É também possível que alguns pacientes com asma T2-*low* tenha esse rótulo apenas porque a terapia com esteroides mascarou o perfil T2-*high*.[8] As características imunopatológicas dos endótipos da asma estão resumidos na Tabela 10.1.

Na asma eosinofílica, não alérgica, o infiltrado inflamatório predominante envolve a resposta imune do tipo T2, inclusive com a participação de células linfoides inatas do tipo 2 (ILC2). Quando o epitélio brônquico é ativado pela exposição a diversas substâncias, como vírus, poluentes entre outros, há liberação de citocinas derivadas do epitélio, as alarminas, ou seja, IL-25, IL-33 e linfopoietina do estroma tímico (TSLP) que atuam nas ILC2 para produção de citocinas IL-5, IL-9 e IL-13.[1,2]

Na asma não eosinofílica, a secreção de citocinas de células TH17 CD4+ e de ILC3 estão mais intimamente associadas à inflamação neutrofílica. O infiltrado e a ativação dos neutrófilos contribuem para a evolução de uma asma mais grave e não controlada, e a inflamação neutrofílica é menos responsiva às terapias convencionais, tornando o neutrófilo um alvo potencial para novas terapias para esse fenótipo de asma.[2,6]

Tabela 10.1. Características imunopatológicas dos endótipos da asma.

Características imunopatológicas na asma	Eosinofílica alérgica	Eosinofílica não alérgica	Pauci granulocítica	Neutrofílica Th1, Th17	Granulocítica mista
Eosinófilos	++	++	-	-	+
Neutrófilos	-	-	-	++	+
Dano epitelial	++	++	+	++	++
Muco	+	+	+/-	++	++
Espessamento MB reticular	++	++	+*	+	+
Musculatura lisa brônquica	++	++	+	+	+

Diagnóstico

A asma se manifesta clinicamente pela presença de sintomas episódicos ou persistentes de sibilância, dispneia, opressão torácica e tosse, particularmente à noite, que variam com o tempo e em intensidade. Esses sintomas podem ser desencadeados ou exacerbados pela exposição a alérgenos e irritantes ambientais, por infecções respiratórias virais ou bacterianas, por exercícios físicos ou ar frio. Os achados físicos na asma controlada são inespecíficos e o exame físico pode ser normal. A asma não controlada pode se apresentar com sibilância e roncos à ausculta pulmonar e na exacerbação podem-se observar taquipneia, pulso paradoxal, cianose e uso de musculatura acessória da respiração. A reversibilidade desses sintomas respiratórios, espontaneamente ou com tratamento apropriado, é outra característica da asma. A apresentação clínica da asma é variável em relação à gravidade, aos mecanismos patogênicos, ao efeito na qualidade de vida e à resposta ao tratamento.[1,2]

Diagnóstico complementar

» Atopia: se caracteriza pela presença de IgE específica para aeroalérgenos, através de testes cutâneos de leitura imediata (teste de puntura – *prick-test* ou intradérmico) ou de testes *in vitro*, pela pesquisa de IgE específica no soro do paciente.[9]

» Função pulmonar: a característica espirométrica, nos pacientes com asma, é o distúrbio ventilatório obstrutivo com resposta ao broncodilatador. A ausência de resposta ao broncodilatador pode ser encontrada naqueles pacientes que estão em tratamento ou nos casos mais graves e de longa duração com remodelamento brônquico. Nos pacientes com asma intermitente ou leve encontramos espirometria sem alterações. Na suspeita de asma e se a espirometria se mantém normal, uma broncoprovocação inespecífica, como com metacolina, poderia ser considerada para estabelecer se há hiperresponsividade brônquica. Se o resultado desse exame for negativo, praticamente exclui o diagnóstico de asma, por outro lado, se o exame for positivo, confirma a presença de hiperresponsividade brônquica que é uma das características da asma.[1]

» **Biomarcadores:** o objetivo clínico final na asma grave é avaliar a gravidade da doença e a resposta ao tratamento. Uma orientação recente é que se identifiquem potenciais biomarcadores para reconhecer endótipos e orientar o tratamento da asma. Um biomarcador, ou marcador biológico, é definido como uma substância que possa ser usada para examinar a função de um órgão ou outros aspectos da saúde, proporcionar informações sobre a fisiopatologia de uma doença adjacente, o curso de uma doença e a resposta ao tratamento.[6,8]

Atualmente, os biomarcadores disponíveis proporcionam uma plataforma para dicotimizar os grupos de pacientes em T2-*high* e T2-*low*. Os exemplos de marcadores característicos da asma do tipo T2-*high* são o número elevado de eosinófilos nos brônquios e no sangue periférico, nível de periostina sérica elevado, fração exalada de óxido nítrico elevada, IgE específica para aeroalérgenos positiva. Os biomarcadores propostos para avaliar a asma do tipo T2-*low* incluem neutrofilia no escarro e no sangue periférico; porém, ainda não está esclarecido se a neutrofilia é clinicamente relevante ou meramente um subproduto de uma resposta inflamatória local. Outro potencial biomarcador é a metaloproteinase 9 (MMP9) que participa da inflamação e do remodelamento brônquico na asma.[8]

Tratamento

Os objetivos do tratamento da asma são reduzir o comprometimento clínico (reduzir sintomas, manter atividades normais, atingir ou quase atingir valores espirométricos normais), minimizar os riscos associados com a doença (exacerbações futuras, perda de função pulmonar e potenciais eventos adversos dos medicamentos). Devido à natureza heterogênea da asma e a limitada disponibilidade de biomarcadores para avaliar a resposta ao tratamento, o recomendável é que o tratamento dos pacientes seja orientado conforme diretrizes nacionais e internacionais. As opções terapêuticas são classificadas em medicamentos controladores e os medicamentos de resgate (alívio). Todos os pacientes com asma deveriam ter acesso a um broncodilatador β2-agonista de curta duração para o tratamento de sintomas agudos; essa intervenção isolada é apropriada para pacientes com asma intermitente, definida como sintomas que ocorrem menos de duas vezes na semana e com função pulmonar normal.[1,2]

Para pacientes com asma persistente, definida como sintomas mais do que duas vezes na semana ou função pulmonar alterada, um medicamento controlador diário de manutenção deve ser iniciado. A escolha inicial do medicamento é direcionada pela gravidade da asma no momento do diagnóstico. As diretrizes da Global Initiative for Asthma (GINA) define 5 níveis de tratamento. O nível 1 de tratamento é usado para pacientes com asma intermitente e consiste do uso de β2-agonista de curta-duração, de demanda. A partir do nível 2 é indicado para pacientes com sintomas persistentes de asma o uso de corticoide inalado (CI).[2]

A partir do nível 3, a primeira opção é a associação do CI com um broncodilatador de longa-duração (LABA), salmeterol, formoterol, e o broncodilatador de ultralonga-duração, vilanterol. Os LABAs não devem ser utilizados como monoterapia. A adição de LABA ao CI diário melhora o escore dos sintomas da asma, diminui os sintomas de asma noturna, diminui o uso de β2-agonista de curta-duração, reduz o número de exacerbações, melhora a função pulmonar e diminui o risco de internações relacionadas à asma. As exacerbações com necessidade de corticosteroide oral ou de internação reduziram com a adição de LABA aos CIs.[1,6]

Outras opções terapêuticas são a associação de antileucotrienos aos CIs, naqueles pacientes que apresentem alguma contraindicação para a utilização de LABA, a teofilina usada como um broncodilatador adicional se a asma se mantém difícil de controlar após altas doses de CI e LABA e o brometo de tiotrópio, que é um anticolinérgico inalado de longa duração, associado ao CI ou ao CI+LABA para aqueles pacientes exacerbadores.[6]

Para pacientes com asma não controlada após o uso de CI+LABA em doses altas e exacerbadores, os medicamentos biológicos (anticorpo monoclonais) seriam boas opções terapêuticas. Estão licenciados no Brasil para tratamento da asma grave refratária ao tratamento convencional o omalizumabe (anti-IgE), as anti-IL-5 (mepolizumabe e reslizumabe) e o antirreceptor de IL-5 (benralizumabe).[6]

O omalizumabe se liga a IgE livre e impede a ligação dessa com seu receptor. Posteriormente, o omalizumabe leva a diminuição da expressão de receptor de alta afinidade para IgE nos mastócitos e basófilos. Os monoclonais mepolizumabe e reslizumabe impedem a sinalização de IL-5 e reduzem o número de eosinófilos no sangue periférico e no tecido pulmonar. O benralizumabe se liga à cadeia alfa do receptor de IL-5 e depleta os eosinófilos no sangue periférico e no tecido pulmonar via citotoxicidade celular dependente de anticorpos.[10] Os níveis de tratamento da asma estão na Figura 10.1 e a comparação entre o tratamento convencional e as opções de imunobiológicos para asma grave estão na Tabela 10.2.

Figura 10.1. Níveis de tratamento da asma.

	Nível 1	Nível 2	Nível 3	Nível 4	Nível 5
Medicamento controlador preferido		CI dose baixa	CI dose baixa + LABA	CI média/alta + LABA	Adicionar tiotrópio anti-IgR anti-IL-5 ou IL-5R
Outras opções de controlador	Considerar CI dose baixa	Antileucotrieno (LTRA) Teofilina em dose baixa	CI média/alta CI baixa + LTRA	+ tiotrópio + CI alta + LTRA	+ CE oral dose baixa
Medicamento de alívio	β2 curta de demanda	β2 curta ou CI baixa dose+ formoterol de demanda			

CI: corticosteroide inalado; β curta: β de curta duração; LABA: β2 de longa duração; CE: corticosteroide. Adaptada.[1,10]

Tabela 10.2. Comparação entre os medicamentos utilizados para asma, medicamentos convencionais e terapia imunobiológica.

Medicamentos para asma		Medicamento	Mecanismo de ação	Resultado
Terapia convencional		Corticosteroides	↓ Expressão de genes inflamatórios	↓ HB e inflamação eosinofílica
		Antileucotrienos	↓ Contração da musculatura lisa ↓ Inflamação	↓ HB e inflamação eosinofílica ↓ Inflamação broncododilatador
		B2-agonista	↓ Contração da musculatura lisa	Broncodilatador
		Antimuscarínicos	↓ Contração da musculatura lisa	Broncodilatador
Biológicos		Anti-IgE	Se liga a IgE livre ↓ Expressão de FεRI	↓ Desgranulação e liberação de mediadores inflamatórios de mastócitos
		Anti-IL-5	Se liga a IL-5 Previne ativação de receptor de IL-5	↓ Maturação de eosinófilos na medula óssea ↓ Migração e ativação de eosinófilos
		Anti-IL5R	Se liga ao receptor de IL-5	Depleção de eosinófilos via ADCC

↓: redução; ADCC: citotoxicidade mediada por células, dependente de anticorpos. Adaptada.[2,10]

SEÇÃO 3 - ALERGIAS RESPIRATÓRIAS E OCULARES

Comorbidades e diagnósticos diferenciais

Para a confirmação de um diagnóstico de asma, frequentemente, há necessidade de se excluir diagnósticos diferenciais e/ou comorbidades. Se subdiagnosticadas ou subtratadas, as comorbidades podem influenciar a qualidade de vida e o controle da asma.[6,11]

A rinite e a rinossinusite com ou sem polipose nasal são as mais frequentes comorbidades associadas à asma e comumente associada à asma não controlada. A obesidade pode estar associada com asma refratária ao tratamento, principalmente em mulheres. A doença do refluxo gastroesofágico pode ser observada em 25%-80% dos pacientes com asma. Os mecanismos envolvidos incluem o aumento de refluxo ácido durante exacerbações com hipersinsuflação, microaspirações desencadeando inflamação neurogênica e β2-agonista reduzindo a pressão no esfíncter inferior do esôfago.[6,11]

Na sobreposição asma-DPOC há limitação brônquica persistente e declínio mais rápido da função pulmonar com a evolução da doença. Os sintomas, a pior qualidade de vida, as exacerbações, as internações e a mortalidade são mais frequentes nos pacientes com sobreposição do que naqueles com asma ou DPOC isolado. A disfunção de pregas vocais (DPV) é uma doença respiratória caracterizada por adução paradoxal das pregas vocais durante a inspiração levando a sintomas obstrutivos de vias aéreas. A DPV pode ocorrer isoladamente ou coexistir com a asma. Quando a DPV coexiste com a asma contribui para a aparente natureza refratária da asma.[6,11]

Avaliação da asma

A avaliação do controle dos sintomas da asma deve ser realizada através de questionários validados, como *Asthma Control Test* (ACT), *Asthma Control Questionnaire* (ACQ), que compreendem o controle dos sintomas da asma e do risco futuro de eventos adversos.[2]

O controle dos sintomas da asma avalia a presença de sintomas nas últimas semanas, como sintomas diurnos, presença de despertares noturnos, uso de medicamento de resgate, limitação da atividade devido à asma e função pulmonar.[1]

Conclusões

A asma é uma doença heterogênea, porém, apresenta característica comuns de obstrução brônquica variável, hiperresponsividade brônquica e inflamação brônquica, O perfil inflamatório eosinofílico, alérgico ou não alérgico, é o predominante, na maioria das vezes. Entretanto, a asma pode ser heterogênea em termos de gravidade, história natural e resposta ao tratamento. Para pacientes asmáticos graves e não controlados com o tratamento convencional, novas opções terapêuticas, como medicamentos biológicos, são recomendados.

Referências bibliográficas

1. Holgate ST, Wenzel S, Postma DS, Weiss ST, Renz H, Sly PD. Asthma. Nat Rev Dis Primers 2015;1:15025.

2. McCracken JL, Veeranki SP, Ameredes BT, Calhoun WJ. Diagnosis and management of asthma in adults. A review. JAMA 2017; 318: 279-90.

3. Forno E, Gogna M, Cepeda A, Yañes A, Solé D, Cooper P, et al. Asthma in Latin America. Thorax 2015;70:898-905.

4. Diretrizes da Sociedade Brasileira de Pneumologia e Tisiologia para o Manejo da Asma, 2012. J Bras Pneumol 2012; 38: S1-46.

5. Custovic A, Simpson A. The role of inhalant allergens in allergic airways disease. J Investig Allergol Clin Immunol 2012; 22: 393-401.

6. Papi A, Brightling C, Pedersen SE, Reddel HK. Asthma. Lancet 2018; 391: 783-800.

7. Moore WC, Meyers DA, Wenzel SE, Teague WG, Li H, Li X, et al. National Heart, Lung, and Blood Institute's Severe Asthma Research Program. Identification of asthma phenotypes using cluster analysis in the Severe Asthma Research Program. Am J Respir Crit Care Med. 2010; 181: 315-23.

8. Kuruvilla ME, Lee FE-H, Lee GB. Understanding asthma phenotypes, endotypes and mechanisms of disease. Clin Rev Allergy Immunol. Epub ahead of print.

9. Johansson SOG, Bieber T, Dahl R, Friedmann PS, Lanier BQ, Lockey RF, Motala C et al. Revised nomenclature for allergy for global use: Report of the Nomenclature Review Committee of the World Allergy Organization, October 2003. J Allergy Clin Immunol 2004; 113: 832-6.

10. Jeimy S, Tsoulis MW, Hachey J, Kim H. Eligibility of monoclonal antibody-based therapy for patients with severe asthma: a Canadian cross-sectional perspective. Allergy Asthma Clin Immunol 2018; 14: 68.

11. Bisaccioni C, Aun MV, Cajuela E. Kalil J, Agondi RC, Giavina-Bianchi P. Comorbidities in severe asthma: frequency of rhinitis, nasal polyposis, gastroesophageal reflux disease, vocal cord dysfunction and bronchiectasis. Clinics (São Paulo) 2009; 64: 769-73.

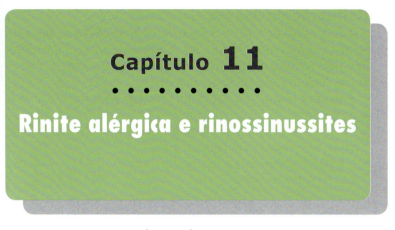

Fábio Fernandes Morato Castro
Pablo Michael Torres Cordóva

Definição e etiologia

A rinite alérgica é uma doença inflamatória crônica da mucosa nasal caraterizada clinicamente por espirros em série, prurido nasal, coriza hialina e obstrução nasal. A fisiopatogenia da doença envolve o mecanismo imunológico com a participação da imunoglobulina E (IgE) específica a um ou mais alérgenos, hipersensibilidade tipo I, segundo a classificação de Gell e Coombs.[1]

Epidemiologia

Rinite alérgica é uma doença comum, com incidência entre 10%-30% das crianças e adultos ao redor do mundo. A prevalência varia de acordo à idade, por exemplo, estudos em crianças de 6-7 anos, a prevalência mundial é de 8,5%. Em adolescentes de 13-14 anos por volta de 14%.[2]

Classificação da doença

O diagnóstico de rinite alérgica é clinico junto com a confirmação da presença de IgE especifica para algum aeroalérgeno clinicamente relevante. Uma vez feito o diagnóstico, podemos classificá-la de acordo ao tempo de duração e gravidade dos sintomas.[3]

Segundo o tempo de duração dos sintomas, podemos classificá-la da seguinte forma:

» Intermitente: sintomas que se apresentam por menos de 4 semanas ou menos de 4 dias na semana.
» Persistente: sintomas que se apresentam por mais de 4 semanas ou mais de 4 dias na semana.

Segundo a gravidade da doença, podemos classificá-la da seguinte forma:

» Leve: quando não fecha nenhum dos critérios para ser chamada de moderada/grave.
» Moderada/grave: quando apresenta 1 ou mais dos seguintes critérios:
  – Distúrbios no sono.
  – Rendimento escolar/trabalho comprometido.
  – Rendimento nas atividades diárias, prazer/hobbies, ou esportes comprometidos.
  – Sintomas perturbadores/incômodos.

Outra classificação, mais simples, antigamente bastante utilizada, classifica a rinite alérgica em sazonal e perene, dependendo fortemente da sensibilização alérgeno-especifica.[3]

Diagnóstico

Os sintomas decorrentes da rinite alérgica podem ser espirros, coriza, obstrução e prurido nasal. Outros sintomas também podem estar presentes como: prurido, hiperemia e lacrimejamento ocular; prurido em orofaringe (prurido em conduto auditivo); tosse, devido ao gotejamento pós-nasal; irritabilidade e fadiga.[4]

O paciente deve ser capaz de identificar o alérgeno que desencadeia os sintomas de rinite, para conseguir demonstrar o nexo de exposição e causalidade, confirmando o diagnóstico os testes de avaliação de

IgE específica. A avaliação da sensibilização IgE específica pode ser determinada de duas maneiras: teste de puntura e avaliação sérica, ambos procedimentos com alta sensibilidade e especificidade.[4]

Exame físico

Existem algumas caraterísticas que poderiam chamar a nossa atenção no exame físico dos pacientes com rinite alérgica:[4]

» Cianose infraorbitária: acontece pelo edema infraorbitário devido a vasodilatação dos vasos sanguíneos da região, decorrente da inflamação alérgica.

» Linhas de Dennie-Morgan: aumento das pregas ou linhas transversais embaixo das pálpebras inferiores, sendo vista na grande parte dos pacientes com rinite alérgica.

» Saudação do alérgico: decorrente do ato de esfregar o nariz com a palma da mão, devido ao prurido e coriza nasal, o ato repetido leva a formação de uma prega transversa na ponte do nariz.

» Rosto do alérgico: o rosto caraterístico do paciente com rinite alérgica consiste numa curvatura aumentada do palato, boca entreaberta e má oclusão dentaria.

» Mucosa nasal: mucosa pálida ou azulada com hipertrofia dos cornetos. Pode acompanhar-se com coriza anterior ou posterior (visto na orofaringe).

» Orofaringe empedrada: aparência da orofaringe empedrada produzida pelo gotejamento posterior da coriza, devido a hiperplasia do tecido linfoide dessa região da mucosa.

» Alterações na membrana timpânica: pode apresentar-se retração ou acumulação de secreções, devido ao edema de mucosa e disfunção da trompa de Eustáquio.

Tratamento

O tratamento atual da rinite alérgica está dividido nos seguintes pilares:

» Educação ao paciente e familiares.
» Controle ambiental específico.
» Farmacoterapia.
» Imunoterapia alérgeno específica.

Educação ao paciente e familiares

O mais importante é explicar ao paciente sobre a importância de tratar a doença para evitar as complicações e piora da qualidade de vida consequente a uma doença inflamatória crônica da mucosa nasal, sendo o objetivo diminuir os sintomas e melhorar e a inflamação. A escolha do tratamento deve ser o mais individualizada possível, levando em consideração a gravidade da doença e estilo de vida do paciente.

Recentemente, uma revisão sistemática e metanálise que analisou mais de 30 estudos com 274.489 pacientes, mostrou o fato do paciente apresentar rinite alérgica está fortemente associado ao desenvolvimento de asma. Os autores concluem que que é necessário o tratamento da inflamação alérgica da mucosa nasal para o controle do desenvolvimento de asma.[5]

Controle ambiental específico (higiene ambiental)

É muito importante evitar o contato com o alérgeno desencadeante, desse modo, é fundamental identificar o alérgeno ao qual o paciente é sensível. O sucesso terapêutico está relacionado com essa medida. A seguir algumas medidas importantes contra os principais alérgenos ambientais:[4,6]

» Ácaros da poeira doméstica: as fezes dos ácaros são as principais fontes do alérgenos da poeira domiciliar, os principais lugares onde os ácaros se acumulam são travesseiros, roupas de cama e tapeçaria da casa. Capas antiácaros para travesseiros e colchão são necessários, controle da umidade do ambiente de casa entre 35%-50%, evitar varrer, preferência para a utilização de pano úmido para a limpeza da casa ou a utilização de aspiradores de pós com filtros especiais.

» Animais domésticos: num paciente alérgico aos alérgenos de animais domésticos (cão e gato), a medida mais efetiva sem dúvida é a retirada do animal de casa, porém essa tarefa nem sempre é fácil. Medida alternativa seria evitar o contato com o animal, especialmente no quarto do paciente.

» Mofo: evitar o contato com mofo (fungos) dentro de casa. Para isso, preconiza-se o combate às fontes de umidade, a remoção de superfícies contaminadas, a utilização de máscaras quando em ambientes fechados e úmidos, aumentar a circulação do ar e do sol em casa e limpar os aparelhos de ar-condicionado frequentemente.

Tratamento farmacológico

Os medicamentos usados para a rinite alérgica visam o controle dos sintomas da doença e a inflamação alérgica, sendo tratamentos inespecíficos, porém altamente eficazes. Como medidas farmacológicas, destacamos vários medicamentos habitualmente usados: anti-histamínicos H1 isolados (anti-H1, sistêmicos ou tópicos), descongestionantes (sistêmico, tópico nasal), corticosteroides (sistêmico, tópico nasal), cromoglicato dissódico, antagonistas de receptores de leucotrienos. Além desses medicamentos, se recomenda a lavagem nasal com soro fisiológico, que ajuda a retirar irritantes da mucosa nasal e aliviar levemente a inflamação da cavidade nasal.[7]

Algoritmo de conduta e tratamento

O fluxograma de tratamento para rinite alérgica foi modificado do IV Consenso Brasileiro de Rinite (Figura 11.1).[7]

Imunoterapia alérgeno-específica

A Imunoterapia alérgenos-específica é, até o momento, a única modalidade terapêutica capaz de modificar a evolução natural da doença alérgica, proporcionando benefícios duradouros após sua descontinuação. Esse tratamento deve ser feito por um especialista capacitado, com material adequado e em ambiente com estrutura para procedimentos de risco. Por meio da história clínica e testes de leitura imediata e determinação sérica de IgE específica, o médico é capaz de instituir a imunoterapia alérgenos-específica e garantir um maior sucesso terapêutico.

Figura 11.1. Fluxograma de tratamento para a rinite alérgica.

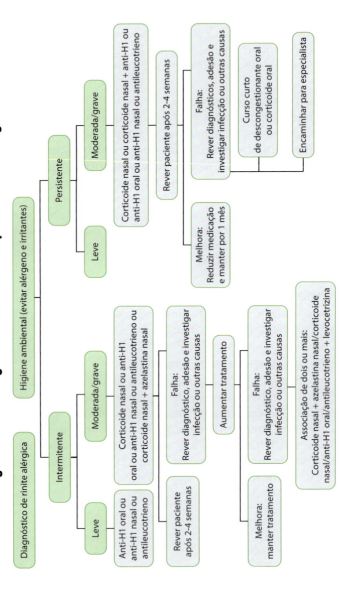

Anti-H1: anti-histamínico H1; a: sem ordem de preferência; b: acima de 6 anos; c: em ordem de preferência; d: acima de 18 anos. Fonte: IV Consenso Brasileiro de Rinite, 2017.

Referências bibliográficas

1. Okubo K, Kurono Y, Ichimura K, Enomoto T, Okamoto Y, et al. Japanese guidelines for allergic rhinitis 2017. Japanese Society of Allergology Allergol Int. 2017 Feb 14 Published online 2017 Feb 14. doi: 10.1016/j.alit.2016.11.001.
2. Schuler IV CF, Montejo JM. Allergic Rhinitis in Children and Adolescents, Pediatric Clinics of North America. V. 66, Issue 5, 2019. p. 981-93. https://doi.org/10.1016/j.pcl.2019.06.004.
3. Bousquet J, Van Cauwenberge P, Khaltaev N, Aria Workshop Group, World Health Organization. Allergic rhinitis and its impact on asthma. J Allergy Clin Immunol 2001;108(5 Suppl):S147-334.
4. Wallace DV, Dykewicz MS, Bernstein DI, et al. The diagnosis and management of rhinitis: an updated practice parameter. J Allergy Clin Immunol 2008;122(2 Suppl):S1-84.
5. Tohidinik, Mallah. Takkouche World Allergy Organization Journal (2019) 12:100069. http://doi.org/10.1016/j.waojou.2019.100069.
6. Platts-Mills TA, Thomas WR, Aalberse RC, et al. Dust mite allergens and asthma: report of a second international workshop. J Allergy Clin Immunol 1992;89(5):1046-60.
7. Sakano E, Sarinho ES, Cruz AA, Pastorino AC, Tamashiro E, Kuschnir F, et al. IV Brazilian Consensus on Rhinitis – an update on allergic rhinitis. Braz J Otorhinolaryngol. 2018;84:3-14.

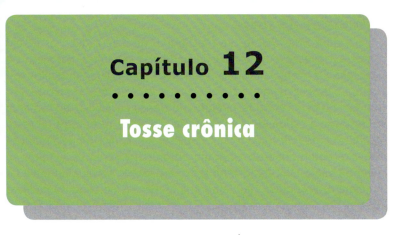

Capítulo 12
Tosse crônica

Rosana Câmara Agondi

Introdução

A tosse é considerada um sintoma incômodo, de difícil tratamento e que pode ser a manifestação clínica de diversas condições pulmonares e extrapulmonares. Fisiologicamente, a tosse pode ser definida como um mecanismo de defesa respiratória reflexa com um padrão motor que inclui uma breve inspiração, seguida de expiração contra a glote fechada (fase de compressão) e, finalmente, uma fase de expiração de grande fluxo de ar que ocorre após a reabertura da glote.[1]

A tosse crônica é considerada uma condição heterogênea em termos de apresentação clínica e de etiologia; a sua prevalência mundial está em torno de 10%. A tosse prolongada está associada à diminuição da qualidade de vida, com importante morbidade física e psicológica. Apesar de um protocolo de diagnóstico meticuloso para tosse crônica, 12%-42% dos pacientes se mantêm refratários ao tratamento convencional.[1,2]

Mecanismo da tosse

O reflexo da tosse é um mecanismo de defesa das vias aéreas contra a aspiração ou inalação de partículas estranhas, patógenos e secreções. Os eventos motores necessários para que os músculos respiratórios desencadeiem a tosse ocorrem através de um arco reflexo coordenado pelo centro respiratório do tronco encefálico, tipicamente em resposta a estímulos que atuem nos diversos receptores da tosse (definido como reflexo da tosse). Esse estímulo é iniciado pela irritação desses receptores da tosse (mecanoceptores, nociceptores ou fibras Aα aferentes vagais), localizados no trato respiratório da hipofaringe e laringe até os brônquios, na membrana timpânica, no conduto auditivo externo, nos seios paranasais, no esôfago, no estômago, no pericárdio e no diafragma. Esses receptores respondem a estímulos químicos (fumaça de cigarro), mecânicos (broncoconstricção), térmicos e inflamatórios (mediadores inflamatórios, capsaícina).[1-3]

Definição e etiologia

A tosse é classificada conforme o tempo de duração em aguda, subaguda e crônica: tosse aguda (< 3 semanas), tosse subaguda (3-8 semanas) e tosse crônica (> 8 semanas). As causas mais comuns de tosse aguda são as infecções respiratórias, mais provavelmente de causa viral, seguidas por exacerbações de doenças subjacentes, como asma e doença pulmonar obstrutiva crônica (DPOC), e pneumonia. A tuberculose deve ser considerada em todos os pacientes que se queixem de tosse em áreas endêmicas ou em populações de alto risco, independentemente da duração da tosse e mesmo que as radiografias de tórax estejam normais.[4]

As causas mais comuns de tosse subaguda são tosse pós-infecciosa e exacerbações de doenças subjacentes, como asma, DPOC e síndrome da tosse das vias aéreas superiores (STVAS). As causas mais comuns de tosse crônica, quando a radiografia de tórax e a espirometria são normais e em pacientes não tabagistas são a STVAS, a asma (e doenças relacionadas, como a bronquite eosinofílica) e a doença do refluxo gastroesofágico (DRGE), as combinações dessas três condições e tosse atópica nos países asiáticos.[4]

Os pacientes com tosse crônica devem avaliados quanto à história de tabagismo e o uso de medicamentos, como inibidores da enzima de conversão da angiotensina (IECA), bloqueadores dos receptores da bradicinina (BRA) e a sitagliptina, antes de se iniciar um tratamento empírico.[5]

A tosse desencadeada por IECA é uma tosse não produtiva e por vezes associada a prurido na orofaringe. No paciente com tosse crônica, o IECA pode ser o responsável em cerca de 5% dos casos. A tosse por IECA é mais prevalente nas mulheres e nos não tabagistas. O início da tosse, nesses pacientes, pode ocorrer em horas após a primeira dose ou apresentar um início tardio, semanas a meses após seu início. O desencadeamento da tosse não é dose-dependente. Além disso, o IECA pode sensibilizar o reflexo da tosse, potencializando outras causas da tosse. Embora a tosse se resolva em 1 a 4 semanas após a suspensão do IECA, em um subgrupo de pacientes, isso pode levar até três meses. A única intervenção eficaz para controle da tosse por IECA é a sua suspensão.[3,4]

Principais causas de tosse crônica

No paciente com tosse crônica não tabagista, sem uso de IECA ou outros medicamentos que desencadeiem a tosse e com raio-X de tórax e espirometria normais, as principais causas para a tosse são as doenças de vias aéreas superiores, denominada STVAS, asma e doenças relacionadas e a DRGE.[6]

Síndrome da tosse das vias aéreas superiores (STVAS)

O diagnóstico de tosse relacionada à STVAS é comumente clínico. As doenças de vias aéreas superiores associadas à STVAS incluem rinite alérgica, rinite não alérgica, rinite medicamentosas, rinossinusite e anormalidades anatômicas das vias aéreas superiores. A STVAS é uma das principais causas de tosse crônica, representando 20% a 40% dos pacientes atendidos nas clínicas especializadas em tosse crônica. A rinite é considerada um fator de risco independente para o desenvolvimento de tosse crônica em cinco anos. Os mecanismos propostos incluem a drenagem pós-nasal, a microaspiração de material inflamatório, o reflexo nasobrônquico e a inflamação nasal. A drenagem pós-nasal, encontrada em muitos pacientes com rinite ou rinossinusite, poderia explicar o desencadeamento de tosse crônica devido ao estímulo de terminações nervosas na laringe/faringe. Entretanto, a drenagem pós-nasal é um fenômeno comum, porém, apenas uma parcela desses indivíduos apresenta tosse. Por outro lado, muitos pacientes com tosse crônica atribuída a rinite/rinossinusite (20%) nunca apresentaram drenagem pós-nasal.[5,6]

Um mecanismo proposto seria que na STVAS ocorreria a ativação do reflexo da tosse através da ativação de terminações nervosas aferentes presentes na cavidade nasal e nos seios de face. Por exemplo, a tosse observada nos pacientes com rinite alérgica estaria associada a dois mecanismos distintos de tosse, um induzido pelo estímulo de fibras relacionadas ao receptor de potencial transitório (TRP) presente em toda via respiratória alta, e outro, induzido pelo estímulo mecânico da laringe.[6]

Asma e doenças relacionadas

A asma é uma das principais causas de tosse crônica, sendo responsável por até 30% dos casos nos indivíduos não tabagistas. A asma comumente se manifesta com tosse, sibilância, dispneia e aperto torácico. Neste subgrupo de pacientes, em que a tosse é o único sintoma e a espirometria encontra-se normal, o termo utilizado é "tosse variante de asma" (TVA). A TVA é uma forma variante de asma que se manifesta única ou predominantemente como tosse e também é uma das causas mais comuns de tosse crônica no mundo. Embora os pacientes com TVA apresentem aumento na sensibilidade do reflexo da tosse, eles demonstram um menor grau de hiperresponsividade brônquica à metacolina quando comparados à forma típica de asma. O infiltrado eosinofílico na TVA pode ser demonstrado no escarro induzido, no lavado broncoalveolar ou na biopsia brônquica.[7,8]

Embora, a presença de hiperresponsividade brônquica possa ser consistente com o diagnóstico de TVA, para um diagnóstico definitivo é necessária uma documentação da resolução da tosse após tratamento específico (corticoide inalado).[8]

Os pacientes asmáticos ou com TVA podem apresentar exame físico e espirometria normais e, para ambos, a realização de uma broncoprovocação inespecífica poderia mostrar a presença de hiperresponsividade brônquica e sugerir o diagnóstico de asma ou TVA. Do mesmo modo, o tratamento com medicamento antiasma ou anti-inflamatório inalado pode resolver a tosse, o que confirmaria o diagnóstico.[7]

A bronquite eosinofílica não asmática ou *nonasthmatic eosinophilic bronchitis* (NAEB), se caracteriza pela presença de tosse crônica nos pacientes sem sintomas ou sinais objetivos de obstrução brônquica variável, sem hiperresponsividade (broncoprovocação inespecífica negativa) e presença de eosinofilia no escarro. Uma eosinofilia superior a 3% no material do escarro indica NAEB.[7]

A asma e a NAEB dividem muitas características imunopatológicas, incluindo um grau semelhante de eosinofilia no escarro, no lavado broncoalveolar e na biopsia brônquica como, também, um grau semelhante de espessamento da membrana basal reticular. Outras alterações comuns a ambas as situações são o aumento na concentração de IL-5, de cis-leucotrienos, de proteína catiônica no escarro e a expressão gênica do fator estimulador de colônias de granulócitos e macrófagos no lavado broncoalveolar.[7]

Entretanto, o número de mastócitos está aumentado na musculatura lisa brônquica dos asmáticos, mas o mesmo não ocorre nos brônquios de pacientes com NAEB e alguns estudos mostraram que a presença de mastócitos na camada de musculatura lisa brônquica, mas não o remodelamento brônquico, estaria associado à hiperresponsividade brônquica na asma. Na NAEB, os mastócitos estariam localizados mais superficialmente no epitélio brônquico.[7]

É importante ressaltar que outra causa de tosse crônica foi descrita, particularmente para populações asiáticas, que se caracteriza pelas presenças de atopia e de inflamação eosinofílica nas vias aéreas, na ausência de hiperresponsividade brônquica denominada de tosse atópica. Essa condição é muito semelhante à NAEB, exceto que esta última inclui pacientes com e sem atopia. Portanto, provavelmente, a tosse atópica represente um subgrupo de NAEB e não uma condição distinta, embora sejam necessários estudos comparativos adicionais. Ambas as condições, NAEB e tosse atópica, respondem à terapia com corticoide.[7]

Para o diagnóstico de tosse atópica, é necessário preencher os critérios propostos pela Japanese Cough Research Society, que são:

» Tosse não produtiva com duração superior a 8 semanas e na ausência de sibilância e dispneia.
» Presença de atopia, através de história familiar, outra doença atópica excluindo-se a asma, eosinofilia periférica ($\geq$ 6% ou 400 células/mL), IgE sérica total aumentada, IgE específica para aeroalérgenos positiva e/ou eosinofilia no escarro ($\geq$ 2,5%).
» Ausência de reversibilidade brônquica.
» Ausência de hiperresponsividade brônquica à metacolina.

- » Aumento da sensibilidade do reflexo da tosse (concentração de capsaicina desencadeando cinco ou mais ataques de tosse (C5) ≤ 3,9 mmol/L).
- » Tosse resistente ao broncodilatador.
- » Radiografia de tórax normal ou sem achados que indiquem uma causa para a tosse.
- » Valores de volume expiratório forçado no primeiro segundo (VEF_1), capacidade vital forçada (CVF) e VEF_1/CVF normais.[9]

As principais diferenças entre asma, TVA, NAEB e tosse alérgica estão na Tabela 12.1.

Tabela 12.1. Características clínicas e patológicas da tosse variante de asma, da bronquite eosinofílica não asmática e da tosse alérgica comparadas à asma clássica.

	Asma	TVA	NAEB	Tosse alérgica
Atopia	Comum	Comum	~ Pop. geral	+
BE variável	+	±	-	-
HB	+	+	-	-
Teste com capsaicina	±	±	+	-
Resposta BD	+	+	-	-
Resposta CE	+	+	+	+
Progressão asma	n/a	30%	10%	Raro
E escarro > 3%	Frequente	Frequente	Sempre	Sempre
Mastócitos MLB	↑		↑	NC

TVA: tosse variante de asma; NAEB: bronquite eosinofílica não asmática; BE: broncospasmo variável; HB: hiperresponsividade brônquica; BD: broncodilatador; CE: corticoide; E: eosinófilo; MLB: músculo liso brônquico; ↑: aumento; ↓: diminuído; NC: não conhecido. Modificada de: Delai D, Brightling C[7] e Fufimura M et al.[9]

Doença do refluxo gastroesofágico

O consenso de Montreal definiu a doença do refluxo gastroesofágico (DRGE) como uma condição que se desenvolve quando o refluxo do conteúdo do estômago causa sintomas incômodos e/ou complicações. Assim, um diagnóstico de DRGE pode ser baseado em dano tecidual (esofagite, estenose, esôfago de Barrett, adenocarcinoma esofágico) ou sintomas "incômodos" atribuíveis ao refluxo, que incluem os sintomas esofágicos (azia, regurgitação, dor torácica) ou extraesofágicos.[10]

As manifestações extraesofágicas da DRGE incluem tosse, rouquidão e broncospasmo. A tosse é um potencial sintoma extraesofágico do refluxo gastroesofágico (RGE),[11] entretanto, nenhum sintoma é 100% específico de DRGE e o desafio de se estabelecer um diagnóstico de DRGE é grande e ainda maior para estabelecer um diagnóstico de síndrome de tosse devido ao refluxo.[10]

O RGE contribui para as manifestações extraesofágicas por dois mecanismos, direto (microaspiração) ou indireto (mediado pelo nervo vago).[11] Nos pacientes com tosse crônica, a DRGE é considerada "silenciosa", sob a perspectiva gastrointestinal, em até 75% dos casos, favorecendo a possibilidade de que o refluxo não ácido como causa potencial da tosse.[10]

Para a investigação do paciente com tosse relacionada à DRGE refratário ao IBP se recomenda a investigação do quadro através de manometria e pHmetria esofágicas, a manometria esofágica avalia desordens de motilidade e fornece com precisão a localização do eletrodo do pH para o monitoramento do pH.[10]

Os consensos de DRGE referentes aos pacientes adultos com suspeita de tosse crônica como manifestação extraesofágica da DRGE, mas sem regurgitação ou pirose retroesternal, não recomendam o uso de inibidor de bomba de prótons (IBP) como único tratamento, principalmente para aqueles pacientes refratários após três meses de tratamento com IBP. Eventualmente, na indicação cirúrgica para o controle da DRGE, esta não deve ser indicada para aqueles pacientes com dismotilidade esofágica e/ou sem exposição ácida anormal no esôfago distal.[10]

Síndrome de hipersensibilidade da tosse

Apesar de uma investigação diagnóstica meticulosa, 12% a 42% dos pacientes com tosse crônica mantêm sintomas inespecíficos ou refratários. Previamente, pensava-se que a tosse crônica fosse decorrente de uma doença crônica primária, como asma, rinossinusite e DRGE, entretanto, uma grande proporção de pacientes com essas condições não se queixa de tosse crônica. Esses dados sugerem que a tosse possa não estar sempre relacionada à outra doença, mas a uma entidade clínica com uma fisiopatologia distinta. De fato, o reflexo da tosse tem suas próprias vias neurossensoriais de regulação, portanto, doenças como asma, rinite/rinossinusite ou DRGE poderiam estar associadas ou atuarem como desencadeantes, mais do que causas diretas da tosse.[2]

Recentemente, um novo paradigma, "síndrome de hipersensibilidade da tosse" foi proposto. Ela é definida como uma entidade clínica caracterizada pela tosse como principal componente, que é frequentemente desencadeada por níveis baixos de exposição térmica, mecânica ou química. É um termo abrangente que engloba várias condições relacionadas à tosse ou tosse inexplicável. Através desse paradigma, podemos interpretar os fenômenos da doença relacionada à tosse de um ponto de vista da própria tosse.[2] O principal mecanismo da síndrome de hipersensibilidade da tosse parece ser a desregulação ou a ativação persistente do reflexo da tosse (neurônios sensoriais periféricos e controle central.[2]

Clinicamente, pacientes com tosse crônica frequentemente relatam que a tosse é desencadeada por estímulos inócuos, como perfume, ar frio, exercício, estresse, cantar ou conversar. A tosse é precedida de uma sensação de urgência em tossir, uma sensação de irritação ou prurido na orofaringe.[2]

A regulação central da tosse está alterada nos pacientes com tosse crônica. Os medicamentos com eficácia antitussígena para pacientes com tosse crônica refratária, como opioides, gabapentina e pregabalina apresentam propriedades neuromodulatórias. A terapia não farmacológica de fonoaudiologia tem mostrado significante benefício no alívio da tosse, que atuam nas vias periféricas e central da via do reflexo da tosse.[2]

Tratamento da tosse crônica

As diretrizes nacionais e internacionais sobre o tratamento da tosse crônica, recomendam uma abordagem sequencial das três condições mais comuns que são a STVAS, a asma/NAEB e a doença DRGE, antes de investigar as causas menos frequentes. A abordagem pode seguir uma investigação ampla até o diagnóstico ou iniciar um tratamento empírico referente a estas principais causas, porém, deve-se aguardar até 8 semanas para avaliar se houve resposta a este tratamento (Figura 12.1).

Figura 12.1. Algoritmo de tosse crônica.

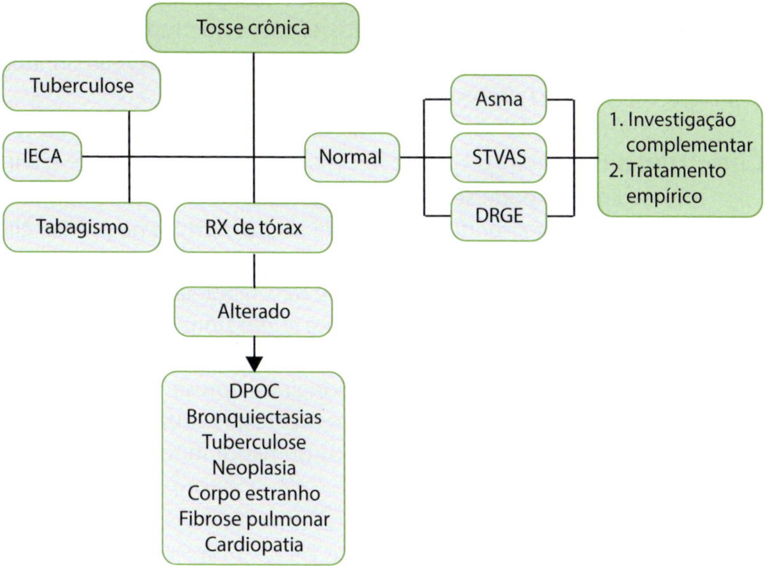

```
                    Tosse crônica
                         |
 Tuberculose ────┐       │
                 │       ├──── Asma ──┐
 IECA ───────────┼── Normal ── STVAS ─┤── 1. Investigação complementar
                 │              DRGE ─┘    2. Tratamento empírico
 Tabagismo ──── RX de tórax
                         |
                      Alterado
                         |
                        DPOC
                    Bronquiectasias
                     Tuberculose
                      Neoplasia
                    Corpo estranho
                   Fibrose pulmonar
                     Cardiopatia
```

As diretrizes para o tratamento da tosse crônica refratária incluem duas classes de tratamento para o manejo da tosse: terapias não farmacológicas e terapia neuromoduladora. As terapias não farmacológicas estão baseadas no tratamento fonoaudiológico. Os objetivos desta intervenção são melhorar o controle voluntário sobre a tosse através da orientação ao paciente para identificar sensações que precipitem a tosse e substituir a tosse por outra resposta como exercício respiratório ou de deglutição e pela alteração no comportamento que contribuam para irritação da laringe.[12]

O tratamento farmacológico inclui os medicamentos neuromoduladores. Os neuromoduladores de ação central, gabapentina, pregabalina, morfina e amitriptilina, atuam na sensibilização neurogênica aumentada envolvida na patogênese da tosse crônica refratária. Embora esses medicamentos sejam promissores, os efeitos adversos podem ser sérios e limitar a dose tolerável máxima destes agentes. O tratamento com neuromoduladores de ação periférica, como os de ação nos receptores de potencial transitório (TRP) vaniloide, está em investigação e se mostra promissor para pacientes com tosse crônica refratária.[12]

O objetivo futuro para novos medicamentos para tosse crônica refratária seria desenvolver medicamentos eficazes que reduzem a tosse, mas que não suprimam completamente o reflexo da tosse, sem efeitos colaterais do sistema nervoso central, como sedação.[12]

Conclusões

A tosse crônica pode ser uma manifestação de doenças pulmonares e extrapulmonares, sendo uma queixa muito comum na prática clínica. Frequentemente, o paciente com tosse crônica não tabagista, sem uso de IECA ou outros medicamentos que desencadeiem a tosse e com raio-X de tórax e espirometria normais, tem como principais causas para a tosse crônica a STVAS, a NAEB ou a DRGE. Entretanto, muitos pacientes são refratários aos tratamentos convencionais ou apresentam a hipótese de síndrome de hipersensibilidade da tosse, nestas situações, os medicamentos neuromoduladores, associados ou não à fonoterapia, seriam uma boa opção terapêutica.

Referências bibliográficas

1. Mazzone SB, Chung KF, McGarvey L. The heterogeneity of chronic cough: a case for endotypes of cough hypersensitivity. Lancet Respir Med 2018; 6: 636-46.

2. Song W-J, Morice AH. Cough hypersensitivity syndrome: a few more steps forward. Allergy Asthma Immunol Res 2017; 9: 394-402.

3. Polverino M, Polverino F, Fasolino M, Ando F, Alfieri A, De Blasio F. Anatomy and neuro-pathology of the cough reflex. Respir Med 2012; 7: 5.

4. Irwin RS, French CL, Chang AB, Altman KW. Classification of cough as a symptom in adults and management algorithms. CHEST 2018; 153: 196-209.

5. Song DJ, Song WJ, Kwon JW, Kim GW, Kim MA, Kim MY, et al. KAAACI evidence-based clinical practice guidelines for chronic cough in adults and children in Korea. Allergy Asthma Immunol Res 2018; 10: 591-613.

6. Plevkova J, Song WJ. Chronic cough in subjects with upper airway diseases – analysis of mechanisms and clinical applications. Asia Pac Allergy 2013; 3: 127-35.

7. Desai D, Brightling C. Cough due to asthma, cough-variant asthma and non-asthmatic eosinophilic bronchitis. Otolaryngol Clin N Am 2010; 43: 123-30.

8. Dicpinigaitis PV. Chronic cough due to asthma. Chest 2006; 129: 75S-79S.

9. Fujimura M, Abo M, Ogawa H, Nishi K, Kibe Y, Hirose T, Nakatsumi Y, Iwasa K. Importance of atopic cough, cough variant asthma and sinobronchial syndrome as causes of chronic cough in the Hokuriku area of Japan. Respirol 2005; 10: 201-7.

10. Kahrilas PJ, Altman KW, Chang AB, Field SK, Harding SM, Lane AP, et al. Chronic cough due to gastroesophageal reflux in adults. CHEST 2016; 150: 1341-60.

11. Yuksel ES, Vaezi MF. Extrasophageal manifestations of gastroesophageal reflux disease: cough, asthma, laryngitis, chest pain. Swiss Med Wkly 2012; 142: w13544.

12. Ryan NM, Vertigan AE, Birring SS. Na update and systematic review on drug therapies for the treatment of refractory chronic cough. Expert Opin Pharmacother 2018; 19: 687-711.

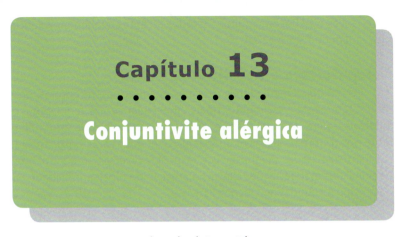

Clóvis Eduardo Santos Galvão

Conjuntivite alérgica é um termo abrangente que engloba diferentes entidades clínicas baseadas na suposição de que o mecanismo clássico de Hipersensibilidade Tipo I é responsável por todas as formas clínicas de doença alérgica ocular. No entanto, tanto os mecanismos mediados por IgE como aqueles sem a participação da IgE podem estar envolvidos no desenvolvimento dessas doenças oculares.[1]

A doença alérgica da conjuntiva é definida como uma doença inflamatória conjuntival associada a uma alergia tipo I acompanhada de sintomas subjetivos e objetivos. A conjuntivite associada a reações de hipersensibilidade é considerada alérgica, mesmo que outros tipos de reação inflamatória diferentes da Reação Tipo I estejam envolvidos.[2]

Epidemiologia

Em levantamentos realizados no Hemisfério Norte, a proporção de pessoas com doença ocular bilateral foi de 16,1% em crianças com menos de 15 anos e 21,1% em adultos. A proporção de pessoas com alergia doenças conjuntivais diagnosticadas por oftalmologistas foi de 12,2%

em crianças e 14,8% em adultos.[2] Estudos recentes relatam prevalência que variam de 7,9% a 32%.[3]

Fisiopatologia e classificação clínica

Os múltiplos mediadores, citocinas, quimiocinas, receptores, proteases, fatores de crescimento, sinais intracelulares, vias reguladoras e inibitórias, além de outros fatores e vias, são expressos de forma diferente nos distúrbios alérgicos, induzindo diferentes características clínicas, particularidades diagnósticas e respostas diversas ao tratamento.[1] As principais manifestações clínicas da reação de hipersensibilidade no olho estão resumidas no Quadro 13.1.

Quadro 13.1. Mecanismos de hipersensibilidade envolvidos nas doenças oculares.

Tipo I (reação imediata)
- Conjuntivite alérgica
- Conjuntivite primaveril
- Ceratoconjuntivite atópica

Tipo II (citotóxica)
- Pênfigo vulgar
- Penfigoide cicatricial

Tipo III (imunocomplexo)
- Esclerite (poliarteritenodosa, artrite reumatóide, lupus)
- Eritema multiforme

Tipo IV (tipo tardia)
- Conjuntivite por contato
- Cerato conjuntivite flictenular
- Rejeição de enxerto de córnea

Mecanismo incerto
- Conjuntivite papilar gigante (lentes de contato)

Fonte: próprio autor.

Considerando a conjuntivite como uma inflamação da conjuntiva, prefere-se o termo alergia ocular para designar um grupo de doenças envolvendo reações de hipersensibilidade, e cujas principais características clínicas são: hiperemia conjuntival, quemose ocular, prurido, lacrimejamento. A alergia ocular é classificada, clinicamente, em 5 tipos:

- » Conjuntivite alérgica.
- » Ceratoconjuntivite vernal ou primaveril.
- » Ceratoconjuntivite atópica.
- » Conjuntivite papilar gigante.
- » Conjuntivite de contato.

Os principais aspectos de cada um dos tipos de alergia ocular são apresentados a seguir e encontram-se resumidos no Quadro 13.2. A maioria das formas clínicas envolve mecanismo mediado por IgE e outras apresentam sobreposição de mecanismos não IgE mediados, enquanto a conjuntivite papilar gigante e a conjuntivite de contato possuem mecanismos não IgE mediados (Figura 13.1).

Quadro 13.2. Alergia ocular – classificação clínica.

Tipo	Características
Conjuntivite alérgica	Forma mais comum de alergia ocular Pacientes jovens (< 30 anos) Quadros recorrentes e sazonais História de atopia Hipersensibilidade tipo I
Ceratoconjuntivite atópica	Adultos jovens História de atopia Envolvimento de pele, pálpebras Ceratocone Hipersensibilidade tipo I
Conjuntivite primaveril	Ocorre primariamente em crianças Rara e autolimitada História de atopia Papilas na conjuntiva társica Pontos de Tranta Hipersensibilidade tipo I
Conjuntivite papilar gigante	Uso de lentes de contato Papilas na conjuntiva társica Mecanismo incerto
Conjuntivite de contato	Exposição a sensibilizantes Hipersensibilidade tipo IV

Fonte: o autor.

Figura 13.1. Sobreposição das formas clínicas de alergia ocular de acordo com o mecanismo fisiopatológico mediado por IgE ou não mediado pela IgE.[4]

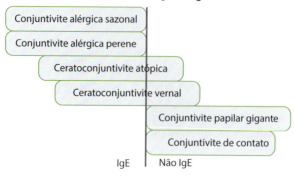

Conjuntivite alérgica

Está comumente associada à rinite alérgica e corresponde a uma resposta alérgica do tipo I. Pode ser sazonal, quando se manifesta caracteristicamente em determinada estação do ano, como é comum nos quadros desencadeados por alérgenos de pólens, ou perene, como os casos mais predominantes no Brasil, causados pelos alérgenos dos ácaros da poeira e cujos sintomas estão presentes ao longo de todo o ano. O quadro clínico é caracterizado por prurido ocular discreto a moderado, lacrimejamento, hiperemia conjuntival, pouca ou nenhuma secreção, edema e ardor. Para o diagnóstico, é importante checar na história clínica se há antecedentes pessoais e familiares de alergia, quando foi o início dos sintomas (caracteristicamente na infância), os desencadeantes (em geral alérgenos) e quais os fatores de melhora; a presença de sintomas nasais ou pulmonares concomitantes também fala a favor de alergia. A partir de uma história sugestiva, o diagnóstico pode ser confirmado através da pesquisa de IgE específica que pode ser feita *in vivo* com os testes cutâneos (*prick test*) ou através da dosagem *in vitro* de IgE. O tratamento deve ser baseado no controle ambiental, irrigação conjuntiva com solução salina, anti-histamínicos de uso oral e tópico, corticoides tópicos, estabilizadores de mastócitos e a imunoterapia alérgeno específica.[3]

Ceratoconjuntivite atópica

Associada à dermatite atópica, nessa forma clínica também é comum o paciente ter antecedentes familiares de alergia. Sua prevalência é maior no sexo masculino, sendo mais frequente entre 29 e 47 anos. O quadro clínico caracteriza-se pela presença de pálpebras espessadas e endurecidas, com descamação da pele em torno dos olhos, prurido intenso, hiperemia ocular, secreção mucosa, aderência matinal das pálpebras e envolvimento da córnea (ceratocone). Usualmente, o paciente refere comprometimento da visão. O tratamento consiste no uso de anti-histamínicos orais e/ou tópicos, além de corticoides tópicos, principalmente no caso de ceratites. A imunoterapia alérgeno específica também está indicada.[3]

Ceratoconjuntivite primaveril

É uma forma clínica de conjuntivite recorrente, bilateral, autolimitada e muitas vezes sazonal, também chamada de ceratoconjuntivite vernal. Em 75% dos casos, o paciente apresenta também eczema, rinite ou asma, reforçando a participação do mecanismo de hipersensibilidade tipo I na sua patogênese. Cerca de 80% dos indivíduos acometidos tem menos de 14 anos e é do sexo feminino. O quadro clínico consiste de presença de pápulas achatadas localizadas na conjuntiva társica (pedras de calçamento), prurido e hiperemia oculares e pseudo-halo senil, com secreção mucoide nos olhos, fotofobia, pontos de Tranta, aderência matinal das pálpebras, pseudoptose, erosão da córnea e ceratite. O tratamento envolve o uso de corticoides tópicos 4 × dia por 4 a 7 dias ou de corticoides sistêmicos, além de anti-histamínicos, estabilizadores de mastócitos, e imunoterapia alérgeno específica.[3]

Conjuntivite papilar gigante

Caracteriza-se por um quadro de intolerância às lentes de contato, através de mecanismo ainda desconhecido, e clinicamente, o principal achado é a presença de papilas tarsais (mais evidentes do que na conjuntivite primaveril). O tratamento é feito com limpeza rigorosa das lentes, identificação de lentes mais adequadas para o paciente, visando a erradicação do processo inflamatório da conjuntiva. Entre os medicamentos recomendados estão os estabilizadores de membrana e os anti-inflamatórios esteroidais ou não esteroidais.[3]

Conjuntivite de contato

São dermatites de contato alérgicas ou irritativas que acometem a conjuntiva ou as pálpebras. Os principais agentes envolvidos são os cosméticos, os aerossóis e as preparações de uso oftálmico e/ou seus componentes (p. ex., timerosol, cloreto de benzalcônio, clorbutanol, clorexidine, acetato de tetraetilenodiamina (EDTA), fenilmercúrio). O diagnóstico é confirmado através do teste de contato (*Patch test*) e a principal estratégia de tratamento é a remoção do agente causador, além do uso de corticoides tópicos, anti-histamínicos orais ou tópicos e lubrificação com substitutos da lágrima.[3] A Figura 13.2 representa um fluxograma diagnóstico com as características das diferentes formas clínicas das alergias oculares.

Figura 13.2. Fluxograma diagnóstico com as características clínicas das alergias oculares.[2]

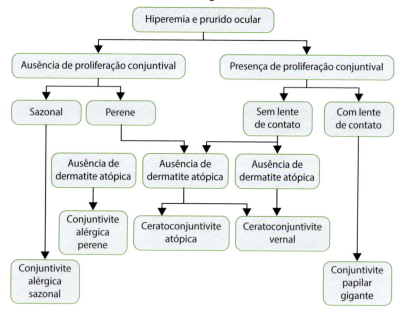

Tratamento

O tratamento das alergias oculares já foi citado anteriormente, com suas particularidades para cada uma das formas clínicas descritas. De forma geral, o tratamento pode ser dividido em:

» Tratamento primário: que consiste nas medidas gerais de controle ambiental, lubrificação dos olhos e outras abordagens não medicamentosas.
» Tratamento secundário: uso de anti-histamínicos orais/tópicos, descongestionantes, estabilizadores de mastócitos e anti-inflamatórios tópicos.
» Tratamento terciário: consiste na utilização de corticoides topicos oculares, imunossupressores e imunoterapia (Figura 13.3).[5,6] As principais medicações disponíveis pata o tratamento das alergias oculares estão resumidas na Tabela 13.1.

Figura 13.3. Tratamento das alergias oculares.

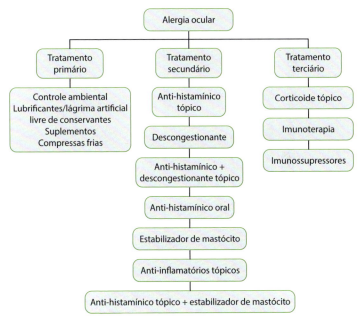

Adaptada de Mashige KP.[5]

Tabela 13.1. Medicamentos mais utilizados no tratamento das alergias oculares.

Anti-histamínico	Estabilizador de mastócito	Ação dual (Anti-histamínico + estabilizador de mastócito)	Anti-inflamatório não hormonal	Corticoide
Antazolina	Cromoglicato	Azelastina	Cetorolac	Dexametasona
Emedastina	Lodoxamida	Cetotifeno	Diclofenaco	Fluormetolona
Feniramina	NAAGA (ácido N-acetilaspartiglutamico)	Olapatadina	Flurbiprofeno	Lotprednol
Levocabastina	Nedocromil	Alcaftadina	Indometacina	Prednisona
Pirilamina	Pemirolast		Pranoprofeno	Rimexolona

Adaptada de Mashige KP.[5]

Referências bibliográficas

1. La Rosa M, Lionetti E, Reibaldi M, Russo A, Longo A, Leonardi S, Tomarchio S, Avitabile T, Reibaldi A. Allergic conjunctivitis: a comprehensive review of the literature. Italian Journal of Pediatrics 2013, 39:18.
2. Takamura E, Uchio E, Ebihara N, Ohno S, Ohashi Y, Okamoto S, et al.Japanese guideline for allergic conjunctival diseases.Allergol Int. 2011, 60(2):191-203.
3. Mashige KP. Ocular allergy. Health SA Gesondheid 2017, 22:112-22.
4. Bielory L. AAAAI 2010 annual meeting abstracts. Drugs 2010;13(5):304-7.
5. Mashige KP. A review of the management of ocular allergy. Curr Allergy Clin Immunol 2015; 28(4).
6. Berger WE, Granet DB, Kabat AG. Diagnosis and management of allergic conjunctivitis in pediatric patients. Allergy Asthma Proc 2017; 38:16-27.

Seção 4

Alergias cutâneas

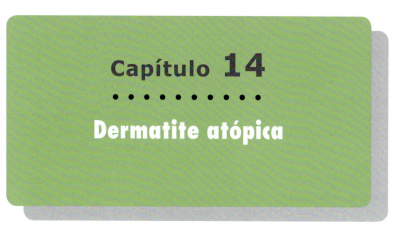

Claudia Leiko Yonekura Anagusko
Mariele Morandin Lopes
Ariana Campos Yang

Definição e etiologia

A dermatite atópica (DA) é uma dermatose inflamatória crônica e multifatorial, que pode comprometer a qualidade de vida do paciente, principalmente pelo seu impacto social e no sono. É caracterizada por prurido cutâneo associado a eritema, edema, xerose, escoriação, exsudação, erosão e liquenificação, com distribuição típica de acordo com cada faixa etária. O diagnóstico é essencialmente clínico, já que não há achados laboratoriais e histopatológicos específicos da doença. Os critérios de Hanifin e Rajka são os mais utilizados (Tabela 14.1).[1]

A dermatite atópica é a primeira manifestação da marcha atópica. Tipicamente, a criança desenvolve DA nos primeiros meses de vida, podendo se sensibilizar a alimentos e desenvolver alergia alimentar por volta dos 6 a 12 meses de vida. Esse quadro é sucedido por sensibilização a aeroalérgenos, sibilância recorrente e posteriormente rinoconjuntivite.[2] Cerca de 80% dos pacientes com DA manifestam altos níveis de IgE e uma forte histórico de atopia.[2]

A fisiopatologia multifatorial da DA é decorrente da conjunção de fatores genéticos, desregulação imune, disfunção da barreira cutânea, desencadeantes ambientais e disbiose.[3]

A barreira cutânea tem como função proteger a pele da penetração de substâncias alergênicas, irritantes e agentes infecciosos, além de evitar a perda excessiva de água transepidérmica. A barreira cutânea mecânica é composta por corneócitos, constituído de um envelope cornificado por proteínas densamente reticuladas, como a filagrina, e lipídios intercelulares, como as ceramidas. A filagrina, além do seu papel na estrutura da barreira cutânea, influencia a diferenciação celular e os seus produtos processados contribuem como fator de hidratação natural, importante para hidratação da pele.[3] Na DA, estudos mostram que as mutações com perda de função no gene da filagrina afeta 20% a 50% dos pacientes, o que pode facilitar a perda transepidérmica de água, a penetração de alérgenos e colonização por S. *aureus*.[2,3] Além do fator mecânico, o pH ácido da pele ajuda na manutenção da flora bacteriana normal.[2]

A disfunção da barreira cutânea, causada por fatores genéticos e imunológicos, facilita a penetração de irritantes, produtos microbianos e alérgenos. Esses agentes estimulam o sistema imune inato e, através dos receptores *toll like* (TLRs), os queratinócitos e células apresentadoras de antígenos induzem a liberação de peptídeos antimicrobianos, citocinas e quimiocinas, que aumentam a força da junção intercelular com o intuito de limitar a penetração de alérgenos e micro-organismos.[2,3] Estudos tem demonstrado que esses pacientes têm apresentado diminuição da função das TLRs.[2]

Como resposta a sinais ambientais, há aumento das citocinas IL-25, IL-33 e linfopoietina estromal tímica (TSLP) que contribuem para acumulação de células linfoides inatas do tipo 2 (ILC-2). Essas células produzem citocinas do tipo 2, como IL-5 e IL-13, que influenciam a polarização de linfócitos do tipo Th2.[3] Na fase inicial da DA, as citocinas Th2 e Th22, tais como IL-4, IL-13 e IL-22, de modo sinérgico com a IL-17 de Th17, contribuem para a inibição da diferenciação epidérmica de produtos gênicos.[2]

O aumento da permeabilidade aos alérgenos, gerado pela disfunção da barreira epitelial, associada a polarização Th2, contribuem para a sensibilização a alérgenos inalatórios, alimentares, auto alérgenos e contra agentes microbianos, assim como a produção de IgE específica.

Geralmente, a IgE específica significa apenas sensibilização, porém em alguns casos pode ter relevância clínica.

O prurido é um fenômeno sensório mediado por mecanismos dependentes e independentes de histamina. Dos mecanismos não histaminérgicos, os principais agentes envolvidos são: IL-31, TSLP e proteases. O prurido prejudica bastante a qualidade de vida dos pacientes com DA e o ato da coçadura afeta a barreira cutânea.

A disbiose é uma marca na DA e está intimamente implicada em sua fisiopatologia. O *Staphylococcus aureus* está presente em 90% dos pacientes com DA e produz hemolisinas, toxinas e superantígenos, que podem exacerbar e contribuir para a persistência da doença. Os fungos, especialmente a malassezia, atuam também como fatores exacerbadores da DA. Esses agentes podem produzir proteínas que são imunogênicas e induzem a liberação de citocinas inflamatórias e produção de IgE.

Epidemiologia

No Brasil, a prevalência média de eczema flexural foi 6,8% para os escolares e 4,7% para os adolescentes.[2]

Quanto ao início da doença, 60 a 80% têm início dos 3 meses aos 2 anos de idade. Desses pacientes, uma parcela significativa entra em remissão completa antes dos 2 anos de idade e cerca de 40% continuam com a doença por um período maior e representa a população com risco para a marcha atópica. Cerca de 20% dos pacientes com DA desenvolvem a doença na vida adulta.[4]

Classificação

A dermatite atópica é classificada em leve, moderada e grave considerando basicamente a intensidade do prurido e a área corporal acometida. Diversos autores tentaram sistematizar essa classificação, as mais utilizadas para fins de pesquisa são o *Eczema Area and Severity Index* (EASI) e o *Scoring Atopic Dermatitis* (SCORAD), essa última se diferencia por avaliar também o prurido e a perda de sono, além da gravidade e extensão das lesões cutâneas. Pontuações do SCORAD menores que 25 classificam a dermatite atópica em leve, entre 25 e 50 em moderada e acima de 50 pontos a dermatite atópica é classificada como grave.

Quadro clínico

A apresentação clínica da dermatite atópica pode variar desde formas leves e localizadas, com crises frustas até acometimento cutâneo grave, disseminado e resistente.

O prurido costuma ser intenso e a ausência exclui o diagnóstico de dermatite atópica. Além das escoriações, o prurido pode resultar em distúrbio do sono e irritabilidade. A xerose (pele seca) é característica comum da doença e está relacionada a anormalidades na barreira cutânea. O eczema, principal lesão cutânea da doença, pode apresentar-se de forma aguda com predomínio de eritema, edema, vesículas e exsudação; subaguda com lesões mais secas, eritema e descamação; ou crônica com liquenificação e alterações pigmentares.

A distribuição varia de acordo com a idade, e podem coexistir, no mesmo paciente, lesões nos três estágios. Na fase infantil (até 2 anos), predominam lesões agudas em face e superfícies extensoras dos membros. Na fase pré-puberal (2 a 12 anos), as lesões em geral são subagudas e localizam-se preferencialmente em dobras flexoras e pescoço. Na fase adulta (a partir de 12 anos), predominam as lesões crônicas, que tendem a afetar superfícies flexoras, pescoço e região periorbital, sendo comum o acometimento das mãos.[5]

Os pacientes podem apresentar, ainda, uma variedade de sinais, chamados estigmas atópicos, como: hiperlinearidade palmar, prega de Dennie-Morgan (segunda prega infraorbital), queratose pilar, sinal de Hertog (rarefação lateral das sobrancelhas).[1]

As complicações da dermatite atópica são, na maioria, decorrentes da agressão à pele secundária ao prurido, suscetibilidade à infecção ou inerentes ao tratamento.

O diagnóstico de dermatite atópica é essencialmente clínico, visto que não há achados laboratoriais ou histopatológicos específicos da doença. Os critérios de Hanifin e Rajka são os mais utilizados (Tabela 14.1). A presença de três critérios maiores e três menores é necessária para o diagnóstico.[1]

Tabela 14.1. Critérios de Hanifin e Radkin.

Critérios clínicos maiores (3 ou mais)

- **Prurido (critério obrigatório)**
- Morfologia e distribuição típica das lesões
- Dermatite crônica e recidivante
- História pessoal ou familiar de atopia

Critérios clínicos menores (3 ou mais)

- Início precoce da doença
- Curso influenciado por fatores emocionais
- Curso influenciado por fatores ambientais
- Xerose
- Prega de Dennie-Morgan
- Escurecimento periorbital
- Queilite
- Palidez ou eritema facial
- Queratose pilar
- Pitiríase alba
- Eczema de mamilo
- Pregas anteriores do pescoço
- Dermografismo branco
- Hiperlinearidade palmar
- Prurido ao suar
- Conjuntivite recorrente
- Ceratocone
- Catarata
- Intolerância alimentar
- Tendência a infecções cutâneas
- Tendência a dermatite inespecífica de mãos e pés
- Aumento de IgE sérica total
- Hiperreatividade cutânea (tipo 1)

Exames complementares

Eosinofilia no sangue periférico e IgE total elevada são encontrados em cerca de 80% dos pacientes. Entretanto, esses achados são inespecíficos. A biópsia de pele é dispensável na maioria dos casos, a indicação pode ser importante, em casos selecionados, para auxiliar no diagnóstico diferencial.[4]

Tratamento

Os pilares do tratamento da DA são: restauração da barreira cutânea, terapia anti-inflamatória, controle de prurido e controle de fatores desencadeantes e/ou agravantes. Para um tratamento bem-sucedido, é fundamental medidas de educação sobre os cuidados especiais da DA e suporte psicológico. A Figura 14.1 resume os principais componentes do tratamento.

Figura 14.1. Tratamento da dermatite atópica com base na gravidade.

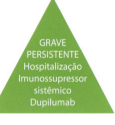

GRAVE PERSISTENTE
Hospitalização
Imunossupressor sistêmico
Dupilumab

MODERADA - RECORRENTE
Terapia pró-ativa: corticoide tópico, inibidor de calcineurina
Compressa úmida
Fototerapia

LEVE - TRANSITÓRIO
Terapia tópica reativa: corticoide e inibidores de calcineurina

BASE DO TRATAMENTO
Cuidado com a pele - banho e hidratação
Controle de fatores agravantes
Suporte psicológico e medidas educativas

A base do tratamento deve ser realizada para todos os pacientes e conforme a gravidade aumenta, acrescenta-se o tratamento da fase anterior ao da gravidade correspondente.
Adaptada de Wollenberg A, et al.

Cuidados com a pele

As orientações de banho e hidratação são essenciais para a restauração da barreira cutânea. O banho é crucial para higiene da pele e age imediatamente hidratando a pele. Porém, se o paciente tomar banho quente e não hidratar imediatamente, a água pode evaporar e secar a pele. Dessa maneira, é recomendado que o paciente tome banho em água morna, com sabonetes com pH neutro ou ácido ou *sindets* de limpeza, hipoalergênico e sem fragrâncias.[6]

O banho com hipoclorito a 0,005% pode ser indicado em pacientes com infecções cutâneas recorrentes e nas formas de DA persistentes e resistentes ao tratamento.[5,6] Um estudo recente mostrou que não houve superioridade quando comparado ao banho com água em relação à gravidade, porém permitiu redução no uso de corticoides tópicos e uso de antibióticos.[6]

Após o banho, é essencial que o paciente sele a pele úmida com hidratantes imediatamente após o banho, evitando que a água evapore. Os hidratantes contribuem para a restauração da barreira cutânea e são compostos por umectantes (promovem a hidratação do estrato córneo) e substancias oclusivas (reduz a evaporação). A escolha do hidratante deve ser individualizada, considerando as suas propriedades e o conforto do paciente.

Para se facilitar a mensuração da quantidade de hidratante necessária, orienta-se que quantidade aplicada na superfície da medida da ponta do dedo de um adulto (a distância entre articulação interfalangeana distal e a ponta da falange distal do dedo da mão) equivaleria a 0,5 g para uma superfície equivalente a duas palmas de mão de um adulto.[6] Essa mesma técnica pode ser usada para a aplicação de corticoides tópicos.

Terapia anti-inflamatória tópica

A terapia anti-inflamatória tópica é a tratamento usado desde as formas leves até as formas graves. Geralmente, é usada sob demanda, administrada nas áreas de pele lesionada e suspensa uma vez que as lesões visíveis desaparecem. Além do tratamento tradicional, pode se realizar a terapia pró ativa, definida como tratamento anti-inflamatório pré definido, de longo prazo, em que é administrado a medicação (corticoides ou inibidor da calcineurina tópico), 2 vezes por semana em áreas previamente afetadas. O tratamento pró ativo começa após todas as lesões serem tratadas pelo tratamento padrão. A duração do tratamento é adaptada de acordo com a gravidade e persistência da doença. Para corticoides tópicos, foi estudado seu uso até 16 semanas e para inibidores da calcineurina, até 52 semanas.[6]

Corticoides tópicos

Os corticoides tópicos são a primeira linha de terapia anti-inflamatória. A escolha de qual corticoide deverá ser baseada na potência veículo, idade do paciente, tipo de lesão e área do corpo que será aplicada.

Deve-se usar sempre a menor potência (Tabela 14.2) para controlar a inflamação. Os corticoides mais potentes podem ser necessários nas palmas e plantas ou em lesões liquenificadas e hipertróficas.

O veículo pomada penetra melhor na pele e é mais adequada nas lesões crônicas, secas, espessadas e descamativas, sendo contraindicadas em flexuras e lesões exsudativas. O creme é preferível paras as lesões agudas e subagudas, exsudativas e finas. A loção pode ser usada em regiões pilosas, como couro cabeludo.

Os principais efeitos adversos do uso de corticoides são atrofia, estria, telangiectasia, hipopigmentação, acne, supressão da suprarrenal e déficit de crescimento em crianças. Em áreas de risco para efeitos adversos, como face, pescoço, axilas, região inguinal e genital, deve se evitar uso de corticoides de alta potência. Dessa maneira, é importante que em todas as consultas os efeitos adversos sejam monitorizados.

O uso das compressas úmidas (*wet wraps*) é uma técnica que pode ser usada em pacientes com dermatite atópica moderada a grave nos períodos de exacerbação e tem como objetivo diminuir a gravidade da doença e a perda de água durante as exacerbações.[6] Orienta-se o paciente aplicar corticoide tópico nas áreas de inflamação e o hidratante no restante do corpo, com a pele úmida, logo após o banho, vestir uma roupa de algodão justa úmida por baixo e uma roupa seca por cima. O paciente deverá manter as compressas por no mínimo 2 horas e por períodos curtos de até 14 dias. Essa técnica aumenta a hidratação, serve como barreira para escoriação e aumenta a penetração do corticoide tópico nas áreas de inflamação. Os principais efeitos adversos dessa terapia é a maceração da pele e infecção secundária se usada em excesso ou de forma incorreta.

Tabela 14.2. Potência de corticoides.

Grupo I (superpotentes)
- Propionato de clobetasol 0,05% (creme e pomada)

Grupo II (potentes)
- Dipropionato de betametasona 0,05% (pomada)
- Valerato de betametasona 0,1% (pomada)
- Halcinonida 0,1% (pomada)
- Valerato de difucortolona (creme e pomada)

Grupo III (potentes)
- Dipropionato de betametasona 0,05% (creme)
- Valerato de betametasona 0,1% (creme)
- Halcinonida 0,1% (creme)
- Acetonido de triamcinolona (pomada)

Grupo IV (potência média)
- Furoato de mometasona 0,1% (pomada)
- Acetonido de fluocinolona (pomada)
- Prednicarbato (pomada)
- Acetonido de triamcinolona (creme)
- Desonida (pomada)
- Aceponato de metilprednisolona (creme)

Grupo V (potência média)
- Furoato de mometasona 0,1% (creme)
- Acetonido de fluocinolona (creme)
- Prednicarbato (creme)
- Desonida (creme)
- Aceponato de metilprednisolona (creme)

Grupo VI (potência leve)
- Fluorandrenolide (creme ou pomada)
- Hidrocortisona (pomada)
- Pivalato de flumetasona (creme ou pomada)

Grupo VII (leve)
- Hidrocortisona (creme)
- Dexametasona
- Prednisolona
- Metilprednisolona

Inibidores de calcineurina tópicos

São indicados para tratamento das exacerbações e como terapia pró ativa. O pimecrolimus creme a 1% está indicado para tratamento de DA leve a moderada a partir de 2 anos de idade; o tacrolimus para DA moderada a grave, sendo a formulação de 0,03% indicada a partir de 2 anos de idade e para face e a de 0,1% a partir de 16 anos.[7] A potência anti-inflamatória do tacrolimus a 0,1% equivale a de um corticoide tópico de média potência.

A grande vantagem dessa classe de medicação em relação aos corticoides é a sua segurança terapêutica. Essas medicações não causam atrofia e podem ser usadas em face, região genital, axilar e inguinal. O principal efeito adverso é a irritação local que costuma surgir após cerca de 5 minutos da aplicação e tem duração até 1 hora, porém a intensidade e duração tipicamente desaparece em alguns dias. Estudos clínicos não mostraram aumento de risco de linfoma e câncer de pele. Porém, como o uso prolongado de ciclosporina está associado ao aumento de risco de câncer associado a exposição solar, deve-se recomendar uso de protetor solar.[6]

Outros

O crisaborole, um inibidor seletivo da fosfodiesterase-4, é efetivo para dermatite atópica leve a moderada a partir de 2 anos de idade, porém ainda não está disponível no Brasil.[6]

Não se recomenda uso de anti-histamínicos tópicos pelo risco de dermatite de contato fotoalérgica.[7]

Terapia anti-inflamatória sistêmica

A Tabela 14.3 mostra as principais características do uso dos tratamentos sistêmicos usados na DA.

Corticoides orais

O uso de corticoides orais deve ser evitado pelo risco de rebote. Porém, em casos de exacerbações graves, podem ser usados em regime de tratamento de curto prazo, de até 1 semana, com dose até 0,5 mg/kg/dia.[6] O uso prolongado de corticoides orais não é recomendado pelos riscos de efeitos adversos.

Tabela 14.3. Imunossupressores usados na DA.

	Ciclosporina	Metotrexato	Azatioprina	Micofenolato de mofetila	Corticoides	Dupilumab
Dose no adulto	Inicial: 4-5 mg/kg/dia Manutenção: 2,5-3 mg/kg/dia	Inicial: 5-15 mg/semana Manutenção: em geral 15 mg/semana e até 25 mg/semana	Inicial: 50 mg/dia Manutenção: 2-3 mg/kg/dia	Inicial: 1-2 g/dia Manutenção: 2-3 g/dia	0,2-0,5 mg/kg/dia Não deve ser usado de manutenção	Inicial: 600 mg Manutenção: 300 mg, a cada 2 semanas
Dose na criança	Inicial: 5 mg/kg/dia Manutenção: 2,5-3 mg/kg/dia	Inicial: 10-15 mg/m²/semana Manutenção: aumentar ou reduzir 2,5 mg/semana, para atingir a menor dose efetiva	Inicial: 25 -50 mg/dia Manutenção: 2-3 mg/kg/dia	Inicial: 20-50 mg/kg/dia Manutenção: aumento de 500 mg/dia a cada 2-4 semanas até a dose de 30-50 mg/kg/dia	0,2-0,5 mg/kg/dia Não deve ser usado de manutenção	Sem estudos ainda
Tempo de resposta	2 semanas	8-12 semanas	8-12 semanas	8-12 semanas	1-2 semanas	4-6 semanas
Principais efeitos adversos	Aumento de creatinina e de pressão arterial	↑ enzimas hepáticas Alterações hematológicas e efeitos gastrointestinais	↑ enzimas hepáticas Alterações hematológicas e efeitos gastrointestinais	Alterações hematológicas Infecção Efeitos gastrointestinais	Cushing Osteoporose Diabetes	Conjuntivite

SEÇÃO 4 - ALERGIAS CUTÂNEAS

Ciclosporina

A ciclosporina é a droga de escolha para tratamento da DA grave que necessita de terapia imunossupressora sistêmica. Estudos mostram diminuição da gravidade da doença e melhora da qualidade de vida.

Deve-se iniciar uma dose de 5 mg/kg/dia, dividido em 2 tomadas. Após controle da doença, pode-se reduzir a dose de 0,5 a 1 mg/kg/dia, a cada 2 semanas. A duração do tratamento é guiada pela eficácia e tolerância à droga. Deve-se realizar uma monitorização regular dos efeitos adversos, com monitorização de pressão arterial, da função renal e hepática, sintomas gastrointestinais, dislipidemia, hiperplasia gengival, risco de malignidade e imunossupressão.[6]

Dupilumab

O dupilumab é um anticorpo monoclonal que bloqueia o receptor de IL-4 e IL-13, aprovado como tratamento de primeira linha para DA moderada a grave. Ensaios clínicos, randomizados, duplo-cegos, placebo controlados, mostraram eficácia clínica e em melhora de qualidade de vida.[6]

Outros

Outros imunossupressores, como a azatioprina, micofenolato de mofetila e metotrexato, podem ser usados para os casos DA grave, em que a ciclosporina e dupilumab não estão disponíveis, eficazes ou estão contraindicados.[6]

Fototerapia

A fototerapia pode ser indicada para tratamento de DA refratária ao tratamento tópico. Tem efeito na pele como imunossupressor, imunomodulador e anti-inflamatório.[6] Os principais efeitos adversos incluem dano actínico, eritema e ardência local, alteração de pigmentação e aumento de risco de neoplasia cutânea.

Controle do prurido

O prurido é um dos principais sintomas da DA e que tem grande impacto na qualidade de vida.

Os cuidados com a pele e uso de terapia anti-inflamatória contribuem para o controle do prurido. O uso de anti-histamínicos é controverso já que não evidencias suficientes em relação a eficácia no tratamento de prurido nestes pacientes. Porém, pode ser tentado e mantido se o paciente responder ao seu uso. Deve-se ter cautela com uso prolongado de anti-histamínicos sedativos na infância por afetar a qualidade do sono nestas pacientes e possivelmente no desempenho escolar.

Em casos selecionados, os antidepressivos e gabapentina podem ajudar no controle do prurido.[2]

Controle de agravantes

A DA é uma doença cíclica, com períodos de exacerbação e remissão. Para o melhor controle da doença, é essencial identificar fatores que podem levar a exacerbação.

As principais infecções que exacerbam a DA são de origem bacteriana, viral e fúngica. As infecções bacterianas geralmente são causadas por *S. aureus* e devem ser tratadas com antibióticos tópicos (mupirocina, ácido fusídico), se infecção localizada, ou com antibióticos sistêmicos, se infecção disseminada. Pacientes que apresentam infecções de repetição, podem se beneficiar da descolonização bacteriana com banhos de hipoclorito a 0,005% e mupirocina. Nesse caso, é orientado a aplicação intranasal e em pregas axilares, inguinais e cicatriz umbilical, duas vezes ao dia, durante os primeiros 5 dias do mês, para o paciente e a família.[2]

As infecções virais também podem exacerbar a DA e a sua principal manifestação é a erupção variceliforme de Kaposi. O aciclovir é o tratamento de escolha, na dose de 80 mg/kg/dia em 4 doses diárias, via oral, durante 5 dias. Nos pacientes graves e com lesões disseminadas e sintomas sistêmicos, deve-se internar o paciente e realizar aciclovir, endovenoso, na dose de 10 mg/kg/dose, em 3 doses diárias, por 5 a 10 dias.[2]

A dermatite seborreica é um dos fatores exacerbadores da dermatite atópica, principalmente naqueles pacientes com manifestação em cabeça e pescoço. O tratamento inicial é realizado com antifúngicos tópicos. Porém, em casos refratários, pode ser necessário tratamento com antifúngico sistêmico, como o itraconazol.[4]

Além das infecções, agentes irritativos e alérgenos ambientais podem agravar a DA. Dos fatores irritativos, muitos pacientes podem piorar pelo uso de roupas de tecido áspero e sintético, suor, detergentes, sabões com pH alcalino e cosméticos com fragrâncias.[2] Para pacientes com dermatite de contato associada a DA, deve-se orientar a investigação etiológica com teste de contato e evitar contato com esses agentes.

Pacientes que apresentam sensibilização a aeroalérgenos com piora clínica associada ao contato com esses agentes, devem ser orientados quanto ao controle ambiental e pode-se avaliar o uso de imunoterapia, especialmente se apresenta indicação por rinite ou asma.

Para pacientes com DA moderada a grave e persistente, deve-se considerara avaliar alergia alimentar associada, já que pode estar presente em um terço desses pacientes. Os principais alimentos envolvidos na exacerbação são leite, ovo, amendoim, soja, castanhas e peixe. Os pacientes com DA associada a alergia alimentar podem apresentar sintomas IgE, exacerbação da DA ou a combinação dessas duas manifestações. Na suspeita de alergia alimentar, investiga-se inicialmente com dosagem de IgE especifica e com teste de contato, porém o padrão ouro é a o teste de provocação oral.

Referências bibliográficas

1. Hanifin JM, Rajka G. Diagnostic features of atopic dermatitis. Acta Derm Venereol (Suppl) 1980; 92: 44-47.

2. Antunes AA, et al. Guia prático de atualização em dermatite atópica - Parte I: etiopatogenia, clínica e diagnóstico. Posicionamento conjunto da Associação Brasileira de Alergia e Imunologia e da Sociedade Brasileira de Pediatria. Arq Asma Alerg Imunol. 2017. 1(2):131-56.

3. Werfel T, et al. Cellular and molecular immunologic mechanisms in patients with atopic dermatitis. J Allergy Clin Immunol. 2016 Aug;138(2):336-49.

4. Bieber T, et al. Clinical phenotypes and endophenotypes of atopic dermatitis: Where are we, and where should we go?. J Allerg Clin Immunol. 2017. Vol 139, number 4, S58-S64.

5. Martins MA, et al. Clínica médica, volume 7: alergia e imunologia clínica, doenças da pele, doenças infecciosas. Manole, 2015.

6. Wollenbert A, et al. Consensus-based European guidelines for treatment of atopic eczema (atopic dermatitis) in adults and children. JEADV 2018, 32, 657-82.

7. Eichenfield LF, Ahluwalia J, Waldman A, Borok J, Udkoff J, Boguniewicz M. Current guidelines for the evaluation and management of atopic dermatitis: A comparison of the Joint Task Force Practice Parameter and American Academy of Dermatology guidelines. J Allergy Clin Immunol. 2017. Apr;139(4S):S49-S57.

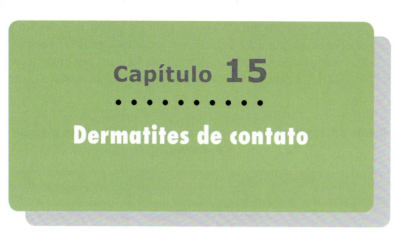

Mariele Morandin Lopes
Antônio Abílio Motta
Octavio Grecco

Definição e etiologia

As dermatites de contato são reações cutâneas resultantes da exposição direta a algum agente externo (molécula estranha) com a participação ou não de luz ultravioleta (fótons) na superfície da pele. Embora a dermatite de contato (DC) seja frequentemente associada à etiologia alérgica, cerca de 80% das dermatites de contato são provocadas por substâncias irritantes, levando a dermatites de contato não alérgicas ou irritativas. O processo inflamatório da dermatite de contato alérgica (DCA) é mediado por mecanismos imunológicos, podendo ser causado por substâncias inorgânicas ou orgânicas enquanto a dermatite de contato por irritantes (DCI) é causada por dano tissular direto após contato com o agente agressor que inicia a reação inflamatória. A DCI pode ser desencadeada por um irritante primário absoluto, com pH muito baixo (ácido) ou pH muito alto (básico), que danifica a pele ao primeiro contato, ocasionando reações intensas com bolhas e ulcerações com aspecto de uma "queimadura", os ácidos e os álcalis são os principais exemplos. A

DCI pode ser provocada por um irritante primário relativo que danifica a pele após contatos repetidos ou prolongados; os sabões, os detergentes, as fezes e a urina são os principais exemplos. Esses dois tipos de dermatites são, sem dúvida, as causas mais frequentes dos eczemas profissionais (Tabela 15.1).[1]

Tabela 15.1. Diferenças entre as dermatites de contato alérgica e irritativa.

	Dermatite de contato alérgica	**Dermatite de contato irritativa**
Frequência Causas comuns	20% • Cosméticos: fragrâncias e conservantes • Sais metálicos: níquel, cromo, cobalto, mercúrio germicidas (formaldeído) • Plantas • Aditivos da borracha (tiurans) • Resinas plásticas (epóxi, acrílico) • Resina (colofônio) • Látex • Medicamentos tópicos	80% • Água, sabões e detergentes solventes e graxas • Ácidos e álcalis • Poeira • Fibra de vidro
Concentração do agente Mecanismo	Menor • Imunológico • Tipo IV (linfócito T) • Lesão direta queratinócitos	Maior • Não imunológico
Sensibilização Predisposição atópica Teste de sensibilidade	Necessária Diminuída Teste de contato tardio	Desnecessária Aumentada Nenhum

Adaptada de Motta AA, Agondi RC, Kalil J.[10]

A dermatite de contato alérgica e a dermatite de contato irritativa podem ser diferenciadas quanto a causas, mecanismos fisiopatológicos, predisposição genética e testes cutâneos, e, quanto a apresentação clínica, tempo de aparecimento das lesões, resolução e demarcação anatômica da lesão (Tabela 15.2). Hoje, estima-se que temos no meio ambiente ao redor de 6 milhões de produtos químicos; desses, cerca de 3 mil já foram citados na literatura médica como sensibilizantes de contato e cerca de 30 ou 1% seriam responsáveis por 80% das DCA. Quando o agente causador da dermatite pode ser identificado e evitado, a cura da dermatite é evidente. Se o contato persiste, a dermatite pode se tornar crônica e de difícil tratamento, podendo até impedir as atividades diárias do indivíduo.[2]

Tabela 15.2. Apresentação clínica e tratamento da dermatite de contato alérgica e irritativa.

	Dermatite de contato alérgica	**Dermatite de contato irritativa**
Tempo de aparecimento das lesões após contato	• Algumas horas a 6 dias	• Alguns minutos até 48 horas
Demarcação anatômica das lesões	• Menos frequente	• Geralmente típica
Resolução clínica	• +/− 3 semanas	• Após 96 horas
Tratamento	• Afastamento da causa • Corticoide tópico/sistêmico • Anti-histamínico sistêmico	• Afastamento da causa • Corticoide tópico/sistêmico • Anti-histamínico sistêmico

Adaptada de Motta AA, Agondi RC, Kalil J.[10]

Epidemiologia

As DC são responsáveis por 10% das consultas atendidas em consultórios de dermatologistas e alergistas. Mais de 90% de todas as dermatoses ocupacionais são DC, causadas pelo contato direto com produtos químicos no local de trabalho.[3]

Estudo epidemiológico realizado em 5 países europeus comprovou que 27% da população avaliada apresentava no mínimo uma substância positiva em teste de contato alérgico.[4]

Classificação

Dermatite de contato por irritantes (DCI)

A DCI é causada por ação direta de substâncias químicas irritantes na epiderme, causando danos aos queratinócitos, levando ao aparecimento de bolhas e eventual necrose. Os queratinócitos lesados liberam mediadores inflamatórios não específicos e fatores quimiotáticos. Esses mediadores (citocinas) causam dilatação dos vasos da derme (eritema), levando a extravasamento de plasma na derme (edema) e na epiderme (bolha) e infiltrados de várias células.

A princípio, aparecem os linfócitos ao redor dos vasos dilatados do plexo vascular superficial; em seguida, há o aparecimento de neutrófilos chamados por seus fatores quimiotáteis; essas células são as predominantes nas DCI moderadas a graves. A epiderme apresenta edema intercelular (espongiose) e intracelular (*ballooning*), caracterizado por intensa palidez do citoplasma. A pele dos indivíduos atópicos é mais propensa a desenvolver a DCI, sobretudo naqueles com dermatite atópica.[5]

Dermatite de contato alérgica (DCA)

A DCA é desencadeada por uma resposta imune específica contra determinantes antigênicos de substâncias químicas que entram em contato com a pele, desencadeando a reação tipo IV de Gell e Coombs; hoje, é classificada como reação tipo IVa de Pichler.[6]

Fotodermatites de contato

As fotodermatites são muito semelhantes às dermatites de contato, sendo os mecanismos fisiopatológicos parecidos aos da DCI e da DCA, porém requerem a ação de radiação ultravioleta (fótons) para a absorção do antígeno através da pele. Histologicamente, as fotodermatites são indistinguíveis da DCI e da DCA.

As dermatites podem ser fototóxicas (fotoirritantes), como as provocadas pelos Oxicans, certas plantas, ou as fotoalérgicas, como as provocadas pela prometazina ou pelas sulfas.[7]

Quadro clínico

As reações alérgicas cutâneas mais comuns diante de uma substância exógena são as dermatites eczematosas e, com menos frequência, as urticárias de contato; ambas podem ser localizadas ou generalizadas.

As dermatites não alérgicas, provocadas por substâncias irritantes, podem apresentar-se como dermatites acneiformes, hiper ou hipopigmentadas e, mais raramente, como púrpuras ou lesões atróficas.

Na história das DC, vários fatores devem ser considerados, como:
» Estímulo (quantidade e concentração da substância suspeita).
» Higidez da pele em contato com a substância.
» Duração do contato com a pele.
» Latência (tempo de contato da substância e o aparecimento da lesão).
» Evolução e resolução da dermatite.

Dermatite de contato alérgica (DCA)

Pode apresentar-se na fase aguda com muito prurido, vesículas e bolhas. Na fase subaguda, o prurido e o eritema são de menor intensidade e, em geral, não há vesículas. Na forma crônica, o prurido é mínimo com ruptura de vesículas, descamação com alguns sinais de pós-inflamação, como hiper ou hipopigmentação e/ou liquinificação (Figuras 15.1. e 15.2).

Figura 15.1. Dermatite de contato aguda (DCA).

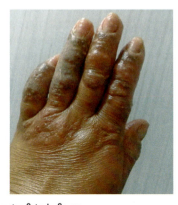

Fonte: arquivo pessoal do autor Octavio Grecco.

Figura 15.2. Dermatite de contato crônica.

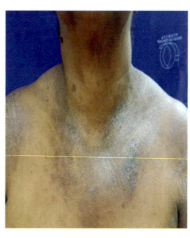

Fonte: arquivo pessoal do autor Octavio Grecco.

Dermatite de contato irritativa (DCI)

A dermatite de contato por irritantes primários pode apresentar-se como um amplo espectro clínico: aguda, subaguda, irritante, acumulativa, eczemátide, traumática, pustular, acneiforme, não eritematosa e subjetiva.

A DCI é provocada por uma exposição direta de uma substância "irritante" na superfície da pele. A hipótese para se explicar a fisiopatologia da DCI é que o dano celular seria resultante da liberação não específica de mediadores de LT ativados. A resposta cutânea que se segue é, às vezes, indistinguível da DCA. No início, a DCI é bastante pruriginosa, com eritema e edema local com nítida demarcação da dermatite, às vezes dolorosa, podendo apresentar bolhas e quando muito intensa até necrose. Indivíduos atópicos apresentam maior prevalência de DCI que os não atópicos devido à diminuição dos ácidos graxos essenciais da barreira cutânea.[8]

Exames complementares

Biópsia de pele

É um exame que não ajuda muito no diagnóstico das DC, pois, em geral, não consegue distinguir as vários tipos de eczemas e, às vezes, nem mesmo diferenciar uma DCA de uma DCI, indicada apenas para diagnóstico diferencial.

Testes de contato

É, sem dúvida, o exame padrão-ouro (*gold-standart*) dos exames para auxiliar no diagnóstico das DC. No início da investigação, deve-se aplicar o Teste de Contato Padrão (TCP *Standard*), em que são testadas as substâncias sensibilizantes mais comuns a que aquela população estudada estaria mais sensibilizada. Se o TCP for negativo, deve-se continuar a investigação com outros tipos de baterias de teste de contato, levando em conta a localização anatômica das lesões, tipo de profissão, *hobby* etc. O TC deve ser interpretado cuidadosamente, devendo ter correlação clara com a história e o exame físico. Um TC positivo significa que o indivíduo está sensibilizado àquela substância e, não necessariamente, que essa seja a causa da sua dermatite. Às vezes, ocorre no teste de contato positividade a alguma substância não referida pelo paciente ou não relacionada diretamente com sua profissão ou *hobby*; é necessário, então, verificar se essa substância não dá reação cruzada com alguma outra, como parafenilenodiamina e benzocaína, etilenodiamina e tiurans etc. (Tabela 15.3).[2]

Tabela 15.3. Regiões anatômicas e possíveis causas de dermatite de contato alérgica.

Localização	Causa possível
Couro cabeludo	Tintura de cabelo, "permanente", xampus
Face	Cosméticos (para mãos e face)
Pálpebras	Esmalte de unha, rímel, "sombra"
Orelhas	Brincos, perfumes, fármacos
Lábios	Batom, pasta de dentes, frutas

(Continua)

Tabela 15.3. Regiões anatômicas e possíveis causas de dermatite de contato alérgica. (continuação)

Localização	Causa possível
Pescoço	Colares, perfumes, cosméticos, bronzeadores
Tronco	Metais, elásticos, roupas íntimas
Axilas	Desodorantes, tecidos (corantes, produtos químicos)
Genital	Fármacos, cosméticos, preservativos (látex)
Mãos	Ocupacional, sabões, detergentes, luvas, plantas, cosméticos
Pés	Calçados, meias

Adaptada de Motta AA, Agondi RC, Kalil J.[10]

Tratamento

Não farmacológico

O tratamento ideal da DC requer a identificação e a eliminação do agente causador do meio ambiente em que vive o paciente. Algumas vezes, isso pode ser conseguido facilmente, p. ex., com um antibiótico como a neomicina; outras vezes torna-se virtualmente impossível, como o formolaldeído (formol), conhecido como um potente e sensibilizante universal encontrado em quase todo tipo de indústrias: têxtil, colas, papéis, cosméticos, desinfetantes, limpadores, polidores, farmacêutica, alimentícia, borracha, tintas e cigarros. Uma visita ao local de trabalho torna-se, às vezes, necessária nos casos de dermatites ocupacionais. Uma vez identificada a causa, o paciente deve ser instruído cuidadosamente acerca da substância a que ele foi sensibilizado, fornecendo uma lista na qual ela pode ser encontrada e, se possível, o seu substituto. A prevenção é a melhor maneira de evitarmos o aumento da prevalência e da incidência das DCI e DCA.

Farmacológico

O tratamento na fase aguda baseia-se no uso de compressas frias, corticoides tópicos ou orais, PUVA e imunossupressores. Os medicamentos de escolha para tratamento da DC são os corticoides tópicos. Deve-se escolher o tipo (potência) e o veículo do corticoide tópico. Nas áreas de pele fina (face, genitais), não é necessário usar corticoides fluorados de média e alta potência, devido à maior sensibilidade dessas áreas aos efeitos secundários dos corticoides tópicos, como atrofia, hipopigmentação, estrias, acne e teleangectasias. Nessas áreas, indicamos o uso de corticoides não fluorados, como a hidrocortisona (baixa potência) ou inibidores de calcioneurina; nas demais áreas, o corticoide fluorado de média potência resolve a maioria dos casos. Os corticoides orais são usados nos casos agudos e extensos, quando o comprometimento da área corpórea for maior que 20%. Por curtos períodos de tempo, p. ex., a prednisona na dose de 0,5 a 1 mg/kg/peso, dependendo da gravidade, por 14 a 21 dias, que é o tempo médio da resolução clínica da DCA aguda.[9]

Referências bibliográficas

1. Motta AA, Pomiecinski F. Dermatite de Contato. In: Lopes AC. Diagnóstico e Tratamento. 1. ed. São Paulo: Manole; 2006: 294-300.
2. Motta AA, Aun MV, Kali J, Giavina-Bianchi P. Dermatite de Contato. Rev. Bras. Alerg.Imunopatol 2011; 34: 73-82.
3. Gober MD, Gaspari AA. Allergic contact dermatitis. Curr Dir Autoimmun 2008;10: 1-26.
4. Diepgen TL, Ofenloch RF, Bruze M, Bertuccio P, Cazzaniga S Coenraads P.-J, et al. Prevalence of contact allergy in the general population in different European regions. Br. J. Dermatol. 2016, 174, 319-29.
5. Tan CH, Rasool S, Johnston GA. Contact dermatitis: allergic and irritant. Clin Dermatol 2014;32:11-124.
6. Cashman MW, Reutemann PA, Ehrlich A. Contact dermatitis in the United States: epidemiology, economic impact and workplace prevention. Clin Exper Allergy 2012; 42: 180-5.
7. Grabbe S, Schwarz T. Immunoregulatory mechanisms involved in elicitation of allergic contact dermatitis, Immunology Today 1998;19: 37-44.
8. Peiser M, Tralau T, et al. Allergic contact dermatitis: epidemiology, molecular mechanisms, in vitro and regulatory aspects. Current knowledge assembled at an international workshop at BfR, Germany. Dermatol Clin 2012; 30: 87-98.
9. Beltrani VS, et al. Contact Dermatitis: a pratice parameter. Annals of Allergy, Asthma and Immunol 2006; 97: S1-S30.
10. Motta AA, Agondi RC, Kalil J. Alergia & Imunologia: Aplicação Clínica – IC-HCFMUSP. São Paulo: Atheneu; 2015: 203-16.

Capítulo 16
Urticárias agudas e crônicas

Rosana Câmara Agondi
Mariele Morandin Lopes
Antônio Abílio Motta

Definição

Urticária representa um grupo heterogêneo de doenças de pele, aguda ou crônica, caracterizada pelo desenvolvimento de urticas ou placas eritematosas e pruriginosas, podendo estar associadas ao angioedema.[1,2]

As urticas se caracterizam por edema central, de derme superficial, com tamanho e forma variáveis, circundado por eritema reflexo e associado a prurido ou sensação de queimação. As lesões apresentam caráter fugaz que regridem, sem deixar lesão residual, normalmente em poucas horas e comumente em menos de 24 horas.[2]

O angioedema se caracteriza pelo aparecimento de edema súbito de derme e subcutâneo, mais frequentemente associado a ardor do que a prurido, que se resolvem em até 72 horas e evoluem sem lesão residual.[1,2]

Fisiopatologia

Embora a urticária seja uma doença comum, sua patogênese não está completamente esclarecida. A pesquisa atual sobre urticária concentra-se em três tópicos:[3]

1. Caracterizar as células e mediadores envolvidos.
2. Identificar os mecanismos de ativação dos mastócitos.
3. Investigar processos autoimunes associados a subgrupos de urticária.

Urtica com eritema, edema e prurido são o correlato clínico de vasodilatação, aumento da permeabilidade capilar e estimulação das terminações nervosas sensoriais resultantes da ativação, desgranulação e liberação de substâncias vasoativas pelos mastócitos. O mastócito é a célula central, embora não seja a única envolvida na patogênese da urticária. A desgranulação dessas células resulta na liberação de mediadores, principalmente a histamina, responsáveis pelas alterações inflamatórias, ativação de terminações nervosas e o aumento da permeabilidade local de capilares e vênulas.[3,4]

Além da histamina, os leucotrienos, proteases séricas, heparina, triptase e citocinas pró-inflamatórias estão envolvidas na patogênese da doença.[4] A liberação de mediadores neoformados, como histamina, precede a geração de metabólitos do ácido araquidônico, prostaglandina D2 e leucotrieno E4. Além dessas substâncias há, posteriormente, a transcrição de citocinas. Vários desses mediadores podem agir como quimiotáticos para eosinófilos, neutrófilos e linfócitos T.[3]

Classificação e epidemiologia

A urticária é classificada em aguda quando apresenta menos de seis semanas de evolução, comumente 2 a 3 semanas. A urticária aguda é uma desordem comum, que acomete aproximada 25% da população geral, em algum momento da vida.[5]

Na urticária crônica, os sintomas ocorrem na maioria dos dias da semana por mais de seis semanas. A urticária crônica acomete cerca de 3% da população geral e se manifesta como urticária isolada em aproximadamente 40% dos casos, com angioedema associado em 50% e angioedema sem urticária, em 10% dos casos.[1]

Urticária aguda

As associações mais comuns de urticária aguda incluem infecções, reações de hipersensibilidade a medicamentos, alergia alimentar e ferroadas por insetos.[6]

Infecções

Urticária aguda pode se desenvolver durante infecções virais e bacterianas, particularmente nas crianças. Infecções estão associadas a mais de 80% dos casos de urticária aguda em populações pediátricas. As infecções parasitárias geralmente causam urticária aguda e autolimitada associada à eosinofilia. Infecções pelo *Helicobacter pylori* também são descritas como causas de urticária recorrente.[6]

Reações alérgicas IgE mediadas

Reações alérgicas imediatas, hipersensibilidade tipo I ou mediadas por imunoglobulina E (IgE), frequentemente, envolvem urticária. Urticária, quando causada por uma reação alérgica, geralmente, ocorre em minutos até duas horas da exposição do alérgeno suspeito. As causas incluem medicamentos, látex, alimentos e ferroadas de insetos.[6]

» Medicamentos: os antibióticos mais frequentemente implicados em reações alérgicas IgE mediadas com manifestação clínica, incluindo urticária, são os betalactâmicos (penicilinas e cefalosporinas).[6]

» Látex: a exposição ao látex ocupacional ou em procedimentos odontológicos e/ou cirúrgicos pode causar urticária, angioedema, broncospasmo ou anafilaxia em pacientes suscetíveis.[6,7]

» Alimentos: alergia alimentar pode causar urticária aguda por mecanismo IgE mediado. Entretanto, urticária e angioedema por alergia alimentar IgE mediada raramente ocorrem isoladamente, sendo que ambos podem fazer parte do quadro de anafilaxia quando outros sintomas estão associados, como dispneia, dor abdominal, entre outros.[1,6,7]

Urticária crônica

As urticárias crônicas são as que ocorrem na maioria dos dias da semana por mais de seis semanas e são divididas em urticária crônica espontânea (UCE), quando não há desencadeantes específicos e urticárias crônicas induzidas (UCInd), quando existem estímulos específicos que as causam, físicos ou não, como urticária dermográfica, urticária de contato ao frio, urticária solar e urticária colinérgica (Tabela 16.1).[1,2]

Tabela 16.1. Subtipos de urticária crônica.

Urticária crônica espontânea (UCE)	Urticária induzida (presença de um fator desencadeante específico)
Aparecimento espontâneo de urticas e/ou angioedema por > 6 semanas devido a causas conhecidas ou não	• Dermografismo sintomático • Urticária de contato ao frio • Urticária de pressão tardia • Urticária solar • Urticária de contato ao calor • Angioedema vibratório • Urticária colinérgica • Urticária de contato • Urticária aquagênica

Adaptada de Zuberbier T et al.[2]

Na UCE, em cerca de 50% das vezes, a ativação dos mastócitos ocorre devido à presença de autoanticorpos IgG anti-IgE ou IgG anti-receptor de alta afinidade para IgE. Na prática clínica, o teste do soro autólogo, que se trata de um teste intradérmico utilizando-se o soro do paciente comparado com controles negativo e positivo, solução salina e histamina (estéril) respectivamente, indica uma urticária autorreativa, que na maioria das vezes representa a presença daqueles autoanticorpos IgG anti-IgE ou anti-FcεRI. Quando há a confirmação desses autoanticorpos, a UCE é denominada de autoimune.[1,2]

Do mesmo modo, existe uma associação da UCE com doenças autoimunes em 30 a 50% das vezes. Há uma predominância do gênero feminino e, muitas vezes, a urticária precede o aparecimento da doença autoimune. A doença autoimune da tireoide é a mais frequentemente associada à UCE e aproximadamente 20% dos pacientes com UCE apresentam autoanticorpos antitireoidianos.[1,2]

Vasculite urticariforme, mastocitose cutânea maculopapular (anteriormente chamada de urticária pigmentosa), síndromes autoinflamatórias (p. ex., síndromes periódicas associadas à criopirina), síndrome de Schnitzler, angioedema não mediado por histamina (p. ex., angioedema mediado por bradicinina, incluindo Angioedema Hereditário) e outras síndromes que podem se manifestar com pápulas e/ou angioedema não são consideradas subtipos de urticária, devido seus distintos mecanismos fisiopatológicos (Figura 16.1).[2]

Quadro clínico

Urtica se caracteriza pela presença das urticas, isoladamente ou em associação com angioedema. A urtica apresenta natureza fugaz, com a pele retornando à sua aparência normal geralmente dentro de 30 minutos a 24 horas. O angioedema é caracterizado por edema repentino, localizado em derme inferior e subcutâneo ou membranas mucosas e muitas vezes há a sensação de ardor, ao invés de prurido. A resolução é mais lenta do que a das urticas (pode levar até 72 horas). Ambas, urticas e angioedema evoluem sem lesão residual.[2]

A qualidade de vida de pacientes acometidos com urticária crônica é bastante afetada, muitas vezes comparada à qualidade de vida de portadores de doenças crônicas potencialmente graves, como cardiopatias.[8]

A utilização de ferramentas para avaliação basal da atividade da doença, escore de atividade da urticária (UAS) e escore de atividade do angioedema (AAS); para avaliação da qualidade de vida específica para urticária (CU-Q2oL) e para angioedema (AE-QoL) e para avaliação do controle da doença (teste de controle da urticária – UCT) são indispensáveis para orientar as decisões de tratamento, fornecendo melhores informações sobre o controle da doença do paciente, bem como facilitar, melhorar e padronizar o trabalho de documentação e seguimento clínico.[2]

Exames complementares

Na urticária aguda não são recomendados exames complementares, a menos que exista um possível alérgeno suspeito, p. ex., alimento ou medicamento e, nesses casos, o alergista deve fazer a investigação.[1,2]

Figura 16.1. Algoritmo de diagnóstico recomendado para pacientes que apresentem urtica, angioedema ou ambos.

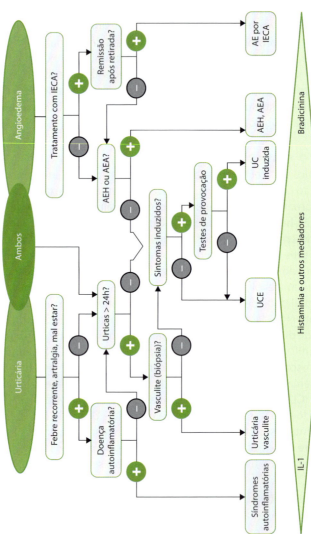

IECA: inibidores da enzima conversora de angiotensina; AEH: angioedema hereditário; AEA: angioedema adquirido; UCE: urticária crônica espontânea; UC: urticária crônica; AE: angioedema; IL-1: interleucina 1. Adaptada de Zuberbier T et al.[2]

A investigação diagnóstica da urticária crônica deve se iniciar com a história clínica detalhada e direcionada para associações bem estabelecidas (Tabela 16.2). Sabe-se que os AINEs exacerbam o quadro de UCE em 20 a 40% dos pacientes. Doenças autoimunes também podem estar presentes, sendo que os anticorpos antitireoidianos apresentam-se positivos em até 30% de pacientes com UCE. A própria urticária crônica pode ser considerada uma doença autoimune quando há a confirmação da presença de autoanticorpos IgG anti-IgE ou antirreceptor de alta afinidade para IgE.[1,2]

Exames adicionais podem ser solicitados de acordo com queixas específicas de cada paciente.[1,2]

Tabela 16.2. Investigação diagnóstica do paciente com urticária.

Urticária: investigação	
Urticária aguda	Espontânea: não há indicação para investigação
Urticária crônica	Testes de rotina (recomendados): • Hemograma, VHS, PCR • Excluir desencadeantes Exames baseados na história clínica: • Avaliar função tireoidiana e presença de autoanticorpos antitireoidianos Teste do autosoro: avaliar presença de IgG anti-IgE ou FcεRI Biópsia de pele Outros exames conforme a história clínica

Modificada de Zuberbier T et al.[2]

Tratamento

Urticária aguda

A anti-histamínico (AH1) de segunda geração é o tratamento de escolha para pacientes com urticária aguda. A dose recomendada é a licenciada para os AH1 de segunda geração, podendo, eventualmente, chegar a 4 vezes a dose licenciada. O corticoide sistêmico deve ser evitado, entretanto, quando prescrito deve ser utilizado por 3 a 7 dias, prednisolona 20 a 50 mg por dia ou equivalente. Vale ressaltar que o uso prolongado ou frequente de corticoide sistêmico está associado a diversos efeitos colaterais além de, eventualmente, na evolução para urticária crônica, tornar o quadro de difícil controle.[1,2,5]

Urticária crônica

O objetivo do tratamento é o controle completo dos sintomas da urticária. Conforme o consenso mundial, a primeira linha de tratamento para urticária crônica é o anti-histamínico de segunda geração em dose licenciada. Se o controle for inadequado após duas a 4 semanas de tratamento, a segunda linha de tratamento deve ser o aumento da dose de AH1 de segunda geração para até 4 vezes ao dia. Novamente, se o controle for inadequado após duas a 4 semanas de tratamento, o próximo nível de tratamento (terceira linha de tratamento) deve ser a adição do omalizumabe ao anti-histamínico. E, por fim, não havendo resposta ao omalizumabe após 6 meses de tratamento, o próximo nível é a substituição do omalizumabe por ciclosporina, associado ao anti-histamínico (Figura 16.2).[2]

Os pacientes devem ser orientados a suspender os AINEs caso haja associação da exacerbação da UC com o uso desses medicamentos.[1,2]

Os anti-histamínicos (AH1) são agonistas inversos que se combinam e estabilizam a conformação inativa dos receptores H1. Os AH1 de primeira geração não são mais recomendados para tratamento da urticária crônica, pois os AH1 de segunda geração apresentam início de ação mais rápido, duração do efeito maior (pode ser usado uma vez ao dia, dependendo da dose), maior seletividade pelo receptor H1 e menos efeitos colaterais quando comparados com os AH1 de primeira geração. Os AH1 de primeira geração atravessam a barreira hematoencefálica e apresentam baixa seletividade para os receptores H1 e, frequentemente, se ligam aos receptores de outras aminas biológicas, apresentando efeitos colaterais antimuscarínicos, anti-α-adrenérgicos e antisserotoninérgicos.[9,10]

O omalizumabe é um anticorpo monoclonal humanizado anti-IgE. Ele se liga à porção C3 da IgE que é o mesmo sítio de ligação da IgE com seu receptor de alta afinidade nos mastócitos e basófilos. Quando o omalizumabe se liga à IgE livre, ele impede a ligação dessa imunoglobulina com o seu receptor, desse modo impedindo a ativação de mastócitos e basófilos.[11,12] Na urticária crônica refratária, o omalizumabe é indicado como terapia adicional ao AH1 de segunda geração, levando ao controle da urticária em aproximadamente 85% dos pacientes, sendo que 50% desses apresentam controle da doença a partir da primeira aplicação. A frequência de eventos adversos graves é baixa.[12]

A ciclosporina A é um imunossupressor que inibe a calcineurina, levando à inibição da ativação do linfócito T, como também apresenta efeito anti-inflamatório por inibir a liberação de mediadores neoformados de mastócitos e basófilos. É a quarta linha de tratamento para urticária crônica quando o paciente não apresenta controle completo dos sintomas após 6 meses de uso de omalizumabe associado ao AH1. A resposta é rápida, entretanto, esse medicamento está associado a vários eventos adversos que são dose dependente e ocorrem em mais de 50% dos pacientes usando doses moderadas, o que limitam o seu uso.[13]

Figura 16.2. Algoritmo de tratamento da urticária crônica.

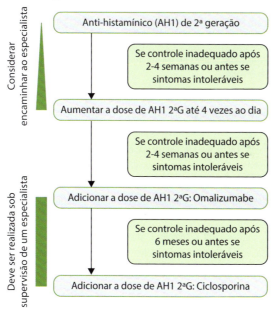

Adaptada de Zuberbier T et al.[2]

Referências bibliográficas

1. Zuberbier T, Aberer W, Asero R, Bindslev-Jensen C, Brzoza Z, Canonica GW, et al. The EAACI/GA2LEN/EDF/WAO guideline for definition, classification, diagnosis and management of urticaria. Allergy 2014; 69: 868-87.

2. Zuberbier T, Aberer W, Asero R, Abdul Latiff AH, Baker D, et al. The EAACI/GA2LEN/EDF/WAO guideline for definition, classification, diagnosis and management of urticaria. Allergy 2018; 73: 1393-414.

3. Radonjic-Hoesli S, Hofmeier KS, Micaletto S, Schmid-Grendelmeier P, Bircher A, et al. Urticaria and angioedema: an update on classification and pathogenesis. Clin Rev Allerg immunol 2018; 54: 88-101.

4. Darlenski R, Kazandjieva J, Zuberbier T, Tsankov N. Chronic urticaria as a systemic disease. Clin Dermatol 2014; 32: 420-3.

5. Sabroe RA. Acute urticaria. Immunol Allergy Clin N Am 2014; 34: 11-21.

6. Bernstein JA, et al. The diagnosis and management of acute and chronic urticaria: 2014 update. J Allergy Clin Immunol. 2014; 133: 1270-7.

7. Powell RJ, Leech SC, Till S, Huber PAJ, Nasser SM, et al. BSACI guideline for the management of chronic urticaria and angioedema. Clin Exp Allergy 2015; 45: 547-65.

8. O'Donnell BF. Urticaria: impact on quality of life and economic cost. Immunol Allergy Clin N Am 2014; 34: 89-104

9. Church MK. Allergy, histamine and antihistamines. Handb Exp Pharmacol 2017; 241: 321-31.

10. Church MK, Maurer M, Simons FE, Bindslev-Jensen C, van Cauwenberge P, et al. Risk of first-generation H (1)-antihistamines: a GA(2)LEN position paper. Allergy 2010; 65: 459-66.

11. Chang TW, Chen C, Lin CJ, Metz M, Church MK, et al. The potential pharmacological mechanisms of omalizumab in patients with chronic spontaneous urticaria. J Allergy Clin Immunol 2015; 135: 337-42.

12. Maurer M, Rosén K, Hsieh HJ. Omalizumab for chronic urticaria. N Engl J Med 2013: 368: 924-35.

13. Kulthanan K, Chaweekulrat P, Komoltri C, Hunnangkul S, Tuchinda P, et al. Cyclosporine for chronic spontaneous urticaria: a meta-analysis and systematic review. J Allergy Clin Immunol Pract 2018; 6: 586-99.

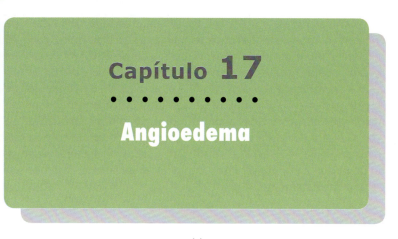

Antonio Abílio Motta
Rosana Câmara Agondi

Introdução

O angioedema (AE) é definido como um edema localizado na derme profunda e/ou mucosas do trato respiratório superior ou do trato gastrointestinal. O AE, de qualquer etiologia, é classificado como agudo, quando apresenta duração inferior a seis semanas e que, na maioria das vezes, tem causa estabelecida, sendo os medicamentos e os alimentos as mais frequentes. O AE crônico, de qualquer natureza, apresenta duração superior a seis semanas e está associado, na maioria das vezes, à urticária crônica.[1,2]

O AE ocorre devido à vasodilatação e ao aumento da permeabilidade capilar, levando ao extravasamento de fluido aos espaços intersticiais. Existem vários subtipos de AE, causados por diferentes processos patológicos e vários mediadores inflamatórios estão envolvidos nesses processos, sendo os principais a histamina, a bradicinina, as prostaglandinas e os leucotrienos. O AE tem uma significante morbidade e mortalidade.[3]

O AE associado à urticária é usualmente mediado pela histamina, enquanto o AE sem urticária pode ser mediado pela bradicinina, como AE hereditário (AEH), devido à deficiência do inibidor de C1 (C1-INH), ou outro mecanismo que resulte no excesso de bradicinina, como o uso do IECA.[2]

A determinação da causa do AE é essencial para o tratamento correto do paciente. O AE alérgico e o associado à urticária respondem normalmente bem aos anti-histamínicos, corticosteroides e adrenalina.[4]

O AE agudo nos seus diferentes subtipos tem uma prevalência estimada de 1:4.000 a 1:50.000. Os erros diagnósticos e o manejo inadequado do paciente podem ser fatais, como no AE de laringe, caso não seja tratado imediatamente.[4]

Epidemiologia

O AE e a urticária acometem 15 a 20% da população em alguma época da vida e podem ocorrer simultaneamente ou cada um apresentando-se como entidade clínica isolada. A incidência é variável e depende da população estudada e do método de pesquisa utilizado. Observa-se uma prevalência maior em mulheres e adultos jovens.[1]

No AE sem urticária, um exemplo clássico é o AEH, cuja deficiência do inibidor C1q leva a um quadro de AE recorrente, que pode ser desencadeado por trauma, estresse emocional, infecções, mudanças bruscas de temperatura ou mesmo aparecer sem uma causa aparente. A incidência varia de 1:10.000 a 1:150.000 e independe de gênero e idade.[5]

Etiologia

O AE pode ser devido a múltiplas causas, devendo os clínicos pesquisá-las. Dentre as causas mais comuns, nos adultos, estão as reações a medicamentos, sendo os anti-inflamatórios não esteroidais (AINEs) como os derivados do ácido acetilsalicílico e dipirona, os antibióticos como sulfas e betalactâmicos e outros como IECA, os mais citados. Os alimentos mais implicados são os proteicos, como frutos do mar, peixe, ovo e leite.[6]

O AE pode fazer parte do quadro clínico de anafilaxia associado a sinais e sintomas sistêmicos respiratórios e/ou gastrointestinais, como rouquidão, prurido cutâneo, dispneia, sibilância, cólicas, vômitos, hipotensão e perda de consciência, desencadeada principalmente por ferroadas de himenopteros, medicamentos, alimentos e látex.[6]

Urticária e AE frequentemente ocorrem juntas, entretanto, eles não são sinônimos. De fato, podem ser distinguidas facilmente pela aparência grosseira, velocidade de instalação, localização anatômica e gravidade dos sintomas. Ainda mais importante, a fisiopatologia dessas manifestações e, consequentemente, seus tratamentos podem ser diferentes.[7]

Fisiopatologia

O mastócito é a célula mais importante na fisiopatologia de qualquer tipo de urticária e de AE alérgico (IgE mediado/histaminérgico). A desgranulação do mastócito pode ocorrer por mecanismos imunológicos, como quando antígenos se ligam a IgE específicas fixas aos seus receptores de alta afinidade nos mastócitos levando a liberação de mediadores farmacológicos com atividades inflamatórias, como histamina, leucotrienos, prostaglandinas, dentre outros.[6]

Vários medicamentos, como relaxantes musculares, vancomicina, polimixina B, opiáceos e contrastes iodados podem desgranular diretamente o mastócito sem a participação de mecanismos imunológicos, levando ao mesmo processo inflamatório.[6]

Por outro lado, a bradicinina é o mediador responsável pelo aparecimento do AE no AEH (disfunção do C1-INH), por IECA ou no AE adquirido.[2]

O C1-INH age em diferentes etapas da síntese dos diversos mediadores inflamatórios. Ele inibe a ativação proteolítica de C2 e C4 da via clássica, a via de amplificação proteolítica do fator XII (fator de Hageman), a produção de calicreína, de plasmina e a formação de cininas, sendo a principal a bradicinina. Portanto, a deficiência de C1-INH causa inflamação desordenada consequente à produção exagerada de cininas (bradicinina) e de fragmentos de C2b, que parecem ser os principais mediadores, levando a vasodilatação com aumento da permeabilidade capilar e edema dos tecidos.[2]

Quadro clínico

Ao contrário de outros tipos de edema, como os edemas devido à insuficiência cardíaca, renal ou hipotireoidismo (mixedema), o AE não é dependente da gravidade em geral, é assimétrico com margens mal definidas, a pele mantém a sua cor ou é levemente pálida. Ao contrário da urticária, o AE frequentemente é mais doloroso ou com sensação de queimação do que pruriginoso. E a apresentação pode ser única ou em várias localizações (múltiplo).[3]

O AE tem predileção por locais de pele mais fina, como face e genitália, com duração entre 24 a 72 horas, dependendo da etiologia, e evoluem sem lesões residuais. A associação com urticária se dá em aproximadamente 40% dos casos.[3]

O AE pode se iniciar de maneira abrupta, como o causado pelos AINEs, ou de instalação lenta, como no AEH. Ambos os tipos podem acometer o trato respiratório superior, podendo levar à asfixia (edema de laringe) ou trato gastrointestinal, com aparecimento de cólicas intensas, náuseas, vômitos e diarreia. Nas crises agudas do AEH, não há o surgimento de urticas ou broncospasmo.[3]

Classificação

I – AE mediado pela histamina

Os mastócitos ativados, por vários fatores, levam à liberação de vários mediadores, sendo o principal a histamina, que leva ao aparecimento do AE. Quando o AE está acompanhado por outros sinais e sintomas, como broncospasmo, edema de laringe e hipotensão, o diagnóstico é de anafilaxia, que deve ser tratada imediatamente.[6]

II – AE mediado pela bradicinina

A bradicinina, ao contrário da histamina, não leva ao aparecimento de prurido, urticária ou broncospasmo, apresenta início mais lento. Sua instalação ocorre em 24 a 36 horas e a resolução, em dois a cinco dias. Pode acometer a laringe, lábios, língua, úvula, pele, mucosas dos tratos respiratório e intestinal. Pode levar a óbito por edema de laringe.[8]

IIa – AE hereditário (AEH)

É uma doença de herança autossômica dominante de penetrância variável, decorrente da deficiência funcional ou quantitativa de uma α2-globulina sérica, a C1q (C1-INH), da família das serpinas, que inibe os primeiros componentes do sistema complemento. Na sua ausência ocorre a ativação da cascata do complemento resultando na produção de bradicinina.

O AEH tem início geralmente na infância ou na adolescência, caracterizando-se por quadros agudos e graves de AE de extremidades, face ou de alças intestinais. Os pacientes que não são tratados adequadamente têm uma mortalidade estimada de 25% a 40%, na maioria das vezes, devido à insuficiência respiratória consequente ao AE de laringe. A frequência das crises é variável, podendo ocorrer anualmente até diariamente. Há história de acometimento de vários membros da mesma família e não tem associação com urticária. Cerca de um terço dos pacientes refere o aparecimento de eritemas esparsos (eritema marginado) que podem mimetizar a urticária. As crises são desencadeadas, geralmente, por traumas cirúrgicos, estresse emocional, mudanças bruscas de temperatura, infecções ou sem causa aparente. Pode ser desencadeada ou exacerbada pelo uso de estrógenos ou gliptinas.[8,9]

O AEH é classificado em:

» IIa.1: AEH com deficiência quantitativa de C1-INH (anteriormente denominado como AEH C1-INH de tipo I). Há diminuição quantitativa do C1-INH, com níveis inferiores a 50% dos valores normais e, consequente, diminuição da atividade funcional. É o fenótipo mais prevalente dos casos de AEH, correspondendo a 80% dos casos de AEH.[9]

» IIa.2: AEH com disfunção de C1-INH (anteriormente designado como AEH C1-INH de tipo II). Nessa situação, há níveis satisfatórios do inibidor, porém, com comprometimento de sua função, por ser uma proteína anômala.[10]

» IIa.3: AEH com C1-INH normal (anteriormente designado como AEH de tipo III), acomete mais mulheres e, muito raramente, pode acometer homens da famílias dessas mulheres acometidas. É mais frequente a partir da 4ª década de vida. O C1-INH, tanto quantitativo quanto funcional, está normal, porém, clinicamente esses pacientes têm o quadro clínico semelhante ao AEH ("Tipo I" ou "Tipo II") e a sua fisiopatologia é pouco conhecida. AEH com C1-INH normal tem sido associado a maiores níveis séricos de estrogênio (gravidez e administração exógena) e a mutações no gene que codifica o FXII em um subgrupo de pacientes (AEH-FXII).[9]

IIb – AE associado ao inibidor da enzima de conversão da angiotensina (IECA)

Esse AE é mediado por bradicinina. A interação da bradicinina com seu receptor na superfície do endotélio vascular leva a sua dilatação e ao aumento de permeabilidade vascular. Esse tipo de edema não é acompanhado de urticária e não responde aos anti-histamínicos. O AE é uma complicação reconhecida da terapia com IECA em < 0,5% dos pacientes de etnia branca, mas sua prevalência parece ser 3 a 4,5 vezes maior nos pacientes de etnia negra. Esse tipo de AE tem maior predominância no sexo feminino e, comumente, ocorre nos indivíduos acima de 65 anos. O mecanismo proposto é a inibição do catabolismo da bradicinina pela enzima de conversão da angiotensina (uma cininase II). A cavidade oral é a localização mais comum, incluindo língua, úvula, faringe, laringe e pescoço. Os eventos gastrointestinais têm sido raramente relatados. O diagnóstico de AE por IECA às vezes é difícil devido ao fato de que esse AE pode ocorrer após meses ou anos do uso desse medicamento, sendo descrito mais comumente com o captopril e enalapril, porém, outras drogas da mesma classe podem também estar implicas na patogenia do AE pelo IECA.[10]

Na suspeita, esse deve ser suspenso e o paciente tratado com outro tipo de hipotensor, devendo se esperar pelo menos de 2 a 4 semanas para se observar o efeito da troca.[11]

IIc – AE adquirido ou deficiência adquirida de C1-INH

É muito raro e frequentemente está associado doenças linfoproliferativas (linfomas, leucemia linfocitica, crioglobulinemia essencial e neoplasias) ou a doenças autoimunes, como lupus eritemetoso sistêmico (LES). O AE pode preceder por anos a doença autoimune. O AE desses pacientes é devido, provavelmente, à formação de autoanticorpos contra o C1-INH ou ao catabolismo acelerado (clivagem proteolítica) do sistema de complemento. Os sintomas iniciam-se a partir da 4ª década de vida, não apresentam urticária e raramente têm história familiar de AE recorrente. Os sintomas clínicos são os mesmos do AEH "tipo I" ou "II", sendo as cólicas menos comuns.[10]

III – AE espontâneo ou idiopático

É assim designado quando não se consegue identificar a causa ou fator desencadeante, não existem evidências claras se ocorre ou não a desgranulação do mastócito, pode vir ou não associado à urticária, porém não acomete o sistema circulatório e o respiratório.[10]

Os tipos de AE podem ser observados na Tabela 17.1 e nas Figuras 17.1 a 17.3.

Tabela 17.1. Tipos de angioedema, associações e mediadores.

	IECA	AEH	AEA	AE alérgico	AE por AINE	AEI
Urticária	-	-	-	+/-	+/-	+/-
Duração > 72h	+/-	+	+/-	+/-	+/-	+/-
Histamina	-	-	-	+	+	?
Bradicinina	+	+	+	-	-	?
C1-INH	N	↓	N/↓	N	N	N
C1q	N	N	-	N	N	N
IgE	-	-	-	+	+/-	?

IECA: inibidor da enzima de conversão da angiotensina; AEH: angioedema hereditário; AEA: angioedema adquirido; AINE: antiinflamatório não esteroidal; AEI: aingioedema idiopático; C1-INH: inibidor de C1; (-): não; (+): sim; (?): não conhecido; N: normal; ↓: diminuído.

Figura 17.1. Classificação do angioedema sem urticária.

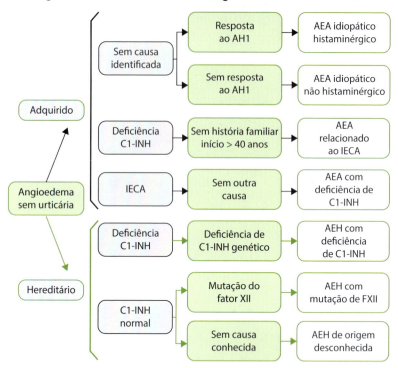

AH1: anti-histamínico; AEA: angioedema adquirido; C1-INH: inibidor de C1; IECA: inibidor da enzima de conversão da angiotensina; AEH: angioedema hereditário; FXII: fator XII.
Modificada de Cicardi M et al.[8]

Figura 17.2. Angioedema por inibidor de enzima de conversão da angiotensina (IECA).

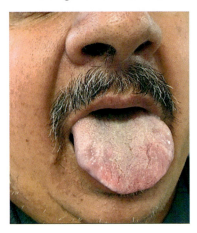

Fonte: Serviço de Imunologia Clínica e Alergia HCFMUSP.

Figura 17.3. Angioedema hereditário.

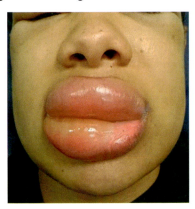

Fonte: Serviço de Imunologia Clínica e Alergia HCFMUSP.

Diagnóstico

Devido à heterogeneidade do AE por suas múltiplas etiologias, é preciso uma investigação clínica minuciosa que começa pela história clínica, exame físico, seguido de exames laboratoriais de acordo com a suspeita e/ou associação com doenças sistêmicas. O diagnóstico do tipo de AE baseia-se, principalmente, na história clínica muito bem detalhada, seguindo os itens relacionados a seguir:

1. Tempo de início da doença (infância, adultos, idosos).
2. Frequência e duração dos sintomas (aguda ou crônica).
3. Localização do AE.
4. Associação com urticária.
5. Associação com dor, prurido, queimação e parestesia.
6. História familiar de AE ou atopia.
7. Morte súbita na família por asfixia.
8. Alergias prévias, recorrentes e infecções.
9. Associações com agentes físicos.
10. Uso de medicamentos (p. ex., AINE, antibióticos, sulfas, anticoncepcionais, IECA).
11. Associações a alimentos proteicos.
12. Reações a ferroadas de himenópteros.
13. Associação com ciclo menstrual.
14. Exposição à cirurgia prévia.
15. Resposta à terapia.
16. Estresse emocional.
17. Qualidade de vida em relação ao AE.

Diagnósticos diferenciais

Um diagnóstico diferencial frequente com AE é a dermatite de contato alérgica (DCA). Na DCA, há uma história de exposição prévia aos potenciais antígenos e a pele ao redor dos olhos é particularmente mais susceptível ao edema. Esse edema é sucedido por microvesículas, característicos da DCA. Representa uma reação de hipersensibilidade mediada por linfócitos T. O tratamento se baseia no uso de corticoide tópico, como hidrocortisona, por até duas semanas, anti-histamínicos e afastamento da substância desencadeante.[3]

O AE episódico com eosinofilia (Síndrome de Gleich) é um diagnóstico diferencial de AE sem urticária. Nessa síndrome, os pacientes têm febre, perda de peso, eosinofilia periférica e leucocitose. É uma patologia incomum em que há aumento de interleucina 5 (IL5) e responde rapidamente a baixas doses de corticoide sistêmico e anti-histamínicos.[3]

A possibilidade de patologias do tecido conectivo também deve ser considerada, particularmente em pacientes com edema facial e de mãos. LES, dermatomiosite e síndrome de Sögren podem ter quadro clínico semelhante ao AE e urticária. As manifestações mais comuns das doenças do tecido conectivo incluem o rubor malar, fotossensibilidade, artrite e úlceras orais. Eritema periorbital, facial e edema são relativamente comuns no LES e dermatomiosite. Na esclerodermia o fenômeno de Raynaud está comumente presente.[3]

A síndrome da veia cava superior está usualmente associada a rubor facial e edema secundário, localizado na região do pescoço e face devido à trombose ou compressão por um processo neoplásico.[3]

A síndrome de Melkersson-Rosenthal é uma condição rara, onde há aparecimento de edema labial, edema malar ou palpebral assimétrico e recorrente, que evolui para uma lesão permanente, podendo causar deformidade. Esse edema orofacial é acompanhado de paralisia facial do 7° par e língua geográfica (plicata). Seu diagnóstico é dado pela biópsia que mostra aspecto de um processo granulomatoso.[3]

As tireoidopatias podem estar associadas à urticária crônica, no hipotireoidismo pode haver um edema facial importante, acometendo lábios e pálpebras, principalmente, e no hipertireoidismo pode estar presente o mixedema pré-tibial, que envolve placas infiltradas na região pré-tibial.[3]

Exames laboratoriais gerais

Numa primeira abordagem do paciente, alguns exames gerais estão indicados: hemograma, urina I, creatinina, C4, autoanticorpos.

Exames laboratoriais específicos

Se os exames iniciais não apresentarem alterações importantes, devemos partir para exames mais específicos, de acordo com a história e/ou suspeita clínica:

C1-INH quantitativo e funcional, C1q, IgE específica, tomografia de abdome, sorologias, eletroforese de proteínas e marcadores tumorais. No AEH, a análise genética pode ser realizada para investigar as várias mutações possíveis nos genes Serping1 (o gene que codifica o C1-INH) e fator XII do complemento.[3,9]

Tratamento

O ideal é que os pacientes sejam orientados a excluir os estímulos e/ou fatores desencadeantes do AE. Excluir os medicamentos suspeitos (AINE, AAS, IECA, dentre outros) e substituí-los por outras de classes diferentes. O AE histaminérgico pode ser bem controlado com uso anti-histamínico. Eventualmente, nos casos agudos, o corticosteroide sistêmico pode ser prescrito, de acordo com a intensidade do quadro clínico, por curtos períodos de tempo. Devemos ressaltar que o uso frequente ou crônico de corticoide sistêmico está associado a vários eventos adversos.

Com relação ao AE crônico histaminérgico, muitas vezes não há uma associação etiológica, sendo necessário o uso de sintomáticos por longos períodos. A primeira escolha no tratamento do AE crônico histaminérgico é o anti-histamínico, entretanto, para os pacientes refratários aos anti-histamínicos, esses devem ser conduzidos conforme as orientações para pacientes com urticária crônica.[6]

Nos pacientes com AE não histaminérgico ou mediado pela bradicinina, o objetivo do tratamento geral inclui minimizar a morbidade, prevenir a mortalidade e melhorar a qualidade de vida dos pacientes. Alguns medicamentos são indicados para tratamento da crise e outros para uso profilático, diariamente. Os medicamentos licenciados nos Estados Unidos para uso na crise do AEH são o inibidor de C1-INH (Berinert®), o antagonista do receptor B2 da bradicinina, icatibanto (Firazyr®), o inibidor da calicreína, ecalantide (Kalbitor®) e o inibidor de C1-INH humano recombinante IV (Ruconest®). As opções terapêuticas para profilaxia são mais limitadas e, historicamente, incluem os andrógenos orais atenuados e os agentes antifibrinolíticos (como ácido tranexâmico). Os andrógenos orais atenuados por uso prolongado estão associados a diversos eventos adversos que devem ser monitorados.[12]

Conclusão e considerações finais

A urticária e AE são enfermidades comuns sendo facilmente reconhecidas pelos médicos e pacientes. No entanto, tornam-se patologias complexas quando consideramos as suas manifestações clínicas, causas, diagnósticos diferenciais e tratamento.

Em geral, o diagnóstico clínico do AE histaminérgico direcionado pela relação causal, associação com fatores desencadeantes e a evolução fugaz do quadro clínico orientam o diagnóstico. Entretanto, quando o AE permanece por mais de 72 horas, doloroso e de difícil controle devemos avaliar os diagnósticos diferenciais ou a associação com outras patologias, como AEH, AEA, LES, leucemias, linfomas, dentre outros.

O AE isolado de início na infância ou adolescência, com antecedente familiar, desencadeado por estresse físico e/ou emocional, traumas, infecções, mudanças bruscas de temperatura ou de causa desconhecida, associado ou não a procedimentos cirúrgicos ou odontológicos, leva a suspeita clínica de AEH.

O tratamento do AE pode ser dividido em medicamentoso e não medicamentoso e visa melhorar a qualidade de vida do paciente. Devemos orientar o paciente quanto à identificação e exclusão dos fatores precipitantes das crises, quando possível.

Referências bibliográficas

1. Motta AA, Agondi RC. Angioedemas. In: Alergia e Imunologia/Aplicação Clínica. 1. ed. São Paulo: Editora Atheneu, 2015. p. 187-201.

2. Busse PJ, Buckland MS. Non-histaminergic angioedema: focus on bradykinin-mediated angioedema. Clin Exp Allergy 2013; 43: 385-94.

3. Andersen MF, Longhurst HJ, Rasmussen ER, Bygum A. How not to be misled by disorders mimicking angioedema: a review of pseudoangioedema. Int Arch Allergy Immunol 2016; 169: 163-70.

4. Jaiganesh T, Wiese M, Hollingsworth J, Hughan C, Kamara M, et al. Acute angioedema: recognition and management in the emergency department. Eur J Emerg Med 2013; 20: 10-7.

5. Bouillet L, Boccon-Gibod I, Berard F, Nicola JF. Recurrent angioedema: diagnosis strategy and biological aspects. Eur J Dermatol 2014; 24: 293-6.

6. Busse PJ, Smith T. Histaminergic angioedema. Immunol Allergy Clin N Am 2017; 37: 467-81.

7. Aberer W. Angioedema is not just 'deep urticaria' but an entity its own. Allergy 2014; 69: 549-52.

8. Cicardi M, Aberer W, Banerji A, Bas M, Bernstein JA, et al. Classification, diagnosis and approach to treatment for angioedema: consensus report from the Hereditary Angioedema International Working Group. Allergy 2014; 69: 602-16.

9. Giavina-Bianchi P, Arruda LK, Aun MV, Campos RA, Chong-Neto HJ, et al. Brazilian guidelines for hereditary angioedema management — 2017 Update part 1: definition, classification and diagnosis. Clinics 2018; 73: e310.

10. Wu MA, Perego F, Zanichelli A, Cicardi M. Angioedema phenotypes: disease expression and classification. Clinic Rev Allerg Immunol 2016; 51: 162-9.

11. Bezalel S, Mahlab-Guri K, Asher I, Werner B, Sthoeger ZM. Angiotensin-converting enzyme inhibitor-induced angioedema. Am J Med 2015; 128: 120-5.

12. Rield MA, Banerji A, Manning ME, Burrell E, Joshi N, et al. Treatment patterns and healthcare resource utilization among patients with hereditary angioedema in the United States. Orphanet J Rare Dis 2018; 13: 180.

Seção 5

Reações adversas por alimentos

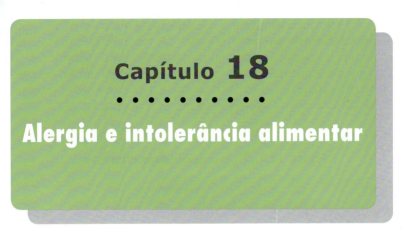

Capítulo 18
Alergia e intolerância alimentar

Ariana Campos Yang
Paula Rezende Meireles Dias

Definição e etiologia

As reações de hipersensibilidade aos alimentos podem ser classificadas de acordo com o mecanismo imunológico envolvido em alergias e intolerâncias alimentares.

A alergia alimentar é definida como uma doença consequente a uma resposta imunológica anômala, mediada por anticorpos IgE ou não, contra proteínas específicas dos alimentos. Mais de 170 alimentos têm sido associados a alergias alimentares, sendo os mais comuns: o leite, o ovo, o trigo, a soja, o peixe, os crustáceos e moluscos, o amendoim e as castanhas, embora ocorram variações regionais. Recentemente, o gergelim foi incluído na lista dos mais alergênicos nos EUA.

A intolerância alimentar é consequente a mecanismos não imunológicos e dependem principalmente das substâncias ingeridas, dos componentes farmacológicos dos alimentos e defeitos enzimáticos. As intolerâncias alimentares podem ser desencadeadas também pela fermentação e efeito osmótico de carboidratos ingeridos e não absorvidos. O exemplo clássico é a intolerância à lactose (Figura 18.1).

Figura 18.1. Hipersensibilidade alimentar.

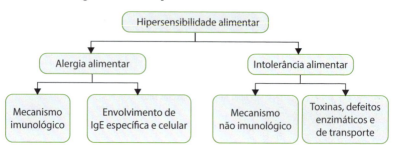

Sensibilidade ao glúten não celíaca é uma definição relativamente nova, que pode ser inserida no grupo das intolerâncias alimentares. É definida pela presença de sintomas gastrintestinais e/ou extraintestinais associados à ingestão de glúten e que melhoram com sua exclusão, desde que os diagnósticos de doença celíaca e alergia ao trigo tenham sido afastados. Mais recentemente, vem sendo valorizados como causadores de intolerâncias alimentares outros carboidratos não completamente absorvidos, conhecidos pela sigla em inglês "FODMAPs" [F = fermentável, O = oligossacarídeos (frutanos, galactooligosacarídeos), D = dissacarídeos (lactose, sacarose), M = monossacarídeos (frutose) e P = polióis (sorbitol)]. Existem vários compostos químicos presentes em alimentos com potencial atividade farmacológica e esses incluem salicilatos, aminas vasoativas (p. ex., histamina), glutamatos e cafeína. Os mecanismos envolvidos não são totalmente esclarecidos, mas podem influenciar o sistema neuroendócrino gastrintestinal (Tabela 18.1).

Tabela 18.1. Fontes na dieta de componentes químicos e mecanismos propostos para desencadeamento de sintomas gastrintestinais.

Alimento químico	Fontes dietéticas	Mecanismos propostos de provocação de sintomas gastrintestinais
Salicilatos	Café, chá, maçã verde, banana, limão, nectarina, ameixas, uvas, tomate, cenoura, pepino, ervilha, ervas e pimentas	Estimula os mastócitos a superproduzir metabólitos de leucotrieno que, por sua vez, podem levar a inflamação e reações contráteis de músculo liso
Aminas (ex.: histamina)	Vinho, cerveja, queijo envelhecido, produtos de carne curada e processada, peixe enlatado	Baixa atividade da amina oxidase, causa aumento dos níveis de histamina e pode aumentar as contrações de músculo liso
Glutamatos	Tomate, queijo, cubos de caldo, extrato de levedura	Desconhecido
Cafeína	Café, chá, chocolate, refrigerantes de cola, bebidas de cafeína	Estimula o sistema nervoso central e aumenta a capacidade gástrica de secreção de suco e atividade motora do cólon, possivelmente via hormônios neuroendócrinos gastrintestinais (ex. colecistocinina, exorfina, gastrina ou motilina), mas isso é desconhecido

Fonte: Adaptado de Lomer MC, 2015.

Epidemiologia

A alergia alimentar é um problema de saúde pública que acomete milhões de pessoas no mundo todo, afetando todos os aspectos da vida do paciente. Os dados sobre a prevalência de alergia alimentar ao redor do mundo, são conflitantes e variáveis a depender de idade e características da população avaliada (cultura, hábitos alimentares, clima), mecanismo imunológico envolvido, método de diagnóstico (autorreferido, questionário escrito, testes cutâneos, determinação de IgE sérica específica ou testes de provocação oral), tipo de alimento, regiões geográficas, entre outros. A prevalência global de alergia alimentar foi estimada entre 4% e 7% para crianças e entre 3% e 6% para adultos em países economicamente desenvolvidos. O rápido aumento da prevalência de alergia alimentar em todo o mundo agora é chamado de "segunda onda da epidemia de alergia". No Brasil, os dados sobre a prevalência de alergia alimentar são escassos e limitados a grupos populacionais, o que dificulta uma avaliação mais próxima da realidade. Em um estudo realizado por gastroenterologistas pediátricos foi apontado que a incidência de alergia a proteína do leite de vaca é de 2,2%.

A intolerância alimentar é comum no mundo moderno e afeta de 15 a 20% da população. Entre os pacientes que apresentam patologias gastrintestinais, os pacientes portadores de síndrome do intestino irritável são os que mais referem sintomas relacionados a intolerância alimentar. As intolerâncias alimentares mais comumente relatadas, levando a sintomas gastrintestinais, estão apontadas na Tabela 18.2.

Tabela 18.2. Prevalência de intolerâncias alimentares comuns em pacientes com desordens gastrintestinais funcionais.

Grupo de alimentos	Alimento	Porcentagem de indivíduos que relatam sintomas (%)
Cereais	Pão de trigo	4,8-34,8
Vegetais	Repolho	9,6-57
	Cebola	8,9-56
	Ervilhas/Feijões	21,4-46

(Continuação)

Tabela 18.2. Prevalência de intolerâncias alimentares comuns em pacientes com desordens gastrintestinais funcionais. (continuação)

Grupo de alimentos	Alimento	Porcentagem de indivíduos que relatam sintomas (%)
Produtos lácteos	Leite	4,4-41,7
Diversos	Pimentas	25,9-45
	Gorduras/frituras	13,3-44
Bebidas	Café	26,2-39

Fonte: Adaptada de Lomer MC, 2015.

Classificação da alergia alimentar

A alergia alimentar é classificada em reações IgE mediadas, mistas e não IgE mediadas.

Reações mediadas por IgE

A alergia alimentar IgE mediada, decorre de sensibilização a alérgenos alimentares com formação de anticorpos específicos da classe IgE, que se fixam a receptores de mastócitos e basófilos. Contatos subsequentes com esse mesmo alimento e sua ligação a duas moléculas de IgE próximas determinam a liberação de mediadores vasoativos e citocinas Th2, que induzem às manifestações clínicas de hipersensibilidade imediata. São exemplos de manifestações mais comuns, que surgem logo após a exposição ao alimento: reações cutâneas (urticária, angioedema), gastrintestinais (edema e prurido de lábios, língua ou palato, vômitos e diarreia), respiratórias (broncospasmo, coriza) e reações sistêmicas (anafilaxia e choque anafilático).

Reações mistas (mediadas por IgE e hipersensibilidade celular)

Nesse grupo estão incluídas as manifestações decorrentes de mecanismos mediados por IgE associados à participação de linfócitos T e de citocinas pró-infamatórias. São exemplos clínicos desse grupo a esofagite eosinofílica, a gastrite eosinofílica, a gastrenterite eosinofílica, a dermatite atópica e a asma.

Reações não mediadas por IgE

As manifestações não mediadas por IgE não são de apresentação imediata e caracterizam-se, basicamente, pela hipersensibilidade mediada por células. Embora pareçam ser mediadas por linfócitos T, há muitos pontos que necessitam ser esclarecidos nesse tipo de reação. Aqui estão representados os quadros de proctite, enteropatia induzida por proteína alimentar e enterocolite induzida por proteína alimentar.

Sensibilização a alérgenos alimentares

A alergia alimentar resulta de uma quebra da tolerância oral, atraso no desenvolvimento da tolerância oral, ou ambos em indivíduos geneticamente e ambientalmente predispostos à doença atópica. O equilíbrio entre a tolerância imunológica e a inflamação é regulado em parte pela relação entre as células imunes (inatas e adaptativas) e a microbiota intestinal. Muitos estudos fornecem associações claras e fortes entre a composição e a atividade metabólica da microbiota bacteriana e o desenvolvimento de doença alérgica por um desbalanço nas vias tolerogênicas.

Predisposições genéticas foram encontradas, sendo associadas com alergia alimentar e atopia nos genes que codificam as seguintes proteínas: filagrina, FOX P3, STAT 6, SPINK 5, IL -10 e IL-13. A sensibilização a antígenos alimentares pode ocorrer no trato gastrintestinal, na cavidade oral, na pele e ocasionalmente no trato respiratório. De modo geral, após a ingestão, as proteínas são quebradas em grande parte pelo ácido gástrico e enzimas digestivas no estômago e no intestino. Subsequentemente, as proteínas e os peptídeos alimentares intactos remanescentes são transportados do lúmen para a mucosa através das células epiteliais do intestino e por células epiteliais especializadas chamadas de células M, localizadas acima das placas de Peyer. Além disso, a apresentação direta de antígenos/alérgenos ingeridos pode ocorrer quando as células dendríticas da mucosa estendem seus dendritos para o lúmen intestinal capturando esses alérgenos. Na mucosa, as células dendríticas internalizam e processam essas proteínas e se movem para áreas de células T dos linfonodos, onde as células dendríticas podem interagir com células T virgens e apresentar o antígeno nas moléculas de MHC de classe II. Diferentes subtipos de células dendríticas e a expressão de moléculas coestimulatórias são importantes na determinação da resposta imune subsequente. Diversos fatores desempenham um papel no desenvolvimento da polarização TH2.

Manifestações clínicas

O tipo de manifestação clínica que ocorre na alergia alimentar depende do mecanismo envolvido e frequentemente ocorrem anafilaxias. Nas reações IgE mediadas os sintomas cutâneos como urticária e prurido são os mais comuns, ocorrendo em mais de 80% das reações. Podem ocorrer ainda sintomas respiratórios como broncospasmo, gastrintestinais como vômitos e dor abdominal, e cardiovasculares, como síncope e parada cardiorrespiratória. Deve-se atentar a possibilidade de reações bifásicas, que podem ocorrer em até 20% das reações causadas por alimentos (Tabela 18.3).

As alergias alimentares não IgE mediadas manifestam-se com sintomas no trato gastrintestinal como cólicas, gases, dor abdominal, refluxo, vômitos, muco, diarreia, sangramento nas fezes e déficit de ganho de peso em crianças.

As intolerâncias alimentares resultam em sintomas gastrintestinais, como diarreia, flatulência, cólicas e dor abdominal.

A alergia alimentar por leite de vaca, ovo, trigo e soja podem desaparecer, geralmente na infância, ao contrário da alergia a amendoim, castanhas e frutos do mar, que tendem a persistir por toda a vida. As reações graves e fatais podem ocorrer em qualquer idade, mas os indivíduos mais susceptíveis são adolescentes e adultos jovens com asma e alergia previamente conhecida a amendoim, nozes ou frutos do mar.

Tabela 18.3. Manifestações de hipersensibilidade alimentar, segundo mecanismo etiológico envolvido.

	Mediada por IgE	**Mediada por IgE e célula (misto)**	**Não mediada por IgE**
Pele	Urticária, angioedema, rash eritematoso morbiliforme, rubor	Dermatite atópica	Dermatite herpetiforme Dermatite de contato
Respiratório	Prurido nasal, espirros, coriza, congestão nasal, broncospasmo agudo		Hemossiderose induzida por alimento (síndrome de Heiner)
Gastrointestinal	Síndrome de alergia oral Espasmo intestinal agudo	Esofagite eosinofifilica (EoE) Gastrite eosinofílica Gastroenterite eosinofílica	Síndrome da enterocolite induzida por proteína alimentar (FPIES) Síndrome da protocolite induzida por proteína alimentar Síndrome de enteropatia induzida por proteína alimentar
Cardiovascular	Hipotensão/choque e síncope		
Miscelânea	Cólicas e contrações uterinas. Sentimento de "morte iminente"		
Sistêmicas	Anafilaxia Anafilaxia por exercício dependente de alimento		

Adaptada do Consenso Brasileiro de Alergia alimentar 2018.

Diagnóstico

Na avaliação diagnóstica das reações de hipersensibilidade alimentar, a história clínica tem papel fundamental. Baseado nas informações obtidas pela anamnese, a investigação laboratorial poderá ser implementada ou não e, muitas vezes, utilizando exames complementares para confirmação e/ou elucidação diagnóstica. A avaliação crítica do mecanismo provável da alergia alimentar irá dirigir a solicitação dos exames complementares, quando necessários.

A determinação da IgE específica auxilia apenas na investigação das alergias alimentares mediadas por IgE e nas reações mistas. A pesquisa de IgE específica ao alimento suspeito pode ser realizada tanto *in vivo*, por meio dos testes cutâneos de hipersensibilidade imediata ou *prick test*, como *in vitro*, pela dosagem da IgE específica no sangue.

O progresso na biologia molecular ao longo das últimas três décadas nos permitiu identificar e caracterizar alérgenos isolados em detalhes. O uso de moléculas alergênicas únicas (ao invés de extratos) introduziu uma nova área de alta resolução em diagnósticos de alergia molecular, também designados "diagnósticos resolvidos por componentes" (CRD do inglês *component resolved diagnostic*) e mudou nossa compreensão sobre perfis de sensibilização e reatividade cruzada. Em paralelo, os *microarrays* (ou plataforma multiplex) permitem que os componentes moleculares possam ser analisados concomitantemente quanto ao perfil de sensibilização IgE. Trata-se de um método semiquantitativo indicado para os casos de situações complexas de polissensibilização. Atualmente, a plataforma *microarray* disponível comercialmente para detecção de IgE a 112 com ponentes proteicos, provenientes de 51 diferentes fontes alergênicas, é denominada ImmunoCAP ISAC® (Thermo Fisher Scientific, Uppsala, Suécia). Sua indicação precisa e a interpretação criteriosa visam impedir um ônus indevido, bem como restrições dietéticas e terapêuticas medicamentosas desnecessárias.

Os testes de contato para alimentos apresentam baixa sensibilidade e ausência de padronização. Quando positivos, podem auxiliar no diagnóstico das reações tardias em pacientes com dermatite atópica ou esofagite eosinofílica, porém, não são recomendados na rotina de avaliação de casos suspeitos, e sim excepcionalmente.

Apesar dos avanços recentes, até o momento nenhum teste diagnóstico apresentou-se superior ao teste de provocação oral, que foi introduzido na prática clínica em 1970. O teste de provocação oral consiste na oferta progressiva do alimento suspeito em intervalos regulares, sob supervisão médica para monitoramento de possíveis reações clínicas, após um período de exclusão dietética necessário para resolução dos sintomas clínicos.

O diagnóstico das intolerâncias alimentares é realizado com a exclusão e posterior introdução do alimento ou aditivo alimentar envolvido, com desencadeamento de sintomas. Para o diagnóstico de intolerância à lactose, exames laboratoriais com avaliação de curva glicêmica e teste do hidrogênio exalado estão disponíveis. Também há a possibilidade da realização do exame genético, que avalia a predisposição à intolerância, sem confirmar se a alteração funcional já se manifesta no momento da avaliação.

Tratamento da alergia alimentar

Na urgência

A história de ingestão de alimento suspeito, em paciente com antecedentes de reações clínicas anteriores desencadeadas pelo mesmo alimento, deve orientar a interrupção imediata da ingestão ou do contato com o alimento envolvido. O tratamento deve estar voltado para o alívio dos sintomas desencadeados. É importante que se identifique o paciente que está evoluindo para reação mais grave: edema de glote e/ou choque anafiático, e se observem os critérios de definição para anafilaxia (sintomas em dois ou mais órgãos decorrentes da liberação de histamina), para o imediato uso de adrenalina intramuscular. Os efeitos de vasoconstrição e relaxamento da musculatura lisa dos brônquios da adrenalina, são responsáveis por controlar os efeitos sobre a pressão arterial baixa e dificuldades respiratórias, bem como alívio sintomático dos sintomas cutâneos e gastrintestinais, comuns nos casos de anafilaxia. Expansão volêmica, oxigenioterapia, anti-histamínicos e corticoides sistêmicos podem ser necessários, conforme avaliação individual.

Ambulatorial

O tratamento para alergia alimentar é evitar estritamente o alimento ofensivo. Evitar um alérgeno é mais fácil de se dizer do que de fazer. Embora a legislação para rotulagem de alérgenos alimentares, em produtos industrializados, tenha ajudado reduzir risco de exposição acidental, alguns alimentos são tão comuns que os acidentes acontecem. Dessa maneira, faz parte do acompanhamento orientar um plano de ação para emergência, incluindo autoinjetor de adrenalina, para os casos com risco de anafilaxia. As alergias ao leite, ovo, trigo e soja podem desaparecer com o tempo, enquanto as alergias ao amendoim, nozes, peixe e frutos tendem a durar toda a vida. Assim, outro aspecto importante é o planejamento nutricional, com orientações sobre substituições adequadas, e suplementação nutricional quando necessário. A restrição alimentar de alimentos que fazem parte da base alimentar do paciente o coloca em risco nutricional, que aumenta quanto maior o número de alimentos eliminados da dieta. Portanto, o cuidado nutricional tem objetivo de prevenção de deficiências.

Diante do aumento da prevalência e maior persistência de alergia alimentar para alimentos comuns, uma quantidade significativa de pesquisas foi direcionada a formas de imunoterapia para as alergias alimentares IgE mediadas, incluindo as imunoterapias por via oral, sublingual e epicutânea. Embora a imunoterapia oral tenha mostrado a maior promessa de eficácia em termos da quantidade de proteína a ser ingerida, também demonstrou menor tolerabilidade e um perfil de segurança menos favorável quando comparado à imunoterapia sublingual e imunoterapia epicutânea, que oferece a menor proteção, mas tem melhor perfil de segurança e tolerabilidade. (Tabela 18.4). Estudos foram realizados com a adição de adjuvantes e anti-IgE para aumentar a eficácia ou a segurança da imunoterapia alimentar. As perspectivas para pacientes alérgicos parecem melhores nos anos que virão. A imunoterapia por diversas vias de administração, os alérgenos modificados, os imunobiológicos e os biomarcadores, são alguns recursos que poderão modificar a história do tratamento da alergia alimentar.

Tabela 18.4. Imunoterapia na alergia alimentar.

Características	OIT	SLIT	EPIT
Alérgenos alimentares	Amendoim, leite de vaca, ovo, trigo, multi-alimentos	Amendoim, leite de vaca, avelã, pêssego	Amendoim, leite de vaca
Fase de estudo	Fase I-IV	Fase I-III	Fase I-III
Protocolo	Dia inicial de escalonamento de dose; doses administradas diariamente ao longo do protocolo, com aumentos bissemanais da dose durante a fase de acúmulo (meses), seguida de manutenção (meses-anos)	Diariamente; doses administradas diariamente ao longo do protocolo, com aumentos bissemanais da dose de acúmulo (meses), seguida de manutenção	Aplicação diária de remendo para aumentar os intervalos até a manutenção 24 horas por dia (anos)
Dose de manutenção	Diariamente; 300 mg a 4 g	Diariamente; 2 a 7 mg	Por dia; 50 a 500 µg
Doses observadas	Escalação da dose inicial; up-dosagem a cada 1 a 2 semanas	Up-dosagem a cada 1 a 2 semanas	Início e observação periódica
Restrições de dosagem	Tomar com alimentos; evitar atividade física 2 horas depois; suspender durante a doença	Evitar comer 30 minutos após a dose	Nenhum
Vantagens notáveis	Eficácia melhorada em comparação com SLIT e EPIT; custo eficiente	Melhor perfil de segurança comparado ao OIT	Melhor perfil de segurança de AIT para alergia alimentar em estudo em humanos; facilidade de administração
Desvantagens notáveis	Visitas frequentes ao consultório durante a sobredosagem; EA frequente, que pode incluir anafilaxia; risco de esofagite eosinofílica (EoE)	Eventos adversos frequentes; risco teórico da EoE; dados limitados: parece ter eficácia reduzida em comparação com outras modalidades	

OIT: imunoterapia oral; SLIT: imunoterapia sublingual; EPIT: imunoterapia epicutânea. Adaptada de Anna Nowak-Węgrzyn, 2018.

Referências bibliográficas

1. Muraro A, Lemanske RF, Castells M, Torres MJ, Khan D, et al. Precision medicine in allergic disease-food allergy, drug allergy, and anaphylaxis-PRACTALL document of the European Academy of Allergy and Clinical Immunology and the American Academy of Allergy, Asthma and Immunology. Allergy [Internet]. Wiley/Blackwell (10.1111); 2017 Jul [cited 2018 Jul 13];72(7):1006-21. Available from: http://doi.wiley.com/10.1111/all.13132.

2. Lomer MC. Review article: the aetiology, diagnosis, mechanisms and clinical evidence for food intolerance. Aliment Pharmacol Ther. 2015 Feb;41(3):262-75. doi: 10.1111/apt.13041. Epub 2014 Dec 3.

3. Sampson HA, O'Mahony L, Burks AW, Plaut M, Lack G, et al. Mechanisms of food allergy. J Allergy Clin Immunol [Internet]. Elsevier; 2018 Jan 1 [cited 2018 Jul 13];141(1):11-9. Available from: http://www.ncbi.nlm.nih.gov/pubmed/29307410.

4. Solé D, Silva LR, Cocco RR, Ferreira CT, Sarni RO, et al. Consenso Brasileiro sobre Alergia Alimentar: 2018 - Parte 1 - Etiopatogenia, clínica e diagnóstico. Documento conjunto elaborado pela Sociedade Brasileira de Pediatria e Associação Brasileira de Alergia e Imunologia. Arq Asma, Alerg e Imunol [Internet]. 2018 [cited 2018 Jul 13];2(1). Available from: http://www.gnresearch.org/doi/10.5935/2526-5393.20180004.

5. Tham EH, Leung DYM. How Different Parts of the World Provide New Insights Into Food Allergy. Allergy Asthma Immunol Res [Internet]. Korean Academy of Asthma, Allergy and Clinical Immunology and Korean Academy of Pediatric Allergy and Respiratory Disease; 2018 Jul [cited 2018 Jul 13];10(4):290-9. Available from: http://www.ncbi.nlm.nih.gov/pubmed/29949829.

Capítulo 19

Diagnósticos diferenciais em alergia alimentar

Fábio Fernandes Morato Castro
Pablo Michael Torres Cordóva

Definição

Alergia é o termo mais usado pelos pacientes para descrever qualquer reação adversa aos alimentos, mas quando o alergista se refere a uma alergia, geralmente refere-se as reações imunologicamente mediadas por algum mecanismo imunológico especialmente as reações mediadas pela imunoglobulina E (IgE) (Figura 19.1). Estudos que avaliaram a prevalência de alergia alimentar numa determinada população mostraram que o 35% dos pacientes que acreditavam ter alguma alergia alimentar a um determinado alimento, na hora da confirmação diagnostica foi visto que a prevalência real de alergia alimentar era muito menor, ficando por volta do 3,5%.[1]

Figura 19.1. Mapa conceitual das reações adversas aos alimentos.

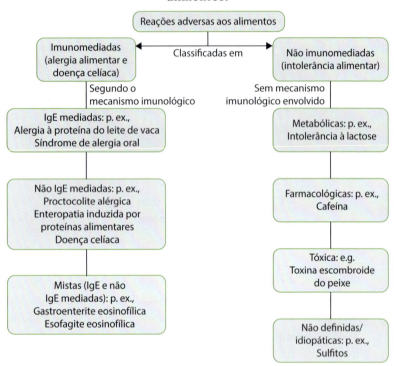

Adaptada de Boyce, 2011.

As intolerâncias alimentares são definidas como as reações adversas a alimentos que não têm mecanismos imunológicos envolvidos na sua patogenia.[2] Existem várias outras doenças, como a doença de refluxo gastresofágico, síndrome do cólon irritável e doença inflamatória intestinal, que podem desencadear sintomas após a ingestão de um alimento sem ser alergia alimentar; o importante é saber reconhecer quando estamos frente a uma alergia alimentar. De modo didático, podemos avaliar a queixa relacionada a ingesta de algum alimento, seguindo um algoritmo na história clínica para o sucesso diagnóstico:

1. Alimento suspeito
Quais os alimentos desencadeantes da reação?

Devemos fazer uma lista com os alimentos suspeitos para identificar alérgenos. Lembrando que não podemos descartar uma alergia alimentar somente pelo alimento envolvido. A maioria das alergias alimentares são desencadeadas pelo grupo dos 8 alimentos principais: leite, ovo, trigo, soja, amendoim, castanhas/peixe e frutos do mar.[2]

2. Tempo
Tempo entre a exposição ao alimento suspeito e a reação?

Segundo a classificação das reações adversas aos alimentos anteriormente descrita, podemos observar os diferentes mecanismos relacionados a cada tipo de alergia alimentar. De acordo com mecanismo, podemos prever o tempo estimado das reações. Didaticamente, podemos dividir as reações alérgicas alimentares em:

» Imediatas: IgE mediadas, acontecendo de minutos/segundos até duas horas da exposição alimentar.

» Tardias: mediadas por mecanismos celulares, acontecendo em mais de duas horas até dias depois da exposição a um determinado alimento.[2]

3. Tipo de reação
Sintomas da reação

Vários são os sintomas que podem aparecer após a ingestão de um alimento. Alguns sintomas estão relacionados a reações imediatas (IgE mediadas), como urticaria, angioedema e síndromes, como anafilaxias, e outros às reações tardias (mecanismos celulares – Linfócito T), p. ex., diarreias muco-sanguinolentas ou vômitos, que podem levar à letargia após várias horas de ter ingerido o alimento suspeito.[2]

4. Reprodutibilidade

Quantas vezes tem acontecido a reação com o mesmo alimento?

Após a primeira reação tem acontecido de novo?

Por definição, alergia alimentar é uma reação adversa a saúde dependente de uma resposta imune específica, que é reprodutível após a exposição de um determinado alimento.[2] Alguns pacientes, para desencadear sintomas após o contato com o alimento suspeito, precisam de um cofator; geralmente, pode ser álcool, exercício físico e determinados medicamentos.[2]

Os sintomas gastrintestinais são os que causam a maior confusão, já que existem entidades que podem simular sintomas das alergias alimentares. Um bom exemplo seria a intolerância à lactose, que pode produzir distensão abdominal, dor abdominal e diarreias após a ingestão do leite. Não devemos confundir alergia a proteína do leite de vaca (mediadas imunologicamente por IgE) com intolerância à lactose (parte das intolerâncias alimentares sem mecanismos imunológicos definido, devido a alterações metabólicas decorrentes do próprio paciente).

Pensando no diagnóstico diferencial

Explicaremos, resumidamente, os principais diagnósticos diferenciais das alergias alimentares (Tabela 19.1):

» Reações alérgicas agudas: algumas reações são desencadeadas por outros alérgenos, como medicamentos e veneno de insetos.[2]

» Crises de piora da dermatite atópica: a piora do eczema, geralmente, é atribuído aos alimentos. Porém, existem outros desencadeantes mais frequentes, como irritantes, umidade, mudanças de temperatura e infecções bacterianas, virais e fúngicas na pele do paciente, lembrando que essa doença é de caráter crônico e redicivante.[2]

» Sintomas crônicos gastrintestinais: geralmente relacionados a refluxo, infecções, alterações anatômicas no trato gastrintestinal, anormalidade metabólicas (intolerância à lactose).[2]

» Químicos e irritantes dos alimentos: alguns alimentos possuem caraterísticas químicas e irritativas que podem mimetizar as reações alérgicas. Um exemplo comum são as rinites gustatórias, que geralmente acontecem com alimentos quentes ou apimentados que desencadeiam uma resposta neurológica simulando uma rinite alérgica.[3]

» Intoxicação alimentar: devido a toxinas bacterianas como da *Escherichia coli* ou a toxina escombroide do peixe, produzida por carne escura e estragada dos peixes (atum e mahi-mahi), podendo mimetizar também reações alérgicas.[4]

» Transtornos mentais e do comportamento: podem produzir aversão alimentar, como na anorexia nervosa, bulimia e síndrome de Munchausen.

» Efeitos farmacológicos de substâncias dos alimentos: substâncias químicas de alguns alimentos, como triptamina em tomates e tiramina em queijos, podem também mimetizar sintomas alérgicos, especialmente na pele e trato gastrintestinal dos pacientes.[5]

Tabela 19.1. Reações adversas não alérgicas aos alimentos.

Doença	Sintomas	Características
Deficiência enzimática		
Álcool	Congestão nasal, rubor, vômitos	Polimorfismo do gene que codifica a enzima aldeído-desidrogenase (ALDH) levando a deficiência da ALDH que metaboliza o álcool no fígado: comumente visto em asiáticos
Intolerância à lactose	Distensão abdominal, diarreias	Dose dependente – deficiência de lactase, enzima
Defeitos anatômicos		
Hérnia do hiato	Dor abdominal, dispneia, náuseas e vômitos	Protusão da parte superior do estomago para dentro da caixa torácica através do diafragma
Estenoses pilórica	Vômitos em "jato" nos primeiros meses de vida	Estenoses devido a hipertrofia do musculo que circunda o piloro
Doença Hirschsprung	Constipação, íleo, vômitos, distensão abdominal logo após o nascimento e retardo da passagem do mecônio (48 horas)	Congênita: ausência dos neurônios intramurais dos plexos nervosos parassimpáticos
Fístula traqueoesofágica	Abundante salivação associada a engasgos, tosse, vômitos e cianoses. Coincidentemente com o início da alimentação em recém-nascidos e crianças	Congênita: problemas na fusão da crista traqueoesofágica durante a terceira semana do desenvolvimento embriológico. Adquirida: sequela de procedimentos cirúrgicos (laringectomia)

Tabela 19.1. Reações adversas não alérgicas aos alimentos. (continuação)

Doença	Sintomas	Características
Efeitos de substâncias dos alimentos		
Cafeína	Tremor, câimbras, diarreias	Alcaloide que age como uma droga estimuladora presente no café, refrigerantes e chás
Teobromina	Sonolência, tremores, inquietação, ansiedade, aumento nas diureses, perda do apetite, náuseas e vômitos	Alcaloide amargo presente no cacau e folhas de chás, pacientes idosos são os mais susceptíveis
Tiramina	Enxaqueca	Substancia derivada da tirosina que faz parte do grupo das monoaminas, age como agente liberador das catecolaminas, presente em alimentos fermentados, em conserva, defumados ou marinados, como vinho e queijos
Histamina	Rubor, cefaleia, náuseas	Presentes em alimentos fermentados devido a transformação da histidina em histamina produzida pela fermentação bacteriana. Saquê contém 20-40 mg/L de histamina e vinhos, 2-10 mg/L
Serotonina	Rubor, diarreias, palpitações	Monoaminas neurotransmissor derivado do triptofano encontrando em castanhas, cogumelos, frutas, vegetais especialmente em castanhas, nozes da nogueira em grandes quantidades (25-400 mg/kg) e em menores concentrações (3-30 mg/kg) na banana-da-terra, abacaxi, banana, kiwi, ameixas e tomates

(Continua)

Tabela 19.1. Reações adversas não alérgicas aos alimentos. (continuação)

Doença	Sintomas	Caraterísticas
Aditivos alimentares e contaminantes		
Metabisulfito de sódio	Broncospasmo em alguns pacientes	Antioxidantes e conservantes nos alimentos
Glutamato monossódico	Síndrome do restaurante chinês: inicia-se de 15 a 20 minutos após refeição, durando aproximadamente duas horas; apresenta dormência na região cervical posterior, irradiando gradualmente para os braços e costas, fraqueza geral e palpitações	É um aminoácido não essencial presente em vários alimentos (tomate, queijo) e em produtos processados e pre-cozinhados, utilizados para potenciar sabores
Contaminantes acidentais	Dor abdominal, diarreia e náuseas	Presente em metais pesados (mercúrio e cobre), pesticidas
Agentes Infecciosos	Dor, febre, náuseas, vômitos e diarreia	Agentes bacterianos, parasitas intestinais e vírus

(Continua)

Tabela 19.1. Reações adversas não alérgicas aos alimentos. (continuação)

Doença	Sintomas	Caraterísticas
Desordens neurológicas		
Síndrome auriculotemporal (Síndrome de Frey)	Rubor facial na distribuição do nervo trigêmeo associado a comidas apimentadas	Reflexo neurogênico, frequentemente associado com história de trauma do nervo trigêmeo durante o nascimento (uso de fórceps)
Rinite gustatória	Rinorreia aquosa, profusa associada a ingestão de alimentos apimentados	Reflexo neurogênico
Doenças confundidas com reações adversar a alimentos		
Desordem do pânico	Reações subjetivas, como desmaios após cheirar ou olhar alimentos; taquicardia; dispneia; e medo a um determinado alimento	Causas psicológicas

Fonte: Adaptado de Nowak-Wegrzyn (2006).

Doença celíaca

Reação adversa aos alimentos, imunomediada, que tem como alvo alimentar o glúten, presente em diversos grãos de cereais e alimentos como trigo, centeio e cevada. O trigo é o alimento mais envolvido nessa doença, lembrando que o glúten do trigo é uma mistura de gliadina e glutelina, e em alguns pacientes com HLA-DQ2 e HLA-DQ8 podem produzir reações imunológicas, incluindo anticorpos IgA antitransglutaminase tecidual. Essas reações produzem intensa reação inflamatória intestinal, levando a diarreias e outros sintomas gastrintestinais, que podem ser confundidos com reações alérgicas ao trigo com acometimento do trato gastrintestinal.[6]

Toxina do peixe escombroide

Também chamada de síndrome do envenenamento pela histamina do peixe, desencadeado pela ingestão de peixe mal conservado, especialmente da família dos peixes Scombroidae como o atum, bonito, albacora, sardinhas e, mais raramente, salmão. A histamina não está presente em peixes em condições normais, mas é produzida pela histidina descarboxilase, presente em bactérias residentes nas brânquias e trato gastrintestinal dos peixes. Essa enzima é formada após poucas horas de exposição de peixes a temperatura ambiente e é inativada quando estão a temperaturas menores que 0 °C. O peixe pode apresentar, muitas vezes boa, aparência e sabor e, geralmente, essa histamina produzida não é inativada pelo processamento do alimento. É uma doença autolimitada, com sintomas de rápido início (10-30 minutos), após a ingestão de peixe contaminado por histamina. Os sintomas mais comumente vistos são: dor abdominal, diarreia, náuseas e vômitos; rubor facial ou generalizado, urticaria e angioedema, cefaleia e taquicardia. O diagnóstico é baseado na história clínica do paciente, devemos estar cientes do lugar onde foi ingerido o peixe, tipo de peixe, sintomas e se alguém mais comeu o mesmo peixe e apresentou mesmos sintomas, sendo esta última pergunta fundamental para diferenciar entre essa síndrome e alergia ao peixe. O uso de medicamentos que podem inibir a degradação da histamina deve ser interrogado, como o uso de isoniazida e inibidores da monoamina oxidase (IMAO). Testes laboratoriais podem ser úteis para o diagnostico dessa entidade. A determinação das concentrações altas de histamina na carne do peixe pode ser útil e, também, a dosagem de triptase sérica, já que está não aumenta nesta síndrome. O tratamento de primeira linha consiste em administrar anti-histamínicos via oral, intramuscular ou endovenosa e tratamento sintomático relacionado a sintomatologia apresentada.[7]

Síndrome de Frey

Descrito como um fenômeno pós-operatório decorrente de procedimentos ou traumas perto da região por onde passa o nervo trigêmeo, especialmente após cirurgias da glândula salival, procedimentos estéticos faciais levando sudorese gustativa e rubor facial na região pré-auricular associados a mastigação ou a estímulos salivares, com frequência de 4% a 62% após 6-18 meses da cirurgia das glândulas salivares. Os sintomas mais comumente vistos são: rubor, sudorese, sensação de queimação, neuralgia e prurido especialmente na região pré-auricular afetada. O diagnóstico é baseado na história clínica e confirmação com o teste de sudorese – teste de Minor, que consiste na observação da reação que ocorre pela junção de iodo ao amido, após um estimulo gustatório que produz sudorese no paciente levando a mudança acentuada da cor da mistura, de laranja para azul escuro. Os tratamentos visam agir como antitranspirantes tópicos, sendo o uso da toxina botulínica A o agente mais usado para injeção, mostrando melhora significativa dos sintomas relacionados a essa síndrome.[8]

Referências bibliográficas

1. Rona RJ, Keil T, Summers C, Gislason D, Zuidmeer L, et al. The prevalence of food allergy: a meta-analysis. J Allergy Clin Immunol 2007 Sep; 120(3):638-46.

2. Boyce JA, Assa'ad A, Burks AW, et al. Guidelines for the Diagnosis and Management of Food Allergy in the United States: Summary of the NIAID-Sponsored Expert Panel Report. Nutrition research (New York, NY). 2011;31(1):61-75. doi:10.1016/j.nutres.2011.01.001.

3. Raphael G, Raphael MH, Kaliner M. Gustatory rhinitis: a syndrome of foodinduced rhinorrhea. J Allergy Clin Immunol 1989 Jan;83(1):110-5.

4. Russell FE, Maretic Z. Scombroid poisoning: mini-review with case histories. Toxicon 1986;24(10):967-73.

5. Sampson HA. Differential diagnosis in adverse reactions to foods. J Allergy Clin Immunol 1986;78:212-9.
6. Green, Peter HR, et al. Celiac disease. Journal of Allergy and Clinical Immunology. Volume 135 . Issue 5, 1099-106.
7. Ridolo E, Martignago I, Senna G, Ricci G. Scombroid syndrome: it seems to be fish allergy but... it isn't. Curr Opin Allergy Clin Immunol. 2016 Oct; 16(5): 516 21. doi: 10.1097/ACI.0000000000000297.
8. Motz KM, Kim YJ. Auriculotemporal Syndrome (Frey Syndrome). Otolaryngol Clin North Am. Author manuscript; available in PMC 2017 Jun 4. Published in final edited form as: Otolaryngol Clin North Am. 2016 Apr; 49(2): 501-9. Published online 2016 Feb doi: 10.1016/j.otc.2015.10.010.

Capítulo 20
Esofagite eosinofílica e doenças gastrintestinais eosinofílicas

Adriana Márcia da Silva Cunha Barbosa
Ariana Campos Yang

As doenças gastrintestinais eosinofílicas apresentam infiltrado de eosinófilos no trato gastrintestinal (TGI) e, de acordo com a localização do infiltrado, são classificadas como esofagite eosinofílica, gastrite eosinofílica, gastroenterite eosinofílica, enterite eosinofílica e colite eosinofílica. Para o diagnóstico, outras causas de eosinofilia tecidual devem ser excluídas, como: infecções, reação a medicações, doenças auto imunes, doença enxerto *versus* hospedeiro, síndrome hipereosinofílica, síndrome imunodesregulação-poliedrocrinopatia-enteropatia ligada ao X (IPEX), granulomatose eosinofílica com poliangeíte (EGPA/*Churg-Strauss*), doenças inflamatórias intestinais, doença celíaca, parasitoses intestinais e malignidades (leucemia, linfomas).

Em condições normais, apenas o esôfago não apresenta eosinófilos em sua mucosa. Ainda não há bem definido o limite normal de eosinófilos na mucosa do TGI e alguns estudos demonstraram um gradiente crescente de eosinófilos do intestino delgado proximal ao cólon.

Esofagite eosinofílica

Esofagite eosinofílica (EoE) constitui a segunda causa mais comum de esofagite crônica (após a doença do refluxo gastroesofágico – DRGE) e é a causa mais comum de disfagia e impactação alimentar em crianças e adultos.

Definição e etiologia

É uma doença crônica imunemediada, desencadeada por antígenos ambientais e/ou alimentares, isolada em esôfago, sem acometimento de outro órgão do TGI. É considerada, também, uma forma distinta de alergia alimentar. Outras causas secundárias de eosinofilia devem ser excluídas, conforme Quadro 20.1.

Quadro 20.1. Diagnóstico diferencial de esofagite eosinofílica

- Doença do refluxo gastroesofágico
- Doenças gastrintestinais eosinofílicas
- Doença celíaca
- Síndrome hipereosinofílica
- Doenças inflamatórias intestinais
- Infecções fúngicas e parasitoses
- Doenças do tecido conjuntivo
- Reação adversa a medicações
- Vasculite
- Penfigoide vegetante
- Doença enxerto *versus* hospedeiro

Para o diagnóstico, é necessário a associação de quadro clínico relacionado à disfunção esofágica com o achado histológico de 15 ou mais eosinófilos por campo de grande aumento (CGA) (Figura 20.1). Apesar de DRGE ser uma entidade patológica distinta, EoE e DRGE podem coexistir e contribuir para o mecanismo fisiopatológico uma da outra.

Figura 20.1. Diagnóstico de esofagite eosinofílica.

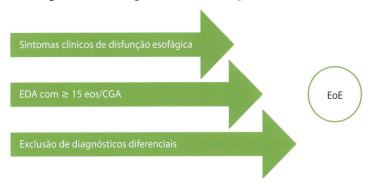

Epidemiologia

A prevalência da EoE tem aumentado e há estimativas mundiais de cerca de 1 a 20 novos casos por 100.000 habitantes por ano. Em pacientes que realizam endoscopia digestiva alta (EDA) por qualquer queixa, há uma incidência de 7% da doença; em pacientes com queixas específicas de disfagia, encontra-se a incidência de até 23% e, se o quadro for de impactação alimentar, pode se diagnosticar a doença em cerca de 50% dos casos. Ocorre em todas as idades, com picos de incidência na infância e em adultos de 30 a 50 anos, acometendo principalmente o sexo masculino. É comum a associação com doenças atópicas como rinite alérgica, asma, dermatite atópica e alergias alimentares.

Patogenia

A fisiopatogênese da EoE envolve mecanismo alérgico misto, isso é, há o envolvimento tanto de mecanismo celular como mediado por anticorpo IgE. Tem sido demonstrado infiltrado de linfócitos CD4 e CD8 em biópsias esofágicas de pacientes portadores de EoE, bem como a presença de um perfil de citocinas envolvendo IL4, IL5 e IL13, os quais denotam resposta imunológica com perfil Th2. Sabe-se que a doença se caracteriza por inflamação crônica, entretanto, investiga-se como ocorre o remodelamento em tecido esofágico e o papel de TGF-β (*Transforming Growth Fator beta*) na deposição subepitelial de colágeno, nesse processo.

Quadro clínico

Em crianças e adultos, os sintomas mais comuns são disfagia com alimentos sólidos, impactação e dor no peito. Em lactentes e crianças mais novas, os sintomas são mais inespecíficos, semelhantes à DRGE, como vômitos, dor abdominal, recusa alimentar e atraso no ganho ponderoestatural.

Diagnóstico

Devem ser colhidas ao menos 6 biópsias esofágicas, principalmente em áreas que apresentam alterações macroscópicas em endoscopia. Há suspeita diagnóstica quando se encontra em análise histológica ≥ 15 eosinófilos por CGA (padrão ~ 0,3 mm^2) ou ≥ 60 eosinófilos/mm^2. Em casos com forte suspeita da doença e histologia normal, deve ser avaliado a possível interferência do uso incorreto de corticoides tópicos em *spray* ou outras medicações que possam interferir. Além disso, deve-se avaliar se houve coleta adequada de amostras.

Não há alterações histológicas patognomônicas de EoE, porém as mais comuns são:
- Microabscessos eosinófilicos.
- Hiperplasia zona basal.
- Espaços intercelulares dilatados.
- Alongamento papilar.
- Fibrose de lâmina própria.

Os achados endoscópicos mais comuns são:
- Anéis esofágicos.
- Estrias longitudinais.
- Estreitamentos.
- Mucosa nacarada.

Porém, pode-se encontrar endoscopia normal em até 25 % de pacientes com a doença.

As alterações endoscópicas macroscópicas também não são específicas da doença, sendo sempre necessária a confirmação histológica.

Tratamento

O tratamento anti-inflamatório de primeira linha consiste em 3 pilares: uso de inibidores de bomba de prótons (IBP), ou corticoterapia tópica, ou dieta restritiva. A opção de qual tratamento deve ser seguido deve ser feita individualmente e pode variar no decorrer do tratamento.

» Inibidor de bomba de prótons: possui ação anti-inflamatória (diminui a expressão de citocinas pró-inflamatórias: eotaxina-3, IL4, IL8, IL13) e seu uso isolado pode acarretar em remissão clínica e histológica em crianças e adultos. Antes do último Consenso de EoE em 2017, acreditava-se que pacientes que apresentavam remissão histológica da doença apenas com IBP apresentavam um fenótipo distinto denominado "eosinofilia esofágica respondedora ao inibidor de bomba de prótons" e não se sabia ao certo se era outra doença ou apenas um fenótipo de EoE. Após estudos, observou-se que esses pacientes apresentavam as mesmas alterações endoscópicas, clínicas e histológicas de EoE e distintas de DRGE. Associado ao conhecimento do potencial efeito anti-inflamatório dessa classe medicamentosa, atualmente IBP é considerado apenas mais uma das modalidades terapêuticas da doença e não mais um fenótipo distinto.

Devido à frequente coexistência entre EoE e DRGE, recomenda-se que IBP seja utilizado em monoterapia ou em associação com as outras opções anti-inflamatórias.

» Corticóide tópico: eficaz na indução de remissão histológica da doença em crianças e adultos, sendo considerado uma medicação segura. Em 10% dos casos pode ocorrer candidíase esofágica. O uso de corticoide sistêmico em curto prazo pode ser considerado em casos de alterações inflamatórias graves e grave acometimento de ganho ponderoestatural. Há estudos controversos sobre a possibilidade de supressão adrenal com o uso de corticoterapia tópica. Veja na Tabela 20.1 as doses recomendadas de corticoides.

Tabela 20.1. Doses de corticoides tópicos e sistêmicos para tratamento de esofagite eosinofílica.

Corticoides tópicos

Fluticasona:
- Crianças: 88-440 µg, 2 a 4x ao dia (dose máxima de adulto)
- Adultos: 440-880 µg, 2x ao dia

Budesonida (como suspensão viscosa):
- Crianças (menos de 10 anos): 1mg ao dia
- Crianças > 10 anos e adultos: 2 mg ao dia

Corticóide sistêmico para casos graves (estenose esofágica, perda de peso e hospitalização): 1-2 mg/kg

Adaptada de Eosinophilic esophagitis: Updated consensus recommendations for children and adults, 2011.

Dieta restritiva

Dieta elementar

Nesse caso, o paciente se alimenta apenas com fórmula de aminoácidos. Há remissão histológica da doença em mais de 90% dos pacientes pediátricos. Opção onerosa e de baixa aderência.

Restrição alimentar baseada em resultados de testes

Nesse caso, o paciente realiza testes cutâneos e de contato para os 6 principais alimentos envolvidos (leite de vaca, ovo, soja, trigo, castanhas, peixe/frutos do mar) e a exclusão alimentar é baseada de acordo com o resultado dos testes. Apresenta resposta em menos de 1/3 dos casos.

Restrição alimentar empírica dos 6 grupos principais de alimentos

Remissão da doença em cerca de 75% de pacientes.

Restrição alimentar de 4 grupos de alimentos (leite de vaca, ovo, trigo e legumes)

Eficaz em cerca de 50% de pacientes adultos.

Restrição alimentar de 2 grupos de alimentos (leite de vaca e trigo)
Eficaz em cerca de 40% de pacientes adultos.

Outras medicações
Azatioprina, mercaptopurina, anti-IL5, anti-IL13, antagonistas de molécula homóloga do receptor quimioatrativo de células Th2 (CRTH2)- podem ajudar na remissão histológica da doença em alguns casos

Cromoglicato de sódio, anti histamínicos, antagonistas de receptor de leucotrieno, anti IgE ou anti TNF-α: não apresentaram evidências de melhora clínica ou histológica.

Dilatação endoscópica de esôfago
Melhora disfagia e sintomas de impactação alimentar em pacientes com estreitamento de esôfago, que não responderam ao tratamento anti-inflamatório. Esse procedimento é seguro com risco de perfuração esofágica em menos de 1% dos casos.

Não há biomarcadores séricos para acompanhamento da efetividade do tratamento e nem sempre os sintomas costumam correlacionar adequadamente com as alterações histológicas, portanto, ainda é necessária a análise histológica para acompanhamento de tratamento a cada 6 ou 12 semanas do início do tratamento.

Por se tratar de doença crônica, quando não tratada, pode acarretar em remodelamento inflamatório resultando em estreitamentos esofágicos e anormalidade funcional do órgão.

Não há relatos de associação com malignidade a longo prazo.

Gastrite eosinofílica, gastroenterite e colite eosinofílica
Ocorre em crianças e adultos e, pelo fato de não serem doenças comuns, faltam dados epidemiológicos, fatores de risco e fisiopatologia. As doenças gastrintestinais eosinofílicas são diagnósticos de exclusão e outras causas de eosinofilia devem ser descartadas. Veja na Tabela 20.2 as características das principais doenças que cursam com infiltrado de eosinófilos no TGI.

Tabela 20.2. Doenças gastrintestinais associadas à eosinofilia.

Doença	Quadro clínico	Laboratório	Exames	Histologia	Tratamento
Esofagite eosinofílica	Atraso no crescimento, dificuldades alimentares, disfagia, impactação alimentar	Eosinofilia periférica IgE aumentado IgE específico positivo para alimentos?	EDA: normal em 25%, mucosa nacarada, estrias, estreitamento, felinização, anéis esofágicos, mucosa de aspecto papel crepon	Eosinófilos ≥ 15/CGA Microabscessos	Restrição alimentar Corticóide tópico ou sistêmico IBP Dilatação
Gastrite eosinofílica	Dor abdominal Vômito Hematêmese	Anemia Eosinofilia periférica	EDA: mucosa gástrica espessa Úlcera Obstrução parcial	Eosinófilos ≥ 30 CGA	Restrição alimentar Corticoide Imunossupressores
Gastroenterite eosinofílica	Dor abdominal Diarreia Enteropatia perdedora de proteínas	Eosinofilia Anemia Hipoalbuminemia	Espessamento mucosa Intestino delgado	Eosinofilia em mucosa	Restrição alimentar Corticoide Imunossupressores

(Continua)

Tabela 20.2. Doenças gastrintestinais associadas à eosinofilia. (continuação)

Doença	Quadro clínico	Laboratório	Exames	Histologia	Tratamento
Colite eosinofílica	Dor abdominal Diarreia Hematoquezia Tenesmo	Eosinofilia Anemia Hipoalbuminemia	Espessamento mucosa de cólon	Eosinofilia ≥30/CGA	Restrição alimentar Corticoide Imunossupressores
Doença celíaca	Dor abdominal Diarreia Perda de peso Manifestações extra intestinais	Eosinofilia periférica	Espessamento de mucosa de intestino delgado	Atrofia vilosidades intestinais Linfócitos intraepiteliais Infiltrado eosinofílico em esôfago	Restrição de glúten
Doença inflamatória intestinal (RCU e Doença de Chron)	Dor abdominal Diarreia Perda de peso Sangue em fezes	Eosinofilia Anemia Provas inflamatórias aumentadas	Mucosa intestinal espessada Abscessos Estreitamentos	Eosinofilia em mucosa pode estar presente	Corticoterapia Antibióticos Aminosalicilatos Imunomoduladores Cirurgia

A fisiopatologia não está bem esclarecida, mas uma grande porcentagem dos pacientes são atópicos e por isso acredita-se que haja envolvimento de resposta Th2.

Quadro clínico

Os pacientes com gastrite eosinofílica podem apresentar sintomas não específicos, incluindo vômitos, dor abdominal ou até mesmo hematêmese.

Pacientes com gastroenterite eosinofílica apresentam sintomas consistentes com disfunção do intestino delgado, como dor abdominal, diarreia e edema periférico secundário a perda de proteína e sangue. Podem, até mesmo, desenvolver enteropatia perdedora de proteínas ou anemia profunda com necessidade de transfusão sanguínea ou de albumina. Também podem apresentar sintomas decorrentes de disfunção de absorção de micronutrientes e vitaminas.

Na colite eosinofílica, pacientes podem apresentar diarreia, dor abdominal baixa, hematoquezia, tenesmo e até mesmo dor retal com uma apresentação bastante semelhante à doença inflamatória intestinal.

As doenças gastrintestinais eosinofílicas também eram classificadas de acordo com a localização principal de infiltrado eosinofílico e, se a infiltração predominasse em mucosa, o sintoma principal seria diarreia e má-absorção, se predominasse em camada muscular, os sintomas apresentados seriam obstrutivos. Se a infiltração predominasse em serosa, os sintomas seriam ascite eosinofílica.

O diagnóstico diferencial principal da gastrite e gastroenterite eosinofílica é a doença de Menetrier, vasculites e enteropatia alérgica. Além de vasculite e alergia, a colite eosinofílica deve ser diferenciada das doenças inflamatórias intestinais.

A história natural das doenças gastrintestinais eosinofílicas variam desde quadro clínico com agudização apenas no quadro inicial até sintomas crônicos, com quadros de múltiplas agudizações.

Exames

Para diagnóstico diferencial de doenças parasitárias, recomenda-se realizar exame protoparasitológico e sorologia de *Strongyloides stercoralis* e *Toxocara Canis*.

Podem apresentar eosinofilia periférica e anemia, mas raramente mostram sinais de inflamação periférica com taxa de sedimentação ou proteína C reativa elevadas.

A imagem radiográfica pode revelar espessamento das pregas de mucosa intestinais, ulceração ou obstrução parcial. Estudos endoscópicos podem apresentar úlceras, pólipos ou até mesmo mucosa normal.

A característica histológica analisada é a densidade de eosinófilos e apesar de não haver um *"cut-off"* bem definido, um valor limiar razoável para gastrite eosinofílica é de ≥ 30 eosinófilos/CGA, ≥ 50 eosinófilos/CGA para gastroenterite eosinofílica e de ≥ 30 eos/CGA para colite eosinofílica. Alterações histológicas também descritas são eosinófilos degranulados, eosinófilos intraepiteliais, abscessos em criptas, alterações degenerativas e regenerativas epiteliais etc.

Tratamento

Ainda não foram realizados estudos prospectivos de controle e as recomendações atuais são baseadas em relatos de caso e experiência clínica.

O tratamento é focado no uso de corticoterapia, imunossupressores e dieta restritiva. Em casos agudos, é necessário o uso de corticoide sistêmico por tempo limitado e, no manejo crônico, opta-se pelo uso de corticoides tópicos (budesonida) ou aminossalicilatos, sempre avaliando possíveis efeitos colaterais como desmineralização óssea ou supressão adrenal.

Não há consenso sobre o envolvimento de alimentos como agentes causadores da doença. Tem sido relatado sucesso em casos de dietas elementares (à base de aminoácidos) ou dieta restritiva de 7 alimentos (leite de vaca, carne vermelha, soja, trigo, ovo, peixe/crustáceos, castanhas). Não houve correlação de testes alérgicos para tais alimentos e melhora clínica/histológica.

Referências bibliográficas

1. Lucendo AJ, Molina-Infante J, Arias Á, von Arnim U, Bredenoord AJ, et al. Guidelines on eosinophilic esophagitis: evidence-based statements and recommendations for diagnosis and management in children and adults. United Eur Gastroenterol J [Internet]. 2017 Apr

23 [cited 2018 Aug 30];5(3):335–58. Available from: http://journals.sagepub.com/doi/10.1177/2050640616689525.

2. Liacouras CA, Furuta GT, Hirano I, Atkins D, Attwood SE, et al. Eosinophilic esophagitis: Updated consensus recommendations for children and adults. J Allergy Clin Immunol [Internet]. Elsevier Ltd; 2011;128(1):3-20. Available from: http://dx.doi.org/10.1016/j.jaci.2011.02.040.

3. Mehta P, Furuta GT. Eosinophils in Gastrointestinal Disorders. Immunol Allergy Clin North Am [Internet]. 2015 Aug [cited 2018 Aug 30];35(3):413-37. Available from: http://www.ncbi.nlm.nih.gov/pubmed/26209893.

4. Egan M, Furuta GT. Eosinophilic gastrointestinal diseases beyond eosinophilic esophagitis. Ann Allergy, Asthma Immunol [Internet]. 2018 Aug [cited 2018 Aug 30];121(2):162-7. Available from: https://linkinghub.elsevier.com/retrieve/pii/S1081120618305052.

5. Spergel JM, Dellon ES, Liacouras CA, Hirano I, Molina-Infante J, et al. Summary of the updated international consensus diagnostic criteria for eosinophilic esophagitis: AGREE conference. Ann Allergy Asthma Immunol [Internet]. 2018 Jul 17 [cited 2018 Aug 30]; Available from: https://linkinghub.elsevier.com/retrieve/pii/S1081120618305167.

6. Chetcuti Zammit S, Cachia M, Sapiano K, Gauci J, Montefort S, Ellul P. Eosinophilic gastrointestinal disorder: is it what it seems to be? Ann Gastroenterol [Internet]. 2018 [cited 2018 Aug 30];31(4):475-9. Available from: http://www.ncbi.nlm.nih.gov/pubmed/29991893.

7. Rothenberg ME. Molecular, Genetic, and Cellular Bases for Treating Eosinophilic Esophagitis. Gastroenterology [Internet]. Elsevier, Inc; 2015;148(6):1143-57. Available from: http://www.sciencedirect.com/science/article/pii/S0016508515001651.

8. Wen T, Dellon ES, Moawad FJ, Furuta GT, Aceves SS. Transcriptome analysis of proton pump inhibitor-responsive esophageal eosinophilia reveals proton pump inhibitor-reversible allergic inflammation. J Allergy Clin Immunol [Internet]. Elsevier Ltd; 2015;135(1):187-97.e4. Available from: http://www.ncbi.nlm.nih.gov/pubmed/25441638.

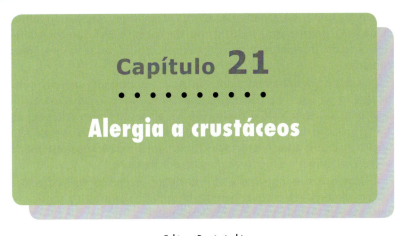

Capítulo 21

Alergia a crustáceos

Fabiane Pomiecinski
Fábio Fernandes Morato Castro

Prevalência

Alergia a camarão é a alergia alimentar mais frequente em adultos, ocorrendo em 1,3 a 5,2% da população, dependendo do grau de consumo, idade e localização geográfica. Também é uma das principais causas de anafilaxia com óbito induzida por alimentos, o que alerta para a importância de um correto diagnóstico.

Diagnóstico

O diagnóstico começa com uma anamnese detalhada da reação, ou de cada reação, caso tenha acontecido mais de uma vez. Se ocorreu mais de uma vez com o mesmo alimento, aumenta muito a probabilidade de alergia, visto que alergia alimentar é reprodutível.

Outra característica da alergia alimentar é que existe um mecanismo imunológico envolvido, no caso da alergia a crustáceos, geralmente um mecanismo IgE mediado. A apresentação clínica, segundo dados espanhóis recentes, inclui sintomas cutâneos (82%), síndrome de alergia oral (28%), anafilaxia (20%), sintomas gastrintestinais (18%), asma (5%), rinite e asma induzida por exercício (< 5%). São considerados sintomas imediatos os que ocorrem até 2 horas após a ingestão do camarão.

Além do detalhamento dos sintomas, é importante saber o limiar da reação, ou seja, se o paciente reagiu com a ingestão do alimento (limiar oral), se reage com o contato com o alimento (limiar cutâneo) ou com a inalação do alimento (limiar inalatório). Os pacientes que reagem por via inalatória parecem ter maior risco. Também deve ser questionado sobre a quantidade e modo de preparo do crustáceo.

Nos casos de anafilaxia, se o paciente apresentar IgE específica para o alimento descrito, podemos confirmar o diagnóstico sem a necessidade de realizar teste de provocação oral.

Os testes de provocação oral são particularmente úteis para fornecer condutas definitivas aos pacientes com relação à restrição de alimentos. No entanto, esses testes são demorados, onerosos e podem induzir sintomas clínicos potencialmente graves. Portanto, há uma busca por métodos diagnósticos confiáveis que tornariam desnecessários os desafios orais.

Pesquisa de IgE específica

A pesquisa de IgE Específica pode ser feita por meio do teste cutâneo (*prick test*) ou *in vitro* (pesquisa de IgE específica sérica).

O teste cutâneo pode ser feito com extrato comercial ou com o alimento *in natura* (*prick to prick*). Os testes cutâneos, especialmente o teste com camarão *in natura*, devem ser realizados em local apropriado e por profissional preparado para tratar reações que possam ocorrer. Diferente de outros alimentos, no camarão o cozimento aumenta a reatividade IgE e a formação de novos alérgenos. Assim, sugere-se que o teste cutâneo com o camarão *in natura* seja realizado com o camarão cozido por 10 minutos. Já foi identificado que, em pacientes que tiveram *prick to prick* para camarão positivo e eram alérgicos, o valor da pápula ≥ 7 mm foi significativo nos alérgicos.

A detecção da IgE sérica específica *in vitro* pode ser realizada por vários métodos, porém, o mais empregado na atualidade é o Sistema ImmunoCAP® (Thermo Fisher Scientific, Uppsala, Suécia). A pesquisa da IgE específica sérica pelo método ImmunoCAP pode ser realizada avaliando o alérgeno e também seus componentes. O principal componente responsável pelas reações dos crustáceos é a tropomiosina do camarão.

Tropomiosina

As tropomiosinas são proteínas estruturais altamente conservadas presentes em ácaros, moluscos, insetos e nematodos.

No camarão e em alguns moluscos a tropomiosina é reconhecida como alérgeno principal. Em ácaros, a tropomiosina é reconhecida como alérgeno secundário. Esse é um dos motivos pelos quais o consenso de diagnóstico molecular em alergia da WAO-ARIA-GALEN sugere que, em pacientes com rinite alérgica, se o paciente apresenta IgE específica para Der p 10 (tropomiosina do ácaro) mas não contra Der p 1, Der p 2 ou Der f 1, Der f 2 a imunoterapia específica para ácaros não deve ser realizada.

Há uma hipótese que a realização de imunoterapia subcutânea para ácaros em pacientes sensibilizados a camarão pode aumentar os sintomas de alergia na ingestão desses alimentos. Em estudo brasileiro, Yang (2009) avaliou o efeito da imunoterapia com Der p 1 (*Dermatophagoides pteronyssinus*) na resposta clínica e imunológica ao camarão. Os pacientes alérgicos a Der p foram divididos em dois grupos, um grupo submetido a imunoterapia e um grupo controle. Nos pacientes submetidos a imunoterapia, observamos diminuição na reatividade nos testes cutâneos e dosagem de IgE específica para Der p, camarão e tropomiosina recombinante. Nenhum paciente submetido a imunoterapia para Der p desenvolveu nova sensibilização ao camarão. Outros autores obtiveram resultados opostos com relação a imunoterapia, sugerindo que os efeitos podem ser influenciados pelo tipo de imunoterapia e por fatores genéticos.

Em 2010, Yang et al. mostraram que a sensibilidade e especificidade da tropomiosina do camarão em pacientes atópicos foi de 71,4% e 92,8%, respectivamente. Em 2018, Meireles et al. encontraram valores menores de sensibilidade e especificidade, de 58,8% e 60%, respectivamente. Apesar disso, a pesquisa de IgE específica para tropomiosina é de grande utilidade no diagnóstico, pois tem sensibilidade e especificidade superiores a IgE específica para camarão e pode dispensar um teste de provocação oral quando o paciente apresentar IgE para tropomiosina do camarão, associado a uma história típica.

Estudo de Farioli et al. mostrou que asma induzida por ácaros e IgE específica para camarão, ácaros, tropomiosina do camarão, arginina quinase e Der p 10 (tropomiosina do ácaro) são os mais relevantes fatores de risco para TPO positivo em pacientes alérgicos a camarão.

Outro estudo de Tuano et al. em 2018, mostrou que a sensibilização aos ácaros influencia os níveis de IgE dos componentes do ácaro e do camarão e, consequentemente, sua acurácia diagnóstica na alergia ao camarão. Para pacientes que não foram sensibilizados ao Der p 1, níveis de IgE específica sérica de camarão de > 3,55 kUA/L mostrou 100% de sensibilidade e Der p 10 > 3,98 kUA/L mostrou 100% de especificidade para o diagnóstico de alergia a camarão. Esses níveis podem não ser aplicáveis a todos os pacientes e, portanto, podem não evitar a necessidade de um teste de provocação oral.

Outro dado interessante desse estudo foi a observação de que foram incluídos 10 pacientes que nunca tinham comido camarão e, após o TPO, foi observado que desses, 5 eram realmente alérgicos. Esse dado reforça que pacientes que estão em dieta de restrição há muito tempo ou nunca comeram camarão devem ser avaliados quanto a IgE específica e, especialmente se tiverem IgE específica contra camarão ou tropomiosina, deve ser realizado TPO supervisionado para liberação do alimento.

Na literatura, 10 a 30% dos pacientes alérgicos podem apresentar IgE específica negativa para camarão e tropomiosina. Testes negativos não afastam alergia, além disso, outros alérgenos além da tropomiosina podem ser os responsáveis pela reação.

Outros alérgenos além da tropomiosina no camarão

Atualmente, já foram reconhecidas proteínas alergênicas do camarão de 11 espécies, nem todas reconhecidas pela International Union of Immunological Societies (IUIS) (Tabela 21.1).

Tropomiosina, arginina quinase, proteína de ligação do cálcio sarcoplasmático e cadeia leve de miosina já foram reconhecidas para o Litopeneaus vannamei, o camarão mais consumido no Brasil.

Tabela 21.1. Alérgenos identificados em diferentes espécies de camarão

Espécie	Alérgeno	Proteína	Peso molecular	Resistente ao calor	IUIS
Artemia franciscana (Camarão salmoura)	Art fr 5	Cadeia leve de Miosina 1	~ 17,5 kDa	Sim	Sim
	Crac c 1	Tropomiosina	~ 38 kDa	Sim	Sim
	Crac c 2	Arginina quinase	~ 45 kDa	Não	Sim
Crangon crangon (Camarão do mar do norte)	Crac c 4	Proteína de ligação ao cálcio sarcoplasmático	~ 25 kDa	Sim	Sim
	Crac c 5	Cadeia leve de Miosina 1	~ 17,5 kDa	Sim	Sim
	Crac c 6	Troponina C	~ 21 kDa	Sim	Sim
	Crac c 8	Triosefosfato isomerase	~ 28 kDa	Não	Sim
	Lit v 1	Tropomiosina	36 kDa	Sim	Sim
	Lit v 2	Arginina quinase	~ 40 kDa	Não	Sim
	Lit v 3	Cadeia Leve de Miosina 2	20 kDa	Sim	Sim
Litopenaeus vannamei (Camarão branco)	Lit v 4	Proteína de ligação ao cálcio sarcoplasmático	20 kDa	Sim	Sim
	Lit v PK	Piruvato quinase	64 kDa	—	Não
	Lit v Trx	Tioredoxina	12 kDa	—	Não
Metapenaeu sensis	Met e 1	Tropomiosina	—	Sim	Sim

(Continua)

Tabela 21.1. Alérgenos identificados em diferentes espécies de camarão. (continuação)

Espécie	Alérgeno	Proteína	Peso molecular	Resistente ao calor	IUIS
Pandalus borealis (Camarão do norte)	Pan b 1	Tropomiosina	37 kDa	Sim	Sim
	Pan b Myosin	Cadeia Pesada de Miosina	200-225 kDa	—	Não
Penaeus aztecus (Camarão marrom)	Pen a 1	Tropomiosina	36 kDa	Sim	Sim
Penaeus indicus	Pen i 1	Tropomiosina	34 kDa	Sim	Sim
	Pen m 1	Tropomiosina	38 kDa	Sim	Sim
	Pen m 2	Arginina quinase	40 kDa	Não	Sim
	Pen m 3	Cadeia Leve de Miosina 2	19 kDa	Sim	Sim
Penaeus monodon (Camarão tigre negro)	Pen m 4	Proteína de ligação ao cálcio sarcoplasmático	22 kDa	Sim	Sim
	Pen m 6	Troponina C	17 kDa	Sim	Sim
	Pen m Enolase	Enolase	47 kDa	—	Não
	Sol me Actinin	Actinina	94 kDa	—	Não
Solenocera melantho	Sol me FPA	Aldolase	43 kDa	—	Não
	Sol me alpha_actin	Alfa actina	46 kDa	—	Não
Sergia lucens	Ser lu1	Tropomiosina	—	Sim	Não
Macrobrachium rosenbergii	Mac r Hemocyanin	Hemocianina	90 kDa	Sim	Não

Fonte: Faber MA, et al. Shellfish allergens: tropomyosin and beyond. Allergy 2017; 72: 842-8 (38). http://www.allergome.org/. 2017; http://www.iuisonline.org/. 2017. kDa: kilodalton; Não disponível.

Atualmente, podemos avaliar IgE específica sérica para camarão, caranguejo, lagosta e tropomiosina do camarão (rPen a 1) disponíveis para investigação pelo ImmunoCAP. Além da tropomiosina do camarão, outros alérgenos do camarão como arginina quinase (nPen m2) e proteína sarcoplasmática ligadora de cálcio (nPen m4) podem ser estudados por meio do ImmunoCAP ISAC. Podemos também solicitar pesquisa de IgE específica para um grupo de triagem de frutos do mar. A tendência é que não sejam mais utilizados esses grupos de triagem, já que podemos solicitar os alérgenos separadamente e até componentes de alérgenos.

Sampson et al. reuniram pacientes dos Estados Unidos, Espanha e Brasil (HCFMUSP) e identificaram que tropomiosina e proteína ligadora do cálcio sarcoplasmático são fortemente associadas a reatividade clínica do camarão e a cadeia leve de miosina pode ajudar no diagnóstico de reatividade clínica. Já a Arginina quinase e hemocianina parecem estar mais relacionadas a reatividade clínica entre camarão e artrópodes. Apesar desse estudo multicêntrico comprovar a importância da tropomiosina pelas variações geográficas, esses pacientes podem reagir a espécies diferentes de camarão e têm sido descritas diferenças nas proteínas reconhecidas entre as espécies.

Existem mais de 300 espécies de camarão de interesse comercial no mundo. As principais espécies no Brasil são *Litopenaus vannamei* (camarão branco), *Penaeus brasiliensis* (camarão rosa) e *Xiphopenaeus kroyeri* (camarão sete barbas). O *Litopenaus vannamei* é o mais consumido atualmente. É cultivado, principalmente, no Nordeste do Brasil e comercializado em todo o Brasil.

Litopenaeus vannamei (camarão branco) (Figura 21.1)

Ventura (2018), visando estudar mais especificamente as espécies, estudou pacientes alérgicos ao camarão sete-barbas (espécie *X. Kroyeri*) e identificou proteínas homólogas e também um potencial novo alérgeno. Também foi realizada uma comparação entre a casca e a carne do camarão, pois alguns pacientes referem reagir apenas com a casca, mas não foi possível destacar nenhuma proteína específica da casca ou da carne. A autora sugere que a reatividade a casca isoladamente tenha relação com o sulfito.

Figura 21.1. *Litopenaeus vannamei*.

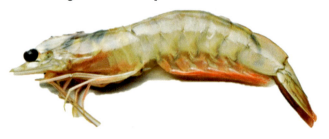

Fonte: Antonio Ostrensky et al. A produção integrada na carcinicultura brasileira: princípios e práticas para se cultivar camarões marinhos de maneira mais racional e eficiente. Curitiba: Instituto GIA, 2017. V.2.

Nascimento (2018) comparou os pacientes brasileiros alérgicos a *Litopenaeus* e *X. kryori* e não identificaram grandes diferenças entre as espécies, porém, ao avaliar os pacientes que foram negativos tanto para IgE para tropomiosina quanto para IgE para o camarão, verificaram que estes reagem a uma proteína de alto peso molecular, diferente das proteínas já descritas para o *Litopenaus vannamei*.

Apesar da tropomiosina estar presente tanto no extrato comercial do teste cutâneo quanto no extrato da pesquisa de IgE sérica, diferentes alérgenos foram identificados de acordo com a espécie (Tabela 21.1). Já foi descrito que a alergia a camarão pode ser espécie específica, sendo assim importante conhecer os principais alérgenos da nossa população.

Reatividade cruzada entre os crustáceos

A reatividade cruzada entre os crustáceos é descrita como sendo de até 75%. Porém, no Nordeste do Brasil, tem sido observado que alguns pacientes alérgicos a camarão toleram caranguejo e vice-versa. Quando comparamos os pacientes alérgicos apenas a camarão do Nordeste com pacientes alérgicos a camarão de São Paulo verificamos que os pacientes alérgicos do Nordeste não reagem a tropomiosina, e reagem a uma proteína de maior peso molecular, diferente das proteínas já descritas. Apesar do pequeno número de pacientes avaliados, a nossa hipótese é de que pacientes em que a tropomiosina do camarão seja positiva, são pacientes de maior risco de reação cruzada entre os crustáceos e os pacientes com tropomiosina do camarão negativa são os que poderiam ser avaliados quanto a possibilidade de realizar TPO com caranguejo, pois teriam menor chance de reação cruzada. Esse estudo faz parte do GENAR (Grupo de Estudo de Novos Alérgenos Regionais), uma área de pesquisa que vem crescendo e é de grande importância para a individualização do diagnóstico e tratamento, com base na medicina de precisão.

Teste de Provocação Oral (TPO) ou desencadeamento

Na indicação de um Teste de Provocação Oral (TPO), devemos sempre avaliar os riscos e benefícios para tomar a melhor decisão para o paciente. Assim, devemos levar em consideração os seguintes fatores clínicos e laboratoriais, que aumentam a chance de um TPO ser positivo:

- » Início da alergia na idade adulta.
- » Limiar inalatório.
- » Maior gravidade da reação (anafilaxia).
- » Última reação recente.
- » Asma associada a pesquisa de IgE específica para Der p 1, Der p 2 ou Der p 10.
- » IgE específica positiva e em níveis altos para tropomiosina do camarão e Der p 10 (tropomiosina do ácaro).

É importante lembrar que a asma precisa estar controlada antes da realização de qualquer TPO, pois aumenta o risco de reações graves. O TPO precisa ser realizado em ambiente adequado por médico preparado para tratar reações que possam ocorrer. Para o teste cutâneo com o camarão *in natura* cozido servem as mesmas recomendações.

O TPO duplo cego placebo controlado é o padrão-ouro. Para realização desse teste o camarão pode ser mascarado de várias maneiras. Meireles et al., em 2018, utilizaram uma preparação de aveia em flocos, creme de avelã, chocolate em pó, extrato de baunilha, coco ralado e sorvete de flocos. Nesse estudo, muitos pacientes não reagiram no TPO com mascaramento e reagiram no TPO aberto. A autora discute que essa mistura tem alta porcentagem de gordura, o que poderia ter influenciado nos resultados negativos.

Para o teste aberto, geralmente utiliza-se 12 camarões, que são aproximadamente 30 g. O paciente pode ingerir um camarão inicialmente e, após 30 minutos a 1 hora, os outros 11 camarões.

Algoritmo diagnóstico

Na prática clínica, tem sido realizado inicialmente a pesquisa de IgE específica por *prick* com extrato comercial e ImmunoCAP para o crustáceo referido e tropomiosina do camarão, visto que os testes cutâneos e de sangue se complementam. Se IgE específica negativa nesses testes, realizamos teste cutâneo com camarão *in natura*. O teste com o camarão cozido não é a primeira opção devido ao risco de reações graves. Lembrando que estes exames devem ser considerados de acordo com a história e que IgE específica positiva não significa alergia. Se esse for negativo, discutimos com o paciente os riscos e benefícios da realização do TPO, considerado padrão-ouro.

Tropomiosina do ácaro (Derp 10), Dermatophagoides pteronyssinus, Derp 1 e 2, Dermatophagoides farinae, Derf 1 e 2, também podem ser solicitadas para avaliação de reação cruzada.

O teste cutâneo com camarão *in natura* cozido e o TPO podem ser agendados para o mesmo dia. Inicialmente, realiza-se o teste cutâneo com o camarão cozido (*prick to prick*). Se esse for negativo, realiza-se o teste de provocação oral, se houver consentimento do paciente.

Sugestão de algoritmo diagnóstico na alergia a camarão (Figura 21.2)

Figura 21.2. Algoritmo diagnóstico na alergia a camarão.

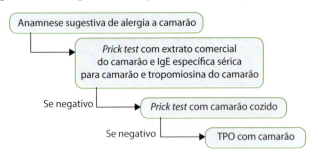

Adaptada de Matricardi PM, Kleine-Tebbe J, Hoffmann HJ, Valenta R, Hilger C, et al. EAACI Molecular Allergology User's Guide. Pediatr Allergy Immunol. 2016 May;27 Suppl 23:188.

Diagnóstico diferencial

Reações adversas a crustáceos podem ser mediadas por mecanismos imunológicos e não imunológicos, por meio da exposição ao próprio fruto do mar ou a outro componente presente no momento da ingestão. Esses componentes podem incluir parasitas (*Anisakis simplex*), protocordados, bactérias (como *Vibrio*, *Klebsiella* e *Pseudomonas*), vírus (hepatite A), toxinas, aminas biogênicas e conservantes, flavorizantes ou corantes (benzoato de sódio ou metabissulfitos). Sintomas principalmente gastrintestinais são observados em reações não imunológicas, como as causadas por toxinas e bactérias.

Os sulfitos são agentes multifuncionais, com capacidade de prevenir em alimentos o escurecimento enzimático e não enzimático, controlar o desenvolvimento microbiológico, atuar como agente branqueador e antioxidante. O mais utilizado para conservação de camarão é o metabissulfito de sódio.

Os testes de provocação oral com sulfitos são pouco utilizados na prática do alergista. Estudo prévio com pacientes com asma induzida por sulfitos mostrou sensibilidade em torno de 40%.

Nos testes de provocação oral dos pacientes incluídos em estudos clínicos, geralmente são utilizados camarões livres de sulfitos e, assim, pode-se ter certeza de que o paciente reage ao camarão e não ao conservante.

Liberar o paciente para a ingestão de camarão sem conservantes pode não ser seguro, pois é muito difícil encontrar camarão sem conservante para consumo. Muitos pescadores já colocam o conservante no barco, antes mesmo dele chegar para comercialização e, nos camarões de cativeiro, geralmente também são utilizados conservantes. Assim, na prática, muitas vezes optamos por realizar o TPO com o camarão que o paciente costumava comer, mesmo que contenha conservante. Se o teste for positivo, não poderemos afirmar se a reação ocorreu pelo conservante ou pelo camarão e podemos continuar a investigação para esclarecer. Porém, se o teste for negativo, o camarão poderá ser liberado com maior segurança.

Prognóstico

É descrito que a alergia a camarão tende a ser persistente na vida adulta, com apenas 4% de tolerância oral. Crianças com alergia a camarão reconhecem mais proteínas e com maior intensidade que adultos, sugerindo que a reatividade clínica pode diminuir com o tempo.

Reação cruzada com moluscos

Os mariscos comestíveis, que causam uma reação alérgica, pertencem a dois filos principais, Artropoda e Mollusca. Os crustáceos fazem parte dos artrópodes, que inclui a Classe decapoda dos caranguejos, lagostas e camarões. Já os moluscos apresentam três classes. A Classe gastrópoda compreende conchas, lesmas do mar e caracóis. Enquanto a Classe bivalvia compreende berbigão, mexilhão e ostra e a Classe cefalópodes inclui lulas e polvos.

A tropomiosina dos crustáceos tem uma homologia de 65% com a tropomiosina dos moluscos, porém, a reatividade clínica parece ser bem menor, já tendo sido descrita como sendo de 14% apenas. Geralmente, os moluscos tem reação cruzada entre os de mesma classe, p. ex., paciente alérgico a ostra têm maior risco de reação a berbigão e mexilhão do que de reagir a lula ou polvo.

Iodo e reações aos crustáceos

Iodo levando a reações em pacientes alérgicos a camarão é mito. Alergia a crustáceos não aumenta o risco de reações a contrastes endovenosos.

Tratamento

Até o momento, não existe terapia específica. Os pacientes alérgicos a camarão devem evitar o alimento e portar um plano e medicações de emergência, incluindo adrenalina autoinjetável.

Leung et al. realizou dessensibilização em ratos, com sucesso em três dosagens testadas, e mostrou que a imunoterapia com baixas doses do alérgeno é favorável a indução de tolerância. Esse estudo destaca a importância de selecionar a dose ótima de imunoterapia para induzir tolerância e não apenas dessensibilização, principalmente em um alimento como o camarão, que é difícil de ser consumido diariamente, sem interrupção no consumo.

Além dos alérgenos modificados, a imunoterapia específica por diversas vias de administração, os imunobiológicos, probióticos e os biomarcadores são alguns recursos que poderão modificar a história do tratamento da alergia aos crustáceos. As perspectivas para pacientes alérgicos a crustáceos podem ser melhores no futuro.

Considerações finais

- » Sensibilização não significa alergia, precisa estar associada com a história clínica.
- » Dosar IgE específica para os componentes dos ácaros pode ajudar a identificar a reação cruzada entre crustáceos e ácaros.
- » Os testes cutâneos, com extratos comerciais e de IgE específica sérica, se complementam. Teste cutâneo com camarão cozido (*prick to prick*) pode ser útil, mas tem maior risco que os demais.
- » Tropomiosina parece estar associada a maior risco de reação entre os crustáceos.
- » Tropomiosina é o principal alérgeno do camarão mas não é o único.
- » Teste de provocação oral (TPO) é o padrão-ouro para o diagnóstico.

Referências bibliográficas

1. Pedrosa M, Boyano-Martínez T, García-Ara C, Quirce S. Shellfish Allergy: A Comprehensive Review. Clin Rev Allergy Immunol. 2015;49(2):203–16.

2. Lopata AL, Kleine-Tebbe J, Kamath SD. Allergens and molecular diagnostics of shellfish allergy. 2016;25(7).

3. Ayuso R, Sánchez-Garcia S, Lin J, Fu Z, Ibáñez MD, Carrillo T, et al. Greater epitope recognition of shrimp allergens by children than by adults suggests that shrimp sensitization decreases with age. J Allergy Clin Immunol. 2010;125(6):1286-93.e3.

4. Pascal M, Grishina G, Yang AC, Sánchez-García S, Lin J, Towle D, et al. Molecular Diagnosis of Shrimp Allergy: Efficiency of Several Allergens to Predict Clinical Reactivity. J Allergy Clin Immunol Pract. Elsevier; 2015;3(4):521-9.e10.

5. Yang AC, Arruda KL, Castro FFM, et al. Measurement of IgE antibodies to shrimp tropomyosin is superior to skin prick testing with commercial extract and measurement of IgE to shrimp for predicting clinically relevant allergic reactions after shrimp ingestion. J Allergy Clin Immunol. 2010;125(4):872-8.

6. Measurement of IgE antibodies to shrimp tropomyosin is superior to skin prick testing with commercial extract and measurement of IgE to shrimp for predicting clinically relevant allergic

reactions after shrimp ingestion. Food, drug, insect sting allergy, anaphylaxis Meas. Elsevier; 2010;125(4).

7. Ayuso R, Lehrer SB, Reese G. Identification of continuous, allergenic regions of the major shrimp allergen Pen a 1 (tropomyosin). Int Arch Allergy Immunol. Karger Publishers; 2002;127(1):27–37.

8. Lopata AL, Kleine-Tebbe J, Kamath SD. Allergens and Molecular Diagnostics of Shellfish Allergy. In: Molecular Allergy Diagnostics. Cham: Springer International Publishing; 2017. p. 399–414.

9. Reese G, Ayuso R, Lehrer SB. Tropomyosin: an invertebrate pan-allergen. Int Arch Allergy Immunol. Karger Publishers; 1999;119(4):247-58.

10. El-Qutob D. Shrimp allergy: beyond avoidance diet. Eur Ann Allergy Clin Immunol. 2017;49(06):252.

11. Santos AB, Chapman MD, Aalberse RC, Vailes LD, Ferriani VP, Oliver C, et al. Cockroach allergens and asthma in Brazil: identification of tropomyosin as a major allergen with potential cross-reactivity with mite and shrimp allergens. J Allergy Clin Immunol. Elsevier; 1999;104(2 Pt 1):329-37.

12. Carrapatoso I. Cross-reactivity between foods of the same groups: review article. Rev Port Imunoalergologia. 2004; 12: 103-13.

13. Leung NYH, Wai CYY, Shu S, Wang J, Kenny TP, Chu KH, et al. Current Immunological and Molecular Biological Perspectives on Seafood Allergy: A Comprehensive Review. Clin Rev Allergy Immunol. Springer US; 2014;46(3):180-97.

14. Faber MA, Pascal M, Kharbouchi O El, Sabato V, Hagendorens MM, Decuyper II, et al. Shellfish allergens: tropomyosin and beyond. 2016.

15. Jirapongsananuruk O, Sripramong C, Pacharn P, Udompunturak S, Chinratanapisit S, Piboonpocanun S, et al. Specific allergy to Penaeus monodon (seawater shrimp) or Macrobrachium rosenbergii (freshwater shrimp) in shrimp- allergic children. Clin Exp Allergy. Wiley/Blackwell (10.1111); 2008;38(6):1038-47.

16. Abramovitch JB, Lopata AL, O'Hehir RE, Rolland JM. Effect of thermal processing on T cell reactivity of shellfish allergens - Discordance with IgE reactivity. PLoS One. Public Library of Science; 2017;12(3): e0173549.

17. Pascal M, Grishina G, Yang AC, Sánchez-García S, Lin J, Towle D, et al. Molecular Diagnosis of Shrimp Allergy: Efficiency of Several Allergens to Predict Clinical Reactivity. J Allergy Clin Immunol Pract. 2015;3(4):521-9.e10.

18. Farioli L, Losappio LM, Giuffrida MG, Pravettoni V, Micarelli G, Nichelatti M, et al. Mite-Induced Asthma and IgE Levels to Shrimp, Mite, Tropomyosin, Arginine Kinase, and Der p 10 Are the

Most Relevant Risk Factors for Challenge-Proven Shrimp Allergy. Int Arch Allergy Immunol. Karger Publishers; 2017;174(3-4):133

19. Fávero DM, Ribeiro CSG, Aquino AD. Sulfitos: importância na indústria alimentícia e seus possíveis malefícios a população. Segurança Alimentar e Nutricional. 2011; 18:1120. 106

20. Pomiecinski F, Queiroz BMA, Albuquerque FT, Yang AC, Castro FFM et al. Reatividade Clínica e laboratorial entre Crustáceos e Tropomiosina do Camarão. XLII Congresso Brasileiro de Alergia e Imunologia, 2014, Vitória. Brazilian Journal of Allergy and Immunology (BJAI), 2014. v. 2. p. 179.

21. Nascimento OB. Comparação de proteínas IgE reativas de Litopenaeus vannamei e Xiphopenaeus Kroyeri em pacientes com diagnóstico de alergia a camarão. 2018. Monografia (Programa de Aprimoramento Profissional do Hospital das Clínicas da Faculdade de Medicina da USP) _ Laboratório de Imunologia Clínica e Alergia, Universidade de São Paulo, São Paulo.

22. Ventura AKRM. Identificação de proteínas IgE reativas do camarão sete barbas (X. Kroyeri). 2018. Dissertação (Mestrado em Ciências) _ Programa de Alergia e Imunologia, Faculdade de Medicina da USP, São Paulo.

23. Dias PRM. Valor da determinação de IgE específica para tropomiosina no diagnóstico da alergia a camarão. 2018. Dissertação (Mestrado em Ciências) – Programa de Alergia e Imunologia, Faculdade de Medicina da USP, São Paulo.

24. Ostrensky A, et al. A produção integrada na carcinicultura brasileira: princípios e práticas para se cultivar camarões marinhos de maneira mais racional e eficiente. Curitiba: Instituto GIA,2017. 2 v.

25. Matricardi PM, Kleine-Tebbe J, Hoffmann HJ, Valenta R, Hilger C, Hofmaier S, et al. EAACI Molecular Allergology User's Guide. Pediatr Allergy Immunol. 2016 May;27 Suppl 23:1-250. doi: 10.1111/pai.12563.

26. Tuano KTS, Anvari S, Hanson IC, Hajjar J, Seeborg F, et al. Improved diagnostic clarity in shrimp allergic non-dust-mite sensitized patients. Allergy Asthma Proc. 2018 Sep 1;39(5):377-383. doi: 10.2500/aap.2018.39.4148.

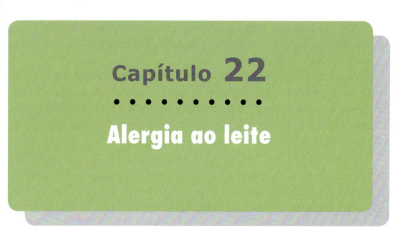

Capítulo 22

Alergia ao leite

Ariana Campos Yang
Mariele Morandin Lopes

Definição e etiologia

A alergia ao leite de vaca (ALV) é uma reação imunológica às proteínas desse alimento e pode ser manifestada em qualquer faixa etária, porém, é predominante em lactentes e crianças jovens. Difere-se da intolerância à lactose, na qual não há envolvimento imunológico e sim alteração na produção enzimática da lactase, portanto não é considerada alergia alimentar e manifesta-se principalmente na vida adulta.

O leite de vaca (LV) é um produto líquido das glândulas mamárias de vacas (*Bos domesticus*). É comumente consumido em grandes quantidades por crianças e adultos na forma líquida, bem como na forma de vários produtos derivados, como queijos, manteigas, iogurtes.

LV é fonte básica para a maioria das fórmulas infantis, incluindo hidrolisado hipoalergênico e fórmulas baseadas em aminoácidos. LV é geralmente a primeira proteína introduzida na dieta de bebês que não estão em aleitamento materno exclusivo.

LV e produtos lácteos são as principais fontes de proteínas, calorias e cálcio na dieta de lactentes e crianças jovens com idade inferior a 2 anos.

As proteínas do leite de vaca estão entre os alérgenos alimentares mais comuns em lactentes e crianças com alergia alimentar IgE e não IgE mediadas e entre adultos com esofagite eosinofílica. O principal modo de sensibilização às proteínas do leite de vaca nos pacientes suscetíveis é via trato gastrintestinal.[1]

O leite de vaca contém aproximadamente 30 a 35 g de proteínas por litro. Ele é dividido em duas frações: coalho (coágulo), que contém aproximadamente 80% das proteínas e são representadas pelas caseínas e soro de leite que contém aproximadamente 20% das proteínas do LV e as proteínas do soro em maiores quantidades são alfa-lactalbumina e beta-lactoglobulina.

Caseínas, beta-lactoglobulina e alfa-lactalbumina são considerados alérgenos principais e mais de 50% dos indivíduos com ALV são sensibilizados para essas proteínas. A maioria dos pacientes são polissensibilizados às várias proteínas.[2,3]

Proteínas do leite de vaca possuem uma alta homologia (> 80%) com proteínas de cabra e ovelha e, clinicamente, apresentam ainda maior reatividade cruzada (> 90%) com leite desses outros mamíferos.[1]

Epidemiologia

A alergia ao leite de vaca é a alergia alimentar mais comum em lactentes. A prevalência da alergia ao leite de vaca tem sido estimada entre 0,5% até 7,5% em países ocidentais.[4-8] No Brasil, estudo realizado por gastroenterologistas pediátricos em cinco diferentes regiões geográficas do país apontou prevalência de ALV em 5,4% das crianças e incidência de 2,2% entre os serviços avaliados.[10]

Classificação da doença

A alergia ao leite de vaca é classificada de acordo com o mecanismo imunológico envolvido e dessa maneira divide-se em: IgE mediada, mista e não IgE mediada.

A ALV IgE mediada é aquela em que o responsável pela alergia é um anticorpo (imunoglobulina) da classe E. Em indivíduos suscetíveis e previamente sensibilizados, a imunoglobulina E (IgE) específica para as proteínas do leite de vaca que estão na superfície de mastócitos e basófilos, ao entrarem em contato novamente com os alérgenos do leite, são capazes de desgranular essas células da alergia, liberando várias substâncias, principalmente a histamina. A alergias IgE mediadas são também chamadas de imediatas pois acontecem geralmente até 1 hora após a exposição ao alérgeno e são potencialmente graves pois há risco de anafilaxia.

Na ALV com mecanismo misto, a IgE específica possui participação no desenvolvimento da alergia, mas não é o único responsável por ela. Há também participação de outras células do sistema imunológico como os linfócitos T e citocinas pró-inflamatórias. Como exemplos, temos a esofagite eosinofílica e gastroenterite eosinofílica.

A ALV não IgE mediada possui como mecanismo imunológico os linfócitos T, por isso são também chamadas de tardias, os sintomas acontecem sempre após 1 hora da exposição ao alérgeno. Acredita-se que outras células do sistema imunológico desempenhem também alguma função nesse tipo de alergia e há ainda necessidade de maiores esclarecimentos sobre esse tipo de reação. Representam as ALV não IgE mediadas a proctocolite, a enterocolite e a enteropatia induzidas pelas proteínas do leite.

Quadro clínico

O quadro clínico da alergia ao leite de vaca é distinto entre os três principais mecanismos (IgE mediada, mista e não IgE mediada) e a história clínica detalhada é fundamental para o diagnóstico de ALV.

Alergia ao leite de vaca IgE mediada

O quadro clínico da ALV IgE mediada é caracterizado por sintomas cutâneos como urticária e/ou angioedema, gastrintestinais como vômito, respiratórios como sibilos e dispneia, sintomas cardiovasculares como queda de pressão arterial e até mesmo síncope. Esses sintomas podem acontecer isolados ou associados, podendo caracterizar anafilaxia. Esse tipo de reação acontece, na maioria das vezes, até 1 hora após exposição ao alérgeno, no caso as proteínas do leite de vaca, e em 20% dos casos pode acontecer reação bifásica, ou seja, os sintomas retornarem em uma fase tardia, até 8 horas da primeira manifestação clínica.

Alergia ao leite de vaca por mecanismo misto

São aqui representadas a esofagite eosinofílica e gastroenterite eosinofílica, nem todos os pacientes com essas doenças apresentam alergia alimentar, mas quando presente, o alérgeno alimentar principal é o leite e esse pode ser responsável por agravar ou até desenvolver a doença. Os principais sintomas são impactação alimentar, disfagia, engasgos.

Outra doença alérgica que possui mecanismo imunológico misto é a dermatite atópica, em alguns casos, mas não na maioria pode haver associação com alergia alimentar inclusive com o leite de vaca.

Alergia ao leite de vaca não IgE mediada

As ALV não IgE mediadas possuem, como manifestações clínicas principais, os sintomas gastrintestinais, que variam de acordo com o local de acometimento do sistema digestório.

A mais prevalente e menos grave é a proctocolite, na qual há envolvimento apenas de reto e cólon. A proctocolite acomete principalmente lactentes nos primeiros meses de vida e, na maioria das vezes, possui evolução favorável com resolução espontânea em torno de 1 ano de idade. A principal manifestação clínica da proctocolite é de fezes com muco e sangue vivo em pequenas quantidades, mas não há déficit no desenvolvimento e o ganho de peso é adequado.

Em alguns pacientes com ALV não mediada por IgE, os sintomas além do sangue vivo nas fezes são também diarreia, dificuldade em ganhar peso e até queda na curva do crescimento. Esses são os casos de enterocolite, também chamada de "FPIES" (do inglês *Food Protein Induced Enterocolitis Syndrome*), na qual há acometimento do intestino delgado além de cólon e reto. Pode ser potencialmente grave, principalmente nos casos de FPIES aguda que se caracteriza por náuseas, vômitos intratáveis, hipotonia, palidez, apatia e diarreia com muco e/ou sangue ou não, que iniciam 1 a 3 horas após a ingestão da proteína desencadeante.[10]

Outra manifestação da ALV não IgE mediada é a enteropatia induzida por proteína, com acometimento de intestino delgado, é caracterizada, em geral, por diarreia não sanguinolenta. A manutenção do quadro resulta em má absorção intestinal significativa e déficit ponderoestatural. O quadro é acompanhado, muitas vezes, por vômitos intermitentes e anemia (Tabela 22.1).[10]

Tabela 22.1. Quadro clínico das diferentes apresentações de alergia ao leite de vaca (ALV).

ALV IgE mediada	ALV mista	ALV não IgE mediada
• Sintomas imediatos • Urticária • Angioedema • Broncospasmo • Anafilaxia	• Sintomas intermediários • Esofagite eosinofílica • Gastroenterite eosinofílica • Dermatite atópica	• Sintomas tardios • Proctocolite • Enterocolite (FPIES) • Enteropatia

Exames complementares

Os exames complementares disponíveis atualmente auxiliam no diagnóstico das alergias ao leite de vaca IgE mediadas e podem também complementar a investigação daquelas com mecanismo misto, mas os exames de alergia devem ser solicitados e analisados por especialistas, uma vez que apenas exames não fazem diagnóstico de alergia alimentar.

Atualmente, estão disponíveis na prática clínica a investigação da IgE sérica específica para o leite e suas frações, como a IgE específica para caseína, alfa-lactalbumina e beta-lactoglobulina. Esses exames podem ser realizados *in vitro*, por meio da avaliação de IgE sérica específica, ou *in vivo*, com o teste de puntura, também chamado de *prick test*.

Para as alergias ao leite não mediadas por IgE, não há exames laboratoriais que ajudem atualmente no diagnóstico. Deve ser realizada a anamnese detalhada e, em alguns casos, o paciente pode ser submetido à dieta de exclusão do leite em prazos determinados pelo médico, com posterior reintrodução.

O teste de provocação oral, que consiste na reintrodução do alimento suspeito em ambiente supervisionado por médico treinado em atender emergências alérgicas, pode ser indicado em alguns casos para confirmação ou exclusão de alergia ao leite de vaca tanto aquelas mediadas por IgE e mistas, como as não mediadas por IgE.

Não são recomendados para diagnóstico de alergia ao leite testes de IgG específica, pois esse anticorpo demonstra apenas contato prévio com o alimento e também não recomenda-se realização de sangue oculto nas fezes no diagnóstico de alergia ao leite, uma vez que a probabilidade de resultado falso positivo é alta e a especificidade é baixa, razões pelas quais esse exame não auxilia na investigação diagnóstica de alergia ao leite de vaca.

Tratamento

O seguimento terapêutico da alergia ao leite baseia-se principalmente em três pilares:

» Prevenção e tratamento das reações: orientação sobre exclusão do leite de vaca e derivados, orientação sobre leitura de rótulo, além da orientação com um plano de ação contendo os medicamentos e doses a serem utilizados em cada tipo de reação, incluindo adrenalina para casos de ALV IgE mediada devido ao risco de anafilaxia. O aleitamento materno deve ser incentivado sempre. Se o lactente não apresenta reação alérgica durante o aleitamento materno, mesmo a mãe consumindo leite e derivados, ela pode continuar com sua alimentação habitual. Caso o paciente apresente as reações alérgicas durante o aleitamento materno, a mãe deverá realizar também a dieta de exclusão do leite e derivados para continuar amamentando.

» Planejamento nutricional: o leite é fonte importante de cálcio na dieta, principalmente de crianças. Pacientes em exclusão desse alimento precisam ser avaliados sobre necessidade ou não de reposição. A maioria das fórmulas infantis, inclusive as utilizadas por pacientes com ALV como as fórmulas com proteínas de leite, extensamente hidrolisadas, fórmulas de soja e fórmulas de aminoácidos, já possuem suprimento nutricional adequado, porém algumas bebidas lácteas usadas para substituir o leite de vaca nem sempre apresentam o aporte nutricional adequado de cálcio. A dose diária necessária de cálcio na dieta varia de acordo com a faixa etária, em média 800 mg para crianças, 1.000 mg para adultos e 1.200 mg para pessoas acima de 50 anos, gestantes e mulheres que estão amamentando.

» Avaliação de tolerância: durante o seguimento clínico do paciente com ALV são avaliadas frequência e gravidade das reações, evolução da IgE específica para os casos de alergia IgE mediada e, dependendo do caso, é indicado teste de provocação oral supervisionado para avaliar se o paciente já tolera ingerir leite sem reações. Para as alergias IgE mediadas persistentes, podem ser indicados tratamentos de indução de tolerância, como a imunoterapia oral ou protocolos com o alimento processado em altas temperaturas (chamado *baked*) em introduções progressivas, sempre supervisionados e indicados por especialistas.

Referências bibliográficas

1. Nowak-Wegrzyn A, Muraro A. Cow's milk allergy. EAACI Molecular Allergology User ⊠s Guide 2016.
2. Tsabouri S, Douros K, Prifis KN. Cow's Milk allergenicity. Endocr metab immune disord drug targets 2014;14:16-26.
3. Fiocchi A, Dahdah L, Albarini M, Martelli A. Cow's Milk Allergy in Children and Adults. Chem Immunol Allergy 2015;101:114-23.
4. Muraro A, Werfel T, Hofmann-Sommergruber K, Roberts G, Beyer K, et al. EAACI food allergy and anaphylaxis guidelines: diagnosis and management of food allergy. Allergy 2014;69:1008-25.
5. Boyce JA, Assa'ad A, Burks AW, Jones SM, Sampson HA, et al. Guidelines for the Diagnosis and Management of Food Allergy in the United States: Summary of the NIAID-Sponsored Expert Panel Report. J Allergy Clin Immunol 2010;126:1105-18.
6. Schoemaker AA, Sprikkelman AB, Grimshaw KE, Roberts G, Grabenhenrich L, et al. Incidence and natural history of challenge-proven cow's milk allergy in European children – EuroPrevall birth cohort. Allergy 2015;70:963-72.
7. Sampson HA, Aceves S, Bock SA, James J, Jones S, et al. Food allergy: a practce parameter update-2014. J Allergy Clin Immunol 2014;134:1016-25 e43.
8. Rona RJ, Keil T, Summers C, Gislason D, Zuidmeer L, et al. The prevalence of food allergy: a meta-analysis. J Allergy Clin Immunol 2007;120:638-46.
9. Vieira MC, Morais MB, Spolidoro JV, Toporovisk MS, Cardoso AL, et al. A survey on clinical presentation and nutricional status of infants with suspected cow' Milk allergy. BMC Pediatr. 2010 Apr 23;10:25; doi: 10.1186/1471-2431-10-25.
10. Solé D, Silva LR, Cocco RR, Ferreira CT, Sarni RO, et al. Consenso Brasileiro sobre Alergia Alimentar: 2018 - Parte 1 - Etiopatogenia, clínica e diagnóstico. Documento conjunto elaborado pela Sociedade Brasileira de Pediatria e Associação Brasileira de Alergia e Imunologia. Arq Asma, Alerg e Imunol [Internet]. 2018 [cited 2018 Jul 13];2(1). Available from: http://www.gnresearch.org/doi/10.5935/2526-5393.20180004

Seção 6

Reações adversas a medicamentos

Capítulo 23

Reações adversas a medicamentos: diagnóstico e classificação

Pedro Giavina-Bianchi
Marcelo Vivolo Aun
Antônio Abílio Motta

Introdução e conceitos

As reações adversas a medicamentos (RAM) ou fármacos são classificadas como: previsíveis (tipo A), relacionadas aos efeitos diretos do medicamento, que podem ocorrer em qualquer indivíduo (p. ex., superdosagem, efeitos colaterais, efeitos secundários e interações medicamentosas) e imprevisíveis (tipo B), não relacionadas diretamente aos efeitos do medicamento, como as reações de intolerância, idiossincrasia e hipersensibilidade.[1]

A Organização Mundial de Alergia define como hipersensibilidade qualquer reação iniciada por um estímulo definido, que se assemelha a uma alergia e que possa ser reproduzida com a reexposição. Desse modo, as reações de hipersensibilidade aos medicamentos podem ser subdivididas em:[2,3]

» Alérgicas ou imunológicas: são reações de hipersensibilidade mediadas por um mecanismo imunológico específico, induzida por anticorpos (linfócitos B) ou imunidade celular (linfócitos T).

» **Não alérgicas ou não imunológicas:** são reações muito semelhantes clinicamente às reações alérgicas, porém desencadeadas por outros mecanismos, em geral envolvendo imunidade inata.

Segundo o consenso internacional sobre alergia a medicamentos (*ICON Drug Allergy*), o termo "alergia a medicamento" deve ficar restrito às reações nas quais foi possível comprovar um mecanismo imunológico, seja via teste *in vivo* ou *in vitro*. Caso não tenha havido tal demonstração, deve-se priorizar o termo "reação de hipersensibilidade a medicamento (RHM), que engloba tanto as reações alérgicas como as não alérgicas".[2]

Num segundo momento, após investigação adequada, essa diferenciação pode ser importante para uma correta orientação ao paciente. Por exemplo, numa RHM alérgica, a orientação médica deve incluir a exclusão futura de medicamentos que compartilhem aquela mesma estrutura química molecular (exemplo: aminopenicilinas). Por outro lado, em RHM não alérgicas, a orientação ao paciente pode incluir a exclusão de todas as medicações que compartilharem o mesmo mecanismo de ação, independentemente de sua estrutura química molecular (exemplo: anti-inflamatórios não esteroidais).[3]

Classificação clínica

Clinicamente, as RHM, tanto alérgicas como não alérgicas, são atualmente classificadas de acordo com o quadro clínico apresentado e o tempo de instalação entre a exposição ao fármaco e aparecimento dos sintomas em:[4]

» **Imediatas:** quando os sintomas aparecem em até 1 a 6 horas após a administração do fármaco. Exemplos: urticária, angioedema, broncospasmo, anafilaxia etc. Na maioria das vezes, essas reações são desencadeadas pela desgranulação de mastócitos e basófilos.

» **Não imediatas:** quando os sintomas aparecem após 1 a 6 horas da administração do fármaco. Exemplos: eczemas, exantemas, síndrome de Stevens-Johnson, pneumonites, nefrites, citopenias etc. Quando alérgicas, há envolvimento de linfócitos T ou anticorpos das classes IgG e IgM nessas reações.

Epidemiologia

Não há dados epidemiológicos nacionais quanto a pacientes ambulatoriais. Um estudo recentemente publicado por nosso grupo mostrou uma incidência de 16,2% de reações adversas a medicamentos em pacientes adultos internados, sendo que 84% dessas reações eram do tipo A (previsíveis, não sendo de hipersensibilidade). O mesmo estudo mostrou que a incidência de reações varia de acordo com a especialidade avaliada, sendo a clínica médica a associada ao maior número de eventos. Além disso, a frequência de reações aumentou de acordo com o número de medicamentos utilizado. Para cada medicamento a mais utilizado, o risco de reação adversa geral aumentava em 10% e de reação de hipersensibilidade em 14%.[5]

Etiologia e fisiopatologia

Após a administração de uma medicação, o sistema imune pode ser ativado por vários mecanismos e levar a uma ampla gama de manifestações clínicas, de acordo com o mecanismo envolvido na reação.[3] De modo geral, as RHM não imunológicas ocorrem por ativação/desgranulação de mastócitos e basófilos por mecanismos não imunes, ou por acúmulo de mediadores circulantes vasoativos, como a bradicinina.[6] Já as RHM imunológicas costumam seguir a regra geral da sensibilização de um linfócito T por uma célula apresentadora de antígeno (APC) e esse processo pode culminar, num segundo momento, com a produção de anticorpos das classes IgM, IgG ou IgE (imunidade humoral) e a ativação dos mecanismos tipos I, II ou III de hipersensibilidade de Gell e Coombs, ou ainda por linfócitos T (resposta celular/mecanismo tipo IV). Há alguns anos, foi proposto que o mecanismo tipo IV fosse subdividido em quatro subtipos (a, b, c, d), conforme o quadro clínico, as células efetoras e diferentes mediadores do sistema imune envolvidos nessa reação.[3,6] A Tabela 23.1 expressa os tipos de reações de hipersensibilidade, mecanismos envolvidos e alguns exemplos de síndromes clínicas.

Outra teoria é a da interação farmacológica com receptores imunológicos (*p-i concept*), em que determinados medicamentos poderiam se ligar diretamente ao receptor do linfócito T (TCR) ou ao complexo principal de histocompatibilidade (MHC), desencadeando resposta imune sem a necessidade de haver captação e apresentação do antígeno pela APC.[6] Especula-se que esse mecanismo explique a maioria das RHM graves, como síndrome de hipersensibilidade induzida por medicamentos (SHIM), antes chamada DRESS (*drug reaction with eosinophilia and systemic symptoms*), síndrome de Stevens-Johnson (SSJ) e necrólise epidérmica tóxica (NET), e parece haver uma predisposição determinada pelo HLA.[6]

Além disso, muitas das RHM exigem a presença de algum cofator do meio ambiente, como vírus ou radiação ultravioleta, para ativar o sistema imune (*danger signal*) e desencadear manifestações clínicas. Alguns exemplos são as fotodermatites, os exantemas morbiliformes tardios por betalactâmicos na vigência de infecções por Epstein-Barr vírus (EBV) ou a DRESS, onde ocorre comumente a reativação de uma infecção viral por um agente da família herpes, como o HHV-6.[3,6]

Tabela 23.1. Classificação das reações alérgicas a medicamentos de acordo com mecanismos de Gell & Coombs modificados.

Tipo de hipersensibilidade	Mecanismo envolvido	Exemplo clínico
I. Imediata	IgE, mastócitos, basófilos	Anafilaxia, urticária, angioedema, asma
II. Citotóxica	IgM, IgG, complemento, fagocitose	Citopenias, pênfigos, pneumonites
III. Imunocomplexos	IgM, IgG, complemento, fagocitose	Doença do soro, febre, vasculites
IV. Tardia		
IVa	Linfócito T CD4+, macrófago	Dermatite de contato
IVb	Linfócito T CD4+, eosinófilo	Exantemas, SHIM/DRESS
IVc	Linfócito T CD4+, Linfócito T CD8+	Exantemas, SSJ, NET
IVd	Linfócito T CD4+, neutrófilo	PEGA

SHIM: síndrome da hipersensibilidade induzida por medicamento; DRESS: drug reaction with eosinophilia and systemic symptoms; SSJ: síndrome de Stevens-Johnson; NET: necrólise epidérmica tóxica; PEGA: pustulose exantemática generalizada aguda. Adaptada de Motta AA et al.[3]

Quadro clínico

As RHM podem simular, praticamente, todas as doenças ou síndromes conhecidas, uma vez que a apresentação clínica é bastante variável. As manifestações cutâneas são as mais comuns, tanto de maneira isolada quanto em associação às manifestações sistêmicas.[3]

Virtualmente, qualquer manifestação cutânea de início recente pode ser desencadeada por uma RHM. As erupções por medicamentos podem variar de um simples eritema benigno e transitório, que ocorre entre 6 e 9 dias após a introdução de um fármaco (em 1 a 3% dos indivíduos que utilizam alguma medicação), até as formas mais graves, com incidência menor do que 1/10.000 usuários, como a síndrome de Stevens-Johnson (SSJ) e a síndrome de Lyell ou necrólise epidérmica tóxica (NET).[3] As erupções exantemáticas (*rash* cutâneos) ou maculopapulares são as manifestações cutâneas mais frequentes, talvez seguidas pela urticária e/ou angioedema, mas erupção fixa a medicamento, púrpuras e até pênfigos podem ocorrer.

Os medicamentos estão também entre as 3 principais causas de anafilaxia, juntamente com alimentos e venenos de insetos (abordados separadamente em outras seções desse livro). Contudo, os medicamentos são os maiores responsáveis pelos óbitos por anafilaxia. Nos países desenvolvidos, os BLs e os BNMs estão entre as principais causas, mas um estudo publicado por nosso grupo mostrou que, no Brasil, os AINEs são a principal causa de anafilaxia, e por mecanismo não imunológico.[7,8]

Porém, erupções cutâneas podem evoluir de forma grave, as chamadas farmacodermias graves. Trata-se de RHM não imediatas, que acometem tegumento, tem alta morbidade e são potencialmente fatais. São elas: pustulose exantemática generalizada aguda (PEGA), SHIM-DRESS, SSJ e NET.[3]

A PEGA caracteriza-se por pequenas pústulas assépticas, em grande quantidade, que aparecem sobre uma área de eritema, sobretudo no pescoço, nas axilas, no tronco e nas extremidades superiores, podendo vir acompanhada de lesões em alvo. Em pacientes com PEGA, não é raro o surgimento de leucocitose, com um número elevado de neutrófilos, hipocalcemia e insuficiência renal transitórias. O tempo entre a administração do medicamento e o surgimento das lesões é relativamente curto (menor do que dois dias). A erupção dura alguns dias e é seguida de descamação superficial. Os principais medicamentos relacionados ao quadro são os BLs e o diltiazem.[3]

A SHIM-DRESS é uma reação aguda e grave, definida pela presença de envolvimento multissistêmico e eosinofilia frequente. Clinicamente, manifesta-se por febre, erupção cutânea importante, aumento de linfonodos, alteração da função hepática e renal e acometimento pulmonar ou cardíaco, com anormalidades hematológicas, sobretudo eosinofilia e linfocitose, com atipias. Como a eosinofilia nem sempre está presente, a denominação atual mais adequada é SHIM. É acompanhada, em geral, da reativação de uma infecção viral por algum dos vírus da família Herpes, notadamente o HHV-6, HHV-7, citomegalovírus ou Epstein-Barr vírus. Os sintomas aparecem, em geral, entre 2 e 6 semanas após o início do tratamento com o medicamento causador, evoluindo, de maneira favorável, após a suspensão desse, na maioria dos casos. Entretanto, casos fatais podem ocorrer entre 10 e 40% dos pacientes.[3,9] Os critérios diagnósticos para definição de caso de SHIM-DRESS estão descritos na Tabela 23.2.

Tabela 23.2. Critérios de inclusão para diagnóstico da síndrome de hipersensibilidade induzida por medicamento/*drug reaction with eosinophilia and systemic symptoms* (SHIM/DRESS), segundo o grupo europeu RegiSCAR.

Achado clínico ou laboratorial	Pontuação
Febre	0 (ausência de febre = -1)
Linfonodomegalia	+1
Eosinofilia > 1500 cél/mL	+2
Linfocitose atípica	+1
Exantema difuso típico	+2
Envolvimento de órgãos internos (fígado, rim, pulmão, coração, pâncreas etc.)	+1 (se 1 órgão) +2 (se 2 ou mais órgãos)
Resolução em mais de 15 dias	0 (resolução mais precoce = -1)
Ausência de outro diagnóstico etiológico	+1

Pontuação final para diagnóstico de SHIM/DRESS: < 2: descartado; 2-3: possível; 4-5: provável; > 5: confirmado. Adaptada de Kardaun SH.[9]

A SSJ e a NET são reações graves, decorrentes do uso de medicamentos, com baixa incidência e alta mortalidade. A incidência da SSJ é de 1 a 6 casos/milhão de pessoas/ano, enquanto a da NET é de 0,4 a 2 casos/milhão de pessoa/ano. Acredita-se que a SSJ e a NET são variantes de uma mesma doença. Tanto a SSJ quanto a NET caracterizam-se por descolamento da epiderme. De acordo com a extensão do descolamento da pele a síndrome é classificada em SSJ (abaixo de 10% da superfície corpórea descolada), NET (acima de 30%) ou sobreposição (*overlapping*) SSJ-NET (entre 10 e 30%). O quadro pode iniciar com febre, irritação nos olhos e dor à deglutição, precedendo os sintomas cutâneos em 1 a 3 dias. As lesões na pele, primeiramente, aparecem no tronco e, em seguida, espalham-se pela face, pelo pescoço e pela porção proximal dos membros superiores, com menor acometimento dos membros inferiores, embora possam ocorrer lesões nas regiões palmar e plantar logo no início do quadro. Eritema e erosões nos olhos, na boca e na mucosa genital estão presentes em mais de 90% dos casos (Figura 23.1). O epitélio do trato respiratório está envolvido em 25% dos casos de NET, podendo também ocorrer acometimento gastrintestinal. Inicialmente, as lesões são eritematosas ou maculo-purpúricas, de tamanho e forma irregular, com tendência a coalescer. Conforme o envolvimento epidérmico progride, ocorre necrose das lesões, e a epiderme começa a descolar-se da derme, com a formação de bolhas, com presença do sinal de Nikolsky (Figura 23.1). O uso de medicamentos está relacionado a até 50% dos casos de SSJ e 80% dos casos de NET, sendo os antibióticos sulfonamidas, anticonvulsivantes aromáticos (fenitoína, fenobarbital, carbamazepina, lamotrigina etc), AINEs (principalmente oxicans), alopurinol e nevirapina os mais frequentes (Figura 23.2).[3] Existe um sistema de classificação de gravidade da SSJ e NET (SCORTEN), que se relaciona diretamente com a mortalidade (Tabela 23.3). Sugere-se que esse seja atualizado diariamente na assistência a esses pacientes, para melhor definição do prognóstico e da conduta.

Figura 23.1. Síndrome de Stevens-Johnson induzida por lamotrigina. Nota-se o intenso acometimento da mucosa oral/labial e as bolhas coalescentes sobre base eritemato-purpúrica.

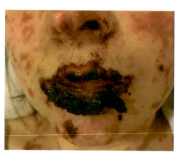 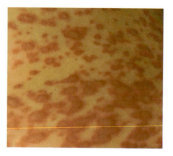

Tabela 23.3. Escore de gravidade da Síndrome de Stevens--Johnson e necrólise epidérmica tóxica (SSJ/NET) – SCORTEN.

Critério clínico	Pontuação
Idade > 40 anos	+ 1
Presença de malignidade	+ 1
Frequência cardíaca > 120 bpm	+ 1
Área de superfície corpórea acometida > 10%	+ 1
Ureia sérica > 28 mg/dL	+ 1
Glicose sérica > 252 mg/dL	+ 1
Bicarbonato sérico < 20 mEq/L	+ 1

Mortalidade estimada pela soma de pontos do escore: 0-1: 3,2%; 2: 12,1%; 3: 35,3%; 4: 58,3%; 5 ou mais: 90%. Adaptada de Motta AA et al.[3]

Diagnóstico/exames complementares

O diagnóstico de uma RHM deve se basear, principalmente, na anamnese e no exame físico. Conforme citado acima, as RHM são simuladoras de síndromes, que podem ou não acometer a pele. O questionamento ao paciente sobre medicações em uso deve fazer parte da anamnese de todo caso clínico, especialmente de instalação recente. Devemos conhecer as reações adversas mais comuns que cada medicamento pode desencadear, facilitando o diagnóstico etiológico de uma eventual RHM.[3]

Outro fator importante, ainda na abordagem inicial, especialmente do clínico que atende o paciente na vigência da reação, é afastar quadro grave que leve esse paciente a maior risco. É essencial salientar, mais uma vez que, pacientes com quadros cutâneos secundários a uma RHM, podem estar tendo acometimento sistêmico, que acarrete risco de vida. Existem alguns sinais de alerta clínicos e laboratoriais (*red flags*) para reações potencialmente mais graves, ou até fatais, e que merecem atenção especial e por vezes hospitalização, até em UTI. Esses sinais estão sumarizados na Tabela 23.4.[3]

Tabela 23.4. Sinais clínicos e laboratoriais de alerta para a gravidade das reações de hipersensibilidade a medicamentos.

Clínicos		Laboratoriais
Gerais	**Cutâneos/Mucosos**	
Febre	Grande extensão das lesões	Eosinofilia
Mal estar/prostração	Lesões/erosões mucosas	Linfocitose atípica
Dores pelo corpo	Bolhas	Aumento de TGO, TGP, DHL
Linfadenopatia	Sinal de Nikolsky+	Aumento de ureia, creatinina
Hepato/esplenomegalia		Acidose metabólica

Adaptada de Motta AA et al.[3]

A história clínica, embora muitas vezes cansativa, é de fundamental importância no diagnóstico das RHM. Isso inclui a relação de todos os medicamentos utilizados pelo paciente no momento da reação e nos dias antecedentes ao quadro. Os medicamentos utilizados devem ser organizados de maneira cronológica, procurando relacionar o tempo e o momento do uso com o início dos sintomas, formando uma "linha de tempo". Quando um paciente está em tratamento com inúmeros medicamentos e apresenta uma RHM, aqueles de uso esporádico ou de introdução mais recente são, em geral, os mais implicados. De acordo com as manifestações clínicas, é possível suspeitar de mais de um medicamento. Por exemplo, o angioedema é mais frequentemente causado por AINEs, inibidores da enzima conversora da angiotensina (IECA) e antibióticos. Por outro lado, a SHIM-DRESS é mais frequente com o uso de anticonvulsivantes, alopurinol e sulfonamidas. Muitas vezes, existe uma grande dificuldade em determinar o agente causal da reação, mas a combinação de dados da história, com características do exame físico, permite a exclusão de determinado medicamento e a maior suspeita de outros.[3]

Quanto ao diagnóstico etiológico de qual foi o medicamento causador da reação, por vezes apenas a história e o exame físico não são suficientes. Nesses casos, testes *in vivo* (cutâneos ou de provocação) e *in vitro* podem ajudar a afastar ou confirmar os fármacos suspeitos (Figura 23.2). Essa escolha deve ser discutida com médico alergista, haja vista que a realização e interpretação desses testes são de escopo do especialista. A escolha do teste ou do exame a ser realizado depende, basicamente, do mecanismo suspeito para aquele tipo de reação.[3] A Tabela 23.5 descreve a relação os tipos de RHM, seus mecanismos prováveis e testes cutâneos possíveis a serem propostos.

Figura 23.2. Algoritmo proposto pelo Consenso Internacional de Alergia a Medicamentos para abordagem dos casos de suspeita de hipersensibilidade a medicamentos.

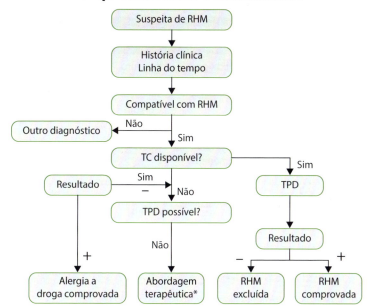

* Pode incluir substituição por outra classe, manter tratamento e tratar reação (*treating through*) ou dessensibilização. RHM: reação de hipersensibilidade a medicamentos; TC: teste cutâneo; TPD: teste de provocação com drogas. Adaptada de Demoly P et al.[2]

Tabela 23.5. Mecanismos de hipersensibilidade de Gell & Coombs, síndromes clínicas compatíveis, testes cutâneos possíveis e tempo para leitura dos mesmos.

Mecanismo de hipersensibilidade	Síndromes clínicas	Teste cutâneo	Tempo para leitura
I. Imediata/anafilática	Anafilaxia, urticária, angioedema, asma	Punctura	15-20 min
		Intradérmico	15-20 min
		Contato	15-20 min
II. Citotóxica	Citopenias, pênfigos, pneumonites	Contato*	48 e 96h
III. Imunocomplexo	Doença do soro, vasculites	Intradérmico (reação de Arthus)	6-8h
IV. Tardia/celular	Exczemas, exantemas, PEGA, DRESS, SSJ/NET etc.	Intradérmico	48-72h
		Contato	48 e 96h (até 7 dias)

* Aventar realização apenas se manifestação cutânea, como pênfigo.
Adaptada de Motta AA et al.[3]

Os testes *in vitro*, em geral, têm pouco valor na prática clínica, haja vista a pequena gama de exames disponíveis comercialmente, não sendo sequer incluídos no algoritmo proposto pelo ICON (Figura 23.2).[2] Os testes cutâneos visam documentar a presença de uma sensibilização alérgica ao agente testado, de acordo com o mecanismo de hipersensibilidade envolvido no processo. São eles: o teste de punctura (*prick test*), intradérmico e o de contato (*patch test*) (Tabela 23.5). A realização dos testes cutâneos é reservada para especialistas experientes nesses procedimentos, pois a técnica de preparo e diluição é complexa e alguns testes têm o potencial de levar a reações sistêmicas. Contudo, apesar de ter alta especificidade e alto valor preditivo positivo, a sensibilidade dos testes cutâneos na RHM é baixa e, sem dúvida, o resultado negativo não exclui aquele fármaco como causa da reação. A diluição a ser usada para cada medicação deve seguir as já descritas na literatura como não irritativas e aquelas disponíveis no nosso meio.[10]

Quando os testes *in vitro* e/ou cutâneos não são conclusivos ou não estão disponíveis, o diagnóstico definitivo de uma RHM pode ser fornecido pelo teste de provocação com drogas (TPD), conforme apontado na Figura 23.2.[2] Esse teste consiste em administrar o medicamento suspeito, ou um medicamento relacionado, ao paciente que apresentou a reação.[2] Na prática, resumem-se as indicações dos TPD em dois grupos: para diagnóstico do causador da reação reportada ou para encontro de alternativa segura para ser usada futuramente.[2] Os TPD serão abordados em detalhes em outro capítulo deste livro.

Tratamento

A primeira medida a ser tomada no tratamento de qualquer suspeita de RHM é a retirada de todos os medicamentos suspeitos.[3] Se o paciente estiver utilizando vários fármacos, deve-se eliminar os menos necessários e os mais prováveis e avaliar os riscos (gravidade da reação) *versus* os benefícios (necessidade do medicamento).[3] É importante destacar que, em reações não imediatas, mesmo após a suspensão do medicamento causador da reação, pode continuar havendo agravamento nos primeiros 3 a 4 dias após a retirada do mesmo.

O tratamento farmacológico deve ser sempre orientado de acordo com o quadro clínico. Reações imediatas mais brandas, como a urticária não extensa ou o angioedema palpebral, em geral, respondem bem apenas com anti-histamínicos-H1 por via oral. Por outro lado, reações mais graves, como a anafilaxia, requerem um tratamento de urgência, sendo necessárias medidas como manutenção das vias aéreas, adrenalina intramuscular, anti-histamínicos anti-H1 e anti-H2, beta-adrenérgicos e corticosteroides. Para o tratamento das reações tardias, como o *rash* cutâneo, a SHIM e a PEGA, o medicamento de escolha é o corticosteroide, podendo ser de uso tópico ou sistêmico, de acordo com a extensão das lesões. Na SHIM, por vezes essa corticoterapia é por tempo prolongado e em altas doses, com recorrência da reação quando da redução das doses usadas.[3]

No entanto, na SSJ e, principalmente, na NET, o tratamento com medicamentos ainda é muito controverso. Tanto o uso de corticosteroide isolado, quanto a pulsoterapia com imunoglobulina humana intravenosa (IgIV) e a associação entre eles tem resultados discutíveis. O uso da IgIV tem sido aplicado, sob a justificativa de que a IgIV bloquearia a sinalização intracelular via Fas nos queratinócitos. Contudo, os resultados ainda são conflitantes, e qualquer benefício em termos de mortalidade parece ser pequeno. Os corticoides parecem ter benefício na SSJ, mas não na NET já instalada, com grande extensão de descolamento cutâneo. As evidências atuais indicam que os possíveis benefícios desses medicamentos ocorreriam quando introduzidas no início desses quadros (antes de 48 horas). Porém, os casos dessa gravidade devem ser discutidos individualmente com especialistas. A profilaxia com antibióticos também é uma conduta que deve ser evitada, devendo-se optar por antibioticoterapia somente quando houver evidência de infecção. A única intervenção certamente eficaz é o suporte geral, em unidade de queimados ou de terapia intensiva, com apoio multidisciplinar.[3]

Profilaxia

Por definição, as RHM são imprevisíveis. Portanto, a realização de testes cutâneos para predizer uma primeira reação não têm valor. A investigação adequada de reações prévias e orientação adequada baseada no mecanismo e na exclusão dos grupos farmacológicos apropriados pode prevenir a repetição ou agravamento de uma RHM. A exceção que vem começando a ser usada é a tipagem HLA previamente à introdução de medicamentos que sabidamente aumentam a frequência de reações em determinados genótipos (exemplo: abacavir e HLA B57.01).[6]

Outras orientações incluem a observação por, pelo menos, 30 minutos, após administração de fármacos via parenteral e o uso de pré-medicação com corticosteroides e anti-histamínicos. Pré-medicação pode ser usada para pacientes que apresentaram RHM não imunológicas, como com contrastes radiológicos, mas não devem ser usados como rotina para prevenir uma nova reação a outros fármacos.[3]

Dessensibilização

A dessensibilização ou indução de tolerância a um determinado fármaco é um procedimento que pode ser realizado em situações específicas, como na ausência de alternativas terapêuticas ao medicamento que provocou a reação.[4] A dessensibilização é um procedimento de alto risco, reservado para casos onde não há alternativa terapêutica ao fármaco em questão, e será abordado em detalhes em outro capítulo deste livro.

A abordagem do paciente com RHM, desde a suspeita clínica até os testes e orientação terapêutica, está resumida na Figura 23.2.[2]

Considerações finais

As RHM são frequentes e potencialmente graves. Grande parte dessas reações ocorre por mecanismos não imunológicos. Dentre os mecanismos imunológicos envolvidos, os mais comuns são os de hipersensibilidade tipo I e IV. Embora as manifestações clínicas possam variar, o envolvimento cutâneo está presente em mais de 90% dos casos. O diagnóstico deve se basear, principalmente, na história clínica, uma vez que existem poucos exames subsidiários padronizados disponíveis e com sensibilidade baixa. Com isso, os TPD feitos por especialistas acabam sendo uma boa opção para definição diagnóstica e encontro de alternativa terapêutica. Após a eliminação dos medicamentos suspeitos, o tratamento farmacológico e o prognóstico da reação dependem do mecanismo fisiopatológico envolvido. Para a prevenção de novas reações, é fundamental proporcionar alternativas terapêuticas e orientar o paciente de maneira adequada.

Referências bibliográficas

1. Tanno LK, Torres MJ, Castells M, et al. What can we learn in drug allergy management from World Health Organization's international classifications? Allergy. 2018;73:987-92.

2. Demoly P, Adkinson, Brockow K et al. International Consensus on drug allergy. Allergy 2014; 69: 420-37.

3. Motta AA, Aun MV. Reações Adversas a Fármacos. In: Kalil J, Motta AA, Agondi RC. Alergia & Imunologia: Aplicação Clínica. São Paulo: Atheneu, 2015. p. 227-41.

4. Muraro A, Lemanske RF Jr, Castells M, et al. Precision medicine in allergic disease-food allergy, drug allergy, and anaphylaxis-PRACTALL document of the European Academy of Allergy and Clinical Immunology and the American Academy of Allergy, Asthma and Immunology. Allergy 2017;72:1006-21.

5. Ribeiro MR, Motta AA, Marcondes-Fonseca LA, et al. Increase of 10% in the Rate of Adverse Drug Reactions for Each Drug Administered in Hospitalized Patients. Clinics (São Paulo). 2018;73:e185.

6. Pichler WJ, Hausmann O. Classification of Drug Hypersensitivity into Allergic, p-i, and Pseudo-Allergic Forms. Int Arch Allergy Immunol. 2016;171:166-79.

7. Giavina-Bianchi P, Aun MV, Kalil J. Drug-induced anaphylaxis: is it an epidemic? Curr Opin Allergy Clin Immunol. 2018;18:59-65.

8. Aun MV, Blanca M, Garro LS, et al. Nonsteroidal anti-inflammatory drugs are major causes of drug-induced anaphylaxis. J Allergy Clin Immunol Pract. 2014;2:414-20.

9. Kardaun SH, Sekula P, Valeyrie-Allanore L, et al. Drug reaction with eosinophilia and systemic symptoms (DRESS): an original multisystem adverse drug reaction. Results from the prospective RegiSCAR study. Br J Dermatol. 2013;169:1071-80.

10. Brockow K, Garvey LH, Aberer W, et al. Skin test concentrations for systemically administered drugs – an ENDA/EAACI Drug Allergy Interest Group position paper. Allergy 2013;68:702-12.

Capítulo 24
Anti-inflamatórios não esteroidais

Marcelo Vivolo Aun
Manoela Crespo de Magalhães Hoff
Nathália Coelho Portilho Kellman
Pedro Giavina-Bianchi

Definição e epidemiologia

As reações adversas aos anti-inflamatórios não esteroidais (AINEs) estão entre as mais prevalentes dentre as reações a medicamentos, já que se trata do grupo de fármacos mais comumente prescrito mundialmente e está envolvido em 20-25% de todas as reações de hipersensibilidade (RHs).[1] Esse grupo é o primeiro ou segundo agente mais comum de RHs (atrás apenas dos antibióticos, dependendo da população estudada) e apresenta amplo espectro de manifestações clínicas, incluindo a anafilaxia. Estima-se que 0,3 a 2,5% dos indivíduos na população geral tenham hipersensibilidade aos AINEs.[2,3]

Na América Latina, a maioria dos estudos tem implicado o grupo dos AINEs como a principal causa de anafilaxia induzida por medicamentos, embora isso não seja observado em outras partes do mundo, onde os antibióticos beta-lactâmicos são os mais relacionados a esse tipo de anafilaxia.[2,3]

Etiologia

Os AINEs constituem um grupo variado de medicações que podem ser classificados de acordo com sua estrutura química (Tabela 24.1) e que têm em comum o efeito analgésico, anti-inflamatório e antipirético por meio do bloqueio da enzima ciclo-oxigenase (COX) e subsequente inibição da biossíntese das prostaglandinas pela via metabólica da cascata do ácido araquidônico (Figura 24.1). Em indivíduos suscetíveis, a inibição da enzima COX-1 acarreta o desvio da cascata para via das lipo-oxigenases com consequente superprodução de cisteinil-leucotrienos, que estimulam a desgranulação de mastócitos, causam aumento da permeabilidade vascular e subsequente urticária/angioedema, e acarretam inflamação do trato respiratório e broncospasmo. Esse é o mecanismo proposto envolvido na patogênese das RHs aos AINEs do tipo não alérgica (hipersensibilidade não imunológica), que representam o tipo mais comum de reações relatadas. Os pacientes usualmente apresentam intolerância cruzada entre os diferentes AINEs e são considerados reatores não seletivos, uma vez que reproduzem os sintomas após reexposição às diferentes classes de inibidores da COX-1, independentemente da sua estrutura química.

Tabela 24.1. Classificação dos anti-inflamatórios não esteroidais por classe farmacológica e exemplos de medicações disponíveis comercialmente.

Classe farmacológica	Exemplo de medicação disponível
Derivados do ácido enólico	
• Pirazolonas	• Dipirona, fenilbutazona
• Oxicans	• Piroxicam, meloxicam, tenoxicam
Derivados do ácido carboxílico	
• Salicilatos	• Ácido salicílico, ácido acetilsalicílico, diflunisal
• Ácidos acéticos	• Diclofenaco, indometacina, aceclofenaco, etodolaco, cetorolaco
• Fenamatos	• Ácido mefenâmico
• Ácidos propiônicos	• Ibuprofeno, naproxeno, flurbiprofeno, cetoprofeno
Derivados do paraminofenol	• Paracetamol, acetaminofeno
Derivados sulfonanilídicos	• Nimesulida
Derivados coxibes	• Celecoxibe, etoricoxibe, valdecoxibe

Figura 24.1. Cascata de metabolização do ácido araquidônico. No caso das reações de hipersensibilidade não imunológicas aos anti-inflamatórios não esteroidais (AINEs), a inibição da cicloxigenase pela medicação leva ao acúmulo de leucotrienos, causando vasodilatação, aumento de permeabilidade capilar e broncospasmo.

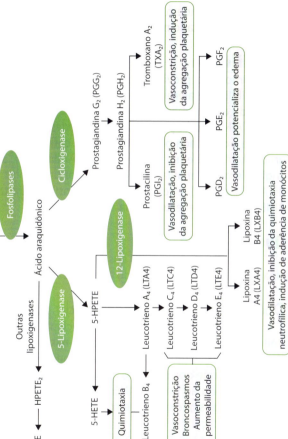

SEÇÃO 6 - REAÇÕES ADVERSAS A MEDICAMENTOS

Doença cutânea exacerbada por AINEs

O quadro clássico é aquele em que um paciente portador de urticária crônica espontânea (UCE) piora ou tem reativação das lesões cutâneas após a administração de um AINE, podendo ou não estar associado a angioedema. As lesões de urticária costumam aparecer até 4 horas após a exposição ao medicamento e a progressão para sintomas sistêmicos como anafilaxia é infrequente.[4,5]

Urticária/angioedema induzidos por AINEs

Esses pacientes não são portadores de UCE e apresentam combinação variada de urticária, angioedema ou *flushing*, minutos até 24 horas após a administração dos AINEs. A atopia pode ser um fator de risco,[7] mais comumente associada a sensibilização aos ácaros da poeira doméstica.[4,5]

Urticária/angioedema ou anafilaxia induzidos por único AINE

Usualmente na primeira hora após a administração do AINE, esse grupo de pacientes apresenta urticária generalizada e/ou angioedema que podem progredir para anafilaxia e choque. Em alguns casos a anafilaxia é a primeira manifestação da hipersensibilidade. Esses pacientes são considerados reatores seletivos e esse tipo de manifestação acomete até 30% dos casos de hipersensibilidade aos AINEs[7] mas, diferente dos pacientes reatores não seletivos, não há relação com atopia e nem reação cruzada com AINEs quimicamente diferentes.[4,5]

Reações de hipersensibilidade tardia induzidas por AINE

A reação surge após 24 horas até dias após o início do tratamento com o AINE e pode envolver a pele, afetar órgãos específicos ou caracterizar-se por acometimento sistêmico e febre. As manifestações mais comuns são o exantema maculopapular (causado principalmente por ibuprofeno e pirazolonas), erupção fixa a medicamento, reações cutâneas graves como a síndrome de Stevens-Johnson e a necrólise epidérmica tóxica, que são manifestações raras, além da síndrome de hipersensibilidade induzida por droga (anteriormente conhecida como síndrome DRESS) e a pustulose exantemática generalizada aguda (PEGA). Outras manifestações tardias incluem ainda a dermatite de contato, frequentemente causada por AINEs de apresentação tópica, algumas podendo evoluir para reações graves após a administração sistêmica do mesmo AINE, reações fotoalérgicas (sintomas semelhantes a dermatite de contato, porém, em áreas expostas a luz) e reações em órgãos específicos, como pneumonite de hipersensibilidade, doenças renais e meningite asséptica.[4,5]

Diagnóstico

As reações aos AINEs se apresentam com espectro variado de manifestação clínica e intensidade de sintomas que inicialmente podem ser similares, dificultando o diagnóstico e classificação. A história clínica bem detalhada é a ferramenta mais importante para definir o fenótipo das reações relacionadas aos AINEs e, com isso, o melhor manejo para o quadro.[5] Embora a história clínica possa ser suficiente para definir um fenótipo de reação de hipersensibilidade a AINEs, ela está associada à relativa baixa especificidade.[1]

Para ajudar nessa questão, três perguntas são fundamentais para definir o padrão de manifestação:[6]

1. O paciente já apresentou urticária e/ou angioedema após tomar AINE?
2. O paciente já apresentou urticária e/ou angioedema em outras ocasiões quando não estava tomando AINE?
3. O paciente já apresentou urticária e/ou angioedema após tomar grupos químicos diferentes de AINES?

Baseado nessas perguntas, nosso grupo propôs um algoritmo aplicado nas urticárias e angioedemas induzidos por AINE, conforme observado na Figura 24.2.

Figura 24.2. Questões cruciais para perguntar aos pacientes com urticária e/ou angioedema induzidos por AINEs.

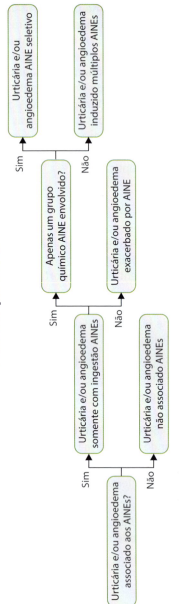

Adaptada de Giavina-Bianchi et al.[6]

Para os tipos de manifestações dependentes de alterações da via do ácido araquidônico, não há teste cutâneo ou *in vitro* disponíveis para o diagnóstico. Os testes cutâneos de punctura (*prick test*) e intradérmicos de leitura imediata estão indicados na suspeita de reação alérgica imediata, mediada por IgE, apesar de poucos estudos sobre o valor preditivo desses testes no diagnóstico da reação.[6] Relatos de caso na literatura descrevem concentrações de teste para dipirona, diclofenaco, cetoprofeno e paracetamol,[6] porém, o valor desses testes e se essas concentrações são adequadas à nossa população não estão definidos. Na prática clínica, os testes cutâneos com as pirazolonas (*prick* e intradérmico) nas concentrações 0,1 a 2 mg/mL têm se mostrado uma boa ferramenta para auxílio em definir o mecanismo de alergia quando a história clínica é sugestiva, apesar da sensibilidade ser variável e haver risco de reação sistêmica na realização do teste intradérmico.[8]

O teste de provocação com a droga (TPD) ainda é o padrão-ouro para o diagnóstico, principalmente quando a história clínica é duvidosa, até porque não existem na literatura outros testes padronizados para o auxílio. O TPD pode ser usado para confirmar alguns diagnósticos ou para definir se existe um padrão de reatividade cruzada ou de seletividade do medicamento investigado.[6]

Em sua maioria, os TPD são realizados no modo simples-cego, placebo controlado e uma sugestão é realizar com aspirina, porém quando ela está envolvida na história de reação de hipersensibilidade podemos escolher outro inibidor potente da COX-1 (Tabela 24.1).[6] O protocolo de investigação usado no Ambulatório de Reação a Medicamentos do Serviço de Alergia e Imunologia Clínica do HCFMUSP está detalhado nas Figuras 24.3 e 24.4.

Figura 24.3. Fluxograma para manejo de reações de hipersensibilidade seletivas aos anti-inflamatórios não esteroidais utilizado no Ambulatório de Reações Adversas a Medicamentos do HC-FMUSP.

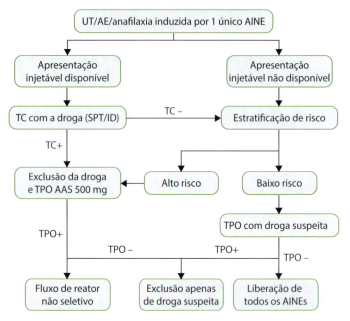

As reações tardias com AINEs costumam ser linfócito-dependentes e específicas,[4] relacionadas com a estrutura química do medicamento e com os similares que fazem parte da mesma classe. Nesses casos, o teste de contato com medicamento (*patch test*) está indicado, com leituras padrão (48 e 96 horas) ou estendida para alguns medicamentos (até 7 dias), a 10% em vaselina petrolada para os AINES.[8]

Figura 24.4. Fluxograma para manejo de reações de hipersensibilidade não seletivas (não imunológicas) aos anti-inflamatórios não esteroidais utilizado no Ambulatório de Reações Adversas a Medicamentos do HC-FMUSP.

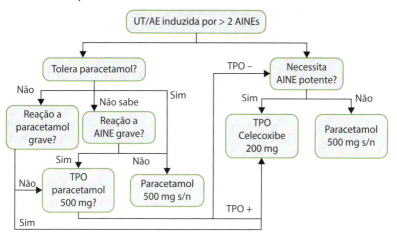

Manejo

Uma vez que o diagnóstico de reação de hipersensibilidade estiver estabelecido, o principal tratamento é evitar os AINEs. Porém quais AINES evitar e medicamentos alternativos devem ser estabelecidos baseando-se nos fenótipos das reações de hipersensibilidade.[4,5]

Quando o paciente só teve uma reação prévia com AINEs e desde então evitou o uso dos outros, alguns pontos devem ser levados em consideração. Caso o paciente reporte reação a apenas um AINE diferente da aspirina, recomenda-se o TPD com aspirina para definição fenotípica a subsequente orientação adequada. Uma provocação positiva para aspirina define o padrão de reator múltiplo aos AINEs, confirmando o diagnóstico em quase 92% dos pacientes com história duvidosa.[1] Nessa situação, o paciente deve evitar todos os AINEs que tenham atividade na inibição da COX-1. No entanto, inibidores seletivos da COX-2 como celecoxibe e etoricoxibe podem ser indicados em algumas situações, principalmente após TPD negativo.[1] Se aspirina é a droga suspeita da reação inicial, o paciente pode ser provocado com outro inibidor potente da

COX-1 (diclofenaco, cetoprofeno etc.) e a conclusão, se o TPD for positivo, é a mesma anterior. Por outro lado, caso o TPD com aspirina ou outro AINE inibidor forte da COX-1 tenha sido negativo, o fenótipo de reator seletivo para reação de hipersensibilidade aguda deve ser suspeitado. A recomendação nesse caso é que devem ser evitados os AINEs com estrutura química semelhante por possibilidade imunológica de reatividade cruzada, deixando claro no relatório que todos representantes dessa classe devem ser evitados,[4,5] conforme esquematizado na Figura 24.3.

Entretanto, na prática clínica, a maioria dos pacientes é de reatores não seletivos e que já procuram assistência após mais do que uma reação, facilitando a definição fenotípica adequada. Em caso de pacientes que apresentem urticária e/ou angioedema após exposição a mais de um AINE de classes diferentes, a conduta futura se refere apenas a definir as opções terapêuticas para o paciente, como paracetamol e os coxibes, conforme demonstrado na Figura 24.4.[4,5]

Por fim, os pacientes com reações tardias mediadas por linfócitos T devem ser orientados a excluir apenas a classe farmacológico envolvida, de maneira análoga aos reatores seletivos IgE mediados.[4]

Uma vez definido o diagnóstico final e o fenótipo do paciente, esse deve portar um relatório deixando claro os AINEs que devem ser evitados e quais estão liberados,[1] assim como opções de analgésicos e outros medicamentos que possam atuar em sintomas nos quais um AINE com função analgésica, antitérmica ou anti-inflamatória estariam indicados. Três fatores tornam a orientação do paciente complexa:

1. São diversas classes de AINEs.
2. Cada AINE tem diferentes nomes comerciais.
3. Os AINEs estão presentes em compostos de medicamentos (coqueteis).

Reforçar para o paciente que, nos medicamentos com mais de um componente de princípio ativo, a leitura dos nomes científicos ou até da bula é muito importante, bem como nos medicamentos efervescentes que podem conter aspirina em sua composição.

Idealmente, o uso de braceletes, colares ou pulseiras de identificação seriam importantes, principalmente em situações de emergência, como em casos cirúrgicos não programados, e reforçar a atenção dos cirurgiões e anestesistas nos casos de cirurgias eletivas.[1]

Nos casos em que o uso desses medicamentos de maneira crônica se faz necessário, a dessensibilização pode ser indicada, principalmente na doença respiratória induzida por aspirina e AINEs e nos casos de urticária e ou angioedema induzidos por AINEs em pacientes com doença cardiovascular. As situações anafiláticas devem ser avaliadas de acordo com a gravidade da reação apresentadas pelo risco potencial de fatalidade.[1]

Conclusão

As reações de hipersensibilidade aos AINES estão entre as principais causas de reação a medicamentos, inclusive anafilaxia, principalmente no Brasil. O uso indiscriminado e sem receita profissional do medicamento coloca em risco os pacientes não investigados e orientados. A classificação atual em cinco fenótipos, embora não consiga enquadrar todos os casos, permite uma mais adequada orientação ao paciente, de modo a evitar novas reações inadvertidas ou exclusões desnecessárias.

Referências bibliográficas

1. Aun MV, Ribeiro MR, Kalil J, Giavina-Bianchi P. NSAIDs Induced Anaphilaxis. Curr Treat Options Allergy 2017;4:320.
2. Chaudhry T, Hissaria P, Wiese M, Heddle R, Kette F, Smith WB. Oral drug challenges in non-steroidal antiinflammatory drug-induced urticaria, angioedema and anaphylaxis. Intern Med J. 2012;42:665-71.
3. Conaghan PG. A turbulent decade for NSAIDs: update on current concepts of classification, epidemiology, comparative efficacy, and toxicity. Rheumatol Int. 2012;32:1491-502.
4. Kowalski ML, Makowska JS, Blanca M, Bavbek S, Bochenek G, Bousquet J, et al. Hypersensitivity to nonsteroidal anti-inflammatory drugs (NSAIDs): classification, diagnosis and management: review of the EAACI/ENDA and GA2LEN/HANNA. Allergy. 2011;66:818-29.
5. Kowalski ML, Asero R, Bavbek S, Blanca M, Blanca-Lopez N, Bochenek G, et al. Classification and practical approach to the diagnosis and management of hypersensitivity to nonsteroidal antiinflammatory drugs. Allergy. 2013;68:1219-32.
6. Giavina-Bianchi P, Aun MV, Jares EJ, Kalil J. Angioedema associated with nonsteroidal anti-inflammatory drugs. Curr Opin Allergy Clin Immunol. 2016;16:323-32.

7. Doña I, Blanca-Lopez N, Cornejo-García JA, Torres MJ, Laguna JJ, Fernández J, et al. Characteristics of subjects experiencing hypersensitivity to nonsteroidal anti-inflammatory drugs: patterns of response. Clinical Exp Allergy. 2011;41:86-95.

8. Aun MV, Malaman MF, Felix MMR, Menezes UP, Queiroz GRS, Rodrigues AT, et al. Testes in vivo nas reações de hipersensibilidade a medicamentos. Arq Asma Alerg Imunol 2018;2:390-8.

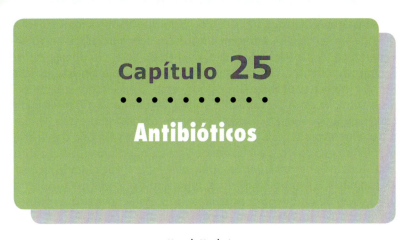

Marcelo Vivolo Aun
Nathália Coelho Portilho Kellman

Introdução

Os antibióticos (ATB) mudaram a história da humanidade, desde a primeira metade do século XX, ao permitir o tratamento efetivo das infecções, principalmente nos cenários de guerras. Porém, pouco tempo depois de sua introdução, reações adversas começaram a ser reportadas. Atualmente, os ATB são a classe de drogas mais associada a autodiagnóstico de intolerância ou alergia pelos pacientes. Em torno de 8% dos norte-americanos se reportam como "alérgicos à penicilina", contudo, em menos de 5% dos pacientes investigados com testes de provocação a hipersensibilidade é confirmada. Isso ocorre, entre outras causas, porque muitas das reações apresentadas foram desencadeadas ou agravadas, por exemplo, pela própria infecção subjacente.[1]

Por outro lado, reações de hipersensibilidade (RH) por ATB ocorrem, seja por mecanismos imunológicos ou não imunológicos, e as apresentações clínicas variam desde exantemas tardios benignos até reações graves e potencialmente fatais, como anafilaxia, reações cutâneas graves a drogas (RCGD), como pustulose exantemática generalizada aguda (PEGA), síndrome de Stevens-Johnson (SSJ) e necrólise epidérmica tóxica (NET), hepatite, doença do soro, citopenias, nefrite, pneumonite, etc.[1] É importante lembrar que, principalmente em RH não imediatas exantemáticas, por vezes, o paciente é submetido à substituição do ATB suspeito e volta a apresentar agravamento da reação cutânea, levando o médico assistente à falsa impressão de que o paciente evoluiu com uma "segunda alergia". Na maioria das vezes, esse fenômeno configura o chamado *flare up*, que é uma reagudização transitória do eritema cutâneo, ainda pela hiperativação linfocítica da reação inicial. Quando há dúvidas, sugere-se que o assistente solicite um parecer de um alergista experiente, para evitar novas trocas desnecessárias do esquema terapêutico.

Algumas perguntas são importantes na história de alergia aos ATB e medicamentos em geral para ajudar a estabelecer padrão e gravidade da reação:[2]

1. Quais são exatamente os sintomas?
   - Eritema com edema/relevo, prurido, com lesões durando menos 24 horas (urticária)?
   - Edema de lábios, olhos ou língua (angioedema)?
   - Bolhas ou úlceras envolvendo boca, lábios, olhos, genitais ou descamação cutânea (sugere reações cutâneas graves a drogas – RCGD)
   - Alteração respiratória ou hemodinâmica (anafilaxia)?
   - Dor articular (doença do soro)?
   - Reação envolveu rins, pulmão ou fígado (sugere RCGD)?
2. Tempo da reação após tomar medicamento? Minutos, horas, dias? Após primeira dose ou múltiplas?
3. Há quanto tempo a reação aconteceu? (importante para reações imediatas pela chance de perda de sensibilidade com o tempo, bem descrita na classe dos betalactâmicos – BLs)
4. Como a reação foi tratada? Adrenalina? Precisou de sala de urgência ou hospitalização?
5. O paciente tolera medicações similares após ocorrência da reação?[2]

Neste capítulo, abordaremos os principais aspectos das RH induzidas por cada uma das classes de ATB mais associadas a esses quadros.

Betalactâmicos

A classe de ATB dos BLs é a mais imunogênica, sendo capaz de elicitar todos os tipos de mecanismos imunológicos descritos por Gell e Coombs.

Alergia à penicilina é, dentre as alergias a medicamentos, a mais comumente reportada. Cerca de 10% de todos os pacientes e 15% dos pacientes hospitalizados reportam algum tipo de alergia à penicilina. O grupo das cefalosporinas está envolvido entre as principais causa de óbito por anafilaxia a medicamentos.[3]

Pacientes "rotulados" como alérgicos somente pela história clínica, sem investigação, tem se tornado um problema de saúde pública, interferindo na morbimortalidade e custo para o sistema. Isso acarreta em tratamento com antibióticos de amplo espectro e custo elevado, aumentando a chance de efeitos colaterais e, muitas vezes, menos efetivos para o tratamento da infecção.[3]

Uma pergunta clínica frequente é se o paciente hospitalizado pode receber com segurança outros ATB da classe dos BLs não relacionados à penicilina. A lista de perguntas já descritas anteriormente ajuda o médico não especialista que está com paciente a avaliar o tipo de reação, estratificar o risco e guiar uma conduta de uso do medicamento naquele momento ou encaminhar para avaliação por especialista experiente no assunto.[2]

Os BLs são uma classe ampla de ATB contendo em seu grupo os medicamentos descritos na Tabela 25.1.

A estrutura básica dos BLs inclui um anel beta-lactâmico. Nas penicilinas, ligado ao anel BL, se encontra um anel tiazolidina e uma cadeia lateral (R1), que pode ser diferente entre as drogas. Já as cefalosporinas contém um anel dihidrotiazina e duas cadeias laterais (R1 e R2), que distinguem as drogas,[4] como demonstrado na Figura 25.1.

Vamos descrever os mecanismos mais importantes de RH nessa classe de ATB.

Nos pacientes com tendência à sensibilização, a resposta imune principal não é contra a molécula do BL na sua forma nativa e sim contra novos determinantes antigênicos formado pelo processo de degradação que se ligam à proteínas do hospedeiro. A IgE pode se formar contra o anel BL, a cadeia lateral, a molécula em sua forma nativa ou contra outros epítopos semelhantes da molécula a serem descobertos. A porção da molécula para qual a IgE se sensibiliza determina o padrão de reatividade cruzada.[4]

Tabela 25.1. Antibióticos betalactâmicos separados nos quatro grandes grupos dessa classe e exemplos disponíveis no mercado nacional e internacional.

Betalactâmicos	Exemplos de medicações
Penicilinas	
Naturais	Penicilina G e V
Aminopenicilinas	Amoxicilina, ampicilina
Penicilinase-resistentes	Oxacilina, cloxacilina
Carboxipenicilinas	Carbenicilina, ticarcilina
Acilaminopenicilinas	Piperacilina
Cefalosporinas	
1ª Geração	Cefalexina, cefazolina, cefalotina
2ª Geração	Cefaclor, cefuroxima, cafoxitina
3ª Geração	Ceftriaxone, cefotaxima, ceftazidima
4ª Geração	Cefepime
5ª Geração	Ceftarolina
Carbapenêmicos	Imipenem, meropenem, ertapenem
Monobactans	Aztreonam

Reatividade cruzada entre penicilinas e cefalosporinas ocorre raramente, correspondendo à cerca de 1 a 2% dos casos e se dá principalmente pela cadeia lateral R1 quando semelhante. Já a reatividade entre as cefalosporinas pode ocorrer pela similaridade entre cadeias R1 ou R2. Carbapenêmicos e monobactans têm estrutura molecular muito diferente das penicilinas e cefalosporinas, sendo a reatividade cruzada praticamente inexistente, exceto caso ocorra sensibilização pelo anel BL, o que é muito raro.[5]

A Tabela 25.2 exemplifica BLs e as estruturas com cadeia lateral semelhante entre penicilinas e cefalosporinas (cadeia R1) e entre medicamentos desse último grupo (cadeia lateral R2).

Apesar de os BLs poderem desencadear RH pelos 4 mecanismos de Gell e Coombs, certamente as reações mais comuns são as mediadas por IgE e por linfócitos T (tipos I e IV, respectivamente). As reações do tipo I são caracteristicamente imediatas (em até 1 hora após administração da droga), com manifestações variando desde prurido, urticária,

Figura 25.1. Estrutura química básica das penicilinas e das cefalosporinas.

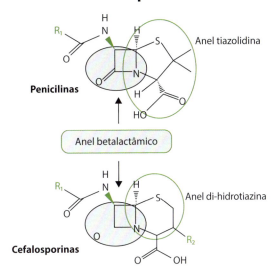

R1: cadeia lateral número 1 (presente nas aminopenicilinas e cefalosporinas); R2: cadeia lateral número 2 (presente apenas nas cefalosporinas). Adaptada de Zagursky et al.[5]

angioedema, até anafilaxia, com broncospasmo, dor abdominal, edema laríngeo e choque.

Já as reações dos tipos II, III e IV são não imediatas (mais de 1 hora após a exposição ao fármaco), podendo levar dias para se instalar. Exantema maculopapular é a apresentação clínica mais comum relacionada às penicilinas e cefalosporinas, mas os BLs podem elicitar qualquer tipo de RCGD. Essas reações podem ser favorecidas por infecções virais concomitantes, predispondo a maior chance de reações tardias pela droga.[6]

A investigação da causa da reação inclui uma história clínica detalhada, seguida pela realização dos testes cutâneos, que podem ser de leitura imediata (teste de punctura ou *prick test* e intradérmico – ID) ou tardia (teste de contato ou *patch test*, com leituras de 48 e 96 horas, e ID de leitura tardia, em 48 a 72 horas). A diluição para as principais drogas sugerida para os testes de punctura e ID está descrita na Tabela 25.3. Esses testes devem ser realizados com as drogas em apresentação

Tabela 25.2. Exemplos de antibióticos betalactâmicos que compartilham cadeias laterais, idênticas ou similares, o que pode acarretar maior risco de reatividade cruzada.

Cadeia Lateral R1 Idêntica

1	2	3	4	5
Amoxicilina	Ampicilina	Ceftriaxone	Cefoxitina	Ceftazidima
Cefadroxil	Cefaclor	Cefotaxima	Cefalotina	Aztreonam
	Cefalexina	Cefepime		

Cadeia Lateral R1 Similar

1	2	3	4
Cefaclor	Cefuroxima	Ceftazidima	Benzilpenicilina
Cefadroxil	Cefotaxima	Ceftriaxone	Cefalotina
		Cefotaxima	
		Cefepime	

Cadeia Lateral R2 Idêntica

1	2	3
Cefalexina	Cefotaxima	Cefuroxima
Cefadroxil	Cefalotina	Cefoxitina

Adaptada de Zagursky et al.[5]

parenteral diluída em solução salina. Já para os PT, a recomendação atual é diluir os comprimidos em vaselina petrolada, na concentração a 5%[4]. É importante salientar que os testes cutâneos só devem ser realizados em pacientes com história prévia de reação clínica a algum desses ATB, ou seja, o teste não está indicado como preditor de uma primeira reação.

Os testes de provocação com a droga (TPD) podem ser usados tanto confirmar o diagnóstico (droga suspeita e reação não grave) como para opção terapêutica (história sugestiva com outra droga da classe).[1] Ele é fundamental para avaliar reações tardias leve como o exantema maculopapular. Ele está contraindicado nas RCGD. Por necessitar muitas vezes de alguns dias para desencadear a reação, o ideal é manter a dose terapêutica de 3 a 5 dias em casa. Caso paciente apresente reação deverá ser reavaliado pelo médico. Não existem casos descritos na literatura de reação mediada por linfócito ao anel BL, ficando sua reatividade cruzada ligada às estruturas da cadeia lateral, porém essa reatividade deve ser sempre avaliada pelo especialista. Em crianças com quadro cutâneo leve, pode-se realizar diretamente o TPD, sem uso dos testes cutâneos. O TPD deverá seguir período de observação de pelo menos 1 hora e devem ser mantidas doses terapêuticas para casa de 3 a 5.[5,6]

Tabela 25.3 Principais extratos e concentrações utilizadas para teste cutâneo com betalactâmicos.

Extrato/medicação	Diluição
Benzilpenicilina potássica	10.000 U/mL
Benzilpenicilina-poli-lisina (PPL)*	5×10^{-5} mMol/L
Mistura de determinantes menores (MDM)*	2×10^{-5} mMol/L
Amoxicilina (com ou sem clavulanato)	20 mg/mL
Ampicilina	20 mg/mL
Cefalosporinas	20 mg/mL**

*Não disponíveis no Brasil; ** para cefepime, a diluição sugerida é 2 mg/mL. Adaptada de Romano et al.[4]

Dessensibilização é um procedimento de indução de tolerância temporária que permite ao paciente com reação alérgica imediata receber a droga de maneira segura. No caso dos BLs, está indicada para os que precisam receber a droga e não têm alternativa melhor de tratamento, sendo o exemplo mais importante as gestantes com sífilis e alergia à penicilina.

Quinolonas

As quinolonas são um grupo de ATB sintéticos com amplo uso na prática para diversas infecções por Gram positivos e negativos. Inclui desde o ácido nalidíxico, até os mais usados norfloxacino, ciprofloxacino, moxifloxacino, gemifloxacino e gatifloxacino. Como seu uso vem sendo ampliado, as reações de hipersensibilidade vêm aumentando em frequência e podem ser tanto imediatas (anafilaxia), como não imediatas (desde exantemas até NET).[7]

Na Espanha, já é a segunda causa de anafilaxia, perdendo apenas para betalactâmicos. Os mecanismos de reação podem incluir tanto imunológicos (IgE-mediados e por células T), como não imunológicos, por desgranulação de mastócitos por meio do receptor MRGPRX2.[8] Nas aplicações intravenosas, recomenda-se a administração lenta, em 1 a 2 horas pois, como desgranula mastócitos e basófilos diretamente por mecanismos não imunes, é frequentemente causador de flebites, que podem acarretar um eritema, com ou sem sensação de prurido e calor no trajeto da veia onde a droga está sendo infundida. Essa reação, com frequência, é confundida com alergia e leva à suspensão e substituição desnecessária da droga.

Quanto às reações de hipersensibilidade, são de difícil confirmação com testes cutâneos (diluição não irritativa não totalmente definida) ou testes *in vitro* (disponíveis apenas em pesquisa). Com isso, frequentemente faz-se necessário o teste de provocação, com a droga suspeita ou com outra da classe, para avaliar reatividade cruzada com outro membro do grupo, pois essa não é conhecida. Quando a hipersensibilidade é confirmada e não há alternativa, a dessensibilização pode ser indicada, seguindo os preceitos adequados de indicações e contraindicações.[7]

Sulfas

A principal medicação do grupo é o sulfametoxazol-trimetoprim (SMX-TMP), também conhecido como cotrimoxazol. Ainda usada para infecções contra Gram positivos e negativos, mas é considerada a droga de escolha para profilaxia da pneumonia por *Pneumocystis jiroveci* e encefalite por toxoplasma em pacientes imunodeprimidos, como aqueles com HIV com número baixo de células T CD4 ou transplantados de medula óssea.[9]

A incidência de reações de hipersensibilidade ao SMX-TMP é alta, sendo considerada a maior causa de reações não imediatas dentre os ATB, que vai desde um *rash* benigno ou erupção fixa a droga até as reações graves (DRESS, SSJ, NET), sendo a principal causa de SSJ e NET entre os ATB. Nos pacientes com HIV, a frequência de reações é ainda maior e a linfopenia absoluta de CD4 são considerados fatores de risco a hipersensibilidade ao SMX-TMP, mas que tende a evoluir para tolerância após a reconstituição imune contra tratamento antiretroviral.[1]

A fisiopatologia da hipersensibilidade ao SMX-TMP ainda não está completamente estabelecida. O papel do nitrogênio quatro (N4) das aminas aromáticas é fundamental para o desenvolvimento de reações adversas tardias as sulfonamidas. Mas é importante salientar que, por não possuírem o radical arilamina, as demais sulfonamidas não ATB, como diuréticos tiazídicos e hipoglicemiantes orais sulfonilureias, não têm reatividade cruzada com SMX-TMP. A reatividade cruzada com dapsona também é baixa.[1]

Como o SMX é considerado uma pró-droga, do ponto de vista imunológico é considerado um pró-hapteno. Dessa maneira, não é recomendável a realização de testes cutâneos com o SMX nas suas apresentações comerciais, por uma baixíssima sensibilidade, e também não há testes laboratoriais disponíveis. Assim, apenas a provocação pode ser usada para confirmar o diagnóstico. Além disso, em caso de reações não graves, é possível lançar mão da dessensibilização, tanto com protocolos lentos como rápidos, com uma ou mais doses diárias, existindo vários sugeridos na literatura, tanto para profilaxia em HIV positivos como para tratamento de infecções.[1]

Drogas antituberculose

O tratamento antituberculose (TB) baseia-se em regimes de múltiplas drogas simultaneamente, muitas vezes em apresentação combinada. A primeira linha inclui rifampicina, isoniazida, pirazinamida, etambutol (esquema RIPE) e, na sequência, estreptomicina. Por serem várias drogas, a apresentação clínica das RH é muito variada. A pele é o órgão mais comumente acometido, desde prurido isolado e exantemas leves até as RCGD (DRESS, SSJ, NET, pustulose exantemática generalizada aguda – PEGA). Em torno de 5% dos pacientes tratados para TB desenvolvem alguma farmacodermia.[10]

Reações não imediatas são mais comuns que imediatas com drogas anti-TB. Essas RHM aparecem em torno de 15 dias após início das medicações e as manifestações clínicas mais comuns são exantema maculopapular, seguido por eritema multiforme, urticária, angioedema, eritrodermia, SSJ e NET. Dentre as drogas de primeira linha, a pirazinamida e a rifampicina são as drogas mais relacionadas às RH, dependendo da casuística apresentada.[9,10]

O manejo desses casos é difícil, pois elas são introduzidas simultaneamente e não há apresentação clínica característica da reação por alguma dessas drogas. Desse modo, a exclusão das drogas seguida pelo teste de provocação com cada uma separadamente acaba sendo importante para diagnóstico. Contudo, como as reações costumam ser não imediatas, muitas vezes não há tempo hábil para essa abordagem gradual, pois pode atrasar o tratamento da TB. Assim, na prática, manter o esquema e tratar as reações, quando são leves, é a melhor estratégia. Outra possibilidade quando o esquema já foi suspenso é a dessensibilização com as drogas combinadas, que não permitirá o diagnóstico de qual foi a imputada na reação, mas sim a rápida instituição do tratamento da TB. Obviamente que reexposição às drogas suspeitas só pode ser aventada em reações não graves.[10]

Drogas antifúngicas

As drogas do grupo triazol (fluconazol, cetoconazol, itraconazol, voriconazol e posoconazol) são as mais usadas para tratar micoses. O fluconazol é o mais comumente usado. Ele é associado a RH mais comumente leves, como exantemas, mas pode acarretar reações graves, como SSJ.[9] Parece não haver reatividade cruzada digna de nota entre fluconazol e itraconazol ou voriconazol, podendo servir como substitutas, desde que a infecção seja susceptível a esses antifúngicos.[10]

Outros antibióticos

Quaisquer outras classes de ATB podem desencadear reações de hipersensibilidade. Com exceção da vancomicina, associada à chamada "síndrome do homem vermelho", por desgranulação direta de mastócitos e consequentes reações imediatas, os outros ATB são mais associados a reações não imediatas, como clindamicina, macrolídeos e tetraciclinas, mas os mecanismos ainda não são bem elucidados.[1]

Considerações finais

Qualquer agente antimicrobiano pode desencadear uma reação de hipersensibilidade e as apresentações clínicas são muito variadas. Embora algumas classes sejam mais associadas com determinados padrões de reação, existem fatores individuais, incluindo HLA, por exemplo, para reações tardias graves, que justificam a multiplicidade de sinais e sintomas. A investigação envolve a exclusão dos suspeitos e posterior tentativa de testes cutâneos, muito assertivos nas reações aos betalactâmicos, mas não tão efetivos com as demais classes.

O mais importante ao clínico que assiste o paciente quando apresenta uma possível RHM é procurar sinais de alerta para reações graves e fazer a exclusão dos suspeitos nesses casos, com ajuda do especialista em alergia e imunologia em alguns casos. É muito importante, após a reação, o encaminhamento ao especialista para investigação e orientação corretas, de modo a evitar exclusões desnecessárias ou repetição de reações por intolerância cruzada entre agentes. Porém, em reações exantemáticas leves, a manutenção da antibioticoterapia, com concomitante tratamento dos sintomas causados pela hipersensibilidade (anti-histamínicos, corticosteroides etc.), é mais custo-efetivo e evita a substituição, por vezes desnecessária, do esquema antimicrobiano ideal para a infecção vigente.

Referências bibliográficas

1. Macy E, Romano A, Khan D. Practical Management of Antibiotic Hypersensitivity in 2017. J Allergy Clin Immunol Pract. 2017;5:577-86.
2. Blumenthal KG, Roland MD. Choice of antibiotics in penicillin-allergic hospitalized patients. Up to Date 2018.
3. Macy E, Contreras R. Health care use and serious infection prevalence associated with penicillin "allergy" in hospitalized patient: A cohort study.J Allergy Clin Immunol.2014; 133: 790-6.

4. Romano A, Valluzzi RL, Caruso C, et al. Cross-reactivity and Tolerability of Cepahlosporins in Patients with IgE-mediated Hipersensitivity To Penicllins.J Allergy Clin Immunol Pract 2018; 6:1662-72.

5. Zargusky RJ, Pichichero ME. Cross-reactivity in β-Lactam Allergy. J Allergy Clin Immunol Pract. 2018;6:72-81.

6. Romano A, Valluzzi RL, Caruso C, et al. Non-immediate Cutaneous Reaction to Beta-Lactams Approach to Diagnosis. Curr Allergy Asthma Rep. 2017;17:23.

7. Doña I, **Moreno E**, **Pérez-Sánchez N**, et al. Update on Quinolone Allergy. Curr Allergy Asthma Rep. 2017;17:56.

8. Giavina-Bianchi P, Aun MV, Kalil J. Drug-induced anaphylaxis: is it an epidemic? Curr Opin Allergy Clin Immunol. 2018;18:59-65.

9. Yunihastuti E, Widhani A, Karjadi TH. Drug hypersensitivity in human immunodeficiency virus-infected patient: challenging diagnosis and management. Asia Pac Allergy 2014;4:54-67.

10. Motta A, Aun MV. Hipersensibilidade por drogas e HIV. In: Ensina LF, Camelo-Nunes I, Solé D. Alergia a Fármacos – do Diagnóstico ao Tratamento. São Paulo: Editora Atheneu, 2018. p. 11-17.

Capítulo 26

Anticonvulsivantes e antineoplásicos

Lucila Campos
Antônio Abílio Motta
Pedro Giavina-Bianchi

Introdução

As reações adversas a medicamentos (RAM) são definidas segundo a Organização Mundial da Saúde (OMS) como: "qualquer efeito não terapêutico decorrente do uso de um fármaco nas doses habitualmente empregadas para prevenção, diagnóstico ou tratamento de doenças".

As RAM são classificadas como:

» Previsíveis: são as reações relacionadas com os efeitos diretos do fármaco que podem ocorrer em qualquer indivíduo, por exemplo: superdosagem, efeitos colaterais, efeitos secundários e interações medicamentosas.
» Imprevisíveis: não relacionadas diretamente com os efeitos previsíveis do medicamento, como: as reações de intolerância (sensibilidade à determinada droga sem o envolvimento de nenhum mecanismo imunológico), que são as mais comuns, idiossincrasia (relacionada a defeito genético-enzimático) e hipersensibilidade (reações alérgicas e não alérgicas).

A Organização Mundial de Alergia (WAO) define a hipersensibilidade como qualquer reação iniciada por um estímulo definido, que apresenta características clínicas de alergia e que possa ser reproduzida. Assim, as reações de hipersensibilidade a fármacos podem ser divididas em:

» I – Alérgicas ou imunológicas: quando são mediadas por um mecanismo imunológico.
» II – Não alérgicas ou não imunológicas: reações clinicamente semelhantes às alérgicas, porém, desencadeadas por outros mecanismos.

As "alergias" aos fármacos deveriam ser consideradas apenas aquelas induzidas por mecanismo imunológico (hipersensibilidade alérgica), porém, na prática clínica, as reações não imunológicas acabam sendo denominadas equivocadamente de "alergias". Segundo os últimos consensos internacionais, as reações alérgicas "verdadeiras" são aquelas nas quais podemos comprovar o mecanismo imunológico específico contra o medicamento por meio de testes *in vivo* ou *in vitro*; caso não se consiga esta comprovação, devemos denominar genericamente a reação medicamentosa como "reação de hipersensibilidade a medicamentos (RHM)", independente do mecanismo ser imunológico ou não.

As RHM também podem ser classificadas com relação ao tempo de aparecimento em imediatas e não imediatas ou tardias:[1,2]

» Imediatas: quando os sintomas aparecem na primeira hora após a administração do fármaco (p. ex: urticária, angioedema, anafilaxia, broncospasmo etc.).
» Não imediatas (tardias): quando os sintomas aparecem depois de 1 hora após a administração do fármaco (p. ex: eczemas, exantemas, nefrites, penias, pneumonites, síndromes etc.).

Alguns autores sugerem que as reações imediatas aparecem entre 1 a 6 horas após a administração do fármaco e as não imediatas após 6 horas.[2]

Anticonvulsivantes

Os anticonvulsivantes (AC) são usados na medicina desde 1930, desde a introdução da fenitoína para tratamento preventivo de crises convulsivas, neuralgias e transtornos de humor (transtorno bipolar e ciclotimia). As reações adversas aos AC são a maior causa de falha no tratamento antiepilético, seja por descontinuação precoce, seja pelo fato de muitos pacientes não conseguirem atingir as doses terapêuticas. As RAMs por AC podem ocorrer de forma aguda ou após algum tempo do início de tratamento, podendo afetar qualquer órgão. As mais comuns são reações dose dependentes e reversíveis.

Com relação ao quadro clínico, vão desde quadros benignos, como as erupções cutâneas (exantemas máculo-papulares) e hipertrofia gengival (Figura 26.1), até as mais graves, como erupções cutâneas acompanhadas de envolvimento sistêmico (visceral): *drug rash eosinophilia systemic symptoms* (DRESS), Stevens-Johnson, necrólise epidérmica tóxica (NET) e pustulose exantemática aguda (PEGA). Estima-se uma frequência de 1:10.000 e apresentam alta morbidade e mortalidade (Figura 26.2).[2,3]

Figura 26.1. Hipertrofia gengival por fenitoína.[2]

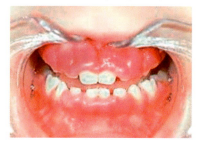

Figura 26.2. DRESS por carbamabezepina.[2]

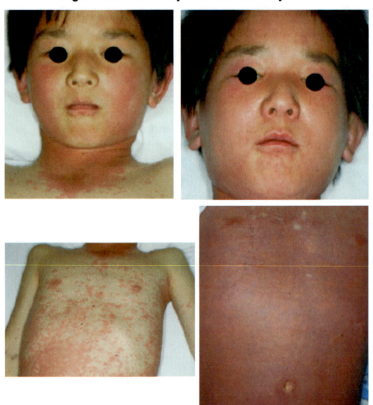

Incidência e mecanismos

Os AC não costumam estar associados a reações de hipersensibilidade imediata, sendo as reações de hipersensibilidade tardia as mais comuns. As reações tardias graves podem ocorrer em até 5% das prescrições, principalmente com os AC aromáticos (que contém anel benzeno em sua fórmula), como a carbamazepina, fenitoína, fenobarbital e lamotrigina.[4] As reações tardias, independente do fenótipo clínico da reação, são na sua grande maioria mediadas por células T. Existe uma forte associação dessas reações tardias graves com o HLA de classe I.

Pacientes de origem asiática que possuem o HLA-B*1502, pacientes do norte da Europa e Japão que possuem o HLA-A*3101 e chineses do sul com HLA-A*2402 estão mais sujeitos a apresentar reações de hipersensibilidade tardia grave.[5] Alguns fatores de risco foram identificados para reações tardias aos AC, como idade (mais frequente em idosos), regime de titulação de doses, medicações associadas.

Classificação e sintomas

A pele é o principal órgão afetado. As principais reações de intolerância e hipersensibilidade aos AC utilizados em nosso meio estão descritas na Tabela 26.1.

Diagnóstico

Tabela 26.1. Principais reações de intolerância e hipersensibilidade aos anticonvulsivantes.

Drogas	Intolerância	Hipersensibilidade
Carbamazepina	Náusea, vômitos, diarreia, sonolência, hiponatremia, prurido, *rash*, insônia, diplopia, cefaleia	Anemia aplástica, agranulocitose, doença do soro, *lupus like*, DRESS*, SJS, NET, hepatite
Clonazepan	Náuseas, vômitos, constipação, ataxia, sonolência, insônia, irritabilidade	NET, SJS, depressão respiratória
Gamapentina	Sonolência, ataxia, tontura	Hipersensibilidade a múltiplos órgãos
Lamotrigina	Ataxia, tonturas, distúrbios de visão, *rash*, náuseas, tremor, diplopia	NET, SJS, meningite asséptica
Fenitoína	Hipertrofia gengival*, *rash*, diplopia, ataxia, confusão mental, hirsutismo, náusea	Anemia aplastica, agranulocitose, doença do soro, *lupus like*, DRESS, SJS, NET, hepatite, pseudolinfoma, adenopatia

(Continua)

Tabela 26.1. Principais reações de intolerância e hipersensibilidade aos anticonvulsivantes. (continuação)

Drogas	Intolerância	Hipersensibilidade
Topiramato	Sonolência, fadiga, perda de peso, irritabilidade, parestesia, cálculo renal, tremor, depressão	Miopia e glaucoma agudo, hipertermia em crianças
Valproato	Náusea, cólicas, vômito, perda de peso, queda de cabelo, sonolência	Síndrome do ovário policístico, pancreatite, anemia aplastica, agranulocitose, doença do soro, *lupus like*, DRESS, SJS, NET, PEGA, hepatite, pancreatite

O diagnóstico clínico ainda é considerado o padrão-ouro para o diagnóstico das reações tardias por AC. Testes *in vivo* podem ser utilizados para o diagnóstico, principalmente nos casos em que existem dúvidas com relação ao agente causal, como por exemplo nos pacientes em uso de múltiplas medicações. São realizados testes de contato (*patch test*) e testes intradérmicos (ID) de leitura tardia com os medicamentos disponíveis na apresentação de formulação estéril para aplicação endovenosa (EV). Para realização desses testes, é necessário um intervalo mínimo de 4 a 6 semanas a partir do final do desaparecimento dos sintomas. O valor preditivo negativo desses testes ainda é desconhecido[6] e a sensibilidade varia de acordo com o tipo de reação e medicamento.

Pacientes que apresentam testes negativos e reações leves ou moderadas podem ser candidatos ao teste de provocação oral. Não existe um consenso ou padronização para os testes de provocação, que podem ser realizados em dose única ou por vários dias. O valor preditivo negativo dos testes de provocação oral é alto no caso de RAMs, chegando a 90%.[6] Em alguns países asiáticos, os testes *in vitro* para HLA já são usados na prática clínica como *screening* para indicação de ACs.[6]

Tratamento

A detecção precoce das reações aos AC é uma importante arma terapêutica. No caso de reações, a medicação deve ser imediatamente suspensa. Pacientes com diagnóstico de reações de hipersensibilidade tardia grave devem ser hospitalizados para receber terapias de suporte, como hidratação, antibióticos para prevenção de infecções e suporte nutricional, além de tratamento sintomático. Podem ser utilizados ainda corticosteroides, imunoglobulinas e imunossupressores.[4]

Antineoplásicos

O câncer é hoje, no Brasil e no mundo, um problema de saúde pública, cuja incidência está aumentando, assim como o número de agentes quimioterápicos e biológicos disponíveis para seu tratamento. Consequentemente, as reações de hipersensibilidade a esses agentes também aumentaram. As evidências demonstram que, na prática clínica, a maioria dos pacientes que apresentam reações de hipersensibilidade a agentes antineoplásicos são classificados como alérgicos e são privados de receber o tratamento de primeira-escolha para sua enfermidade, podendo haver impacto direto na qualidade de vida e na sobrevida global.[7]

Incidência e mecanismos

A incidência das reações de hipersensibilidade a antineoplásicos varia de acordo com o agente utilizado. Duas classes de agentes antineoplásicos são responsáveis pela grande maioria das reações de hipersensibilidade: quimioterápicos e anticorpos monoclonais.

Dentre os agentes quimioterápicos, os que mais comumente causam reações de hipersensibilidade são os agentes a base de platinas e os taxanos. Dentre as platinas estão carboplatina, cisplatina e oxaliplatina, sendo que a incidência pode variar de 9 a 27% e aumenta progressivamente com o número de exposições aos quimioterápicos. As reações à carboplatina ocorrem, normalmente, entre a 7 e 8 exposições e os sintomas são compatíveis com reação IgE mediada.[8]

As reações de hipersensibilidade a taxanos podem ocorrer em até 10% dos pacientes que recebem paclitaxel e 5% dos pacientes que recebem docetaxel. Essas ocorrem, na maioria das vezes, na primeira ou segunda aplicação do quimioterápico e os sintomas, geralmente, iniciam minutos após o início da infusão.[9] Os mecanismos responsáveis pelas reações a taxanos ainda não estão totalmente elucidados, porém, sabe-se que três mecanismos podem estar envolvidos: ativação de complemento pelos solventes cremofor (paclitaxel) e polisorbato (docetaxel) com produção de anafilatoxinas, ativação direta de mastócitos pelos mecanismos ainda não identificados e reações IgE mediadas. A possibilidade de um mecanismo mediado por IgE foi levantada mais recentemente e baseia-se na constatação de que pacientes que apresentaram reações imediatas a paclitaxel podem apresentar testes cutâneos positivos, além de elevação dos níveis séricos de triptase e histamina. As reações IgE mediata são mais prováveis entre pacientes que apresentaram reações graves e que apresentam vermelhidão em face. Nos casos em que existe suspeita de reação IgE mediada e a reação ocorreu na primeira infusão, suspeita-se que a sensibilização tenha ocorrido anteriormente, por meio de reação cruzada com outras fontes de exposição ambiental. Por fim, a atopia parece ser um fator de risco para as reações de hipersensibilidade a taxanos.[9]

Os anticorpos monoclonais são uma classe de medicamentos biológicos antineoplásicos em franca expansão no tratamento das neoplasias, graças à sua característica de terapia alvo-dirigida. Em contraste com a maioria dos outros medicamentos, que são pequenas moléculas químicas, esses são proteínas (muitos com sequências de origem murina). Portanto, a imunogenicidade destes agentes é uma questão importante, que pode afetar a segurança e a incidência de reações de hipersensibilidade. Os anticorpos monoclonais totalmente humanos são considerados menos imunogênicos que os humanizados ou quiméricos. Porém, mesmo os anticorpos monoclonais totalmente humanos podem provocar reações de hipersensibilidade.

As reações imediatas aos anticorpos monoclonais podem ser IgE mediadas, reações infusionais ou reações do tipo *citokine storm*. As reações do tipo IgE mediada foram descritas com anticorpos monoclonais comumente utilizados como rituximabe, cetuximabe, transtuzumabe e pertuzumabe, e podem ser moderadas a graves, incluindo anafilaxia. As reações relacionadas à infusão ou reações do tipo *citokine storm*, com liberação maciça de citocinas, podem apresentar sintomatologia atípica, incluindo rubor, calafrios, febre, taquicardia, hipertensão, dispnéia, náusea, vômito e síncope. A diferença entre reações relacionadas à infusão e reações de *citokine storm* com liberação maciça de citocinas é a natureza autolimitada das reações infusionais.[10,11]

As reações tardias, tipo III (doença do soro) e tipo IV, são menos frequentes, sendo que as tipo IV, em sua maioria, são moderadas com presença de exantema maculopapular. Essas reações podem surgir de 12 horas a várias semanas após a exposição ao agente ofensivo. Pacientes com diagnósticos de reações tardias graves, como síndrome de Steven Johnson (SSJ), NET ou DRESS, apresentam contraindicação absoluta para dessesibilização.

Classificação e sintomas

A classificação das reações de hipersensibilidade a antineoplásico com relação ao tipo de reação e ao grau da reação são fundamentais para definição da conduta terapêutica. Embora a classificação de Gell e Coombs seja a classificação utilizada para as reações de hipersensibilidade a medicamentos, a classificação e o diagnóstico das reações de hipersensibilidade a alguns agentes antineoplásicos tornaram-se bastante desafiadoras, devido a apresentação atípica de sintomas e momento do aparecimento das reações. Novas abordagens, para uma melhor compreensão das reações a esta classe de medicamentos, envolvem a caracterização de reações imediatas por fenótipo, endótipo e biomarcadores. Os fenótipos são definidos pela apresentação clínica e os endótipos referem-se aos mecanismos celulares e moleculares envolvidos, definidos por biomarcadores, como testes cutâneos, triptase e outros.[10] Assim, as reações de hipersensibilidade imediata podem ser classificadas como Tipo I (IgE mediadas), *citokine storm* ou reações mistas, e a Tabela 26.1 resume os principais sintomas (fenótipo) relacionados ao mecanismo imunológico envolvido (endótipo) de cada uma destas reações.[10,12]

Uma vez definido o tipo de reação, é importante classificarmos a reação inicial a um agente antineoplásico quando a gravidade da reação, definindo o grau da reação, que pode ser Grau I, II ou III, resumidos na Tabela 26.3.

O grau da reação inicial juntamente com a avaliação de biomarcadores *in vitro* e *in vivo* serão fundamentais para indicação de um protocolo de dessensibilização ou de provocação.

Tabela 26.2. Classificação das reações de hipersensibilidade imediata a agentes antineoplásicos de acordo com o fenótipos e endótipos.[12]

	Reação tipo I (IgE mediada)	Cytokine storm	Reações mistas
Principais células efetoras	Basófilos/mastócitos	Células T	Basófilos/mastócitos/células T
Biomarcadores	Triptase/histamina	IL-6/TNF-α/IL-1β	Triptase/histamina/IL-6/TNF-α/IL-1β
Sintomas	Vermelhidão em face, prurido, urticária, falta de ar, edema de glote, dores nas costas, náuseas, vômitos, diarreia, dessaturação, hipotensão e choque	Vermelhidão em face, tremores, calafrios, febre, dores, cefaleia, hipotensão e dessaturação	Vermelhidão em face, prurido, urticária, tremores, calafrios, febre, dores, cefaleia, falta de ar, náuseas, vômitos, diarreia, choque
Tratamento	Adrenalina IM se anafilaxia		
Dessensibilização	SIM	Em casos selecionados	Em casos selecionados

Tabela 26.3. Classificação das reações de hipersensibilidade de acordo com o grau da reação.[10]

Grau	Quadro clínico	Sinais e sintomas
Grau I/leve	Cutâneo e/ou subcutâneo	Urticária, vermelhidão em face, eritema, angioedema Envolve apenas 1 órgão ou sistema
Grau II/moderada	Cutâneo, cardiovascular, respiratório	Dispneia, estridor, sibilos, náuseas, vômitos, tontura, sudorese, dor ou aperto no peito, dor abdominal Envolve 2 órgãos ou sistemas
Grau III/grave	Hipóxia, hipotensão, comprometimento neurológico	Hipotensão (pressão sistólica menor do que 90 mmHg em adultos), cianose ou queda na saturação de O_2, confusão mental, síncope, convulsões ou incontinência Envolve 1 ou 2 órgãos com alterações em sinais vitais

Diagnóstico

A história clínica completa é fundamental para o diagnóstico dessas reações. Todo paciente que apresenta reação de hipersensibilidade a antineoplásicos deve ser encaminhado a um especialista em alergia e imunologia para uma avaliação completa, com a realização de testes cutâneos e indicação do melhor protocolo de dessensibilização ou provocação.

Os testes cutâneos de leitura imediata são úteis para diagnosticar reações do tipo I, IgE mediadas, e podem ser realizados tanto para agentes quimioterápicos como para os anticorpos monoclonais, embora o custo dos agentes biológico possam ser um fator limitante para a realização dos testes. Para realização dos testes cutâneos de leitura imediata, é recomendado um intervalo mínimo de 2 semanas entre a data da reação e a data do teste. A sensibilidade dos testes cutâneos varia de acordo com o agente causal. No caso das platinas é alta, sendo reportadas taxas entre 66-88%; e no caso dos taxanos, a positividade parece ser mais alta nos casos de reações de hipersensibilidade grau 3.[13] A Tabela 26.4 resume as principais concentrações usadas para testes cutâneos em nosso serviço (puntura e intradérmico).

O teste de ativação de basófilos (BAT) mostrou alta sensibilidade (70%) para o diagnóstico de reações alérgicas a platina,[8] porém somente está disponível para pesquisas. Ainda não existem dados de sensibilidade publicados para outros agentes antineoplásicos. A mensuração de biomarcadores como triptase e interleucina-6 (IL-6) durante a reação de hipersensibilidade auxiliam no diagnóstico da anafilaxia, assim como no diagnóstico do mecanismo envolvido na reação de hipersensibilidade. A triptase é um biomarcador de desgranulação de mastócitos e deve ser solicitada na crise aguda para todos os pacientes que apresentarem suspeita de anafilaxia. O aumento da triptase acima de 11,4 ng/mL ou aumento de 1,2 x triptase basal + 2 ng/mL é indicador de ativação mastocitária. A IL-6 pode estar elevada nos casos das reações mediadas por citocinas, as quais podem ser *citokine storm* ou mistas.

Tabela 26.4. Testes cutâneos de leitura imediata – concentrações.

Testes cutâneos (mg/mL)	*Prick test* (puntura)	Primeiro intradérmico	Segundo intradérmico	Terceiro intradérmico
Rituximabe	10	0,01	0,1	1
Cetuximabe	2	0,002	0,02	0,2
Trastuzumabe	21	0,21	2,1	NA
Bevacizumabe	25	0,25	2,5	NA
Pertuzumabe	30	0,3	3	NA
Paclitaxel	1	0,1	0,01	NA
Docetaxel	0,4	0,4	NA	NA
Carboplatina	10	1	0,1	NA
Oxaliplatina	1	0,1	NA	NA

Tratamento

O tratamento das reações de hipersensibilidade a antineoplásicos envolve o tratamento da crise aguda no momento da reação e o tratamento pós-crítico, quando será definido o protocolo de dessensibilização, se indicado. Nos casos de anafilaxia, a adrenalina aquosa, concentração 1/1.000, deve ser aplicada na dose de 0,2 a 0,5 mL (0,01 mg/kg em crianças, máximo de 0,3 mg) por via intramuscular (IM) na face anterolateral da coxa a cada cinco a dez minutos, como medicação de primeira escolha.

O protocolo de tratamento pós-crítico será definido de acordo com o tipo de reação, resultados dos testes cutâneos e biomarcadores *in vitro*, e grau da reação de hipersensibilidade, de acordo com o algorítmo representado na Figura 26.3.

Figura 26.3. Algorítmo para avaliação de reações de hipersensibilidade a agentes antineoplásicos.

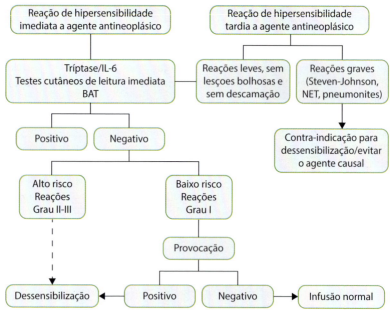

Dessensibilização

A dessensibilização rápida a medicamentos é um procedimento que modifica temporariamente a resposta de hipersensibilidade de um paciente a um determinado agente, gerando tolerância clínica e permitindo que o paciente receba a medicação de primeira escolha. A dessensibilização é um protocolo de alto risco e a dose total do medicamento ofensor será administrada por meio da titulação das doses e aumento progressivo da velocidade de infusão. Os protocolos de dessensibilização são individualizados e serão definidos com base na estratificação do risco, ou seja, levando em conta o grau da reação inicial (Tabela 26.3), tipo de reação (Tabela 26.2) e medicamento a ser administrado.

O protocolo de dessensibilização é realizado com uma a quatro soluções do medicamento a ser administrado (cada uma com 250 a 300 mL de soro glicosado 5% ou solução salina), baseado na estabilidade e nas diretrizes de administração do mesmo. A infusão dessas soluções ocorre em etapas consecutivas com taxas crescentes de infusão, sendo os protocolos mais utilizados os de 3 bolsas com 12 etapas ou 4 bolsas com 16 etapas. Cada etapa tem duração de 15 minutos, sendo que as doses administradas em cada etapa são 2 a 2,5 vezes maiores que a dose da etapa anterior. Durante o último passo, a taxa de infusão é de 80 mL/h, até completar a dose alvo, podendo chegar a até 120 mL/h. Na Tabela 26.5, podemos avaliar um exemplo de protocolo de dessensibilização com carboplatina usando 3 bolsas e 12 etapas.

As pré-medicações utilizadas nos protocolos de dessensibilização, assim como as medicações de resgate nos casos de reação durante o procedimento, também são individualizadas e baseiam-se nos sintomas apresentados pelo paciente na reação de hipersensibilidade inicial. Os anti-histamínicos (antagonistas H1 e H2) são usados profilaticamente contra prurido, urticária ou angioedema; o montelucaste é usado para prevenir sintomas respiratórios. Para evitar rubor, a aspirina é usada para suprimir a produção de prostaglandinas. Inibidores da COX-1, esteroides e opioides podem ser utilizados para prevenção ou resolução de sintomas sistêmicos, incluindo calafrios, tremores, febre e dor. O tratamento das reações durante o procedimento inclui a pausa da infusão e a administração de medicamentos de resgate. Depois que a reação é resolvida, o protocolo é retomado na etapa em que foi pausado e continuado até a conclusão (Figura 26.4).[7]

Tabela 26.5. Protocolo de dessensibilização para carboplatina com 3 bolsas e 12 etapas.

Medicação: carboplatina	
Dose (mg)	300
Volume por bolsa (mL)	250
Velocidade de infusão (mL/h)	80
Concentração (mg/mL)	1,2
Tempo de infusão (minutos)	187,5

					Total por bolsa (mg)	Quantidade infundida por bolsa (mL)
Solução 1	250	mL com	0,012	mg/ml	3,00	9,25
Solução 2	250	mL com	0,120	mg/ml	30,00	18,75
Solução 3	250	mL com	1,1906	mg/ml	297,64	250,00

(Continua)

Tabela 26.5. Protocolo de dessensibilização para carboplatina com 3 bolsas e 12 etapas.
(continuação)

Medicação: carboplatina

Passo	Solução	Velocidade (mL/h)	Duração (minutos)	Volume por passo (mL)	Dose administrada (mg)	Dose cumulativa (mg)
1	1	2,5	15	0,50	0,006	0,01
2	1	5,0	15	1,25	0,015	0,02
3	1	10,0	15	2,50	0,030	0,05
4	1	20,0	15	5,00	0,060	0,11
5	2	5,0	15	1,25	0,150	0,26
6	2	10,0	15	2,50	0,300	0,56
7	2	20,0	15	5,00	0,600	116
8	2	40,0	15	10,00	1,200	2,36
9	3	10,0	15	2,50	2,976	5,34
10	3	20,0	15	5,00	5,953	11,29
11	3	40,0	15	10,00	11,906	23,20
12	3	80,0	174,38	232,50	276,804	300,00
Duração em minutos =			**339,38**		**= 5,66 h**	

Figura 26.4. Medicações utilizadas em protocolos de dessensibilização de acordo com fenótipo da reação e sintomas apresentados pelo paciente durante a reação.

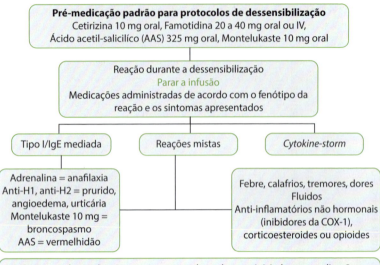

Referências bibliográficas

1. Motta AA, Aun MV. Reações adversas a fármacos. In: Motta AA e Agondi RC. Alergia & Imunologia Aplicação Clínica. 1ª. ed. São Paulo: Atheneu, 2015. p. 227-41.
2. Schachter SC. Antiseizure drugs. www.uptodate.com; Aug 2018.
3. Perucca PG, Gillian FG. Adverse effects of antiepileptic drugs. Lancet Neurol. 2012; 11: 792-802.
4. Fricke-Galindo I, et al. Carmabazepin adverse drug reactions. Expert Rev Clin Pharmacol. 2018;11(7):705-18.
5. Yacubian EMT. Eficácia e efeitos adversos dos fármacos antiepléticos. 2017. Disponível em: epilepsia.org.br.

6. Phillips E, Bigliardi P, Bircher AJ, Broyles A, Chang YS, et al. Controversies in drug allergy: Testing for delayed reactions. J Allergy Clin Immunol. 2019;143:66-73.

7. Sloane D, Govindarajulu U, Harrow-Mortelliti J, Barry W, Hsu FI, et al. Safety, Costs, and Efficacy of Rapid Drug Desensitizations to Chemotherapy and Monoclonal Antibodies. J Allergy Clin Immunol Pract. 2016.

8. Giavina-Bianchi P, Galvao VR, Picard M, Caiado J, Castells MC. Basophil Activation Test is a Relevant Biomarker of the Outcome of Rapid Desensitization in Platinum Compounds-Allergy. J Allergy Clin Immunol Pract. 2017;5(3):728-36.

9. Picard M, Pur L, Caiado J, Giavina-Bianchi P, Galvao VR, et al. Risk stratification and skin testing to guide re-exposure in taxane-induced hypersensitivity reactions. J Allergy Clin Immunol. 2016;137(4):1154-64 e12.

10. Isabwe GAC, Garcia Neuer M, de Las Vecillas Sanchez L, Lynch DM, Marquis K, Castells M. Hypersensitivity reactions to therapeutic monoclonal antibodies: Phenotypes and endotypes. J Allergy Clin Immunol. 2018;142(1):159-70 e2.

11. Santos RB, Galvao VR. Monoclonal Antibodies Hypersensitivity: Prevalence and Management. Immunol Allergy Clin North Am. 2017;37(4):695-711.

12. Labella M, Garcia-Neuer M, Castells M. Application of precision medicine to the treatment of anaphylaxis. Curr Opin Allergy Clin Immunol. 2018;18(3):190-7.

13. Pagani M, Bavbek S, Dursun AB, Bonadonna P, Caralli M, Cernadas J, et al. Role of Skin Tests in the Diagnosis of Immediate Hypersensitivity Reactions to Taxanes: Results of a Multicenter Study. J Allergy Clin Immunol Pract. 2019;7(3):990-7.

SEÇÃO 7

Anafilaxia

Capítulo 27
Definição e classificação de anafilaxia

Alexandra Sayuri Watanabe

Introdução e definição

O termo anafilaxia foi descrito pela primeira vez em 1901 pelos fisiologistas franceses Charles Richet e Paul Portier, para descrever um fenômeno descoberto ao realizarem experimentos com toxinas de anêmonas do mar (*Physalia*: encontradas nos oceanos Atlântico, Pacífico e Índico). Uma série de experimentos foram conduzidos em cães, com uma injeção inicial de toxina, seguida por uma segunda injeção 22 dias depois. O objetivo era fazer com que os cães se tornassem "imunes" ao veneno, mas encontraram efeito "contrário" ao que desejavam. Alguns cães se sensibilizaram e apresentaram reações alérgicas ao veneno. Ao invés de profilaxia, eles chamaram o fenômeno de anafilaxia (palavra que vem do grego *ana* (contra, oposto) e *phylaxis* (proteção).[1,2]

Em 1945, Robert Cooke definiu anafilaxia como um tipo imunológico particular de sensibilidade proteína induzida (ou hapteno induzida) no homem ou nos animais experimentais e sugeriu como uma subdivisão da Alergia.[3] Após a descoberta do anticorpo IgE, em 1966, as evidências eram muito fortes que esse anticorpo poderia estar envolvido em muitas reações anafiláticas.[4,5]

Como nem todas as reações puderam ser explicadas por esse mecanismo, o termo reação anafilactóide foi introduzido para descrever eventos clínicos semelhantes, mas cujo mecanismo não era por anticorpos IgE.[1]

Desse modo, há pouco tempo o termo anafilaxia era definido para as reações de hipersensibilidade imediata, sistêmicas, causadas por mediadores após ativação de mastócitos e basófilos pela ligação a anticorpos IgE. E o termo reação anafilactóide era utilizado quando o mecanismo era não IgE mediado. Em 2005, após mais de 100 anos da descrição de anafilaxia, ainda não havia consenso universal sobre a definição do termo ou critérios para o diagnóstico. Consequentemente, a falta de critérios específicos para o diagnóstico de anafilaxia dificultou a realização de estudos em epidemiologia, fisiopatologia, e manuseio dessa desordem; levando a confusão por parte dos socorristas, equipe de emergência, médicos da atenção primária e pacientes; resultando em falhas no diagnóstico e no tratamento.

Considerando todas essas dificuldades e objetivando resolver as falhas apontadas acima, o Instituto Nacional de Alergia e Doenças Infecciosas (NIAID) e a Rede de Alergia Alimentar e Anafilaxia (FAAN) convocou uma reunião em abril de 2004. Esse simpósio de 2 dias reuniu especialistas e representantes de organizações governamentais e leigas para abordar a questão. As organizações representadas incluíram: a Academia Americana de Alergia, Asma e Imunologia; a Academia Americana de Médicos de Emergência; a Academia Americana de Médicos de Família; a Academia Americana de Pediatria; a Colégio Americano de Alergia, Asma e Imunologia; o Colégio Americano de Médicos de Emergência; a Sociedade Americana de Anestesiologistas; os Centros de Controle e Prevenção de Doenças; a Iniciativa em alergia alimentar; o Instituto Internacional de Ciências da Vida; a Sociedade para Medicina de Emergência Acadêmica; e o *FDA* americano. Critérios clínicos foram propostos e enfatizaram a necessidade de maior suspeita de anafilaxia em pacientes com história prévia de reações alérgicas a um alérgeno específico e uma exposição conhecida, bem como em pacientes que não tinham história de reação alérgica prévia.[6]

Em julho de 2005, o NIAID e a FAAN convocaram uma segunda reunião, que incluiu representantes das organizações anteriores e da Academia Europeia de Alergia e Imunologia Clínica, da Sociedade Australiana de Imunologia Clínica e Alergia, do Colégio Australiano de emergências médicas para iniciar o processo de facilitação de um acordo internacional. O objetivo desse segundo Simpósio NIAID/FAAN foi continuar trabalhando em direção a uma definição universal de anafilaxia, estabelecer critérios clínicos que identificariam casos de anafilaxia com alta precisão, revisão do manuseio mais apropriado da anafilaxia e delinear necessidades de pesquisa nessa área.[7]

A definição atual de anafilaxia é: desordem sistêmica, potencialmente fatal, desencadeada pela liberação de mediadores de mastócitos e basófilos ativados pela via alérgica (IgE mediada) ou não alérgica (não IgE mediada). Tem início súbito, multisistêmico, envolvendo pele, sistemas pulmonares, gastrintestinais e cardiovascular.[8]

Para identificar pessoas nessas condições, alguns critérios foram propostos.[7] A anafilaxia é altamente provável quando qualquer um dos três critérios a seguir for preenchido:

1. Doença de início agudo (minutos a várias horas) com envolvimento da pele, tecido mucoso ou ambos (exemplo: urticária generalizada, prurido ou rubor facial, edema de lábios, língua e úvula).
E pelo menos um dos seguintes:
   − Comprometimento respiratório (p. ex., dispneia, sibilância, broncospasmo, estridor, redução do pico de fluxo expiratório [PFE], hipoxemia).
   − Redução da pressão arterial ou sintomas associados de disfunção terminal de órgão (p. ex., hipotonia [colapso], síncope, incontinência).

2. Dois ou mais dos seguintes, que ocorrem rapidamente após a exposição ao provável alérgeno para um determinado paciente (minutos ou várias horas):
   − Envolvimento de pele-mucosa (urticária generalizada, prurido e rubor, edema de lábio-língua-úvula).
   − Comprometimento respiratório (dispneia, sibilância, broncospasmo, estridor, redução do pico de fluxo expiratório (PFE), hipoxemia).
   − Redução da pressão sanguínea ou sintomas associados (p. ex., hipotonia [colapso], síncope, incontinência).

- Sintomas gastrintestinais persistentes (p. ex., cólicas abdominais, vômitos).

3. Redução da pressão sanguínea após exposição a alérgeno conhecido para determinado paciente (minutos ou várias horas):
    - Lactentes e crianças: pressão sistólica baixa (idade específica) ou maior do que 30% de queda na pressão sistólica.
    - Adultos: pressão sistólica abaixo de 90 mmHg ou queda maior do que 30% do seu basal.

Na criança, pressão sistólica baixa é definida como inferior a 70 mmHg para a idade de 1 mês a 1 ano, menor do que (70 mmHg + [2 × idade]) para os de 1 a 10 anos, e abaixo de 90 mmHg para os entre 11 e 17 anos.

Os participantes concordaram que nenhum critério fornecerá 100% de sensibilidade e especificidade, mas acreditou-se que os critérios propostos provavelmente capturarão mais de 95% dos casos de anafilaxia pelo fato que a maioria das anafilaxias incluem sintomas cutâneos (presentes em mais de 80% dos casos). As reações devem ser identificadas pelo critério 1, considerando o fato acima descrito que a maioria envolve sintomas na pele, mesmo quando o *status* alérgico do paciente e a causa potencial da reação possa ser desconhecida.

Em um estudo com 605 pacientes pediátricos que visitaram serviços de emergência por anafilaxia induzida por alimentos, durante um período de 6 meses,[9] como esperado, os sinais dermatológicos se destacaram, com envolvimento cutâneo em > 85% de todas as faixas etárias. As manifestações respiratórias foram observadas em 59% a 81% nos grupos mais jovens e o trato gastrintestinal foi envolvido em ≥ 50% de todas as idades. Sinais e sintomas cardiovasculares foram raramente observados, ocorrendo principalmente em adolescentes, no entanto, outro estudo mostrou que a hipotensão pode passar despercebida em crianças.[10]

Tabela 27.1. Apresentação clínica entre crianças que procuraram serviço de emergência por anafilaxia (%).[9]

Órgão envolvido	Infantis (< 2 anos) N = 191	Pré-escolares (2-5 anos) N = 171	Escolares (6-11 anos) N = 150	Adolescentes (12-18 anos) N = 145
Cutâneo	98	95	92	87
Respiratório	59	81	70	71
Gastrintestinal	56	50	59	59
Cardiovascular	-	-	-	12

Em adultos, as principais manifestações são:

Cutâneo (90%):
- » Urticária e angioedema.
- » *Flushing*.
- » Purido sem *rash*.

Respiratório (40-60%):
- » Dispneia, chiado.
- » Angioedema de vias aéreas superiores.
- » Rinite (rinorreia, espirros, obstrução nasal).

Tontura, síncope, hipotensão (30-35%)

Sintomas abdominais (25-35%):
- » Náuseas, vômitos, diarreia, cólicas.

Sinais e sintomas adicionais de anafilaxia incluem: taquicardia, cefaleia, apreensão, eritema conjuntival e lacrimejamento, irritabilidade, alteração do estado mental e perda de consciência.[10]

Caso não haja sintomas cutâneos (podem estar ausentes em até 20% dos pacientes), em pacientes com uma história de alergia conhecida e possível exposição, o critério 2 forneceria ampla evidência de que uma reação anafilática estaria ocorrendo. Os sintomas gastrintestinais foram incluídos como sintomas pertinentes porque eles foram associados com desfechos graves em várias reações anafiláticas.[11]

Finalmente, o critério 3 deve identificar os raros pacientes que experimentarão um episódio hipotensivo agudo após exposição a um alérgeno conhecido.[12]

Esses critérios, portanto, foram validados, apresentando 97% de sensibilidade e 82% de especificidade.

Classificação

Assim como em outras doenças, atualmente classificamos fenótipos de doença em subclasses denominados endótipos (isso é, identificando características definidas por mecanismos específicos), levando em consideração as variações associadas nas vias genéticas, farmacológicas, fisiológicas, biológicas e/ou imunológicas com cada fenótipo. O tratamento que é direcionado a um indivíduo baseado no perfil endótipico, ao invés de perfil fenotípico, já foi denominado por consenso como precisão ou medicina personalizada (entre outros termos).[13,14]

Fenótipos na anafilaxia

Os fenótipos são definidos pela apresentação clínica e podem ser classificados em: reação tipo I (IgE mediadas), reação por liberação de citocinas, reações mistas e reações por complemento e bradicinina.

A anafilaxia pode ser classificada baseada nos fatores desencadeantes: alimentos, medicamentos, venenos de insetos himenópteros (abelha, vespa e formiga), látex e por fenômenos físicos: exposição ao frio, por exemplo. Cada um desses desencadeantes podem ser influenciados por cofatores, que exercem papel fundamental em desencadear o início dos sintomas. Cofatores podem explicar por que, em alguns pacientes, a exposição a alérgenos alimentares pode causar anafilaxia, enquanto em outros cenários clínicos pode ser tolerada ou provocar uma reação leve. Com a influência desses fatores, as reações alérgicas a alimentos podem ser induzidas com doses menores de alérgenos e/ou se tornarem mais graves. Exercício, ingesta de medicamentos e álcool, infecções e comorbidades como asma, doenças cardiovasculares e mastocitose sistêmica são os principais fatores descritos, embora seus mecanismos e vias de sinalização sejam pouco compreendidos.[15]

Endótipos na anafilaxia

Os endotipos correspondentes a esses fenótipos incluem mecanismos IgE e não IgE mediados, mecanismos mediados por citocinas, processos mistos e ativação direta de células imunes pelo complemento ou pela bradicinina (Figura 27.1).[16]

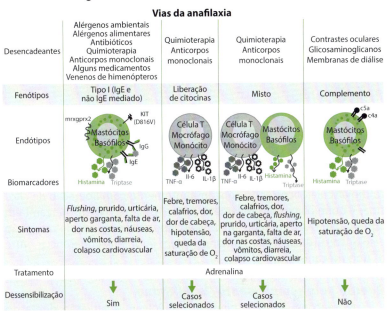

Fonte: Journal of Allergy and Clinical Immunology, Volume 140/Edition 2, Castells M. Diagnosis and Management of anaphylaxis in precision medicine, pages 321-333, Copyright 2017.

Reação tipo I

É o principal mecanismo na anafilaxia. Os mediadores liberados de mastócitos e basófilos provocam vermelhidão, prurido, urticária, angioedema, sintomas respiratórios, náuseas, vômitos, diarreias, hipotensão, queda da saturação e outros sintomas cardiovasculares. Os desencadeantes mais comuns são: alimentos (que variam de acordo com localização geográfica, sendo os mais prevalentes: leite, ovo, trigo, peixe, frutos do mar, amendoins e castanhas), medicamentos (anti-inflamatórios não esteroidais, antibióticos β-lactâmicos, relaxantes musculares, quimioterápicos), venenos de insetos himenópteros (abelha, vespa e formiga) e látex.[17]

Reação por liberação de citocinas

Ocorre por liberação de mediadores pró-inflamatórios, como: TNF-α, IL-1B, IL-6 e as células alvo são: monócitos, macrófagos, mastócitos e outras células imunes.

Os desencadeantes são quimioterápicos e anticorpos monoclonais. Os sintomas incluem: calafrios, febre, dor de cabeça, náuseas, hipotensão e queda de saturação (chamado "tempestade de citocinas").[16]

Reações mistas
(mecanismo IgE mediado e por liberação de citocinas)

Podem ser causados por anticorpos monoclonais e quimioterápicos, sendo que os sintomas da reação IgE mediados são: vermelhidão, prurido, urticária, angioedema, dificuldade em respirar, sibilos, náuseas, vômitos, diarreias, hipotensão, queda de saturação e colapso cardiovascular, ocorrendo concomitantemente com liberação de citocinas e quimiocinas pró-inflamatórias (IL-1β, IL-6 e TNF-α), que também podem dar: calafrios, febre, mal-estar, hipotensão, queda de saturação e colapso cardiovascular, tornando assim impossível diferenciar entre os dois mecanismos.[16]

Reação pelo complemento/bradicinina

As reações pelo complemento envolvem a ativação direta do mastócito e outras células do sistema imune por meio da ativação do complemento, gerando anafilatoxinas como C3a e C5a, que podem se ligar a receptores de complemento, liberando histamina, leucotrienos e prostaglandinas, que podem induzir rubor, urticária, hipoxia, vasodilatação e hipotensão, bem como a ativação direta e indireta do sistema intrínseco via de coagulação. Observamos esse mecanismo com medicamentos como a vancomicina, meio de contraste e em membranas de diálise.[18]

Considerações finais

Anafilaxia é desordem sistêmica, potencialmente fatal, desencadeada pela liberação de mediadores de mastócitos e basófilos ativados pela via alérgica (IgE mediada) ou não alérgica (não IgE mediada). Tem início súbito, multissistêmico, envolvendo pele, sistemas pulmonares, gastrintestinais e cardiovascular, mas sempre lembrar que podem não incluir sintomas na pele e pode não vir acompanhada de sintomas como hipotensão e choque. Sintomas não típicos podem ocorrer, tais como febre e calafrios e devem ser considerados como anafilaxia principalmente quando se utiliza alguns quimioterápicos e anticorpos monoclonais.

Referências bibliográficas

1. Lieberman P. Anaphylaxis and anaphylactoid reactions. In: Middleton E, Reed CE, Ellis EF, Adkinson NF, Yunginger JW, Busse WW, eds. Allergy: Principles and Practice. 5th ed., Volume II, Section E. St Louis, MO: Mosby-Year Book; 1998:1079e1092.

2. Samter M. Excerpts from Classics in Allergy. Edited for the 25th Anniversary Committee of the American Academy of Allergy. Columbus, OH: Ross Laboratories; 1969:32e33.

3. Cooke RA. Allergy in Theory and Practice. Philadelphia: WB Saunders; 1945:5.

4. Ishizaka K, Ishizaka T. Identification of gE antibodies as a carrier of reaginic activity. J Immunol 1967;99:1187-98.

5. Johansson SG, Bennich H. Immunological studies of an atypical (myeloma) immunoglobulin. Immunology 1967;13:381-94.

6. Sampson HA, Munoz-Furlong A, Bock SA, Schmidt C, Bass R, et al. Symposium on the definition and management of anaphylaxis: summary report. J Allergy Clin Immunol 2005;115:571-4.

7. Sampson HA, Munoz-Furlong A, Campbell RL, et al. Second symposium on the definition and management of anaphylaxis: summary report – Second National Institute of Allergy and Infectious Disease/Food Allergy and Anaphylaxis Network symposium. J Allergy Clin Immunol. 2006 Feb;117(2):391-7.

8. LoVerde D, Iweala OI, Eginli A, Krishnaswamy G. Anaphylaxis. Chest 2018, 153(2):528-43.

9. Rudders SA, Banerji A, Clark S, Camargo CA Jr. Age related differences in the clinical presentation of food induced anaphylaxis. J Pediatr. 2011;158:326-8.

10. Simons FE. Anaphylaxis in infants: can recognition and management be improved? J Allergy Clin Immunol. 2007;120:537-40.
11. Brown SGA. Clinical features and severity grading of anaphylaxis. J Allergy Clin Immunol 2004;114:371-6.
12. Pumphrey RSH, Stanworth SJ. The clinical spectrum of anaphylaxis in north-west England. Clin Exp Allergy 1996;26:1364-70.
13. Collins FS, Varmus H. A new initiative on precision medicine. N Engl J Med 2015;372:793-5.
14. Galli SJ. Toward precision medicine and health: Opportunities and challenges in allergic diseases. J Allergy Clin Immunol 2016;137:1289-300.
15. Simons FE. 9. Anaphylaxis. J Allergy Clin Immunol 2008;121:S402-407; quiz S420.
16. Castells M. Diagnosis and management of anaphylaxis in precision medicine. J Allergy Clin Immunol. 2017;140(2):321-33.
17. Ring J, Behrendt H, de Weck A. History and classification of anaphylaxis. Chem Immunol Allergy. 2010;95:1-11.
18. Reber LL, Hernandez JD, Galli SJ. The pathophysiology of anaphylaxis. J Allergy Clin Immunol. 2017;140(2):335-48.

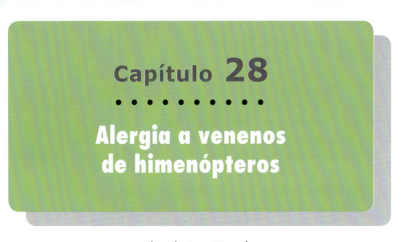

Capítulo 28

Alergia a venenos de himenópteros

Alexandra Sayuri Watanabe
Fábio Fernandes Morato Castro

Introdução

As reações por venenos de *Hymenoptera* encontram-se entre as principais causas de anafilaxia, sendo que desse grupo, de importância médica, podemos incluir as abelhas, vespas e formigas. Em crianças, é a segunda causa mais frequente de anafilaxia, após alimentos. De acordo com estudos epidemiológicos europeus, a frequência de reações sistêmicas após ferroada desses insetos é de 0,3% a 7,5% em adultos e 3,4% em crianças.[1]

No Brasil, temos somente dados para acidentes causados por abelhas e não para vespas ou formigas. Segundo o Centro de Vigilância Epidemiológica do Estado de São Paulo, entre janeiro de 1998 e julho de 2018, foram registrados 36.662 acidentes causados por abelhas, com 9,9% dos casos moderados a graves e com 0,3% de letalidade. Acredita-se que outros insetos estejam incluídos nesse total e, embora não haja distinção para os acidentes tóxicos, acredita-se que a maioria das notificações seja por reações alérgicas.[2] No ambulatório de reações a venenos de insetos do Serviço de Imunologia Clínica e Alergia do Hospital das Clínicas da Faculdade de Medicina da Universidade de São Paulo (HC-FMUSP), observamos que 73,8% dos pacientes que apresentaram reações ao veneno de formiga tinham menos de 20 anos de idade e mais de 50% dos pacientes que apresentaram reações aos venenos de abelha e vespa eram adultos.

A ordem *Hymenoptera* pertence à classe dos insetos e se distribui conforme e Figura 28.1.[3]

Principais espécies causadoras de anafilaxia:

- » Abelhas: o representante mais conhecido é a *Apis mellifera* (abelha do mel), criada em larga escala para produção de mel, cera e própolis. No Brasil, são abelhas que surgiram do cruzamento de abelhas europeias com abelhas africanas, herdando o comportamento agressivo dessas últimas.[4]
- » Vespas: há mais de 450 espécies catalogadas no Brasil. Também podem ser denominadas "marimbondos" as vespas da família *Vespidae*, *Pompilidae* ou *Sphecidae*, ou em algumas regiões do sul, "zangões", embora haja muitos nomes regionais.[4] O extrato alergênico padronizado, disponível no Brasil, é da espécie *Polistes* sp.
- » Formigas: como causadoras de anafilaxia, são importantes as espécies *Solenopsis invicta* e *Solenopis richteri*, também chamadas de "formiga de fogo" ou "lavapés". A maioria possui de 1,8 a 6 mm de tamanho, sendo que a rainha pode atingir até 1 cm. A rainha tem asas, utilizadas para o vôo nupcial. Outra característica importante é que as formigas prendem-se com suas mandíbulas à pele e podem ferroar repetidamente o indivíduo.[4]

É comum, em nosso meio, os pacientes confundirem as abelhas com as vespas, o que pode dificultar sobremaneira o diagnóstico. Entretanto, esses dois grupos diferem enormemente em seus comportamentos e formato do corpo. Vespas podem ser frequentemente encontradas próximas a bebidas e alimentos adocicados e lixo.

Figura 28.1. Taxonomia da ordem *Hymenoptera*.

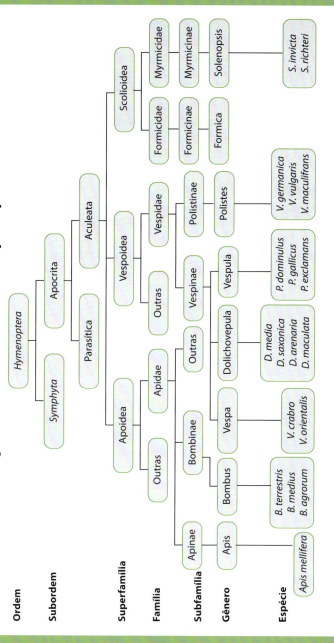

SEÇÃO 7 - ANAFILAXIA

O ferrão também é outro método de identificação. As abelhas podem ferroar apenas uma vez; o ferrão é constituído por um estilete usado na perfuração e duas lancetas que possuem farpas que prendem o ferrão na superfície ferroada, dificultando sua retirada. Como na maioria das vezes o ferrão fica preso na superfície ferroada, quando a abelha tenta voar ou sair do local após a ferroada, ocorre uma ruptura de seu abdome e, consequente, morte. Na maioria das vespas o ferrão não possui farpas e então cada inseto pode ser capaz de ferroar repetidas vezes, o que ocorre também com ferroadas de formigas.[4]

Componentes do veneno

O veneno de himenópteros é uma mistura de diferentes componentes, incluindo moléculas bioativas, como histamina, serotonina, tiramina, catecolaminas, peptídeos de baixo peso molecular (incluindo mastoparanos, cininas, peptídeos quimiotáticos) e proteínas de alto peso molecular (incluindo fosfolipase, hialuronidase, mellitina, antígeno 5) que diferem nas diferentes espécies e podem atuar como alérgenos e, em alguns casos, podem causar reações tóxicas.[3]

Fisiopatologia

As reações alérgicas são direcionadas contra os constituintes alergênicos proteicos presentes nos venenos. O fator mais importante nessas reações alérgicas é a presença de anticorpos IgE veneno-específico. Nos pacientes alérgicos, há uma preferência na produção de interleucinas com perfil Th2 com a capacidade de induzirem a formação de IgE. As células ativadas na presença de IL-4 e IL-13 causam a seleção de isotipos de IgE durante a maturação das células B ativadas com subsequente produção de IgE específica ao veneno. As moléculas de IgE ligam-se a mastócitos e basófilos por meio de receptores de alta afinidade (FcεRI), mantendo-os em um estado de prontidão ou estado de sensibilização. No próximo contato com o mesmo alérgeno, ocorre a ligação desse a pelo menos duas moléculas de IgE fixadas à superfície de mastócitos, levando à desgranulação de mediadores químicos com as mais variadas atividades biológicas.[5]

Quadro clínico

As reações a ferroadas de *Hymenoptera* podem ser classificadas como reação tóxica e reação alérgica.

Reação tóxica

» Local: a maioria dos pacientes apresenta esse tipo de reação após serem ferroados. Ocorre apenas uma reação inflamatória no local da introdução do veneno, com dor aguda local, eritema e edema, mas com resolução em horas.

» Sistêmica: reação sistêmica ocasionada pela grande quantidade de veneno no organismo e pelo tipo de inseto, quando há múltiplas ferroadas. Os sintomas podem ser semelhantes às reações alérgicas sistêmicas, podendo ocasionar morte, e já foram descritos também sintomas como hemólise, coma e insuficiência renal aguda. Em crianças, um acidente fatal pode ser provocado por apenas 30 a 50 ferroadas de abelhas.[6]

Reação alérgica

» Local extensa: reação inflamatória intensa, com edema localizado. É muito comum, acometendo 2,4 a 26,4% da população.[1] É considerada uma reação tardia IgE mediada que se desenvolve após 12-48 h, com diâmetro da reação frequentemente excedendo 15 cm, com enduração e com regressão lenta, demorando 5 a 10 dias para melhorar. Essa reação causa grande morbidade, mas é motivo de preocupação apenas quando a ferroada ocorre no pescoço, podendo causar edema importante na orofaringe.

» Reação sistêmica anafilática: início de ação rápido (15-20 minutos).[6] No ambulatório de reações a venenos de himenópteros do HCFMUSP, utilizamos como critério de gravidade de reações sistêmicas os critérios de Mueller, que podem ser subdivididos em:[7]

- Grau I – urticária, prurido, mal estar, ansiedade.
- Grau II – um dos sintomas anteriores e dois ou mais dos seguintes: broncoconstrição leve, náuseas, vômitos, dor abdominal, diarreias e angioedema. Esse último pode ser considerado grau II quando aparecer isoladamente.
- Grau III – um dos anteriores e dois ou mais dos seguintes: dispneia, sibilos, estridor (esses três já são considerados grau III quando aparecem isoladamente), disfagia, disartria, rouquidão, fraqueza, confusão mental e sensação de morte eminente.

- Grau IV – um dos anteriores e dois ou mais dos seguintes: queda de pressão arterial, colapso, perda de consciência, incontinência urinária e cianose.
» Outras reações sistêmicas: são raras, geralmente de patogenia desconhecida e incluem dor pélvica e abdominal, vasculites, nefropatias, doença do soro símile, neuropatias etc.

Diagnóstico

O diagnóstico é baseado na história clínica e na pesquisa de anticorpos IgE veneno-específica, seja por teste cutâneo *(prick test* e/ou teste intradérmico) ou por teste *in vitro*.[1]

Inseto responsável

A identificação do inseto responsável pela ferroada é essencial para o diagnóstico e principalmente para o planejamento terapêutico. No entanto, as informações fornecidas pelos pacientes nem sempre são confiáveis pelo fato do desconhecimento do inseto, ou por serem crianças que estavam sozinhas no momento da ferroada ou o paciente realmente não viu pois estava andando de moto, por exemplo, e portanto, têm valor limitado. Geralmente, nas abelhas há a autotomia do ferrão, sendo que esse fica aderido na pele, não ocorrendo esse fenômeno na maioria das vespas e nem de formigas. Abelhas ficam mais próximas de colmeias e de flores, e vespas ficam nas proximidades de lixos e restos de comida.[8]

História clínica

A história clínica deve ser bastante valorizada e detalhada quanto a fatores como: se souber o inseto responsável, solicitar ao paciente para descrever o inseto: tamanho, cor, formato, número e localização das ferroadas, descrição minuciosa dos sintomas apresentados (sintomas cutâneos, respiratórios, gastrintestinais ou cardiológicos), qual tratamento medicamentoso administrado e se há história anterior de ferroadas e tipo da reação.[8]

Testes cutâneos

Os testes cutâneos devem ser realizados com extratos padronizados e provenientes do próprio inseto. Realiza-se primeiro um *prick test* com diluições crescentes e, caso esse seja negativo, faz-se o teste intradérmico. O teste positivo indica apenas sensibilização prévia, sendo incapaz de predizer se haverá reação na próxima exposição e a gravidade da reação.

Um intervalo de uma a seis semanas após a ferroada é recomendado como a melhor janela de tempo para realizar o teste cutâneo. Outros resultados falso-negativos também podem ocorrer se o paciente utiliza esses tipos de medicamentos: corticosteroides, anti-histamínicos e psicotrópicos.[9]

Pesquisa de IgE sérica específica

Para a determinação de anticorpos IgE veneno-específicos (testes *in vitro*), podem ser utilizados radioimunoensaios, métodos enzimáticos e quimioluminescência. Aproximadamente 10% a 15% dos pacientes com testes cutâneos positivos podem apresentar pesquisa de IgE específica negativa ou baixa. Assim como os testes cutâneos, essas dosagens séricas também devem ser solicitadas após 4-6 semanas após a ferroada.

A sensibilização a ambos venenos (abelha e vespa) é achado frequente e pode estar presente em 59% dos pacientes. O termo "dupla positividade" refere-se a resultados de testes diagnósticos ao invés de mostrar relevância clínica, podendo significar reação a 2 venenos ou reatividade cruzada entre componentes semelhantes.[10]

Tratamento

Reações locais e locais extensas

Para a maioria dessas reações, a aplicação de gelo, compressa fria, analgésicos e anti-histamínicos são suficientes para melhorar o edema e o desconforto local. A maioria dessas reações resolve dentro de poucas horas da ferroada. Para as reações locais extensas, procede-se como citado acima e podem ser acrescentados corticoides tópicos e orais.

Reações tóxicas

As reações tóxicas requerem estabilização do paciente com reposição de fluidos, corticoides e monitorização cardíaca, pulmonar, hematológica e renal por alguns dias.

Reações anafiláticas

Como a maioria das mortes por reações anafiláticas ocorre dentro de uma hora após a ferroada, a monitorização agressiva precoce, tratamento, estabilização e intervenção são mandatórios. A adrenalina é o medicamento de escolha na concentração de 1:1000 em solução aquosa, na dose de 0,3 a 0,5 mL (dose de adulto) e 0,01 mL/kg até o máximo de 0,3 mL (dose para crianças), em intervalos de 15 a 30 minutos. Fluidos intravenosos são cruciais para evitar o colapso vascular, além de manutenção de vias aéreas pérvias. Anti-histamínicos, β2 agonistas e corticoides podem ser utilizados como segunda linha de tratamento.[11]

Como medidas preventivas, orientar o paciente a evitar uso de perfumes adocicados ou fortes; evitar andar com pés descalços em jardins ou em locais próximos à piscina; procurar andar com botas em áreas rurais. Para as reações graves, orientar plano de ação e orientar o paciente a utilizar adrenalina auto injetável (Epipen® adulto ou júnior; AnaPen®, Adrenaclick®, Jext®, Emerade® etc.), caso haja necessidade.[12]

Imunoterapia veneno específica

A imunoterapia específica é considerada um tratamento seguro e eficaz.[13-15] O tratamento com veneno de formiga é eficaz em 97% dos pacientes após término da imunoterapia,[15,16] enquanto a efetividade com veneno de abelha varia de 77% a 84% e com veneno de vespa de 91 a 96%.[17,18]

O extrato utilizado na imunoterapia deve ser o mesmo do teste cutâneo e sua concentração inicial também é baseada nele. A imunoterapia consiste de 2 fases: fase de indução em que há aumento progressivo da concentração do extrato aplicado subcutaneamente e fase de manutenção: dose fixa da concentração aplicada mensalmente até o término do tratamento, que varia de 3 a 5 anos dependendo da gravidade dos sintomas iniciais, baseado em estudos que avaliaram reações após novas ferroadas durante o tratamento e após o término do tratamento. Os pacientes que abandonaram tratamento antes dos 3 anos reagiram em grande porcentagem nas ferroadas subsequentes, enquanto os que mantiveram por 3 ou 5 anos não reagiram.[19]

Indicação da imunoterapia

Segundo uma revisão extensa[20] sobre hipersensibilidade a veneno de insetos, a imunoterapia deve ser recomendada em pacientes que apresentam anafilaxia após ferroada de insetos, especialmente se há reações graves, tais como obstrução da via aérea ou hipotensão, e com teste cutâneo positivo com o veneno do inseto responsável (Tabela 28.1).

Tabela 28.1. Indicações da imunoterapia segundo a gravidade da reação alérgica.[20]

	Tipo da reação	Teste cutâneo	Imunoterapia
Criança	Reação generalizada grau I ou II	Positivo	Avaliar caso individualmente
Adulto	Reação generalizada grau I ou II	Positivo	Sim
Criança ou adulto	Reação local extensa	Positivo ou negativo	Não*
Criança ou adulto	Reação generalizada grau III ou IV	Positivo	Sim

Geralmente não se indica nesses casos, mas a imunoterapia é eficaz também para os indivíduos que têm reação local extensa, especialmente naqueles que estão em alto risco para levar várias ferroadas por causa da ocupação ou da susceptibilidade e, portanto, nessas situações pode ser indicada.

Para crianças menores de 16 anos que experimentaram somente reações cutâneas, geralmente não é recomendada a imunoterapia, pois os estudos realizados com veneno de abelha e vespa mostraram que as crianças apresentaram uma boa evolução espontânea. As reações sistêmicas nas ferroadas subsequentes foram mais leves ou semelhantes às originais, tanto nas que fizeram imunoterapia, quanto nas que não fizeram.[19] Quando se consideram crianças menores de 16 anos com hipersensibilidade a veneno de formiga, devem-se avaliar cada caso, pois a frequência de exposição é maior nesses pacientes. Além disso, não há dados na literatura sobre imunoterapia com veneno desse inseto especificamente em crianças com apenas manifestações cutâneas. Caso a exposição seja muito frequente, considerando *hobbies* e ocupação do paciente ou em condições de má qualidade de vida avaliada, pode ser possível a indicação da imunoterapia nesses casos.[21]

Embora a imunoterapia seja efetiva, há desvantagens que devem ser consideradas, como custo elevado, inconveniência pela aplicação de injeções, ocorrência de reações adversas à imunoterapia e a necessidade de tratamento prolongado. Portanto, antes de iniciar o procedimento, é importante determinar quais pacientes devem ser considerados para o tratamento e sempre discutir e expor todos esses fatores aos pacientes.

Considerações finais

A alergia a veneno de himenópteros é uma condição epidemiologicamente subestimada, representando uma importante causa de morbidade em todo o mundo. A taxa de mortalidade é baixa, no entanto, as subestimativas são comuns, provavelmente devido a subnotificação. A prevenção de reações sistêmicas futuras em pacientes que desenvolveram uma anafilaxia baseia-se no correto manejo da emergência, seguido de diagnóstico, prescrição de autoinjetores de adrenalina e, quando indicado, imunoterapia veneno-específica, que é um tratamento que ainda muitos médicos desconhecem, mas que pode salvar vidas.

Referências bibliográficas

1. Sturm GJ, Varga EM, Roberts G, et al. EAACI guidelines on allergen immunotherapy: Hymenoptera venom allergy. Allergy 2018;73(4):744-64.
2. Divisão de Zoonoses – CVE – Sinanw e Sinan Net. Distribuição dos Acidentes por Abelhas segundo o coeficiente de incidência, óbitos e letalidade segundo o ano de sua ocorrência, Estado de São Paulo, período 1998 a 2021. Disponível em: http://www.saude.sp.gov.br/resources/cve-centro-de-vigilancia-epidemiologica/areas-de-vigilancia/doencas-de-transmissao-por-vetores-e-zoonoses/dados/peconhentos/peco_abelhas.pdf. Acesso em 01/02/2022.
3. Vetter RS, Visscher PK. Bites and stings of medically important venomous arthropods. Int J Dermatol 1998 37:481-96.

4. Palma MS. Venenos de Hymenoptera sociais: coleta, composição, bioquímica e farmacologia. Rev Bras Alergia Imunopatol 1992;15(4):126-8.

5. Spergel JM. From atopic dermatitis to asthma: The atopic march. Ann Allergy, Asthma Immunol. Ann. Allergy Asthma Immunol.; 2010;105(2):99-106.

6. Golden DBK, Demain J, Freeman T, Graft D, Tankersley M, et al. Stinging insect hypersensitivity. Ann Allergy Asthma Immunol 2017;118:28-54.

7. Mueller HL. Diagnosis and treatment of insect sensitivity. J Asthma Res 1996;3:331-3.

8. Bilò BM, Ruëff F, Mosbech H, Bonifazi F, Oude Elberink JNG, the EAACI Interest Group on Insect Venom Hypersensitivity. Diagnosis of hymenoptera venom allergy. Allergy. 2005;60:1339-49.

9. Adib-Tezer H, Bayerl C. Honeybee and wasp venom allergy: Sensitization and immunotherapy. J Dtsch Dermatol Ges. 2018 Oct 16(10):1228-47.

10. Stoevesandt J, Hofmann B, Hain J, Kerstan A. Single venom-based immunotherapy effectively protects patients with double positive tests to honey bee and Vespula venom. Allergy Asthma Clin Immunol 2013 Sep 2;9(1):33.

11. Campbell RL, Li JT, Nicklas RA, et al. Members of the Joint Task Force; Practice Parameter Workgroup: Emergency department diagnosis and treatment of anaphylaxis: A practice parameter. Ann Allergy Asthma Immunol 2014; 113:599-608.

12. Kemp SF, Lockey RF, Simons FE. Epinephrine: the drug of choice for anaphylaxis. A statement of the World Allergy Organization. Allergy. 2008, Vol. 63, 1061-70.

13. Hunt KJ, Valentine MD, Sobotka AK, Benton AW, Amodio FJ, Lichtenstein LM. A controlled trial of immunotherapy in insect hypersensitivity. N Engl J Med. 1978;299:157-61.

14. Ross RN, Nelson HS, Finegold I. Effectiveness of specific immunotherapy in the treatment of hymenoptera venon hypersensitivity: a meta-analysis. Clin Ther. 2000 Mar;22(3):351-8.

15. Brown SGA, Wiese MD, Blackman KE, Heddle RJ. Ant venom immunotherapy: a double blind, placebo-controlled, crossover trial. Lancet. 2003;361:1001-6.

16. Tankersley MS, Walker RL, Butler WK, Hagan LL, Napoli DC, Freeman TM. Safety and efficacy of an imported fire ant rush immunotherapy protocol with and without prophylactic treatment. J Allergy Clin Immunol 2002; 109:556-62.

17. Muller U, Helbling A, Berchtold E. Immunotherapy with honeybee venom and yellow jacket venom is different regarding efficacy and safety. J Allergy Clin Immunol 1992; 89:529-35.

18. Rueff F, Vos B, Elberink JO, Bender A, Chatelain R, Dugas-Breit S, et al. Predictors of clinical effectiveness of Hymenoptera venom immunotherapy. Clin Exp Allergy 2014.

19. Reisman RE, Lantner R. Further observations of stopping venom immunotherapy: comparison of patients stopped because of a fall in serum venom-specific IgE to insignificant levels with patients stopped prematurely by self-choice. J Allergy Clin Immunol 1989 Jun83(6):1049-54.

20. Golden DB, Demain J, Freeman T, Graft D, Tankersley M, et al. Stinging insect hypersensitivity: a practice parameter update 2016 Ann Allergy Asthma Immunol. 2017 Jan;118(1):28-54.

21. Watanabe AS, Fonseca LA, Galvao CE, Kalil J, Castro FF. (2010) Specific immunotherapy using Hymenoptera venom: systematic review. São Paulo Med J 128: 30-7.

Capítulo 29
Alergia ao látex

Juliana Fóes Bianchini Garcia
Pedro Giavina-Bianchi

Introdução

A alergia ao látex é considerada um problema mundial de saúde, por estar associada a reações potencialmente fatais, constituindo-se a segunda causa de anafilaxia perioperatória em algumas casuísticas.[1] A prevalência de sensibilização ao látex é estimada em menos de 1% da população geral, mas pode chegar a 72% em grupos de risco específicos.[2,3] No Brasil, a exposição ao látex é rotina no meio intra e extra-hospitalar, trazendo para os pacientes a chance de reações potencialmente fatais, como anafilaxia.

O látex é uma seiva de origem vegetal extraída da seringueira, principalmente *Hevea brasiliensis*, e é utilizado para produção da borracha natural. Na indústria, está presente como matéria-prima para produção de diversos produtos de uso diário, incluindo aproximadamente 400 produtos de uso médico-hospitalar, porque é relativamente barato, durável e resistente. No ambiente hospitalar, as luvas são as principais fontes de proteínas do látex e são as mediadoras da maior parte das reações.

Após os anos 80, a alergia ao látex eclodiu como uma entidade clínica emergente. O aumento de sua prevalência foi associado a diversos fatores, destacando-se como o principal, a generalização do uso de luvas e preservativos na profilaxia contra os vírus HIV, HBV e HCV, o que levou ao aumento do contato e da sensibilização às proteínas do látex. Nesse cenário, houve a necessidade de maior produção de produtos à base de látex, com alterações no processo de fabricação e enriquecimento do conteúdo proteico alergênico nos produtos finais, o que pode ter sido um outro fator contribuinte para a epidemia de alergia.[2]

Enquanto em diversos países a prevalência de alergia ao látex diminuiu abruptamente após medidas de prevenção, em outros, como no Brasil, a exposição ao látex nos hospitais ainda é rotina, mesmo entre os grupos de risco. O látex também está presente em diversos materiais de uso diário, como preservativos, balões, brinquedos, chupetas, entre outros.

Quadro clínico

A alergia ao látex desencadeada por mecanismo de hipersensibilidade tipo I é mediada pelo anticorpo IgE, com ativação de mastócitos tissulares e basófilos sanguíneos que desgranulam liberando mediadores responsáveis pela reação. As manifestações clínicas são imediatas podendo variar desde um prurido no local do contato com o látex, até episódios de anafilaxias, inclusive com choque anafilático e morte (Tabela 29.1).

Tabela 29.1. Manifestações clínicas de hipersensibilidade tipo I relacionadas à alergia ao látex.

Sistema envolvido	Sinais e sintomas
Cutâneo	Eritema, prurido, urticária, angioedema
Ocular	Eritema, edema, prurido, lacrimejamento
Respiratório	Rinite, tosse, disfonia, sibilância, dispnéia
Digestivo	Diarreia, dor abdominal, vômitos
Cardiovascular	Colapso circulatório, choque, parada cardíaca

Além das manifestações clínicas associadas à exposição ao látex, cerca de 35-50% dos pacientes apresentam a síndrome látex-fruta. Como os alimentos, principalmente frutas, têm proteínas semelhantes ao látex, o paciente pode desenvolver reações cruzadas ao ingerí-los, apresentando desde quadros leves de prurido oral até anafilaxias graves. Dentre os alimentos podemos destacar mamão, kiwi, banana, maracujá, berinjela, mandioca, entre outros.[2]

A reação sistêmica corresponde a anafilaxia e pode surgir como a primeira manifestação de alergia ao látex, embora o mais frequente seja aparecer após alguns anos de outras manifestações mais brandas. Em um estudo francês, 34% dos pacientes que apresentaram anafilaxia perioperatória secundária ao látex possuíam registros médicos prévios que indicavam sinais e sintomas sugestivos de alergia ao látex, como manifestações alérgicas após contato com produtos à base de borracha ou ingestão de frutas.[1]

Os principais grupos de risco que podem se sensibilizar e apresentar alergia ao látex são:[2]

1. Pacientes submetidos a múltiplas cirurgias, como os portadores de defeito de fechamento do tubo neural (DFTN).
2. Profissionais expostos ao látex, onde trabalhadores da área da saúde representam o maior grupo de risco (luvas).
3. Operários da indústria do látex.
4. Trabalhadores da plantação da árvore da borracha.

Outras situações também se associam ao maior risco de alergia ao látex, como antecedentes de doenças atópicas (asma, rinite, conjuntivite, dermatite atópica), alergia alimentar com reatividade cruzada ao látex e dermatite de contato em mãos, pois essa última levaria à ruptura da camada córnea, facilitando a penetração dos alérgenos através da barreira dérmica. Enquanto a IgE específica contra as proteínas naturais do látex pode causar as reações de hipersensibilidade tipo I, anafilaxia, os agentes químicos utilizados na manufatura da borracha podem causar as reações de hipersensibilidade tipo IV, dermatite de contato alérgica.[2]

Diagnóstico

A alergia ao látex é subdiagnosticada e depende que o médico conheça, esteja atento e suspeite da doença. A história clínica deve ser detalhada e averiguar:

1. O paciente faz parte de um grupo de risco para alergia ao látex.
2. O tipo de manifestação clínica (cutânea, respiratória, nasal, ocular, cardiovascular ou anafilaxia) é compatível com reação alérgica.
3. O intervalo de tempo entre a exposição ao látex e o início dos sintomas é imediato.
4. Qual a frequência com que essas reações ocorrem.
5. Em que ambiente as reações ocorrem: domicílio, escola, festas, hospitais, laboratórios, procedimentos médico-hospitalares e/ou após a ingestão de alimentos de origem vegetal relacionados.
6. Existe melhora espontânea dos sintomas ou qual foram as medicações utilizada para o tratamento das reações e qual foi a resposta à terapêutica.

Frente à suspeita clínica de alergia ao látex, o próximo passo deve ser a confirmação da sensibilização, realizada, preferencialmente, por meio da detecção *in vitro* da IgE sérica específica contra o látex (Figura 29.1). O teste de IgE sérica específica tem boa sensibilidade e especificidade na detecção de sensibilização, além de não ter o pequeno risco associado aos testes cutâneos de desencadeamento de reações. A solicitação do teste de IgE sérica específica para os componentes alergênicos do látex (*Hev b* 1-11) adiciona informações ao teste de IgE sérica específica para a fonte alergênica (látex), que podem ser importantes em determinados casos. O perfil de sensibilização dos pacientes aos componentes alergênicos do látex se correlaciona com a via de sensibilização, risco e gravidade das reações alérgicas e risco da síndrome látex-fruta (Tabela 29.1).[2,4,5]

Figura 29.1. Fluxograma para o diagnóstico de alergia ao látex e/ou aditivos da borracha.

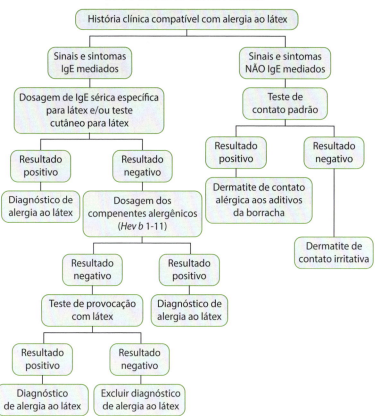

Tabela 29.1. Correlação da sensibilização aos componentes alergênicos do látex e a apresentação clínica.

Componentes alergênicos	Alérgeno	Sensibilização	Manifestação clínica	Reação cruzada
Hev b 1	Principais	Múltiplas cirurgias		
Hev b 3	Principais	Luvas	Reação grave em cirurgia	
Hev b 5	Principais	Múltiplas cirurgias	Urticária, angioedema	Frutas e vegetais
Hev b 6.02	Principais	Luvas	Rinoconjuntivite, asma	Frutas e vegetais Ficus benjamina
Hev b 8	Secundários	Luvas	Múltiplas cirurgias	
Hev b 8	Secundários		Síndrome da alergia oral	Frutas e vegetais Pólen (Profilina)
Hev b 11	Secundários		Rinoconjuntivite Angioedema	Frutas e vegetais Ficus benjamina

Alternativamente ao teste laboratorial, podemos realizar o teste cutâneo de punctura que, preferencialmente, deve ser realizado com extrato padronizado contendo as proteínas do látex. O teste de punctura apresenta elevada sensibilidade e especificidade, sendo raras as reações adversas. Apesar do risco teórico de reações graves como anafilaxia durante o procedimento, principalmente em pacientes já sensibilizados ou com história de reação grave prévia, a literatura descreve raríssimos casos de anafilaxia durante a realização do teste e nenhum caso fatal. A maioria das reações adversas observadas foram relatadas com o uso de extratos não padronizados.[2]

Na prática clínica, a grande maioria dos pacientes têm o diagnóstico de alergia ao látex confirmado pela história clínica associada a comprovação da sensibilização às proteínas do látex, seja pelo teste cutâneo ou dosagem sérica da IgE específica. O teste de provocação, padrão-ouro do diagnóstico, pode ser usado nos casos de dúvida diagnóstica, principalmente quando existe discordância entre a história clínica e os testes que detectam sensibilização. Também são usados para avaliar resultados do tratamento com imunoterapia específica para látex. O teste de provocação cutânea ou teste do uso da luva (*use-test*) é a técnica mais utilizada e consiste em solicitar ao paciente que proceda à lavagem e secagem das mãos, seguida da colocação de um dedo de luva de látex em uma das mãos por 15 minutos. Não ocorrendo nenhuma reação, procede-se à colocação da luva inteira de látex por 15 minutos. Na ausência de reação, deixa-se a luva inteira por 1 hora. Como controle, utiliza-se uma luva sintética (vinil ou nitrila) na outra mão, pelo mesmo período. Depois disso, as mãos são novamente lavadas e observa-se se houve alguma reação local. O teste de provocação deve ser realizado em regime de hospital-dia ou clínica especializada e estruturada para a realização de provocações pelo médico especializado em Alergia e Imunologia Clínica.[2]

Tratamento

O tratamento das reações alérgicas deve ser realizado conforme o tratamento preconizado para reações de outras etiologias. As anafilaxias devem ser tratadas com adrenalina intramuscular na coxa.

O principal tratamento a longo prazo é evitar o contato com o látex. Em casos determinados, principalmente nas exposições profissionais, podemos utilizar o anticorpo monoclonal anti-IgE e avaliar a relação risco/benefício da realização de imunoterapia específica.

Prevenção

Apesar de todos os avanços científicos, a medida mais efetiva para o controle da alergia ao látex ainda é evitar a exposição ao alérgeno. As medidas preventivas podem ser divididas em primária, secundária e terciária.

A prevenção primária visa evitar a sensibilização ao látex em indivíduos com alto risco para alergia ao látex, como pacientes que serão submetidos a numerosos procedimentos cirúrgicos e profissionais que utilizam luvas. Esses indivíduos devem evitar o contato com o látex em todos os procedimentos cirúrgicos que irão realizar e as luvas de borracha natural devem ser substituídas por luvas de borracha sintéticas (vinil, silicone, neoprene, nitrila ou poliuretano). Entretanto, também foi demonstrado que o uso de luvas sem talco e com baixos teores de proteínas do látex (< 50 mcg de material) diminuem a sensibilização ao látex em trabalhadores da área de saúde, pois haverá menos partículas de látex adsorvidas ao talco em suspensão no ar. A prevenção secundária compreende medidas adotadas para aqueles indivíduos sensibilizados ao látex, detectados por meio de testes séricos e/ou cutâneos, mas que ainda não desenvolveram a doença alérgica ao látex. São indicadas as mesmas medidas da prevenção primária, mas não só no grupo de alto risco e sim para todos os indivíduos sensibilizados. Devem ser orientados quanto à possibilidade de reação cruzada com certos alimentos além de serem orientados a reconhecer produtos contendo látex no uso pessoal e hospitalar. A prevenção terciária está indicada para indivíduos alérgicos ao látex, ou seja, que apresentam sensibilização ao látex e história de reação após o contato com o mesmo. Além das medidas adotadas nas prevenções primária e secundária, o paciente deve ter um plano de ação por escrito, contendo a prescrição de adrenalina auto-injetável no caso da ocorrência de anafilaxia. Ele deve ser orientado quanto aos sintomas iniciais de anafilaxia e iniciar o plano de medicação proposto o mais breve possível.

O primeiro passo na prevenção da anafilaxia perioperatória ou em procedimentos consiste em realizar uma triagem que visa identificar pacientes com risco elevado para alergia ao látex. Além disso, na avaliação pré-operatória deve-se interrogar a respeito da ocorrência de manifestações clínicas alérgicas (prurido, urticária, angioedema, hiperemia conjuntival, lacrimejamento) secundárias à ingestão de frutas ou ao contato de produtos de borracha, por serem indicativas de alergia ao látex. Confirmado o diagnóstico de alergia ao látex, o leito e o prontuário devem ser identificados com o objetivo de se evitar o contato do paciente com materiais contendo látex. Ninguém na sala cirúrgica deve usar luvas de látex e o procedimento deve ser marcado para o primeiro horário da sala, quando as partículas dispersas de látex estão em níveis mais baixos. Medicações acondicionadas em frascos com tampas de látex devem ser evitadas sempre que possível. Na impossibilidade disso, a tampa não deve ser perfurada, mas sim retirada. Alguns protocolos recomendam medicação profilática pré-operatória com corticosteróide, anti-histamínicos anti-H1 e anti-H2 em pacientes alérgicos ao látex, mas tais medidas não impedem a ocorrência de reações anafiláticas e podem mascarar os sintomas iniciais de uma reação, sendo seu uso controverso na literatura.

Referências bibliográficas

1. Mertes PM, Alla F, Tréchot P, Auroy Y, Jougla E. Anaphylaxis during anesthesia in France: An 8-year national survey. J Allergy Clin Immunol 2011;128(2):366-73.

2. Cabanes N, Igea JM, la Hoz de B, Agustin P, Blanco C, Dominguez J, et al. Latex allergy: Position Paper. Journal of Investigational Allergology and Clinical Immunology 2012;22(5):313-30.

3. Peixinho CM, Tavares-Ratado P, Gabriel MF, Romeira AM, Lozoya-Ibanez C, Taborda-Barata L, et al. Different in vivo reactivity profile in health care workers and patients with spina bifida to internal and external latex glove surface-derived allergen extracts. Br J Dermatol 2012;166(3):518-24.

4. Bueno de Sa A, Camilo Araujo RF, Cavalheiro S, Carvalho Mallozi M, Sole D. Profile of latex sensitization and allergies in children and adolescents with myelomeningocele in Sao Paulo, Brazil. Journal of Investigational Allergology and Clinical Immunology 2013;23(1):43-9.

5. Garro LS, Aun MV, Motta AA, Kalil J, Giavina-Bianchi P. IgE, IgG4 e IgA específicas na alergia ao látex. Arq Asma Alerg Imunol 2017;1(1):99-108.

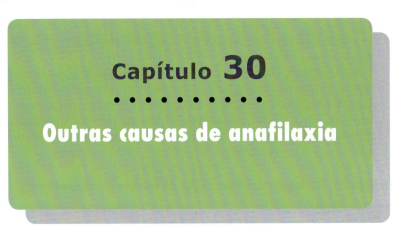

Capítulo 30

Outras causas de anafilaxia

Clóvis Eduardo Santos Galvão
Cynthia Mafra Fonseca de Lima

Introdução

Os principais desencadeantes de anafilaxia são alimentos, medicamentos, venenos de insetos, látex e agentes físicos, como frio e exercício. Embora a prevalência desses agentes mais frequentes varie de acordo com os hábitos de vida de cada população, outras causas devem ser considerados durante a investigação etiológica. Durante a anamnese, devem ser investigados outros agentes terapêuticos como membranas de diálise, plasma, plaquetas, imunoglobulina intravenosa, anticorpos monoclonais, extratos alergênicos, vacinas, além de agentes ocupacionais como enzimas, aranhas, veneno de cobras.[1]

Anafilaxia idiopática

Quando a patogênese da anafilaxia não é determinada após investigação adequada, denomina-se anafilaxia idiopática (AI).[2] Os sintomas da AI são semelhantes às de qualquer reação anafilática, sendo rara a mortalidade. É um diagnóstico de exclusão, diante da impossibilidade de identificar algum agente causal.[1] A Tabela 30.1 resume os principais diagnósticos a serem considerados durante a abordagem de uma hipótese de anafilaxia idiopática.

A investigação deve ser iniciada pela confirmação de que a reação foi realmente uma reação anafilática. Esse passo inclui rever o prontuário, procurando registros de edema de laringe (por laringoscopia ou exame radiológico), edema de língua, hipotensão, broncospasmo, angioedema e urticária, caracterizar as lesões, fazer a linha do tempo entre o início dos sintomas e o contato com possíveis fatores desencadeantes.[3]

Tabela 30.1. Diagnóstico diferencial de anafilaxia idiopática (AI).

I. Causas conhecidas de reações imediatas generalizadas

A. IgE mediada
 1. Alimentos
 2. Medicamentos (2 exemplos listados)
    a. Penicilina
    b. Platinas

B. Anafilaxia induzida por exercício

C. Alimentos

D. Reações induzidas por medicamentos
 1. Aspirina
 2. AINE
 3. IECA
 4. Opioides

E. Reações induzidas por contraste radiológico

II. Angioedema hereditário (AEH)

A. Forma clássica (também chamada tipo 1)
 1. Ausência inibidor C1
 2. Disfunção inibidor C1

B. Forma adquirida (também chamada tipo 2)
 1. Transtorno linfoproliferativo de células B
 2. Autoanticorpos contra inibidor C1

C. Angioedema hereditário com inibidor de C1 normal (também chamado tipo 3)

(Continua)

Tabela 30.1. Diagnóstico diferencial de anafilaxia idiopática (AI). (continuação)

III. Mastocitose sistêmica
IV. Asma mascarando anafilaxia
V. Estridor de Munchausen
VI. Anafilaxia de Munchausen
VII. AI somatoforma indiferenciada

A. Prevaricação-anafilaxia

B. Anafilaxia simulada

VIII. Diagnóstico miscelânea

A. Ataque do pânico

B. *Globus histericus*

C. Disfunção corda vocal

D. Rubor induzido por alimentos ricos em histamina

E. Síndrome carcinogênica

F. Feocromocitoma

Adaptada de Patterson R. Idiopathic anaphylaxis. East Providence (RI): OceanSide Publication, Inc;1997, p.20.

Eventos somatotiformes

Como diagnósticos diferencias, devem ser considerados eventos somatotiformes, descritos por Choy et al.,[4] em que o paciente apresenta sintomas que mimetizam anafilaxia e também a síndrome de *Munchausen*, na qual o paciente conscientemente mente sobre sintomas de anafilaxia.[3]

Doenças orgânicas

É preciso ainda considerar outras condições orgânicas que mimetizam sintomas de anafilaxia idiopática, como a síndrome carcinóide e o feocromocitoma. Também os sintomas causados pela intoxicação escombroide, que é o envenenamento por histamina proveniente da ingestão de peixes escombrídeos "estragados" (cavalas, os atuns e os bonitos), podem simular um episódio de anafilaxia. Nesses casos, a histidina é convertida em histamina pela histidina descarboxilase derivada de bactérias nesses peixes, quando contaminados.[4]

Mastocitose

Diante da suspeita de um caso de AI, a presença de mastocitose deve ser investigada. Trata-se de um grupo heterógeno de neoplasias mieloproliferativas caracterizadas pelo acúmulo de mastócitos anormais em um ou mais órgãos.[5]

É classicamente dividida em cutânea e sistêmica e a apresentação clínica é variável, evoluindo de acordo com o grau da doença, que varia desde quadros benignos com remissão espontânea, até formas graves e altamente agressivas. Na mastocitose sistêmica indolente, a triptase sérica basal é superior a 20 ng/mL.[2,5]

Pacientes portadores de mastocitose podem apresentar quadros mais graves e frequentes de anafilaxia, devido a maior quantidade de infiltrados de mastócitos anormais, que liberam grandes quantidades de mediadores. Apresentam um risco até 56% maior de ter crises de anafilaxia, que podem ser desencadeadas, principalmente, pela ferroada de insetos da classe *Hymenoptera*, além de outros desencadeantes, como alimentos e medicamentos.[5,6]

Uma busca cuidadosa de lesões de urticária pigmentosa deve ser feita porque a presença dessas lesões sugere a presença de mastocitose ao invés de anafilaxia idiopática. Pacientes com hipotensão recorrente com colapso cardiovascular no ausência de urticária ou angioedema são de alto risco para mastocitose e a mutação KIT D816V deve ser investigado juntamente com os níveis de triptase e, em alguns casos, um exame de medula óssea.[2] Os pacientes devem ser orientados a evitar fatores desencadeantes e portar adrenalina autoinjetável.[2,6]

Síndrome de ativação mastocitária

Recentemente, observou-se que alguns pacientes apresentam sintomas característicos de liberação de mediadores mastocitários, com alterações clonais de mastócitos e aumento de triptase, mas sem preencher os critérios diagnósticos de mastocitose, caracterizando, dessa maneira, a condição conhecida como síndrome de ativação mastocitária (SAM). Recentemente, foram propostos critérios para classificação dessa síndrome, que pode ser primária quando há alterações clonais de mastócitos, alérgica quando há liberação de mediadores por reação IgE mediada e idiopática quando não se encontra uma base imunológica que explique essas alterações.[7]

Deve se suspeitar dessa síndrome quando o paciente apresenta ausência de urticária e angioedema, assim como a presença de síncope durante o episódio de anafilaxia e a triptase basal acima de 25 ng/mL. Dentro das primeiras quatro horas da crise de anafilaxia, observa-se nesses pacientes um aumento de pelo menos 20% na triptase sérica acima da linha basal. Entretanto, nos estágios iniciais de SAM, os níveis de triptase podem ser normais. Da mesma maneira que os portadores de mastocitose, os portadores de SAM devem ser orientados quanto a medidas preventivas e o tratamento dessa síndrome deve ser focado no alívio dos sintomas e tratamento da anafilaxia, quando presente.[7]

Alergia oral por ácaros

Durante a investigação etiológica do evento de anafilaxia, deve ser aventado se houve a ingestão de um alérgeno oculto, como acontece nos alimentos contaminados com ácaros.[8]

A alergia oral por ácaros ou *Pancake Syndrome* ocorre, principalmente, em clima tropical, após a ingestão de alimentos contaminados por ácaros, especialmente panquecas. Os pacientes acometidos geralmente são atópicos. O diagnóstico é feito por meio de testes cutâneos positivos para ácaros, associado à identificação microscópica dos ácaros na farinha e ausência de sintomas mediante ingestão de farinhas não contaminadas.

Durante a anamnese, deve ser perguntado sobre o contato com outros possíveis alérgenos e, quando não houver extratos comerciais disponíveis, a pesquisa da IgE *in vivo* pode ser feita com o teste cutâneo de leitura imediata, realizado com o próprio alimento suspeito, chamado teste *prick to prick*.[2,3]

Alergia a carne vermelha

Recentemente, foi descrita uma anafilaxia de apresentação tardia, com sintomas entre 3 a 6 horas após a ingestão de carne vermelha (vaca, porco, veado). A anafilaxia tardia na carne de mamíferos tem muitas características contrastantes para a anafilaxia induzida por alimentos. O anticorpo IgE relevante é específico para o oligossacárideo galactose-alfa-1,3-galactose, uma substância do grupo sanguíneo de mamíferos primatas. Sensibilização para esse oligossacáride ocorre por meio de picada de carrapato estrela (*Amblyomma americanum*).[9]

É importante considerar fatores físicos como calor, frio, exposição solar, que podem estar relacionados à ocorrência de anafilaxia.[3]

Etiologias mais raras

A anafilaxia causada pelo contato com o liquido seminal é rara e deve ser considerada um diagnóstico de exclusão. Na maioria das vezes associada a mecanismo IgE mediado. O teste cutâneo com o sêmen pode ser realizado mas um teste negativo não exclui o diagnóstico. A dosagem da IgE sérica específica tem baixa sensibilidade e não é útil na prática clínica. A prevenção deve ser feita com o uso de preservativo e pode ser realizado o tratamento de dessensibilização.[10]

A anafilaxia catamenial acomete pacientes do sexo feminino que se apresentam com anafilaxia antes e durante o período menstrual, devido uma hipersensibilidade à progesterona, que também pode advir de fonte exógena. Recentemente, foi descrita uma apresentação mais ampla de sintomas, como dermatite semelhante à erupção fixa por drogas.[11]

Recentemente, foram descritos outros fatores associados à modificação de alérgenos alimentares e desencadeamento de reação anafilática em pacientes sensibilizados, como álcool, período menstrual ou alguns medicamentos como anti-inflamatórios não esteroides.[2]

Nem todas as reações alérgicas são anafiláticas e a presença desses cofatores podem explicar porque algumas condições levam a anafilaxia enquanto outros casos o alérgeno causa uma reação leve, ou em alguns casos não causa a reação. Os cofatores estão associados a 39% de todas anafilaxias induzidas por alimentos em adultos e podem estar presentes em 14 a 18,3% das anafilaxia em geral.[2]

Referências bibliográficas

1. Bernd LA, Sá AB, Watanabe AS, Castro APM, Solé D, Castro FFM, et al. Guia prático para o manejo da anafilaxia – 2012. Rev. Bras. Alerg. Imunopatol. 2012;35(2):53-70.

2. Castells M. Diagnosis and management of anaphylaxis in precision medicine. J Allergy Clin Immunol 2017 Aug;140(2):321-33.

3. Greenberger PA, Lieberman P. Idiophatic anaphylaxis. J Allergy Clin Immunol Pract. 2014;2(3):243-5.

4. Choy AC, Patterson R, Patterson DR, Grammer LC, Greenberger PA, McGrath K, et al. Undifferentiated somatoform idiopathic anaphylaxis: non-organic symptoms mimicking idiopathic anaphylaxis.. j Clin Allergy Immunol 1995;96:893-900.

5. Chiu A, Orazi A. Mastocytosis and related disorders. Semin Diagn Pathol. 2012;29(1):19-30.

6. Alvarez-Twose I, Gonzalez de Olano D, Sanchez-Munoz L, Matito A, Esteban-Lopez MI, Vega A, et al. Clinical, biological, and molecular characteristics of clonal mast cell disorders presenting with systemic mast cell activation symptoms. J Allergy Clin Immunol 2010;125:1269-78.e2.

7. Schwartz LB. Diagnostic value of tryptase in anaphylaxis and mastocytosis. Immunol Allergy Clin North Am 2006;26:451-63.

8. Sánchez-Borges M, Suárez Chacón R, Capriles-Hulett A, Caballero-Fonseca F, Fernández-Caldas E. Anaphylaxis from ingestion of mites: pancake anaphylaxis. J Allergy Clin Immunol 2013;131:31-5.

9. Tripathi A, Commins S, Platts-Mills TAE. Delayed Anaphylaxis to Red Meat Masquerading as Idiopathic Anaphylaxis. J Allergy Clin Immunol Pract. 2014:2:(3);259-65.

10. Resnick DJ, Hatzis DC, Kanganis P, Liccardi FL, Lee-Wong M, Bernstein JA. The approach to conception for women with seminal plasma protein hypersensivity. Am J Reprod Immunol 2004;52:42-4.

11. Foer D, Buchheit KM, Gargiulo AR, Lynch DM, Castells M, Wickner PG. Progestogen hypersensitivity in 24 cases: diagnosis, management, and proposed renaming and classification. J Allergy Clin Immunol Pract 2016;4: 723-9.

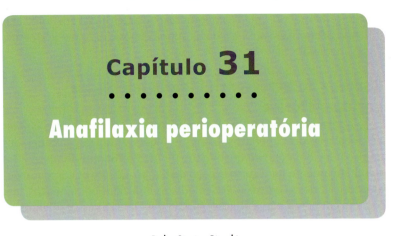

Pedro Giavina-Bianchi
Ana Carolina D'Onofrio e Silva
Marisa Rosimeire Ribeiro

Introdução

Anafilaxia é definida como uma reação de hipersensibilidade (RHS) sistêmica grave, potencialmente fatal e de início rápido, decorrente da liberação de mediadores por mastócitos e basófilos. Pode ser considerada uma síndrome cujo diagnóstico é baseado na história clínica pelo reconhecimento de padrões. Critérios clínicos foram desenvolvidos para tornar o diagnóstico mais confiável, com acurácia demonstrada. Desse modo, esses critérios foram mantidos e são preconizados pela Organização Mundial de Alergia (World Allergy Organization – WAO).[1]

A anafilaxia pode ser alérgica (imunológica) ou não alérgica. A maioria das anafilaxias alérgicas ocorre por mecanismo mediado por IgE (RHS tipo I de Gell e Coombs).[1] Já as reações não alérgicas, ocorrem sem mecanismo imunológico específico envolvido, como ativação da cascata do complemento, disfunção do metabolismo do ácido araquidônico ou ativação direta de mastócitos e basófilos. Por sua vez, as RHS induzidas especificamente por medicamentos são classificadas em imediatas (quando ocorrem em até 1 a 6 horas após a exposição ao medicamento) e não imediatas.[2]

Reações de hipersensibilidade imediatas perioperatórias

Apesar da anestesia ter melhorado substancialmente nas últimas décadas, os procedimentos sob anestesia geral ainda são considerados de risco devido à grande quantidade de medicamentos administrados simultaneamente num curto espaço de tempo. Dentre as complicações anestésicas, destacam-se as RHS imediatas induzidas por fármacos, tanto alérgicas como não alérgicas. As RHS imediatas a medicamentos de maior risco no período perioperatório são as reações anafiláticas, conhecidas como anafilaxias intraoperatórias ou perioperatórias (APEO).[3]

Epidemiologia

A APEO é uma manifestação rara, mas temível pelo seu caráter agudo e potencialmente fatal. A exata prevalência de anafilaxia durante anestesia é dificilmente estabelecida, principalmente porque, na maioria dos países, não ocorre o registro sistemático desses casos.[3] No Brasil, ainda não dispomos desses dados até o momento. Um estudo de busca ativa mostrou que, no período de um ano, foram realizadas mais de 21.000 cirurgias em um hospital terciário. Apenas em 25% das cirurgias os anestesistas responderam aos questionários específicos do estudo. Com isso, observou-se incidência de RHS sistêmicas de 27,9:10.000 cirurgias e, excluindo as reações estritamente cutâneas (grau I), houve 7 APEO para cada 10.000 anestesias, incidência maior do que a descrita em outros países, o que comprova que a busca ativa de casos por meio de questionários e o trabalho conjunto entre alergologistas e anestesistas pode aumentar o diagnóstico.[4]

Na França, a notificação sistemática e compulsória dos casos de APEO ocorre desde 1985, o que permite acompanhar evolutivamente o perfil dessas reações e as intervenções eficazes para sua prevenção. Nesse país, a análise após oito anos de acompanhamento dos casos de APEO mostrou incidência de 1:10.000, com relação ao número de anestesias realizadas.[3] A incidência estimada dessas reações durante anestesia é de 1:5.000 a 1:13.000 na Austrália, 1:1250 a 1:5000 na Nova Zelândia,

1:5000 na Thailândia e 1:3500 na Inglaterra. Dependendo do país, a APEO causa 3 a 9% das mortes em anestesia e a morbidade é expressa por sequelas de anoxia cerebral.[5]

Classificação das reações de hipersensibilidade imediatas perioperatórias

As RHS imediatas no período intraoperatório são classificadas de acordo com sua gravidade em graus I (apenas sintomas cutâneos) a grau IV (parada cardíaca ou respiratória).[5]

Etiologia

A maioria das reações são mediadas por IgE. Os relaxantes neuromusculares (RNM) são os agentes mais envolvidos, seguidos pelo látex e antibióticos. Porém, a lista de possíveis agentes etiológicos na APEO é vasta, tanto com envolvimento de mecanismos alérgico como não alérgico.[5] No Brasil, uma casuística de 51 pacientes atendidos de 2006 a 2011 encontrou maior positividade de alergia ao látex, seguida pelos RNM; porém 27% dos pacientes abandonaram o seguimento sem completar a investigação.[4]

As reações perioperatórias IgE mediadas são associadas a maior gravidade, segundo alguns estudos.[5,6] Embora os mecanismos não sejam bem estabelecidos, há reações não imunológicas que seriam causadas por estimulação direta (farmacológica ou tóxica) de mastócitos e basófilos, o que induz sua desgranulação e, portanto, o contato prévio com o agente (sensibilização) não é necessário. Essas reações tendem a ser mais leves do que as imunologicamente mediadas, exceto para o subgrupo dos pacientes superrespondedores a liberação de histamina pelos bloqueadores neuromusculares. Outra classe envolvida em tais reações são os opioides, dentre os quais os maiores liberadores de histamina são morfina, meperidina e codeína.[7]

Quadro clínico

A apresentação clínica da APEO é semelhante às outras formas de anafilaxia, mas tem aspectos particulares. O paciente geralmente está inconsciente, coberto por campos cirúrgicos e não pode expressar o que está ocorrendo, assim, sintomas prodrômicos (prurido, dispneia ou desconforto) geralmente não são reconhecidos. A despeito disso, a reação é geralmente diagnosticada pelo anestesista, que nota alguns sintomas inespecíficos como queda da pressão arterial e da saturação, dificuldade de ventilação, arritmias graves e parada cardiorrespiratória. Isto implica em que alguns casos leves podem não serem reconhecidos e se resolverem espontaneamente, passando desapercebidos. Nesses casos, a reexposição futura pode levar a reações mais graves, potencialmente fatais.[7]

As reações podem ocorrer em qualquer momento da anestesia, entretanto, cerca de 90% se apresentam subitamente durante a fase de indução, após administração intravenosa do agente culpado (especialmente relaxantes neuromusculares, antibióticos e agentes hipnóticos).[7]

Considerando os órgãos envolvidos, sintomas cutâneos, tais como eritema, urticária e angioedema, são observados em 66%-70% dos casos nas reações IgE mediadas e mais de 90% nas não IgE mediadas, mas com até 10%-20% dos casos sem nenhum sintoma cutâneo.[3] Sintomas cardiovasculares incluem frequentemente hipotensão e taquicardia, que progridem rapidamente para arritmia grave e parada cardiovascular, se não tratadas imediatamente. Esses são os sinais mais frequentes de anafilaxia grave, embora parada respiratória ou cardiorrespiratória possam ser a apresentação inicial.[7] Em alguns casos, bradicardia pode ser o primeiro sinal de anafilaxia, o que pode ser confundida com outros efeitos relacionados a anestesia, especialmente se o paciente usar betabloqueadores. Manifestações raras incluem síndrome coronariana aguda associada a reação de hipersensibilidade imediata, como a síndrome de Kounis, causada pela liberação de mediadores de mastócitos do coração. Broncospasmo está presente em cerca de metade dos casos, principalmente nos pacientes com antecedente de asma. O primeiro sinal pode ser resistência à ventilação ou dessaturação. Alteração da coagulação, edema pulmonar e rabdomiólise são muito raros e usualmente associados a gravidade e duração prolongada do choque anafilático.[6,7]

Fatores de risco

Os principais fatores de risco para a ocorrência de uma RHS imediata no intraoperatório estão listadas abaixo:[6,8]

- » Pacientes que apresentaram RHS durante anestesia prévia.
- » Pacientes com história de RHS a algum medicamento ou produto que venha a ser usado no procedimento.

- » Pacientes com história de RHS a algum medicamento ou produto que tenha reação cruzada com outro que possa ser usado no procedimento.
- » História prévia de alergia ao látex ou de alto risco para alergia ao látex, como: portadores de espinha bífida ou meningomielocele, história de reação alérgica imediata após exposição ao látex ou após exposição a alimentos que têm reatividade cruzada com látex (banana, abacate, kiwi, maracujá, mandioca etc).

Uma vez ocorrida uma RHS imediata, há alguns fatores associados ao risco de maior gravidade como: paciente idoso, previamente asmático ou hipertenso, uso concomitante de betabloqueador ou inibidor de enzima de conversão da angiotensina, ou antagonista da angiotensina II e altos níveis de triptase basal.[6]

Abordagem

Abordagem intraoperatória

Durante a reação, a responsabilidade da condução do caso recai sobre o anestesista. Além do tratamento padrão para anafilaxia, a dosagem da triptase sérica pode fornecer dados importantes, principalmente naqueles casos em que o diagnóstico de anafilaxia é duvidoso (por exemplo, quando não há acometimento cutâneo). A coleta em torno de 30 a 120 minutos após a reação tem melhor acurácia. Essa dosagem deve ser repetida após algumas semanas, de modo a se obter a triptase basal do paciente e, assim, excluir uma doença de ativação mastocitária subjacente. Níveis elevados da triptase basal também já foram relacionados à maior gravidade das APEO.[6,7,8]

Abordagem pós-operatória

Para fazer a investigação do agente etiológico envolvido numa APEO, a ficha anestésica é fundamental. Fornece informações fundamentais dos medicamentos utilizados no procedimento, momento da administração com relação ao início da reação e descrição das manifestações clínicas ocorridas durante o procedimento.[4] A ficha anestésica não deve ser substituída por relatórios médicos, pois pode haver perda de informações relevantes e deve-se realizar a investigação com todos os produtos utilizados no período perioperatório. É recomendável esperar um período entre 4 e 6 semanas após a ocorrência da reação para se iniciar a investigação.[5,7,8] As ferramentas de investigação disponíveis são: dosagem de IgE sérica específica, testes cutâneos de leitura imediata (teste de puntura e intradérmico de leitura imediata) e testes de provocação. A dosagem de IgE específica e os testes cutâneos confirmam a presença da IgE específica, enquanto os testes de provocação só documentam a existência da hipersensibilidade, independentemente do mecanismo envolvido.[2]

Caso não se tenha acesso a ficha anestésica, uma alternativa mais segura é testar ao menos um medicamento de cada classe, para que o paciente possa realizar procedimentos cirúrgicos com risco reduzido, lembrando que o mesmo pode se sensibilizar durante o procedimento. Quando há necessidade de se realizar o procedimento de urgência, sem tempo hábil (4-6 semanas) para investigação, a opção é testar os medicamentos na expectativa de que algum medicamento venha positivo, ou trocar todas as classes de medicamentos até que se possa fazer a investigação.[5,7]

A dosagem de IgE específica é útil para poucos agentes utilizados no centro cirúrgico, dentre eles: látex, antibióticos (principalmente betalactâmicos), amônio-quaternário (presente na molécula dos RNM) e clorexidine.[12] Porém, além de ter acurácia variável de acordo com o agente, não está disponível universalmente em todos os países. Diretrizes internacionais sugerem que a dosagem de IgE específica não substitua os testes cutâneos.[5]

Os testes cutâneos devem ser realizados por profissionais treinados e em ambiente adequado, dotado de todo o material necessário para o tratamento de uma eventual reação anafilática que possa ocorrer em virtude do teste.[5] Recomenda-se a realização dos testes com todos os produtos utilizados na cirurgia e látex (Tabela 31.1). Diretrizes sobre a diluição de muitos produtos para realização de testes cutâneos já estão disponíveis na literatura.[9] Além disso, após a confirmação da sensibilização por meio de um teste positivo, deve-se avançar para a pesquisa de reatividade cruzada entre agentes do mesmo grupo, como no caso dos RNM e betalactâmicos,[5] a fim de se obter opções seguras para uso futuro.

Tabela 31.1. Concentrações não irritativas sugeridas para realização de testes cutâneos com medicamentos na investigação das reações perioperatória.[9,10]

Agentes	Prick mg/mL	Intradérmico mg/mL
Cefalosporinas	20	20 (Cefepime 2 mg/mL)
Atracúrio	10	0,01
Cisatracúrio	2	0,02
Mivacúrio	0,2	0,002
Pancurônio	2	0,2
Rocurônio	10	0,05
Suxametônio	50	0,1
Vecurônio	4	0,4
Etomidato	2	0,2
Midazolam	5	0,05
Propofol	10	1
Tiopental	25	2,5
Quetamina	10	1
Alfentanil	0,5	0,05
Fentanil	0,05	0,005
Morfina	1	0,01
Remifentanil	0,05	0,005
Sufentanil	0,005	0,0005
Anestésicos locais	Puro	01/10
Corexidina	5	0,002 (solução estéril, incolor, sem álcool)
Polvidine	100	não realizar
Azul patente	25	0,25
Azul de metileno	10	0,01

A investigação para o látex baseia-se na determinação da sensibilização pela IgE, por meio da dosagem de IgE sérica específica e teste de puntura de leitura imediata (*prick*) com extratos comerciais. Não é recomendado teste intradérmico com látex pelo risco de reação sistêmica. Quando não há extrato comercial disponível, pode ser realizado o *prick-to-prick* com luvas de borracha e, quando esse for negativo, seguir com teste de contato de leitura imediata, conhecido como *use test*, no qual coloca-se um dedo da luva no dedo do paciente, seguido pela provocação com a luva toda caso persista negativo.[10] Foi demonstrado que a sensibilidade da investigação de APEO induzida por látex é de apenas 60% quando restrita à dosagem de IgE específica e testes de puntura.[10]

Os testes de provocação têm indicação limitada nas APEO e, obviamente, só deverão ser realizados por alergista experiente e em ambiente hospitalar.[5] Ficarão restritos aos casos em que os testes cutâneos forem negativos ou indisponíveis, ou mesmo na avaliação de reação cruzada, de modo a liberar alternativas terapêuticas.[5,10] Os principais agentes utilizados em testes de provocação são AINEs, antibióticos, anestésicos locais e o próprio látex.[5]

É importante salientar que testes realizados antes da exposição operatória em pacientes sem história prévia de RHS não têm valor preditivo e não são recomendados.[5] Além disso, reações prévias a agentes não relacionados aos que forem utilizados num futuro procedimento também não parecem acarretar maior risco e, portanto, não devem ser considerados fatores de risco.

Se o paciente tiver história clínica sugestiva de RHS imediata perioperatória prévia, mas a ficha anestésica não estiver disponível, a investigação deve ser pautada nos demais antecedentes de reações do paciente e nos produtos a serem utilizados pelo anestesista no futuro. Assim, a interação do anestesista com o alergista é fundamental. O algoritmo proposto para a investigação diagnóstica das APEO está esquematizado na Figura 31.1.

Figura 31.1. Algoritmo para investigação de reações de hipersensibilidade imediata perioperatórias.

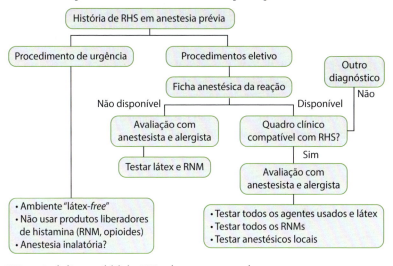

RHS: reação de hipersensibilidade; RNM: relaxante neuromuscular.
Adaptada de Mertes PM et al.[12]

Referências bibliográficas

1. Simons FE, Ebisawa M, Sanchez-Borges M, Thong BY, Worm M, et al. 2015 update of the evidence base: World Allergy Organization anaphylaxis guidelines. World Allergy Organ J 2015; 8: 32.

2. Demoly P, Adkinson NF, Brockow K, Castells M, Chiriac AM, et al. International Consensus on drug allergy. Allergy 2014; 69: 420-37.

3. Mertes PM, Alla F, Tréchot P, Auroy Y, Jougla E, et al. Anaphylaxis during anesthesia in France: an 8-year national survey. J Allergy Clin Immunol 2011; 128: 366-73.

4. Garro LS, Rodrigues AT, Ribeiro MR, Aun MV, Kalil J, et al. Perioperative Anaphylaxis: Clinical Features of 51 Patients. J Allergy Clin Immunol 2012; 129: AB180.

5. Mertes PM, Malinovsky JM, Jouffroy L, Working Group of the SFAR and SFA, Aberer W, Terreehorst I, et al. Reducing the Risk of Anaphylaxis During Anesthesia: 2011 Updated Guidelines for Clinical Practice. J Investig Allergol Clin Immunol 2011; 21: 442-53.

6. Mirone C, Preziosi D, Mascheri A, Micarelli G, Farioli L, et al. Identification of risk factors of severe hypersensitivity reactions in general anaesthesia. Clin Mol Allergy 2015;13: 11.
7. Laguna JJ, Archilla J, Dona I, et al. J Investig Allergol Clin Immunol 2018; 28: 216-32.
8. Galvão VR, Giavina-Bianchi P, Castells M. Perioperative anaphylaxis. Curr Allergy Asthma Rep 2014; 14: 452.
9. Brockow K, Garvey LH, Aberer W, Atanaskovic-Markovic M, Barbaud A, et al. Skin test concentrations for systemically administered drugs – an ENDA/EAACI Drug Allergy Interest Group position paper. Allergy 2013; 68: 702-12.
10. Aun MV, Garro LS, Ribeiro MR, Motta AA, Kalil J, et al. Anafilaxia perioperatória: a experiência brasileira. Rev Port Imunoalergologia 2016; 24: 99-106.

Capítulo 32

Tratamento e prevenção da anafilaxia

Alexandra Sayuri Watanabe
Cynthia Mafra Fonseca de Lima

Tratamento

O protocolo da World Allergy Organization (WAO – Organização Mundial da Alergia)[1] preconiza uma avaliação rápida e sistemática, enfatizando a epinefrina como droga de primeira escolha para o tratamento da anafilaxia. A base para o sucesso no tratamento é a rapidez das ações.[2]

No evento agudo, procede-se uma avaliação rápida, mas sistemática, visando estabelecer o diagnóstico e a gravidade, fundamental para a adoção de medidas que estabilizem o paciente e o deixem fora de risco. Para isso, é necessário que o médico e a equipe de emergência estejam familiarizados com a identificação dos primeiros sinais e sintomas dessa condição e com os procedimentos terapêuticos para controlá-la.

Recomenda-se que todos os serviços médicos tenham um protocolo para reconhecimento e tratamento da anafilaxia.

Uma vez feito o diagnóstico clínico, as seguintes condutas deverão ser adotadas no ambiente hospitalar.

1. Remover o agente desencadeante, se possível, como na reação causada por medicamentos intravenosos.
2. Avaliar a circulação sanguínea, permeabilidade das vias aéreas, padrão respiratório, estado mental, se há lesões da pele e estimar a massa corpórea.
3. Chamar ajuda da equipe de emergência ou remover o paciente para a sala de emergência.
4. Injetar adrenalina na concentração de 1:1.000 (1 mg/mL) via intramuscular no músculo vasto lateral da coxa. Em adultos a dose é 0,5 mg e em crianças abaixo de 12 anos, a dose é 0,01 mg/kg, na dose máxima de 0,3 mg. Essa aplicação pode ser repetida a cada 5 a 15 minutos, até a obtenção de resposta satisfatória pelo paciente. Geralmente, são necessárias 1 a 2 doses para estabilizar paciente.
5. Posicionar o paciente em decúbito dorsal, com os membros superiores elevados.
6. Administrar oxigênio suplementar com máscara facial com fluxo de 6 a 8 L/min e manter as vias aéreas pérvias.
7. Estabelecer acesso venoso calibroso para administração de fluidos.
8. Estar atento a necessidade de realização de ressuscitação cardiopulmonar (RCP), conforme as diretrizes do *Advanced Cardiac Life Support* (ACLS).
9. Avaliação periódica dos sinais vitais.
10. Administrar drogas de segunda linha (anti-histamínicos, beta agonistas e corticoides) que são importantes no alívio dos sintomas, mas não atuam na prevenção da mortalidade por edema laríngeo, hipotensão e choque.

O algoritimo da Figura 32.1 resume as medidas para o tratamento da crise de anafilaxia.

Figura 32.1. Algoritimo de tratamento da crise de anafilaxia.

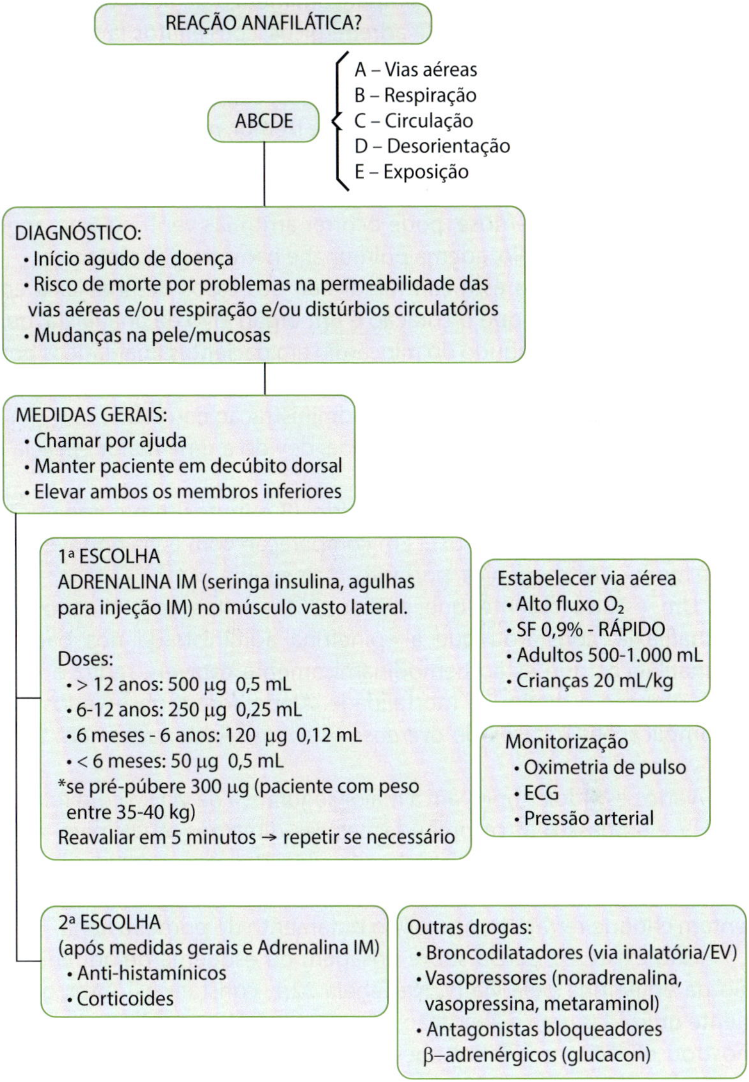

REAÇÃO ANAFILÁTICA?

ABCDE
- A – Vias aéreas
- B – Respiração
- C – Circulação
- D – Desorientação
- E – Exposição

DIAGNÓSTICO:
- Início agudo de doença
- Risco de morte por problemas na permeabilidade das vias aéreas e/ou respiração e/ou distúrbios circulatórios
- Mudanças na pele/mucosas

MEDIDAS GERAIS:
- Chamar por ajuda
- Manter paciente em decúbito dorsal
- Elevar ambos os membros inferiores

1ª ESCOLHA
ADRENALINA IM (seringa insulina, agulhas para injeção IM) no músculo vasto lateral.

Doses:
- > 12 anos: 500 µg 0,5 mL
- 6-12 anos: 250 µg 0,25 mL
- 6 meses - 6 anos: 120 µg 0,12 mL
- < 6 meses: 50 µg 0,5 mL

*se pré-púbere 300 µg (paciente com peso entre 35-40 kg)
Reavaliar em 5 minutos → repetir se necessário

Estabelecer via aérea
- Alto fluxo O_2
- SF 0,9% - RÁPIDO
- Adultos 500-1.000 mL
- Crianças 20 mL/kg

Monitorização
- Oximetria de pulso
- ECG
- Pressão arterial

2ª ESCOLHA
(após medidas gerais e Adrenalina IM)
- Anti-histamínicos
- Corticoides

Outras drogas:
- Broncodilatadores (via inalatória/EV)
- Vasopressores (noradrenalina, vasopressina, metaraminol)
- Antagonistas bloqueadores β–adrenérgicos (glucacon)

Adaptada da Associação Médica Brasileira. Projeto diretrizes. Anafilaxia: tratamento. Acessado em novembro 2018. Disponível: http://diretrizes.amb.org.br/.[3]

A epinefrina é a droga de escolha no tratamento inicial da anafilaxia Trata-se de um mediador simpaticomimético de ação direta tanto nos receptores alfa quanto beta adrenérgicos, com efeitos farmacológicos em muitos órgãos-alvo.

Apesar dos potenciais efeitos adversos, como sensação de ansiedade, medo, cefaleia, tontura, palpitação e tremor, não existem contraindicações absolutas para a administração da adrenalina nos episódios de anafilaxia, onde seu uso é essencial para a sobrevida.

Em casos de overdose, pode ocorrer arritmias ventriculares, angina, infarto do miocárdio, edema pulmonar e hemorragia craniana.[4]

A epinefrina não está contraindicada nos casos de anafilaxia em cardiopatas, uma vez que o coração é um órgão alvo da anafilaxia, que precipitar um infarto agudo do miocárdio em pacientes anafiláticos portadores de doença coronariana prévia. No entanto, é importante ter cautela com relação à dosagem e via de administração correta.[5]

A via intramuscular (IM) é indicada, devido a uma maior eficácia e segurança.

Tem um início de ação mais rápido, (8 minutos) em comparação à via subcutanea (34 minutos).[6] Em comparação com a via endovenosa (IV), é menos arritmogênica, portanto, mais segura.

Um estudo recente que avaliou 761 adultos com diagnóstico de anafilaxia, constatou que a epinefrina administrada nos pacientes anafiláticos que estão hemodinamicamente estáveis, reduz o risco de hipotensão e diminui a mortalidade. Ainda, foram observados que as complicações e casos de *overdose* estavam relacionadas com a via endovenosa.[7]

Vários estudos[8] suportam a maior segurança da via IM com relação à via IV e embasam as recomendações das diretrizes atuais para tratamento da anafilaxia, preconizando que a via IV deve ser reservada para aqueles que necessitam de doses repetidas de adrenalina IM ou apresentam choque refratário, apesar do tratamento de primeira linha.[7]

Não existe consenso sobre dosagem ou esquema de administração da epinefrina pela via IV. Na Tabela 32.1, constam as doses geralmente utilizadas para a aplicação de epinefrina. Um estudo prospectivo mostrou eficácia na administração IV de epinefrina diluída 1:100.000 (1 mL da ampola de 1:1.000 em 1.000 mL de solução salina 0,9%) em bomba de infusão continua, com velocidade de infusão de 30 a 100 mL/h, ajustada conforme melhora clínica.[5]

Tabela 32.1. Doses e vias de administração das medicações na anafilaxia.

Via de administração	Diluição	Idade	Dose
Difenidramina	EV/IM/VO	Adultos/crianças	25-50 mg 0,5-1 mg/kg
Prometazina	IM/EV (casos graves)	Adultos > 2 anos*	50 mg 0,5 mg/kg/dose máx. 10 kg
Hidrocortisona	IM/EV	Adultos e < 12 anos 6-12 anos 6 meses-6 anos < 6 meses	200 mg 100 mg 50 mg 25 mg
Metilprednisona	EV	Adultos/crianças	1-2 mg/kg/dose máx. 60-80 mg
Prednisona	VO	Adultos/crianças	1-2 mg/kg/dose máx. 60-80 mg
Epinefrina			
IM	1:1.000	12 anos e adultos 6-12 anos < 6 anos	0,01 mg/kg/dose até 500 µg (0,5 mL) 300 µg (0,3 mL) 150 µg (0,15 mL)
EV / IO	1:10.000	Adultos/crianças	50 µ (0,5 mL) 1 µg/kg/dose
Adrenalina autoaplicável	1:1.000	Adultos 10-25 kg > 25 kg	300 µg (0,3 mL) 150 µg (0,15 mL)

*Não usar em < 2 anos pelo risco de depressão respiratória.
Adaptado de Pastorino AC et al. Anafilaxia: Tratamento Projeto diretrizes. Associação Médica Brasileira e Conselho Federal de Medicina, 2011.[3]

Para tratamento da hipotensão e choque, devem ainda ser administradas de 1 a 2 L de solução salina 0,9% na velocidade de 5 a 10 mL/kg em 5 minutos para adultos e 30 mL/kg na primeira hora para crianças.[2]

Os agentes vasopressores podem ser utilizados se não houver resposta adequada ao uso da adrenalina. A dose recomendada de dopamina é 400 mg, diluída em 500 mL de dextrose a 5%, e deve ser administrada em bomba de infusão contínua, na dose de 2 a 20 mcg/kg/minuto, mantendo a pressão arterial sistólica maior do que 90 mmHg.[2,9]

A falta de resposta ao tratamento geralmente ocorre devido ao atraso da administração de epinefrina, o uso de doses baixas ou via de administração inadequada.

Apesar de o choque ser um sintoma da síndrome anafilaxia que nem sempre está presente, o médico generalista tem dificuldade em diagnosticar anafilaxia em pacientes com níveis pressóricos normais, subestimando os casos de reação sistêmica grave, sem acometimento do sistema cardiovascular. O atraso na administração da adrenalina decorrente do subdiagnóstico está relacionado a um aumento da mortalidade.[1]

Os pacientes em uso de betabloqueadores poderão apresentar resposta parcial à epinefrina, evoluindo com anafilaxia refratária e hipotensão persistente. Nesses casos, está indicado a administração de glucagon (na dose de 1 a 5 mg (20-30 mcg/kg em crianças, máximo de 1 mg) por via endovenosa em mais de cinco minutos e seguida de uma infusão mais lenta na dose de 5-15 mcg/minuto). Há, ainda, a possibilidade de aplicação intramuscular, mas ainda não disponível em muitos hospitais. O mecanismo de ação na melhora dos sintomas da anafilaxia é independente dos receptores beta adrenérgicos.[8]

Drogas de segunda linha

Os anti-histamínicos, glicocorticoides (Tabela 32.1) e beta-2 agonistas são drogas importantes para o controle dos sintomas, mas não previnem a evolução para o óbito.[9,10]

Já está bem estabelecido na literatura que são drogas de segunda linha, que devem ser utilizadas depois da aplicação da adrenalina.

A difenidramina é utilizada na dose de 25 a 50 mg para adultos e 1 mg/kg na criança (dose máxima de 50 mg), preferencialmente por via endovenosa. Nos casos mais leves, a via oral pode ser utilizada.

A prometazina pode ser usada a partir dos dois anos de idade na dose 0,25 mg/kg. É importante lembrar que esse medicamento pode causar reação fotoalergica.

Apesar de atingirem seu efeito após quatro a seis horas, mesmo quando administrados por via endovenosa, acredita-se que os glicocorticoides possuam ação anti-inflamatória importante na prevenção dos sintomas tardios da anafilaxia. O corticosteroide escolhido deve ser administrado em dose equivalente a 1 a 2 mg/kg de metilpredinisolona a cada seis horas (hidrocortisona, 100 a 200 mg, via endovenosa). Nos casos mais leves, a prednisona ou prednisolona na dose de 0,5-1,0 mg/kg/dia por via oral é suficiente.

Nos pacientes com broncospasmo os agonistas beta-2 adrenérgicos, como o salbutamol por via inalatória, devem ser utilizados.[1]

A crise de anafilaxia na gestante deverá tratada de maneira semelhante às mulheres não gestantes, com os mesmos medicamentos e doses. A hipotensão deverá ser agressivamente tratada, visando a manutenção de uma pressão sistólica mínima de 90 mmHg, visando a perfusão placentária O posicionamento deverá ser em semidecúbito lateral esquerdo, com elevação de membros inferiores, para a compressão da veia cava inferior pelo útero. A frequência cardíaca fetal deverá ser monitorizada.[11]

Durante o tratamento de crianças e idosos, o clínico deverá estar atento às doses dos medicamentos e às comorbidades inerentes a cada faixa etária.

Alta hospitalar

As anafilaxias bifásicas incidem em até 20% dos casos de anafilaxia e são caracterizadas pelo recrudescimento de sintomas após algumas horas da resolução da fase imediata. Não há fatores preditivos e a maioria das reações bifásicas ocorrem dentro das primeiras oito horas.

Recomenda-se manter o indivíduo que sofreu uma reação anafilática em observação, no entanto, ainda não há um consenso na literatura com relação ao tempo mínimo de observação, que varia nos estudos entre 8 a 24 h.

Na alta da emergência, o paciente deve receber prescrição de anti-histamínicos e corticosteroides por via oral pelo prazo de cinco a sete dias e ser referenciado a um médico especialista, para ser avaliado na busca da identificação do agente desencadeante e da prevenção de novos episódios.[1,2,4]

Prevenção

Como já citado acima, a anafilaxia é uma condição médica de emergência e frequentemente é pouco reconhecida e tratada.

É difícil prever a gravidade da anafilaxia em eventos futuros baseando-se nas reações prévias, sendo que testes diagnósticos também são inadequados para prever a gravidade da anafilaxia. Pacientes que são diagnosticados com hipersensibilidade a um gatilho específico, como um alimento, medicação ou ferroada de inseto himenóptero devem ser aconselhados sobre medidas de evitar o desencadeante. Faz parte da orientação nas consultas orientar o paciente e seu acompanhante ler cuidadosamente os rótulos dos alimentos e explicar possíveis fontes ocultas presente nos alimentos. Atualmente, para alguns alimentos é possível realizar a dessensibilização, mas não é um procedimento que pode ser feito com qualquer alimento e, portanto, para esses últimos a recomendação ainda seja evitá-los.[12]

Para os medicamentos, a conduta é semelhante aos alimentos. A maioria deve seguir lista de orientação para evitar e a dessensibilização geralmente se indica quando não há outro medicamento com eficácia parecida para determinada patologia.

Pacientes que apresentam anafilaxia a ferroadas de insetos himenópteros podem ter indicação de imunoterapia veneno específica, pois é um tratamento com alta efetividade, 80% a 98% e, portanto, deve ser considerada em pacientes com reações sistêmicas prévias.[13]

Se um paciente for exposto a um desencadeante conhecido, como radiocontraste ou para prevenir episódios recorrentes de anafilaxia idiopática, é aconselhável utilizar profilaxia farmacológica, como tratamento com anti-histamínicos e corticosteroides. Para o pré-tratamento pode ser prescrito seguinte esquema: 50 mg de prednisona por via oral antes da exposição (às 13 horas, 7 horas e 1 hora) e 50 mg de difenidramina 1 hora antes da administração.[14]

Como colocado anteriormente, adrenalina é o medicamento de escolha na anafilaxia e deve ser prontamente utilizada.[15] O reconhecimento imediato dos sintomas de anafilaxia com tratamento adequado é fundamental para minimizar a mortalidade. As orientações para os pacientes que tiveram anafilaxia devem incluir plano de ação e prescrição de adrenalina auto injetável. Há pouca evidência para o uso de anti-histamínicos e corticoides na anafilaxia. Os anti-histamínicos por via oral possuem início de ação lento (30 minutos a horas) e aliviam principalmente os sintomas cutâneos, com pouca ação nos sintomas respiratório e circulatórios. Os corticoides também apresentam início de ação tardio e são importantes para inibirem a reação bifásica, que corresponde a uma reação sistêmica após 7-8 h do evento inicial e pode ser tão grave ou mais intensa que a reação inicial.[1]

Dipositivos de adrenalina autoinjetável

Foram introduzidos na década de 1980. Os nomes comerciais são: EpiPen®, Anapen®, Emerade®, Adrenaclik®, Twinject®, Jext®, Auvi Q®, Penepin®, entre outros.

Esses aparelhos contêm uma agulha conectada a uma mola que sai da ponta do dispositivo (em alguns casos, através de uma membrana estéril) após retirada de capas de segurança e a agulha penetra a pele do receptor, para fornecer o medicamento por meio de injeção intramuscular (aperta-se o dispositivo contra a pele e espera-se o tempo indicado pelo fabricante: 10 segundos na maioria deles ou 5 segundos para alguns dispositivos). Após esse tempo retira-se a agulha da pele e muitos já apresentam o reencape automaticamente; em alguns modelos a capa protetora deve ser colocada manualmente. Contém uma dose pré-determinada de adrenalina: 0,15 mg ou 0,3 mg ou 0,5 mg do ingrediente ativo, numa concentração de 1:1.000. A Twinject® é a única versão que contém duas doses individuais (no caso de ser necessária uma aplicação repetida).

As diferenças entre eles encontram-se nas doses disponíveis, disponibilidade de venda no mercado (para o Brasil, somente via importação), dimensões do dispositivo (comprimento *versus* largura em cm), comprimento da agulha após exposição (cm), se há reencape automático da agulha após exposição e em um deles há um áudio que explica o passo a passo no momento que está sendo utilizado o aparelho.[16] Desse modo, sempre deve ser verificado qual modelo o paciente possui e então solicitar que em toda consulta traga consigo para poder explicar novamente seu uso.

Como usar autoinjetores

» Retirar capas de segurança (dependendo do modelo, pode haver 1 ou 2 capas de segurança).
» Segurar firmemente e pressionar com força no músculo da coxa (vasto lateral). Lembrar que pode ser feito sobre a roupa.
» Pressionar firmemente contra a coxa e esperar o tempo necessário para que a medicação seja liberada no músculo (dependendo do injetor: de 5 a 10 segundos).

- » Retirar o injetor da coxa e massagear a região.
- » Descartar em locais apropriados (muitos modelos já possuem capas de proteção para a agulha).
- » Chamar serviço de emergência ou ir até hospital pessoalmente.
- » Caso seja necessário, pode ser aplicada uma segunda dose.

Plano de ação

O objetivo principal de um plano de ação ou plano de emergência é um plano de cuidado caso haja um evento de ingesta acidental ou contato com o agente desencadeador da reação. A importância desse tipo de orientação é porque a demora no tratamento da anafilaxia está associada com aumento da mortalidade, aumento de admissões hospitalares e aumento do risco de reações bifásicas.[17]

O plano de ação deve ser individualizado e deve descrever as condutas a serem adotadas numa situação de reação aguda sistêmica, que incluem:[18]

- » Identificação do paciente e detalhes de contato de emergência.
- » Uma lista de alérgenos específicos que o paciente reage.
- » Detalhes de contato do médico.
- » Data que foi elaborado o plano (a ser atualizado anualmente).
- » Informação sobre características da anafilaxia e condutas adequadas de emergência relacionando aparecimento dos sintomas e qual medicamento deve utilizado: anti-histamínicos, corticoides, broncodilatadores e adrenalina auto injetável.
- » Para crianças, uma cópia do plano deve ser dada a membros da família, professores e outros cuidadores.
- » Treinar para o reconhecimento precoce de reações alérgicas e conduta aconsellhada em cada situação.

Em toda consulta, rever o plano de ação junto com o paciente e seus familiares e sempre esforços devem ser feitos para aumentar a educação das pessoas que convivem com o paciente, seja na casa, nas escolas ou no trabalho.

Considerações finais

Adrenalina é o medicamento de escolha na anafilaxia e seu uso não deve ser retardado pelo risco de maior gravidade da reação e mortalidade. Realizado o diagnóstico, o paciente deve ser orientado a evitar contato com o agente desencadeador, quando possível, e no caso de nova reação, saber reconhecer sintomas e medicar conforme plano de ação.

Referências bibliográficas

1. Simons F, Ebisawa M, Sanchez-Borges M, Thong B, Worm M, et al. 2015 update of the evidence base: World Allergy Organization anaphylaxis guidelines. World Allergy Organ J. 2015. 28;8(1):32.
2. Bernd LA, Solé D, Pastorino AC, Prado EA, Castro FFM, et al. Anafilaxia: guia prático para o manejo. Rev bras alerg imunopatol 2006; 9(6):283-91.
3. Associação Médica Brasileira. Projeto diretrizes. Anafilaxia: tratamento. Acessado em novembro 2018. Disponível em: http://diretrizes.amb.org.br/.
4. Simons FER. First-aid treatment of anaphylaxis to food: Focus on epinephrine. J Allergy Clin Immunol 2004;113:837-44.
5. Lima FD, Bittar RP. Tratamento da anafilaxia. In: Ensina LFC, Lima FD. Anafilaxia, Urticária e Alergia a Medicamentos na Prática Clínica. 1. ed. Atheneu, 2015. p. 63-8.
6. Simons FE, Gu X, Simons KJ. Epinephrine absorption in adults: intramuscular versus subcutaneous injection. J Allergy Clin Immunol. 2001;108(5):871-3.
7. Ko BS, Kim JY, Seo DW, Kim WY, Lee JH, et al. Should adrenaline be used in patients with hemodynamically stable anaphylaxis? Incident case control study nested within a retrospective cohort study. Sci Rep. 2016;6:20168.
8. Campbell RL, Bellolio MF, Knutson BD, Bellamkonda VR, Fedko MG, et al. Epinephrine in anaphylaxis: higher risk of cardiovascular complications and overdose after administration of intravenous bolus epinephrine compared with intramuscularepinephrine. J Allergy Clin Immunol Pract. 2015;3:76-80.
9. Sheikh A, Ten Broek V, Brown SG, Simons FE. H1-antihistamines for the treatment of anaphylaxis: Cochrane systematic review. Allergy. 2007;62(8):830-7.
10. Choo KJ, Simons E, Sheikh A. Glucocorticoids for the treatment of anaphylaxis: Cochrane systematic review. Allergy. 2010;65(10):1205-1.
11. Simons FE, Schatz M. Anaphylaxis during pregnancy. J Allergy Clin Immunol. 2012;130(3):597-606.

12. Lee SE. Management of anaphylaxis. Otolaryngol Clin North Am. 2017 Dec;50(6):1175-84.
13. Simons FE, Ardusso LR, Bilo MB, et al. 2012 Update: World Allergy Organization guidelines for the assessment and management of anaphylaxis. Curr Opin Allergy Clin Immunol 2012;12(4):389-99.
14. Joint Task Force on Practice Parameters, American Academy of Allergy, Asthma and Immunology, American College of Allergy, Asthma and Immunology, Joint Council of Allergy, Asthma and Immunology. Drug allergy: an updated practice parameter. Ann Allergy Asthma Immunol 2010;105(4):259-73.
15. Lieberman P, Nicklas RA, Oppenheimer J, et al. The diagnosis and management of anaphylaxis practice parameter: 2010 update. J Allergy Clin Immunol 2010; 126(3):477-80.e1-42.
16. Rudders SA, Banerji A. Un update on self-injectable epinephrine. Curr Opin Allergy Clin Immunol 2013;13:432-37.
17. Pistiner M, Mattey B. A universal anaphylaxis emergency care plan: introducing the new allergy and anaphylaxis care plan from the American Academy of Pediatrics. NASN Sch Nurse. 2017 Sep;32(5):283-6.
18. Wang J, Sicherer S. Guidance on completing a written allergy and anaphylaxis emergency plan. Pediatrics 2017 139 (3),310.

Seção 8

Alergia ocupacional

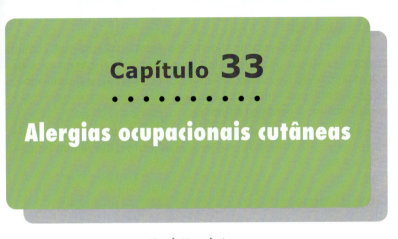

Capítulo 33

Alergias ocupacionais cutâneas

Mariele Morandin Lopes
Octavio Grecco

Definição e etiologia

Doenças cutâneas ocupacionais são definidas como alterações na pele, mucosa ou anexos, nas quais os agentes etiológicos que as causam estão presentes nas atividades ocupacionais ou ambiente de trabalho.[1]

Causas indiretas e diretas contribuem para o desenvolvimento de doenças cutâneas ocupacionais. As causas indiretas ou predisponentes são: idade, etnia, gênero, antecedentes pessoais como dermatite atópica, fatores ambientais como a umidade. As causas diretas são os próprios agentes físicos, químicos, biológicos ou mecânicos presentes na atividade ocupacional que atuam diretamente sobre a pele, causando ou agravando a lesão cutânea.[1]

Epidemiologia

Doenças cutâneas ocupacionais são a segunda causa mais comum de doenças ocupacionais nos Estados Unidos.[2] No Brasil, os estudos epidemiológicos são raros, não há notificação obrigatória e o subdiagnóstico é comum, pois muitos trabalhadores não procuram os serviços de saúde temendo a perda do emprego.[1]

Nos Estados Unidos, a prevalência de dermatites em trabalhadores chega a 10 %, sendo as mulheres mais acometidas que os homens (58% × 42%).[3]

Classificação

As dermatites de contato constituem 90 a 95% de todas as doenças cutâneas ocupacionais.[2] As dermatites de contato (DC) são classificadas em dermatite de contato irritativa (DCI) e dermatite de contato alérgica (DCA). As DCIs são as mais frequentes (80% das DC). Nesse caso as lesões são restritas às áreas de contato ocorrendo após o contato frequente ou isolado com a substância irritante. Há dois tipos de irritantes, o absoluto e o relativo. O irritante relativo induz ao aparecimento gradual de lesões após sucessivas exposições e o absoluto causa lesão imediatamente após o contato. Dependendo de sua concentração, uma substância pode ser irritativa relativa ou absoluta (Tabela 33.1). Quando ocorre nas mãos a lesão, é mais intensa na mão dominante e na região palmar. O processo inflamatório da DCI inicia-se quando o agente (álcalis, ácidos e solventes) entra em contato com a pele, provoca a lesão na camada córnea, com aumento da permeabilidade e entrada de produtos que lesam os queratinócitos produzindo citocinas inflamatórias que estimulam outras células.[4]

Tabela 33.1. Lista de irritantes comuns.

Categoria		Exemplos
Limpadores	Limpadores de mãos	Água/trabalho úmido, sabões, detergentes, limpadores de mãos, agentes desengraxantes, clareadores, álcool isopropril, peróxido de benzoíla
		Ingredientes ativos: etanol ou isopropanol, umectantes (glicerina), agentes espessantes (ácido poliacrílico), óleos essenciais de fragrâncias
	Desengraxantes	Produtos feitos de petróleo, álcool ou cloro. Ex: trifosfato de sódio, metasilicato de sódio, carbonato de sódio
Ácidos/bases		Ácido fluorídrico, ácido crômico, fósforo, óxido de etileno, fenol, ácido nanóico, sais metálicos
Solventes industriais	Feitos de petróleo	Benzeno, tolueno, xileno, etilbenzeno, butilacetato, gasolina, querosene, terebintina, solvente Stoddard, hexano, tetracloreto de carbono, cloreto de metileno, álcool metil, álcool etil, éteres glicídios, dimetil sulfóxido etc.
Químicos	Ácidos	Ácido oxálico, ácido fórmico e ácido salicílico
	Bases	Hipoclorito de sódio, álcalis e anidridos
	Metais	Sódio, potássio, lítio, fósforo, bromo, iodo, cloreto de alumínio

(Continua)

Tabela 33.1. Lista de irritantes comuns. (continuação)

Categoria		Exemplos
Plantas	Outros	Óxido de etileno, propilenoglicol, lauril sulfato de sódio, diacrialato de butanediol, diacrilato de hexanediol, cloreto de benzalcônio, epicloridrina, galato de octila
	Euphorbiaceae	Suculentas, cróton, poinsetia, mancenilheira
	Ranunculaceae	Botão de ouro
	Cruciferae	Mostarda preta
	Urticaceae	Urtigas
	Solanaceae	Pimenta, capsaicina
	Opuntia	Opúncia
	Furocumarins	Aipo, cítricos: bergamota, laranja amarga, toranja, limão, lima
Materiais	Contato	Fibra de vidro, lã, tecidos à prova de fogo, cópia de papel em carbono
	Transportado pelo ar	Ácidos, álcalis, amônia, arsênico, silicato de cálcio, cimento, produtos de limpeza, resinas epóxi, formaldeído, papel, resinas de fenol, formaldeído, serragem, espuma isolante de ureia-formaldeído, gás lacrimogêneo
Outros	Produtos contactantes cutâneos	Cosméticos, óleos e graxas
	Medicamentos	Peróxido de benzoíla, tretinoína, diclofenaco, podofilina

Adaptada de Karin AP, 2018.

Quadro clínico

As doenças ocupacionais cutâneas, quando apresentadas como dermatite de contato, apresentam, na maioria das vezes, quadro clínico compatível com lesões eczematosas e mais raramente lesões não eczematosas (Tabela 33.2).

As lesões eczematosas possuem evolução aguda (prurido, eritema e vesiculação), subaguda (exsudação e crostas) e crônica (prurido, xerose, liquenificação, hiperceratose/descamação e formação de fissuras). Na maioria dos casos, a DCI relativa é crônica e a DCI absoluta é aguda, e se manifesta como uma queimadura com: eritema, edema, necrose, bolhas, crostas e ulcerações. A DCA pode apresentar as três fases evolutivas.[1]

As dermatites de contato não eczematosas são mais raras. Quando presentes podem se apresentar como: disidrose, dermatite liquenoide de contato, urticária de contato, vitiligo químico – leucodermia de contato (hidroquinona), erupção purpúrica de contato, eritema polimorfo – símile de contato, erupção pustulosa, dermatite queratósica de contato, DC hipercromiante pós-eczematosa.[1]

Outras manifestações clínicas de doenças cutâneas ocupacionais incluem: lesões acneiformes (acometem áreas expostas ou cobertas por vestimentas sujas de óleos e graxas por exemplo), câncer de pele (os carcinomas basocelulares e espinocelulares são mais frequentes e podem estar relacionados à exposição a agentes físicos, virais e químicos), granulomas de corpo estranho (plantas, limalhas de metais) e infecções (nem sempre fáceis de atribuir à relação ocupacional).[1]

Tabela 33.2. Grupos profissionais suscetíveis a dermatites ocupacionais e respectivos agentes etiológicos.

Grupos profissionais	Principais agentes etiológicos
Profissionais da construção civil	Metais contaminantes do cimento (cromo hexavalente e cobalto) Vulcanizadores da borracha das luvas (tiurans, carbamatos, mercaptobenzotiazois, parafenilenodiamina e hidroquinona
Profissionais da saúde	Látex e aditivos da vulcanização da borracha (luvas) Metais Resinas epóxi e acrílicas
Profissionais de estética	Metais (níquel e cobalto) Parafenilenodiamina (tinturas de cabelos e tatuagens de henna) Tioglicolato de sódio (produtos envolvidos no processo de ondulação e alisamento de cabelos) Látex e vulcanizadores de borracha (luvas) Persulfato de amônia (descoloração dos cabelos) Fragâncias Formaldeído Esmaltes de unhas Próteses e colas acrílicas para unhas Cosméticos
Profissionais da metalurgia	Fluidos de corte Metais de galvanização Óleos Hicrocarbonetos clorados
Profissionais da alimentação	Farinha, adoçantes, emulsificantes, espumantes, branqueadores, fermento, corantes e aromatizantes, alho, cebola, cascas de laranja e limão, aipo
Profissionais da limpeza	Ácidos graxos e álcalis (sabões e detergentes) Látex e vulcanizadores de borracha (luvas)

Adaptado de Alchorne AOA, et al. 2010.

Exames complementares

Para diagnóstico de doenças cutâneas ocupacionais, é fundamental que a história do quadro clínico possua relação causal e temporal com a exposição do paciente, assim como períodos de melhora quando afastado de suas atividades e piora das lesões quando ativo em suas ocupações.

O teste de contato (TC) ou *patch test* é o principal recurso laboratorial, que permite diferenciar DCI de DCA.[5] Para realização dos TCs, são colocadas substâncias já padronizadas, preferencialmente, no dorso do indivíduo, com leitura após 48 e 96 horas.[6,7] Os objetivos são estabelecer o diagnóstico clínico, conhecer a prevalência dos agentes sensibilizantes e satisfazer razões médico legais. O TC positivo só tem relevância quando há associação causal entre as substâncias positivas e a DC.

Tratamento

Farmacológico

Nas lesões de DC agudas e subagudas (exsudativas), preconiza-se o uso das apresentações em creme dos corticoides tópicos, além de compressas frias. Nas formas crônicas da DC, podem ser usadas apresentações em cremes ou pomadas dos corticoides tópicos, as potências dessas medicações devem ser avaliadas pelo médico conforme a área afetada. Nas lesões extensas, usam-se corticoides sistêmicos, de preferência prednisona, em doses iniciais de 0,5 mg-1 mg/kg/dia, com redução gradual. Se houver infecção secundária, deve ser associado antibiótico tópico e/ou sistêmico. Os anti-histamínicos sistêmicos podem ser utilizados para melhorar o prurido[1].

As infecções ocupacionais são tratadas de acordo com cada agente etiológico. Os cânceres relacionados às atividades profissionais são tratados de acordo com cada tipo histológico e estadiamento tumoral.[1]

Não farmacológico

A identificação e o afastamento do agente causal são fundamentais para o tratamento das doenças cutâneas ocupacionais.[8,9] Deve ser fornecido por escrito ao paciente os nomes dos produtos e das substâncias que ele deve evitar o contato. O tratamento precoce pode diminuir o tempo de evolução das lesões e evitar complicações. Deve-se considerar que o EPI, as infecções secundárias e os medicamentos utilizados pelo doente podem provocar irritação ou sensibilização e as dermatoses autoinduzidas mascaram e pioram a dermatose ocupacional.[1]

Referências bibliográficas

1. Alchorne AOA, Alchorne MMA, Silva MM. Dermatoses Ocupacionais. An. Bras. Dermatol. 2010 Apr; 85(2): 137-47.

2. Pacheco KA. Occupational dermatitis. Annals of Allergy, Asthma & Immunology, Volume 120 (2018), Issue 6, 583-91.

3. Luckhaupt SE, Dahlhamer JM, Ward BW, et al. Prevalence of dermatitis in the working population, United States, 2010 National Health Interview Survey. Am J Ind Med. 2013;56:625-34.

4. Warshaw EM, Wang MZ, Mathias CG, et al. Occupational contact dermatitis in hairdressers/cosmetologists: retrospective analysis of north american contact dermatitis group data, 1994 to 2010. Dermatitis. 2012;23:258-68.

5. Marks Jr JG, Elsner P, DeLeo V. Contact & Occupational Dermatology. 3. ed. St. Louis: Mosby, 2002.

6. Marks Jr JG, Belsito DV, DeLeo V, et al. North American Contact Dermatitis Group patch-test results, 1996-98. Arch Dermatol. 2000;136:272-3.

7. Macedo MS, Alchorne AOA. Testes Alergicos. In: Schor N, editor. Rotta O, coordenador do Guia. Guias de Medicina Ambulatorial e Hospitalar da UNIFESP - EPM. Guia de Dermatologia Clínica, Cirúrgica e Cosmiátrica. Barueri: Manole, 2008. p. 105-6.

8. Cohen DE, Heidary N. Treatment of irritant and allergic contact dermatitis. Dermatol Ther. 2004;17:334-40.

9. Pontes de Carvalho LC, Rios JBM. Dermatite de Contato - Diagnóstico e Tratamento. Rio de Janeiro: Revinter, 2004.

Capítulo 34

Alergias ocupacionais respiratórias

Clóvis Eduardo Santos Galvão
Cynthia Mafra Fonseca de Lima

Introdução

Com os novos hábitos da vida moderna, o indivíduo adulto tem passado muito mais tempo no seu ambiente de trabalho, onde fica exposto a uma variedade de substâncias potencialmente irritativas e imunogênicas que podem causar doenças. Essa maior exposição tem sido considerada um dos fatores associados ao aumento da prevalência das doenças ocupacionais. Quando o mecanismo patogênico envolvido nesses quadros ocupacionais corresponde a uma reação de hipersensibilidade, pode-se dizer que se trata de uma alergia ocupacional. Clinicamente, os trabalhadores expostos podem desenvolver alergias ocupacionais cutâneas ou respiratórias. Este capítulo irá abordar as alergias ocupacionais respiratórias que são representadas pela asma e rinite ocupacionais, além das pneumonites de hipersensibilidade.

Asma relacionada ao trabalho

Definição e classificação

A asma relacionada ao trabalho (ART) é considerada a pneumopatia ocupacional mais prevalente, correspondendo a 26% a 52% das doenças respiratórias ocupacionais nos países industrializados, mas essa frequência pode variar dependendo do tipo de ocupação e do país estudado.[1]

Especialistas do *American College of Chest Physicians* definiram ART como "asma que é exacerbada ou induzida por exposições a inalantes no local de trabalho". Com base nessa definição, ilustrada na Figura 34.1, a ART pode ser ainda subclassificada em duas categorias que, muitas vezes, se sobrepõem:

» Asma agravada no ambiente de trabalho, que se refere à exacerbação da asma pré-existente devido a exposições no local de trabalho.
» Asma ocupacional (AO), que se refere à asma de início recente induzida por exposições no local de trabalho.

Essa condição se desenvolve como o resultado direto da exposição no ambiente de trabalho e, nesses casos, o paciente geralmente não apresenta história pessoal prévia de asma e o início do quadro clínico se dá na idade adulta.[2]

Figura 34.1. Classificação da asma relacionada ao trabalho.[2]

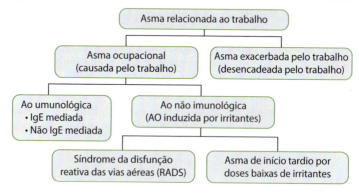

A asma induzida por irritantes, cujo protótipo é a síndrome da disfunção reativa das vias aéreas (RADS), pode ocorrer após "uma única ou múltiplas exposições a substâncias irritantes inespecíficas em altas concentrações" e é considerada uma forma de asma ocupacional, que deve ser designada como AO sem um período de latência ou AO não imunológica.[3]

Recentemente, esse conceito clássico de RADS foi ampliado para contemplar também a asma de início tardio e progressivo (ou mesmo a reativação de asma pré-existente) em trabalhadores com exposição "moderada" e persistente a substâncias irritantes no trabalho.[4]

Para o manejo adequado dos quadros de asma relacionada ao trabalho, é importante conhecer os possíveis agentes ocupacionais envolvidos. Nos casos com mecanismo imunológico, esses agentes são chamados antígenos ocupacionais e são divididos em antígenos de alto peso molecular, como proteínas derivadas de animais e plantas, e antígenos de baixo peso molecular, como produtos químicos e metais. Tem se observado um aumento de AO causada por antígenos minerais e substâncias de baixo peso molecular.[2] A Tabela 34.1 ilustra alguns exemplos das profissões acometidas pela AO e os agentes ocupacionais mais envolvidos em cada caso.[5]

Tabela 34.1. Profissões acometidas pela AO e os agentes ocupacionais envolvidos em cada caso.[5]

Agente causador	Profissões de risco
Agentes de alto PM	
Cereais	Padeiros e moleiros
Proteína de animais	Tratadores, técnicos de laboratório
Enzimas	Padeiros, limpeza, farmácia
Látex	Área da saúde
Agentes de baixo PM	
Isocianatos	Tintas, plásticos, espumas, borrachas
Madeiras	Marceneiros, movelaria
Anidridos	Plásticos, resina-epóxi

(Continua)

Tabela 34.1. Profissões acometidas pela AO e os agentes ocupacionais envolvidos em cada caso.[5] **(continuação)**

Agente causador	Profissões de risco
Agentes de baixo PM	
Metais	Refinarias, soldadores
Corantes	Confecções
Formaldeído, glutaraldeído	Hospital
Persulfato de amônia	Cabelereiros

Diagnóstico e manejo

Uma história típica de OA inclui o aparecimento ou agravamento dos sintomas da asma no trabalho e o seu desaparecimento ou melhoria fora do trabalho. No entanto, esse padrão é frequentemente obscurecido pela ocorrência de reações asmáticas que ocorrem após um turno de trabalho e sintomas de asma desencadeados por estímulos inespecíficos no local de trabalho. Além disso, quando os trabalhadores afetados continuam expostos ao agente sensibilizante, a remissão dos sintomas à noite ou durante os finais de semana tende a desaparecer, e períodos mais longos de afastamento do trabalho são necessários para a melhora dos sintomas.[6]

A broncoprovocação específica é o padrão-ouro para o diagnóstico de asma ocupacional e é útil para identificar novos antígenos. Sua realização demanda a disponibilidade de local adequado e equipe devidamente treinada para eventuais reações, o que dificulta sua utilização mais ampla na rotina, além do que, em muitos casos, o agente etiológico suspeito não é identificado, inviabilizando a broncoprovocação específica. A broncoprovocação inespecífica, por sua vez, demonstra hiperrreatividade das vias aéreas e é útil para o diagnóstico de asma. A asma ocupacional pode ser afastada se esse teste for negativo e realizado durante exposição do trabalhador ao ambiente ocupacional. O resultado positivo, entretanto, não confirma o diagnóstico de asma ocupacional.[2]

Como citado anteriormente, na prática diária muitas vezes não é possível realizar a broncoprovocação. Nesses casos, a monitorização seriada do pico de fluxo expiratório (PFE) pode ser uma ferramenta diagnóstica útil. Consiste na comparação das medias diárias de PFE. O trabalhador deve ser orientado a registrar as medidas diárias do seu PFE durante no mínimo 15 dias trabalhando e 15 dias afastado do local de trabalho. É um procedimento que requer grande colaboração do trabalhador e está sujeito a vieses de interpretação. Pode mostrar alta especificidade (91%), mas apresenta baixa sensibilidade (50-60%).[6]

O valor dos testes imunológicos, como a pesquisa de IgE específica, é limitado, tendo em vista que na maioria das vezes o mecanismo imunológico envolvido não é mediado por IgE. Além desses, alguns métodos para a avaliação seriada da inflamação das vias aéreas têm sido propostos, como a medida da fração exalada do óxido nítrico e a dosagem de eosinófilos no escarro induzido, principalmente visando o diagnóstico precoce da AO.[6]

A Tabela 34.2 traz um resumo comparativo das vantagens e limitações entre métodos propostos para o diagnóstico de AO, e a Figura 34.2 apresenta o fluxograma de abordagem diagnóstica da AO no ambulatório de Imunologia Clínica e Alergia do HC-FMUSP. O manejo terapêutico da AO segue as mesmas diretrizes propostas para a asma não ocupacional.

Tabela 34.2. Vantagens e limitações dos testes diagnósticos usados na investigação de asma ocupacional.

Testes diagnósticos	Vantagens	Limitações
Broncoprovocação específica	• Métodos de referência para o diagnóstico de OA e a identificação do agente causal	• Caro e demorado • Disponível em poucos centros • Pode induzir reações graves • Falso-negativos são possíveis e requerem metodologia rigorosa • Exposições complexas de trabalho podem não ser reproduzidas

(Continua)

Tabela 34.2. Vantagens e limitações dos testes diagnósticos usados na investigação de asma ocupacional. (continuação)

Testes diagnósticos	Vantagens	Limitações
Broncoprovocação inespecífica (medida da hiper-reatividade brônquica)	• Baixo custo • Confirma o diagnóstico de asma • O resultado negativo em indivíduos expostos torna o diagnóstico de AO improvável	• Não está disponível em todos os serviços • Baixa especificidade para o diagnóstico de AO
Testes imunológicos	• Baixo custo • Demonstraram sensibilização a IgE mas não AO • Altos níveis de IgE tem alto valor preditivo positivo para AO a látex e farinhas	• Extratos comerciais de IgE específica indisponíveis para a maioria dos agentes de baixo peso molecular • Extratos não padronizados para a maioria dos agentes de alto peso molecular
Monitorização seriada do PFE	• Baixo custo • Não requer equipamento específico e pode ser usado em qualquer ambiente • Avaliação durante a exposição usual de trabalho • Possível fabricação de resultados pode ser evitada por instrumentos de registro de dados • Ferramenta de análise baseada em computador disponível para a plotagem e interpretação	• Impossível de realizar quando o trabalhador já foi removido da exposição • As medicações dependem do esforço, instrução cuidadosa e treinamento dos sujeitos • Períodos prolongados • Não identifica o agente causal

(Continua)

Tabela 34.2. Vantagens e limitações dos testes diagnósticos usados na investigação de asma ocupacional. (continuação)

Testes diagnósticos	Vantagens	Limitações
Monitorização seriada do eosinófilo no escarro	• Impossível falsificar • Traz evidências adicionais para o diagnóstico de AO	• Caro e demorado • Requer metodologia padronizada e técnicos qualificados • Não está amplamente disponível • Parte (~25%) dos indivíduos não consegue produzir amostras adequadas • Não permite a confirmação ou a exclusão do diagnóstico de OA
Monitorização seriada da fração exalada do oxido nítrico	• Não invasivo • Fácil de executar • Rápido	• Resultados inconsistentes • Difícil de interpretar • Afetados por muitos fatores diferentes (por exemplo, tabagismo, corticosteroides inalatórios)

Adaptada de Vandenplas et al.[6]

Figura 34.2. Fluxograma da abordagem diagnóstica da asma ocupacional.

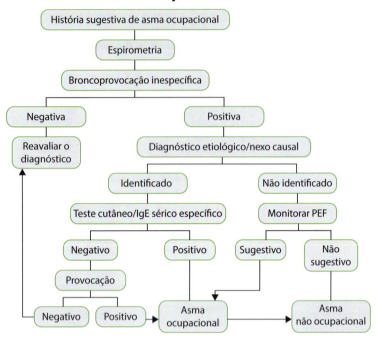

Adaptada de Malo et al.[1]

Rinite alérgica ocupacional
Definição e classificação

A rinite relacionada ao trabalho é caracterizada pela presença de sintomas nasais como espirros, prurido e coriza, associados à exposição aos agentes de alto ou baixo peso molecular e/ou substâncias irritantes presentes no ambiente de trabalho. Não é incomum a associação com sintomas oculares (conjuntivite alérgica). Essa condição é de duas a quatro vezes mais frequente do que a asma ocupacional e inclui rinite ocupacional (RO) e rinite exacerbada pelo trabalho.[7] Sua prevalência varia entre 0,2% e 16,1%, de acordo com os alérgenos ocupacionais aos quais o trabalhador está potencialmente exposto.[8]

A RO pode ser classificada como alérgica ou não alérgica. A RO alérgica é causada por reações de hipersensibilidade que são caracterizadas por um período de latência e podem ou não ser mediadas por IgE. Quando o mecanismo imunológico é mediado por IgE, os agentes etiológicos são, geralmente, de alto peso molecular e, em alguns casos, agentes de baixo peso molecular. Nos casos em que o mecanismo imunológico não é mediado por IgE, os agentes envolvidos são diversos produtos químicos de baixo peso molecular, para os quais o exato mecanismo alérgico ainda não foi totalmente caracterizado.[7]

A rinite ocupacional não alérgica induzida por irritantes é um tipo de RO sem período de latência que é causada pela ação de uma substância irritante, por meio de um mecanismo não imunológico. Esses agentes irritantes, como partículas grandes, gases hidrossolúveis e vapores, levam à lesão direta da mucosa, sem o envolvimento de resposta imunológica específica. A exposição a algumas substâncias irritantes promove a liberação de neuropeptídios, como a substância P, que são neurotransmissores responsáveis pelo desencadeamento de resposta inflamatória neurogênica. Uma única exposição em níveis elevados de substâncias irritantes no local de trabalho pode dar origem à síndrome da disfunção reativa das vias aéreas superiores.[9] Acredita-se que, se a exposição ao agente é persistente, a RO pode evoluir para asma, embora os relatos não sejam unânimes entre os autores. Essa condição, que geralmente coexiste com a asma ocupacional, tem sido apontada como um estágio inicial do comprometimento das vias aéreas.[7]

Diagnóstico

O diagnóstico é feito por uma combinação entre a história clínica, exame físico da cavidade nasal e exames complementares específicos, que incluem a pesquisa de IgE específica *in vivo* e *in vitro* para o alérgeno envolvido, provocação nasal específica com o agente ocupacional suspeito quando a comprovação da IgE específica, não é possível. Devido a mudanças nos ambientes de trabalho nas últimas décadas, expondo o trabalhador a inalação de produtos químicos, o tipo e as taxas de incidência de RO estão mudando. A prevalência de RO induzida por produtos químicos e agentes irritantes vem aumentando. No entanto, assim como na asma ocupacional por esses mesmos agentes, há uma dificuldade de comprovação porque a maioria desses casos ocorre por mecanismo não mediado por IgE.[8]

A medida inicial para o tratamento da RO é evitar a exposição aos antígenos causadores e o tratamento medicamentoso é realizado de acordo com as diretrizes para tratamento de asma e rinite alérgica. Tanto para AO como para RO não é recomendado utilizar apenas o tratamento medicamentoso sozinho, sem adotar medidas preventivas no ambiente de trabalho.[2]

Pneumonites por hipersensibilidade

Definição e epidemiologia

A inalação repetitiva de fungos e bactérias, alérgenos de animais e outros produtos químicos orgânicos e inorgânicos dentro do ambiente de trabalho pode induzir à sensibilização das vias aéreas, causando alveolite pulmonar. A pneumonite ocupacional por hipersensibilidade é classificada em aguda, subaguda e crônica, de acordo com o tempo de início. A prevalência é variável, devido a influência do tipo de antígeno envolvido e a natureza da exposição ocupacional, dificultando estudos epidemiológicos. No Japão, acomete cerca 5,8% dos agricultores (pulmão do agricultor) e entre os criadores de aves chega a até 10,4%. Acredita-se que a mortalidade seja baixa, porém, é aumentada nos casos crônicos com evolução para fibrose intersticial. Os fatores de risco estão comprovadamente relacionados à concentração dos antígenos, período e frequência da exposição e ao tabagismo. A influência de fatores genéticos específicos ainda não está totalmente elucidada.[5,9]

Diagnóstico

Não existem critérios diagnósticos independentes para pneumonite por hipersensibilidade. O diagnóstico é baseado no histórico ocupacional detalhado, visando identificar potenciais agentes ocupacionais relevantes, seguidos de exames de imagem (tomografia de tórax), prova de função pulmonar, lavado broncoalveolar e biópsia pulmonar traqueobrônquica. Para identificar o antígeno causador, podem ser utilizados: a medida de anticorpo específico, o teste de proliferação de linfócitos *in vitro* e as reações de precipitação. A broncoprovocação deve ser evitada devido ao risco de exacerbação da pneumonite. Devem ser consideradas, como diagnósticos diferenciais, outras doenças pulmonares intersticiais como a pneumonite intersticial idiopática e, também, a asma ocupacional.[9]

Tratamento, manejo e prognóstico

A principal medida é evitar a exposição aos antígenos causadores. Os corticoides sistêmicos podem ser utilizados para controle dos sintomas. Indivíduos com casos leves que evitam o antígeno têm um prognóstico favorável. O prognóstico é ruim, no entanto, nos casos em que o antígeno não pode ser evitado ou em casos de pacientes com fibrose crônica, que mostram má resposta ao tratamento.[8,10]

Considerações finais

O conhecimento sobre as características e comorbidades inerentes às doenças alérgicas ocupacionais é importante, não só para o diagnóstico e tratamento dos trabalhadores acometidos, como também para a prevenção de novos casos.

Se um trabalhador com uma doença alérgica ocupacional não a considera uma doença ocupacional, ou se não há o afastamento do agente ocupacional e a exposição for mantida, essa doença irá persistir, fazendo com que se agrave ou se torne intratável. Portanto, é extremamente importante identificar casos de doença alérgica ocupacional precocemente e tomar medidas preventivas adequadas, colaborando para melhorar a produtividade laboral e a qualidade de vida dos trabalhadores acometidos.

Referências bibliográficas

1. Malo JL, Chan-Yeung M. Occupational Asthma. J Allergy ClinImmunol 2001;108:317-28.
2. Tarlo SM, Balmes J, Balkissoon R, et al. Diagnosis and management of work-related asthma: American College of Chest Physicians Consensus Statement. Chest 2008;134(Suppl):1S-41.
3. Vandenplas O, Wiszniewska M, Raulf M, de Blay F, van Wijk RG, et al. EAACI position paper: irritant-induced asthma. Allergy 2014;69:1141-53.
4. Burge PS, Moore VC, Robertson AS. Sensitization and irritant-induced occupational asthma with latency are clinically indistinguishable. OccupMed2012;62:129-33.

5. Malo JL, Chan-Yeung M. Agents causing occupational asthma. J Allergy ClinImmunol 2009;123:545-50.

6. Vandenplas O, Suojalehto H, Cullinan P. Diagnosing occupational asthma. Clin Exp Allergy, 2017 (47) 6-18.

7. EAACI Task Force on Occupational Rhinitis. Moscato G, Vandenplas O, Gerth Van Wijk R, et al. Occupational rhinitis. Allergy 2008;63:969-80.

8. Dobashi K, Akiyama K, Usami A, Yokozeki H, Ikezawa Z. Japanese Guideline for Occupational Allergic Diseases 2014. Allergology International. 2014;63:421-42.

9. Zacharisen MC, Fink JN. Hypersensitivity pneumonitis and related conditions in the work environment. ImmunolAllergy Clin North Am 2011;31:769-86.

10. Bourke SJ, Dalphin JC, Boyd G, McSharry C, Baldwin CI, Calvert JE. Hypersensitivity pneumonitis: current concepts. EurRepir J 2001;18:81s-92.

Seção 9

Reações adversas às vacinas

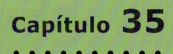

Capítulo 35
Reações adversas às vacinas

Ana Karolina Barreto Berselli Marinho
Karine de Amicis Lima
Jorge Kalil

Introdução

A vacinação é uma das ações de saúde pública mais exitosas, tendo contribuído para a redução da incidência das doenças imunopreveníveis no Brasil, pela obtenção de altas coberturas vacinais.[1]

As vacinas disponíveis na rede pública e privada no Brasil passaram por diversos testes clínicos de eficácia e segurança antes de serem aprovadas para uso na população. No entanto, raramente, ocorrem eventos adversos pós-vacinais.[2,3]

Definição de evento adverso pós-vacinação

Evento adverso pós-vacinação (EAPV) é definido como qualquer ocorrência médica indesejada após a vacinação, que possui ou não uma relação causal com o uso de uma vacina ou outro imunobiológico (imunoglobulinas e soros heterólogos). Qualquer evento indesejável ou não intencional, como sintoma, doença ou um achado laboratorial anormal, pode ser classificado como EAPV.[4,5]

Um EAPV pode ser causado por vários fatores:
1. Fatores relacionados à vacina: inclui o tipo (atenuada ou inativada), a cepa, o meio de cultura dos microrganismos, o processo de inativação ou atenuação, adjuvantes, estabilizadores ou substâncias conservadoras, o lote da vacina.
2. Fatores relacionados aos vacinados: idade, sexo, número de doses e datas das doses anteriores da vacina, eventos adversos às doses prévias, doenças concomitantes, doenças alérgicas, autoimunidade, deficiência imunológica.
3. Fatores relacionados à administração: agulha e seringa, local de inoculação, via de inoculação (vacinação intradérmica, subcutânea ou intramuscular).[5]

Sistema de notificação de EAPV

Em 1992, atendendo às recomendações da Organização Mundial da Saúde (OMS), o Programa Nacional de Imunizações/Ministério da Saúde (PNI/MS) iniciou a estruturação do Sistema Nacional de Vigilância de EAPV (SNVEAPV). Dentre os seus objetivos, destacam-se normatizar o reconhecimento e a conduta em casos suspeitos de EAPV, permitir maior conhecimento sobre a natureza dos EAPVs e identificar possíveis falhas no transporte, armazenamento, manuseio ou administração (erros de imunização) que resultem em eventos adversos. Por meio de uma cuidadosa análise, é realizada a verificação da causalidade do evento adverso e a relação com o produto administrado, além disso há posterior divulgação das informações, incluindo incidência e gravidade das reações observadas.[5]

Reconhecendo a importância da vigilância desse tipo de evento adverso, a Secretaria de Vigilância em Saúde (SVS) do MS o incluiu como agravo de notificação compulsória na Portaria nº 33/SVS/MS de 2005, revogada pela Portaria nº 1.271/SVS/MS de 2014 (5).

Classificação de EAPV

A experiência acumulada ao longo do desenvolvimento do PNI (Programa Nacional de Imunizações) permitiu o acúmulo de conhecimentos sobre os eventos adversos pós-vacinais que podem ser classificados em esperados e inesperados, tendo em vista a natureza e características do imunobiológico. Entre os eventos esperados, podem haver eventos relativamente triviais, como febre, dor e edema local, ou eventos graves, como convulsões febris, episódio hipotônico-hiporresponsivo (EHH), anafilaxia etc. Os eventos inesperados são aqueles não identificados anteriormente, as vezes com vacinas de uso recente, como no caso da vacina rotavírus rhesus/humana (invaginação intestinal), ou mesmo com vacinas de uso mais antigo, como visceralização e falência múltipla de órgãos, observada raramente após a vacina febre amarela. Ainda dentre os eventos inesperados estão aqueles decorrentes de problemas ligados à qualidade do produto, como contaminação de lotes que podem provocar abscessos locais, ou teor indevido de endotoxina em certas vacinas, levando a reações febris e sintomatologia semelhante à sepse.[5]

Os eventos adversos também podem ocorrer coincidentemente após as vacinas e não ter relação direta com o seu efeito biológico (ou seja, ocorreriam mesmo na ausência de vacinação).[6]

Classificação de EAPV quanto à gravidade
Eventos adversos graves
Necessidade de hospitalização por pelo menos 24 horas ou prolongamento de hospitalização já existente, disfunção significativa e/ou incapacidade persistente, resultar em anomalia congênita, causar risco de morte e/ou causar o óbito.

Eventos adversos não graves
Qualquer outro evento que não esteja incluído nos critérios de evento adverso grave (EAG).[5]

Reações locais
Após a administração de algumas vacinas é comum ocorrerem reações como edema, hiperemia e sensibilidade no local da injeção. Esses sintomas não são contraindicações para vacinações subsequentes.[7]

Reações sistêmicas
As reações sistêmicas são em sua maioria leves e podem variar desde febre, mialgia, irritabilidade, anorexia, sonolência, choro persistente, cefaleia até eventos moderados e graves (raros), como anafilaxia, convulsões, episódio hipotônico-hiporresponsivo, doença viscerotrópica aguda e doença neurológica aguda.[5]

Episódio hipotônico-hiporresponsivo

O EHH, pode ocorrer nas primeiras 48 horas (geralmente nas primeiras seis horas) que se seguem à aplicação da vacina DTP (1/1.750 doses aplicadas) ou tetravalente (DTP-Hib) (1/1.505 doses aplicadas). Não se dispõe de estudos específicos de frequência de EHH com a vacina pentavalente, porém não foi encontrado nos estudos pré-comercialização das vacinas utilizadas pelo PNI. Na maioria das crianças, ocorre inicialmente irritabilidade e febre. O EHH pode durar desde alguns minutos até algumas horas; é geralmente transitório e autolimitado, com bom prognóstico. Estudos prospectivos de crianças que tiveram EHH não demonstraram sequela neurológica nem tendência à repetição nas doses subsequentes. É necessária a notificação e investigação de todos os casos. A conduta proposta requer observação rigorosa, até o desaparecimento completo dos sinais e sintomas. Orienta-se continuar o esquema com vacina DTP acelular, completando também o das demais vacinas (vacina hepatite B e vacina Hib) com as vacinas isoladas.[5]

Poliomielite associada ao vírus vacinal (poliomielite 1,2,3 oral atenuada – VOP)

A vacina oral contra a poliomielite é bem tolerada e os eventos adversos pós-vacinais são raros. O principal evento adverso relacionado à VOP é a paralisia pós-vacinal, tanto no indivíduo vacinado como no comunicante.

O vírus vacinal pode sofrer mutação para neurovirulência, porém, para a paralisia ser considerada associada à vacina, o vírus identificado não deve apresentar divergência genética, ou essa, se presente, deve ser menor de 1% da cepa vacinal original (*OPV-like*). Nos imunocomprometidos, o risco é mais elevado, cerca de 3.200 vezes maior que em imunocompetentes.

A paralisia se caracteriza por febre, déficit motor de intensidade variável, geralmente assimétrico. Há predileção pelo comprometimento dos membros inferiores, mas a musculatura respiratória pode ser acometida. Não há diminuição da sensibilidade e podem ser encontrados sinais de comprometimento radicular, meníngeo ou dores espontâneas. Após alguns dias do quadro agudo, há melhora do déficit motor e começam a se instalar as atrofias. A hipotonia e a diminuição ou abolição dos reflexos tornam-se evidentes.

Pode ser classificada em:

» Caso de poliomielite relacionado à vacina: paralisia flácida e aguda, que se inicia entre 4 e 40 dias após o recebimento da VOP e que apresenta sequela neurológica compatível com poliomielite 60 dias após o início do déficit motor.

» Caso de poliomielite associado à vacina em contatos (comunicantes): paralisia flácida aguda que surge após contato com criança que tenha recebido VOP até 40 dias antes. A paralisia surge entre 4 e 85 dias após a vacinação e deve apresentar sequela neurológica compatível com poliomielite 60 dias após o início do déficit motor.[5]

Eventos adversos após BCG

A vacina BCG provoca primo-infecção artificial pelo bacilo de Calmette-Guérin. Essa infecção por bacilos com virulência atenuada tem como objetivo desenvolver uma resposta imune específica que permita controlar formas graves de tuberculose, causada por bacilos selvagens.

É contraindicada em imunodeficiência primária ou adquirida, neoplasias malignas, pacientes em tratamento com corticosteroides em dose elevada (equivalente à dose de prednisona de 2 mg/kg/dia para crianças até 10 kg ou de 20 mg/dia ou mais, para indivíduos acima de 10 kg) por período superior a duas semanas, pacientes em uso de outras terapias imunodepressoras (quimioterapia, radioterapia, imunobiológicos) e gestantes. A vacinação também deve ser adiada em recém-nascidos com menos de 2 kg até que atinjam esse peso.

Os eventos adversos locais e regionais (úlcera com diâmetro maior que 1 cm, abscesso, linfadenopatia regional não supurada maior que 3 cm, linfadenopatia regional supurada e granuloma), em geral, não estão relacionados à imunodeficiência.

Algumas situações merecem atenção e uma conduta específica:

» Ausência de resposta à medicação com isoniazida após um período de 3 a 4 meses.
» Recidiva da lesão do evento adverso após a suspensão da isoniazida.
» Sinais de disseminação do evento adverso: presença de febre persistente, hepatoesplenomegalia, acometimento pulmonar, falta de ganho de peso, presença de infecções prévias ou concomitantes ao quadro de evento adverso ao BCG.

- » Localização pouco usual de lesão do tipo nodular que pode sugerir diagnóstico diferente de linfadenopatia (lipoma, por exemplo).
- » Aparecimento de linfadenopatia em outras cadeias ganglionares.

As complicações da infecção por BCG disseminada em pacientes com imunodeficiência celular, especialmente SCID (*severe combined immunodeficiency* – imunodeficiência combinada grave) podem ser fatais. A história familiar de complicações após imunização com BCG é um dado importante na suspeita de imunodeficiências primárias. Clark et al. determinaram que o uso de BCG é favorável se a incidência anual de tuberculose estiver entre 0,1%-1% e a incidência de SCID estiver entre 0-5:100.000. Nessa análise do benefício da vacina, a incidência de tuberculose está diretamente relacionada à incidência de SCID. Altas taxas de tuberculose justificam o uso da vacina, mesmo se a incidência de SCID for elevada em determinada população.[8]

Reações de hipersensibilidade

Eventos adversos compatíveis com reações de hipersensibilidade de tipo I

Caracterizam-se por serem anafiláticas, mediadas por IgE, mais frequentes em indivíduos alérgicos. Hipersensibilidade imediata ou reações alérgicas raramente ocorrem, mas são considerados eventos adversos potencialmente graves que requerem investigação e compreensão da relação risco *versus* benefício para a administração de doses.[7] Podem ocorrer após qualquer vacina ou soro, especialmente os de origem não humana (equina). Elas podem ser relacionadas a determinadas substâncias presentes nas vacinas, como:

- » Resíduos de linhas celulares ou embriões em que se cultivam os vírus vacinais.
- » Substâncias utilizadas nos meios de cultura.
- » Outras substâncias, agregadas durante a preparação e purificação da vacina (por exemplo, antibióticos, conservantes, estabilizantes ou adjuvantes).

Vacina para febre amarela

A vacina febre amarela é cultivada em ovos embrionados de galinha e sua purificação é feita de maneira simples, assim quantidades residuais de proteína do ovo podem estar presentes. No Brasil, existem duas vacinas disponíveis e as quantidades de ovalbumina podem variar entre 2,43 e 4,42 µg/mL de acordo com o lote.

Além da ovalbumina, podem ser considerados como possíveis causadores de reação de hipersensibilidade à vacina para febre amarela: o próprio agente vacinal (vírus vivo atenuado da febre amarela), gelatina bovina, eritromicina, canamicina, látex (sendo esses quatro últimos presentes apenas em algumas apresentações da vacina) e proteína da galinha.

O questionamento sobre alergia a ovo é considerado adequado para todas as pessoas que irão receber a vacina contra febre amarela. Devemos lembrar, que em crianças sem qualquer história clínica compatível com alergia a ovo e que estejam em introdução da alimentação complementar, não existe nenhum indício sobre a necessidade de ingestão prévia do ovo à vacinação de febre amarela. Do mesmo modo, não há recomendação para realização de IgE específica para ovo em crianças sem história de alergia após ingestão antes da realização da vacina.

Se o indivíduo tem diagnóstico ou suspeita clínica de alergia a ovo, deve ser encaminhado ao especialista para a realização de investigação de possível sensibilização a ovo empregando-se os testes cutâneos de leitura imediata ou IgE específica sérica. Se os testes forem negativos, a vacina poderá ser administrada com a dose padrão e o indivíduo mantido sob supervisão por 60 minutos. Caso o resultado seja positivo, confirmada a sensibilização ao ovo, o indivíduo poderá receber a vacina FA por meio de protocolos de dessensibilização ou fracionamento da dose em ambiente apropriado para o manejo de possível anafilaxia.[9,10]

Um aspecto importante a ser considerado é se o paciente refere tolerar o ovo cozido ou frito, mas não sabe se tolera o ovo cru. Como a vacina FA não é aquecida em nenhum momento de seu processo de fabricação, mesmo o paciente que tolera o ovo cozido/frito pode apresentar reação após a vacina.

Vacina para influenza

A vacina para influenza é cultivada em fluido alantoide de ovos embrionados de galinha e contém diferentes quantidades de ovalbumina, dependendo do fabricante. Em geral, as vacinas contra Influenza comercializadas atualmente contêm menos do que 1,2 µg/mL.

Alergia ao ovo já foi considerada uma contraindicação à vacinação contra Influenza, porém estudos que incluíram 4.300 indivíduos com história de alergia a ovo, dos quais 650 referiram reação anafilática, mostraram ter boa tolerância à vacina. A recomendação atual é que pacientes com anafilaxia a ovo recebam a vacina Influenza e permaneçam em observação por 30 a 60 minutos. A recomendação da academia americana de pediatria publicada recentemente, orienta que vacinação contra Influenza em alérgicos ao ovo é um procedimento seguro sem necessidade de precauções adicionais. Haja vista que existe a recomendação formal sobre a necessidade de período de observação para todos os pacientes que recebam qualquer tipo de agentes imunizantes.[11]

Vacina tríplice viral (sarampo, caxumba, rubéola – SCR)

A vacina tríplice viral apresenta quantidades desprezíveis de proteína de ovo. Em muitos estudos, indivíduos alérgicos ao ovo, mesmo com história de hipersensibilidade grave, têm risco insignificante de reações anafiláticas. Não se recomenda o teste cutâneo, pois ele não tem valor preditivo.[9]

Muitas reações atribuídas a vacina tríplice viral, possivelmente, são decorrentes de outros componentes, como a gelatina.

Em 2014, foram documentados alguns casos de crianças alérgicas ao leite que tiveram anafilaxia após receberem a vacina tríplice viral do fabricante Serum Institute of India. Após a investigação dos casos, observou-se que a vacina continha traços de lactoalbumina na sua composição. A orientação do Ministério da Saúde é de que as crianças com APLV recebam outra marca de vacina tríplice viral ou, na impossibilidade, seja adiada a vacinação.[12]

Eventos adversos compatíveis com hipersensibilidade de tipo II (citotóxica)

As reações de hipersensibilidade de tipo II são caracterizadas pela formação de anticorpos que se fixam a células do organismo, levando à sua destruição por ação do complemento e por linfócitos que se fixam aos anticorpos provocando destruição celular. Esse mecanismo provavelmente está envolvido na destruição da bainha de mielina dos nervos que pode ocorrer após certas vacinas virais vivas ou após vacina antirrábica preparada em tecido nervoso, ocasionando doenças como a encefalomielite disseminada aguda (Adem) ou Síndrome de Guillain-Barré (SGB). As vacinas cujas descrições na literatura reportam a associação temporal (vacina e evento neurológicos descritos acima) são: febre amarela, influenza, DTP e *meningococcus*.

Embora sejam raros os casos de púrpura trombocitopênica idiopática associados às vacinas, devemos considerar que existe um risco aumentado de PTI até seis semanas após vacinação contra sarampo, caxumba e rubéola (SCR). Em revisão sistemática de 2010, a mediana de incidência de PTI após vacina SCR foi de 2,6 casos por 100.000 doses aplicadas. Essa incidência é menor do que a causada pela infecção natural por sarampo e rubéola e semelhante a incidência de PTI na população geral.[13]

Eventos adversos compatíveis com hipersensibilidade de tipo III (por complexo imune)

Provocadas pela formação de complexos imunes, que levam à vasculite e à necrose tecidual no sítio da aplicação, como pode ocorrer após número exagerado de doses de vacinas difteria e tétano (fenômeno de *Arthus*), ou a manifestações generalizadas, como na doença do soro. Reações de *Arthus* têm sido reportadas após a administração das seguintes vacinas: tétano, difteria, hepatite B e meningocócica conjugada.

A conduta nas reações de *Arthus* se baseia no uso de corticosteroides tópicos, para aliviar o desconforto causado pelo prurido e erupção cutânea, anti-histamínicos, que também auxiliam no alívio da erupção cutânea e do prurido e anti-inflamatórios não esteroides, para aliviar a dor articular.

A doença do soro, caracterizada por erupções cutâneas, artralgia ou artrite, febre, linfadenopatia e inapetência cerca de 1 a 2 semanas, pode manifestar-se após vacinação antirrábica e, mais raramente, após a administração das vacinas influenza, tétano e pneumocócica.[14]

Eventos adversos compatíveis com hipersensibilidade de tipo IV (tardia)

Reações de hipersensibilidade do tipo IV são reações inflamatórias iniciadas por leucócitos mononucleares. O termo "tardia" é usado para diferenciar uma resposta celular secundária, que aparece 48-72 horas após a exposição ao alérgeno, de uma resposta de hipersensibilidade imediata, que geralmente aparece dentro de 12 minutos. Essas reações são mediadas por células T e monócitos/macrófagos e não por anticorpos.

As reações de hipersensibilidade tardia podem ser localizadas, como em indivíduos que apresentam reações cutâneas à neomicina e ao timerosal, usados como conservantes em várias vacinas.

Os EAPV graves e não graves já descritos para cada vacina estão citados na Tabela 35.1.

Tabela 35.1. Vacinas e eventos adversos pós-vacina.

Vacina	Local	Gerais	Específico	Anafilaxia
Hepatite B	Dor, enduração e rubor	Febre, irritabilidade, fadiga, cefaleia	PTI	Sim
DPT-HB/Hib	Dor, enduração e rubor	Febre, irritabilidade, fadiga, cefaleia, sonolência	Apneia, encefalopatia, convulsão, choro persistente, EHH*	Sim
VOP		Exantema, urticária	Poliomelite aguda, meningite asséptica	Sim
Rotavírus		Náuseas, vômitos	Invaginação instestinal	
Febre amarela	Dor, eritema e enduração	Febre, mialgia e cefaleia	Encefalite, doença vicerotrópica aguda, doença neurotrópica aguda	Sim
Tríplice viral (sarampo, caxumba, rubéola)	Ardência, hiperestesia, eritema, abscesso, linfadenopatia	Febre, cefaleia, irritabilidade, exantema	Encefalite, meningite, panencefalite esclerosante subaguda, Guillain-Barré, orquite, parotidite	Sim

(Continua)

Tabela 35.1. Vacinas e eventos adversos pós-vacina. (continuação)

Vacina	Evento adverso			
	Local	Gerais	Específico	Anafilaxia
Polio inativada	Eritema, enduração, dor	Febre		Raro
Hepatite A	Eritema, enduração, dor	Febre, cefaleia, mal estar, fadiga		Raro
Varicela	Eritema, enduração, dor	Febre, exantema com poucas vesículas	Reações mais frequentes em imunossuprimidos	Raro
Pneumo 10	Eritema, enduração, dor	Irritabilidade, sonolência, choro excessivo		Raro
Pneumo 23	Eritema, edema, dor	Febre, mialgia, artralgia, cefaleia, astenia	Manifestações locais são mais frequentes em revacinados	Raro
Meningo C	Eritema, enduração, dor	Febre e irritabilidade		Raro

Conduta

As Tabelas 35.2, 35.3 e 35.4 trazem orientações de conduta e ou tratamento, de acordo com as vacinas, baseado no Manual do MS de 2014.[5]

Tabela 35.2. EAPV da vacina BCG e conduta.

Evento adverso	Descrição	Tempo do evento	Frequência	Conduta
Úlcera com diâmetro ≥ 1,0 cm	Erro técnico	6 primeiros meses	0,387/mil vacinados	Se não cicatrizar: isoniazida 10 mg/kg/dia até resolução
Abcessos frios	Erro técnico	3 primeiros meses	0,387/mil vacinados	Se não cicatrizar: isoniazida 10 mg/kg/dia até resolução
Abcessos subcutâneos quentes	Contaminação	Até o 15° dia	0,387/mil vacinados	Antibióticos
Linfadenopatia regional não supurada	Linfonodos > 3 cm, axilares, supra ou infraclaviculares	3 primeiros meses	0,387/mil vacinados	Orientar retorno se houver supuração. Não puncionar. Não isoniazida
Linfadenopatia regional supurada	Linfonodos > 3 cm, axilares, supra ou infraclaviculares com supuração ou fístula	3 primeiros meses	0,387/mil vacinados	Isoniazida 10 mg/kg/dia até resolução. Não realizar exérese do gânglio

(Continua)

Tabela 35.2. EAPV da vacina BCG e conduta. (continuação)

Evento adverso	Descrição	Tempo do evento	Frequência	Conduta
Queloides	Predisposição individual	Após cicatrização		Expectante ou avaliação de especialista
Reação lupoide	Raro, lesões cutâneas em placas		< 1/10 milhões de vacinados	IRE 2 m + IR 4 m
Pele	Semelhantes à tuberculose cutânea	3 m a 30 anos após aplicação	1,56/milhão vacinados	IRE 2 M + IR 4 M. Avaliação imunológica
Osteoarticulares	Osteomielite membros ou articulações	3 m a 36 m após aplicação	0,39/milhão vacinados	Se não cicatrizar: isoniazida 10 mg/kg/dia até resolução
	Mais de um órgão acometido	No primeiro ano de vida	1,9/milhão vacinados	Se não cicatrizar: isoniazida 10 mg/kg/dia até resolução
		3 m a 36 m após aplicação	0,39/milhão vacinados	Se não cicatrizar: isoniazida 10 mg/kg/dia até resolução

SEÇÃO 9 - REAÇÕES ADVERSAS ÀS VACINAS

Tabela 35.3. EAPV da vacina para febre amarela e conduta.

Eventos adversos	Descrição	Tempo entre a vacinação e o episódio	Conduta
Manifestações locais	Dor, eritema, enduração	1-2 dias	Notificar abscessos, lesões extensas ou com limitação*
Manifestações gerais	Febre, mialgia, cefaleia	A partir do 3º dia	Notificar e investigar casos aglomerados*
Hipersensibilidade	Urticária, sibilos, angioedema, hipotensão, choque	Menos de 2 h	Tratamento específico**
Encefalite	Febre, meningismo, convulsões, torpor	7-21 dias	Notificar e investigar
(4:1.000)			Diagnóstico diferencial**
Doença viscerotrópica aguda	Síndrome icterohemorrágica	Primeiros 10 dias	Notificar e coletar espécime**

* vacinação não contraindicada; ** vacinação contraindicada.

Tabela 35.4. EAPV da vacina para influenza inativada e conduta.

Eventos adversos	Descrição	Tempo entre a vacinação e o episódio	Conduta
Locais	Dor, eritema, enduração	1-2 dias	Notificar e investigar abscessos quentes Analgesia
Manifestações gerais	Febre, mialgias, cefaleia	6-12 h	Sintomáticos
Reações anafiláticas	Urticária, angioedema, sibilos, hipotensão, choque	Menos de 2 h	Tratamento específico
Síndrome de Guillian-Barré*	Polirradiculoneuropatia inflamatória	7-21 dias até 6 semanas	Notificar acompanhamento especializado

*SGB: 1/1.000.000 doses.

O fluxograma da Figura 35.1 foi modificado e adaptado de Dreskin e colaboradores,[7] com base na experiência do serviço do ambulatório de eventos adversos pós-vacinais do Hospital das Clínicas da Faculdade de Medicina da Universidade de São Paulo (HC-FMUSP). Esse fluxograma é uma sugestão de conduta para a investigação de eventos adversos de hipersensibilidade pós-vacinação.

Figura 35.1. Sugestão de conduta para a investigação de eventos adversos de hipersensibilidade pós-vacinação.[7]

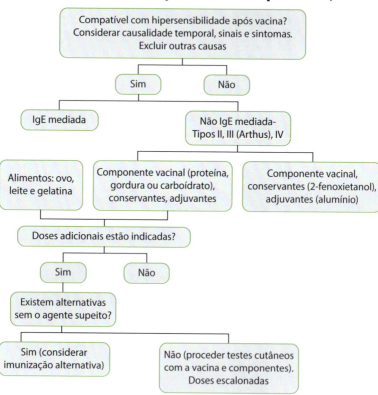

Considerações finais

Melhorar a compreensão da segurança das vacinas é importante para reduzir a ocorrência de eventos adversos e manter a confiança pública nas vacinas. Uma maneira de melhorar o entendimento sobre a segurança das vacinas é melhorar a vigilância e investigação dos eventos. O monitoramento robusto da segurança de vacinas pode estimular a descoberta de eventos adversos associados à vacinação e, consequentemente, o desenvolvimento e uso de vacinas mais seguras e recomendações para minimizar o risco de EA após a vacinação (criar novas ou modificar recomendações, contraindicações e precauções).

Referências bibliográficas

1. Barreto ML, Teixeira MG, Bastos FI, Ximenes RAA, Barata RB, et al. Sucessos e fracassos no controle de doenças infecciosas no Brasil: o contexto social e ambiental, políticas, intervenções e necessidades de pesquisa. Lancet. 2011;47-60.

2. Veve MP, Athans V. Vaccines. In: Side Effects of Drugs Annual. 2018.

3. Teuwen DE, Barrett ADT. Vaccine Safety. In: Vaccinology: An Essential Guide. 2014.

4. Council for International Organizations of Medical Sciences (CIOMS). Definition and Application Pharmacovigilance. Definition and Application of Terms for Vaccine Pharmacovigilance. 2009.

5. Ministério da Saúde. Manual de Vigilância Epidemiológica de Eventos Adversos Pós-Vacinação. Brasília: Ministério da Saúde; 2014. p. 254.

6. Miler ER, Haber P, Hibbs B, Broder K. Surveillance for Adverse Events Following Immunization Using the Vaccine Adverse Event Reporting System (VAERS). VPD Suveillance Man. 2011;1-14.

7. Dreskin SC, Halsey NA, Kelso JM, Wood RA, Hummell DS, et al. International Consensus (ICON): allergic reactions to vaccines. World Allergy Organ J. World Allergy Organization; 2016;9(1):32.

8. Bonilla FA. Update: Vaccines in primary immunodeficiency. J Allergy Clin Immunol. 2018;

9. Kelso JM. Administering influenza vaccine to egg-allergic persons. Expert Review of Vaccines. 2014.

10. Marinho AKBB, Ouricuri AL, Valente CFC, Fernandes FR, Saciloto G, et al. Vacina contra a febre amarela: reações adversas e populações de risco. Arq Asma, Alerg e Imunol. 2017;1(3):245-56.

11. ASBAI. Posicionamento da ASBAI em relação à aplicação de vacina Influenza em pacientes alérgicos ao ovo. 2016.

12. Ministério da saúde. Crianças ainda devem ser vacinadas contra sarampo e poliomielite em 2015 [Internet]. 2014 [citado 1 de fevereiro de 2019]. Recuperado de: http://portalms.saude.gov.br/noticias/svs/16091-estados-que-nao-atingiram-meta-devem-continuar-vacinando).

13. Mantadakis E, Farmaki E, Buchanan GR. Thrombocytopenic Purpura after Measles-Mumps-Rubella Vaccination: A Systematic Review of the Literature and Guidance for Management. J Pediatr. 2010.

14. Fishbein DB, Yenne KM, Dreesen DW, Teplis CF, Mehta N, Briggs DJ. Risk factors for systemic hypersensitivity reactions after booster vaccinations with human diploid cell rabies vaccine: A nationwide prospective study. Vaccine. 1993.

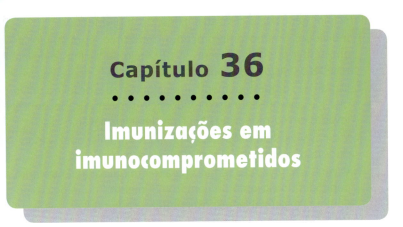

Capítulo 36

Imunizações em imunocomprometidos

Ana Karolina Barreto Berselli Marinho
Cristina Maria Kokron
Jorge Kalil

Princípios gerais: segurança e eficácia

A prevenção de doenças infecciosas por meio da imunização está entre as medidas mais efetivas da prática médica. As infecções são a maior causa de morbidade e mortalidade nos pacientes portadores de imunodeficiências primárias e secundárias. Nesse contexto, a vacinação seria muito importante para prevenção de doenças nesse grupo de pacientes. Entretanto, os pacientes imunocomprometidos podem não desenvolver resposta protetora a vacinas administradas ou ainda, mais preocupante, desenvolver doenças causadas pelos microrganismos atenuados que compõem determinadas vacinas.

Princípios gerais da vacinação em imunocomprometidos:

1. Indivíduos imunocomprometidos têm risco aumentado de apresentar doenças preveníveis por meio de vacinas e devem receber as vacinas apropriadas.
2. O grau de comprometimento imunológico varia de leve a grave, que juntamente com risco de doenças preveníveis, devem ser levadas em consideração para considerar vacinação.
3. Vacinas vivas atenuadas não devem ser administradas a indivíduos imunodeprimidos, com algumas exceções.
4. Vacinas não vivas são seguras para serem utilizadas. Entretanto, dependendo do grau de comprometimento imunológico, podem não desenvolver resposta protetora adequada.
5. Uma cuidadosa revisão das imunizações prévias e administração de vacinas necessárias deve ser parte integral da avaliação antes e após tratamento imunossupressor e transplantes.
6. Vacinas de vírus vivos atenuados não devem ser administradas aos doadores menos de 4 semanas antes da doação de órgãos.[1]

De modo geral, as vacinas podem ser divididas em dois grupos:
» Vacinas viáveis: de microrganismos vivos atenuados.
» Vacinas não viáveis: inativadas ou de subunidades, toxoides, polissacarídeos purificados, polissacarídeos purificados conjugados a proteínas, fragmentados, como pode-se observar na Tabela 36.1.[2]

As imunodeficiências primárias, reconhecidas atualmente como erros inatos da imunidade, compreendem mais de 300 diferentes doenças com vários graus de comprometimento imunológico e são, didaticamente, divididas em nove grupos. A seguir, abordaremos as indicações e contraindicações de vacinas nos diferentes grupos de imunodeficiências.[2]

Tabela 36.1. Vacinas disponíveis atualmente, divididas de acordo com o tipo.

Vacinas de microrganismos vivos atenuados	Vacinas inativadas ou de componentes
BCG	Difteria, tétano, pertussis (tríplice celular e acelular)
Sarampo	Conjugada *Haemophilus influenzae* tipo b
Caxumba	Hepatite A
Rubéola	Hepatite B
Tríplice viral	Influenza inativada
Poliovírus oral	Meningocócicas
Rotavírus	Pneumocócica conjugada
Varicela	Pneumocócica polissacarídica
Febre amarela	Poliovírus inativada
Herpes zoster	Raiva
Tifoide oral (Ty21a)	HPV
Cólera	Encefalite
Adenovírus	Cólera
	Tifoide polissacarídica

Adaptada de Bonilla FA. Update: Vaccines in primary immunodeficiency J Allergy Clin Immunol. 2017 Feb;141(2):474-481. doi: 10.1016/j.jaci.2017.12.980.[2]

Imunodeficiências primárias

Deficiências de anticorpos

Pensando em imunizações, as deficiências de anticorpos podem ser divididas em dois grandes grupos: as deficiências de anticorpos menos graves, onde pode haver alguma redução de resposta vacinal, e as mais graves, onde a resposta vacinal está mais prejudicada e vacinas viáveis podem oferecer riscos ao paciente. As deficiências de anticorpos menos graves envolvem a deficiência seletiva de IgA, deficiência de anticorpos específicos com imunoglobulinas normais e as deficiências de subclasses de IgG. As deficiências de anticorpos mais graves envolvem imunodeficiências como as agamaglobulinemias e a imunodeficiência comum variável. As indicações e contraindicações estão apontadas na Tabela 36.2.[2]

Tabela 36.2. Indicação e contraindicação de vacinas nas deficiências de anticorpos.

Imunodeficiência de anticorpos	Vacinas contraindicadas	Vacinas recomendadas risco-específicas	Eficácia e comentários
Deficiências Graves (agama, ICV)	Polio oral Vacina de influenza atenuada BCG, febre amarela Tifóide oral	Pneumococo Influenza inativada Considerar vacinação para sarampo e varicela	Eficácia incerta se depender apenas da resposta humoral IgIV interfere com a resposta a sarampo e varicela
Deficiências menos graves (def. subclasses, IgAD, def. anticorpo específico)	Polio oral, BCG, febre amarela Outras vacinas vivas parecem ser seguras	Pneumococo Influenza	Todas as vacinas são provavelmente eficazes

Adaptada de Bonilla FA. Update: Vaccines in primary immunodeficiency J Allergy Clin Immunol. 2017 Feb;141(2):474-481. doi: 10.1016/j.jaci.2017.12.980.[2]

Deficiências combinadas

Indivíduos com deficiências combinadas apresentam comprometimento importante da função de linfócitos T e consequentemente também de linfócitos B. Não há indicação de vacinar os pacientes com imunodeficiência combinada grave (SCID – *Severe Combined Immunodeficiency*) com vacinas inativadas, pois os pacientes não irão apresentar resposta adequada, além do que, em geral, estão fazendo reposição de imunoglobulina humana, que contem boa parte destes anticorpos. As deficiências combinadas mais leves e que tenham alguma produção de anticorpos, podem se beneficiar com uso das vacinas inativadas. Entretanto, as vacinas atenuadas estão contraindicadas, pois existe o risco de causar doença pelo microrganismo contido na vacina. As indicações e contraindicações estão apontadas na Tabela 36.3.[2]

Tabela 36.3. Indicação e contraindicação de vacinas nas deficiências combinadas.

Imunodeficiência específica	Vacinas contraindicadas	Vacinas recomendadas risco-específicas	Eficácia e comentários
ID Combinadas graves (SCID, diGeorgi)	Todas as vacinas vivas atenuadas	Pneumococo Influenza	Vacinas podem ser ineficientes
Defeitos parciais (DiGeorge, WAS, AT)	Todas as vacinas vivas atenuadas Entretanto, crianças com DiGeorge parcial (CD4 > 500 céls/mm^3) podem receber SCR e varicela	Pneumococo Meningococo *Haemophilus influenza* B Influenza	Eficácia de qualquer vacina depende do grau de imunossupressão

Adaptada de Bonilla FA. Update: Vaccines in primary immunodeficiency J Allergy Clin Immunol. 2017 Feb;141(2):474-481. doi: 10.1016/j.jaci.2017.12.980.[2]

Deficiência de fagócitos

Pacientes que apresentam deficiência de fagócitos devem receber todas as vacinas inativadas. A vacina influenza inativada é especialmente recomendada nos pacientes com doença granulomatosa crônica pois a mortalidade aumenta na coinfecção por estafilococos. Entretanto, nestes pacientes as vacinas bacterianas atenuadas, como BCG e salmonela oral, devem ser evitadas. As vacinas virais atenuadas podem ou não ser administradas de acordo com a deficiência apresentada, como apontado na Tabela 36.4.[2,3]

Tabela 36.4. Indicação e contraindicação de vacinas nas deficiências de fagócitos e deficiências de complemento.

	Imunodeficiência específica	Vacinas contraindicadas	Vacinas recomendadas risco-específicas	Eficácia e comentários
Deficiências de Fagócitos	DGC, neutropenias, mieloperoxidase	Vacinas bacterianas vivas (BCG, febre tifoide, salmonela oral)	Pneumococo Influenza inativada Febre amarela	Todas as vacinas inativadas seguras e eficazes Vacinas virais vivas provável/seguras e eficazes
	Deficiência de adesão leucocitária e S. Chediak-Higashi	Vacinas bacterianas vivas (BCG, febre tifoide, salmonela oral) Vacinas virais atenuadas		Todas as vacinas inativadas seguras e eficazes

(Continua)

Tabela 36.4. Indicação e contraindicação de vacinas nas deficiências de fagócitos e deficiências de complemento. (continuação)

	Imunodeficiência específica	Vacinas contraindicadas	Vacinas recomendadas risco-específicas	Eficácia e comentários
	Deficiência de IRAK4 e MyD88		Pneumococo altamente recomendada	Vacinas inativadas seguras e eficazes
Defeitos da imunidade inata	Asplenia congênita		Pneumococo *Haemophilus influenzae B* Meningococo	Vacinas inativadas seguras e eficazes
	Defeitos do eixo IL-12/IFN-γ	Vacinas bacterianas atenuadas		Vacinas inativadas seguras e eficazes
Deficiências de complemento	Componentes iniciais e terminais	Nenhuma	Pneumococo Meningococo Influenza	Todas as vacinas da rotina devem ser eficazes

Adaptada de Bonilla FA. Update: Vaccines in primary immunodeficiency J Allergy Clin Immunol. 2017 Feb;141(2):474-481. doi: 10.1016/j.jaci.2017.12.980.

Defeitos da imunidade inata

Esse grupo de imunodeficiências apresenta alterações na resposta celular, na produção ou função de citocinas. As vacinas inativadas são seguras e eficazes na maioria dos casos Tabela 36.4.[2,3]

Deficiências de complemento

Como os pacientes com deficiência de complemento apresentam imunidade celular e humoral intactas, todas as vacinas são seguras e eficazes e devem ser administradas. Ainda, vacinas para bactérias encapsuladas como *pneumococo*, *Haemophilus* e *meningococo* são altamente recomendadas (Tabela 36.4).[2,3]

Doenças autoinflamatórias e de desregulação imunológica

Esse grupo de doenças é alvo de grandes controvérsias com relação a imunizações. Em doenças como síndrome de hiper-IgE, as vacinas inativadas podem ser administradas. Entretanto, dependendo do defeito genético causador da hiper-IgE, as orientações para imunização com vacinas atenuadas são diferentes. Nesse contexto, a síndrome de hiper-IgE autossômica dominante causada por defeitos em STAT3, as vacinas virais atenuadas podem ser administradas, mas nos defeitos de DOCK8 e PGM3, onde se observa um comprometimento celular, essas vacinas são contraindicadas. Contudo, as vacinas bacterianas atenuadas são contraindicadas em todos os pacientes com hiper-IgE (Martire et al, 2018). Vacinas inativadas estão indicadas nos pacientes com síndrome IPEX (desregulação imune, poliendocrinopatia e enteropatia ligada ao X) e nos pacientes com APECED (poilendocrinopatia autoimune-candidíase-distrofia ectodérmica), mas não há dados com relação às vacinas atenuadas; por isso, em geral, são contraindicadas.[2,3]

Com relação às doenças autoinflamatórias, Sobh e Bonilla, em revisão recente (2016), indicam as vacinas inativadas, contraindicando apenas a vacina atenuada de influenza e a febre tifoide oral. Contudo, outros autores sugerem que a vacinação nesse grupo de pacientes poderia desencadear crises da doença.[1]

Imunodeficiências secundárias

As imunodeficiências secundárias são um grupo amplo e heterogêneo de doenças e condições clínicas que podem comprometer a imunidade adaptativa e inata como: doenças infecciosas (principalmente infecção pelo HIV), malignidades hematológicas, tumores de órgãos sólidos, distúrbios metabólicos, asplenia, uso de medicamentos imunossupressores, corticosteroides, imunobiológicos e a imunossenescência. O comprometimento dos diferentes mecanismos da imunidade inata e adaptativa, contribui para a suscetibilidade a infecções por vários tipos de patógenos, dependendo do defeito imune subjacente, do tempo e do tipo da terapia imunossupressora.[4]

Pessoas que vivem com HIV/AIDS (PVHA)

A infecção pelo vírus HIV é atualmente a imunodeficiência secundária mais frequente caracterizada por linfopenia das células T CD4+. As recomendações para vacinação diferem de acordo com a gravidade da condição clínica e o número de linfócitos de cada paciente. Em particular, as vacinas atenuadas devem ser consideradas em pacientes assintomáticos com a contagem de células T CD4+ $\geq$ 200 células/mm^3, se tiverem mais de 5 anos, ou > 15% de linfócitos se crianças menores de 5 anos de idade.[6]

Por outro lado, vacinas vivas (incluindo SCR (sarampo, caxumba e rubéola) – tríplice viral) são contraindicadas em PVHA que apresentam alto grau de imunossupressão, a saber: CD4 + T < 200 células/mm^3, se maiores que 5 anos, ou < 15% de linfócitos, se crianças menores de 5 anos. Todas as vacinas inativadas devem ser dadas de acordo com o calendário vacinal para pessoas imunocompetentes. Vacinas contra *Haemophilus influenzae* b (Hib), *Neisseria meningitidis,* PCV (vacina pneumocócica conjugada), PPSV23 (vacina polissacarídica 23-valente), HBV (vacina hepatite B) e influenza inativada são especialmente recomendadas.[6]

A vacina para febre amarela não deve ser administrada rotineiramente em PVHA crianças ou adultos, a menos que os benefícios excedam os riscos. A decisão de recomendação ou contraindicação dependerá da avaliação imunológica do paciente e do risco epidemiológico de adquirir a infecção: para pacientes com alterações imunológicas ausente ou T CD4+ > 350 cél./mm^3, a vacinação pode ser indicada; T CD4+ entre

200-350 cél./mm³ deve-se avaliar o risco epidemiológico; e naqueles com alteração imunológica grave (T CD4+ < 200 cél./mm³), a vacina está contraindicada. Levar em consideração os dois últimos exames, de preferência os realizados no último ano, sendo o último exame realizado no máximo há três meses, e que o paciente não tenha atualmente manifestação clínica de imunodeficiência, com ou sem uso de terapia antirretroviral. A carga viral indetectável em exame inferior a 6 meses para vacinação desses indivíduos deve ser considerada.[6,8]

PVHA sintomáticas expostas ao sarampo devem receber imunoglobulina humana, independentemente de seu estado vacinal anterior.

As recomendações para PVHA são atualizadas na medida em que mais dados de resposta imune a vacinas são publicados. Desse modo, a consulta frequente do melhor esquema vacinal e o momento mais apropriado para vacinar esses indivíduos é fundamental.[6]

Quimioterapia

Um dos principais efeitos colaterais relacionados a quimioterapia é a imunossupressão do paciente, que dura todo o período de tratamento até 6 a 12 meses após a suspensão na maioria dos casos. A redução dos títulos de anticorpos protetores, avaliada entre 6 e 12 meses após a quimioterapia, varia dependendo do tipo de vacina. Os níveis de imunoglobulinas normalizam-se dentro de algumas semanas após o término da quimioterapia, enquanto a resposta funcional das células T contra antígenos como citomegalovírus, herpes simples, varicela-zoster, *candida*, tétano e difteria se recuperam em um ano ou mais, depois do tratamento.[7]

A principal desvantagem da administração de vacinas durante a quimioterapia é a resposta de anticorpos potencialmente reduzida, resultando em menor eficácia e maior risco de eventos adversos pós vacinais. Em geral, durante a quimioterapia, vacinas contendo organismos inativados ou antígenos purificados não são contraindicadas. Por outro lado, a vacinação com vírus vivos atenuados é contraindicada para evitar o risco de infecção pelo agente vacinal.[6,7]

A vacina pneumocócica conjugada deve ser administrada no momento do diagnóstico e a vacina inativada contra influenza deve ser administrada anualmente. A imunização dos pacientes, quando indicada, deve ser feita durante a fase de baixa intensidade do regime de quimioterapia, indicado por uma contagem de linfócitos totais > 1.000/mm³, que permite o sistema imune do indivíduo elaborar uma resposta imunológica adequada além da redução do risco de eventos adversos.[6,7]

Com relação à indicação de vacinação após o término da quimioterapia, os dados sugerem que a imunidade adquirida anteriormente não está completamente perdida e a maioria dos autores concorda que o intervalo entre 6 e 12 meses é adequado para alcançar uma recuperação imunológica suficiente, permitindo que os pacientes sejam protegidos. A revacinação ou administração de uma dose de reforço 6 meses após o término da quimioterapia para vacinas proteicas, componentes celulares extraídos ou obtidas por DNA recombinante ou após 6 a 12 meses para vacinas vivas atenuadas tem se mostrado eficaz em produzir anticorpos protetores em quase todos os pacientes, sem eventos adversos significativos. Com relação à proteção contra bactérias encapsuladas (*H. influenzae*, *N. meningitidis* e *pneumococcus*), a vacinação é indicada em pacientes com asplenia funcional cirúrgica ou pós-quimioterapia (p. ex., radioterapia simples) para prevenir meningite e sepse. Diferentemente de outras vacinas, a vacina contra influenza inativada é recomendada a partir de 3 meses após o término da quimioterapia.[6,7]

Transplante células-tronco hematopoiéticas (TCTH)

A perda da resposta protetora à vacina que ocorre após o transplante depende:[9,10]

- » Imunidade pré-transplante do paciente e do *status* imunológico do doador.
- » Idade do paciente no momento do transplante.
- » Combinação de regimes de quimioterapia pré-transplante e/ou radioterapia.
- » Ocorrência de doença do enxerto *versus* hospedeiro (GVHD).
- » Terapia imunossupressora após o transplante.

Até o momento, existem dados limitados sobre a eficácia das vacinas em pacientes submetidos a transplante alogênico de células-tronco hematopoiéticas. O título de anticorpos contra os antígenos da vacina (p. ex., tétano, poliomielite, sarampo, caxumba, rubéola) é reduzido após o TCTH em um período de tempo compreendido entre 1 e 10 anos. A resposta imune à vacina está geralmente diminuída nos primeiros 6 meses após o TCTH. As vacinas inativadas ou de subunidades devem ser consideradas em todos os casos, devendo ser administrados 6 meses após a interrupção de terapia imunossupressora. A vacina contra influenza inativada deve ser administrada anualmente. As vacinas que contêm organismos vivos podem causar doença vacinal em pacientes imunocomprometidos e não devem ser indicadas dentro de 24 meses a partir do TCTH, em pacientes com GVHD ou com terapia imunossupressora em andamento.[9,10]

Duas doses das vacinas SCR e varicela devem ser administradas 24 meses após o TCTH, desde que a última infusão de Imunoglobulina tenha sido administrada pelo menos 11 meses antes, nenhuma GVHD esteja presente e a terapia imunossupressora tenha sido interrompida pelo menos 3 meses antes da vacinação. Três doses da vacina Hib (*Haemophilus influenzae* type b) devem ser administradas com 4 semanas de intervalo, 6-12 meses após transplante bem sucedido, independentemente da história de vacinação prévia. (ACIP, 2019)[7]

Transplante de órgãos sólidos (TOS)

Indivíduos com doenças crônicas candidatos a transplantes de órgãos sólidos devem receber todas as vacinas apropriadas para a idade antes de entrarem na lista de espera para transplante. Pacientes transplantados devem receber duas doses de PCV13 em 2 e 6 meses após o transplante, se não tiverem sido administradas antes. As vacinas inativadas devem ser administradas de 2 a 6 meses após o transplante do órgão, de acordo com o esquema de vacinação, considerando o *status* de imunossupressão. Vacinas vivas devem ser evitadas; não há dados sobre a segurança e eficácia, exceto para a vacina varicela em crianças não imunes que foram submetidas a transplante hepático ou renal, sem sinais de imunossupressão e rejeição.[6,11]

Asplenia

Indivíduos com asplenia anatômica ou funcional (anemia falciforme, talassemia, Gaucher, acidentes etc.) têm um risco aumentado de sepse grave associada a elevada taxa de mortalidade. *Streptococcus pneumoniae* é o patógeno mais comum causador de septicemia em crianças com asplenia, seguido por *Haemophilus influenzae tipo b, Neisseria meningitidis, Escherichia coli, Staphylococcus aureus* e bacilos gram negativos, como espécies de *Salmonella, Klebsiella e Pseudomonas aeruginosa*. Todas as vacinas são seguras e provavelmente eficazes, e nenhuma é contraindicada, exceto a vacina contra influenza atenuada (LAIV) em pacientes com doença falciforme. Em geral, ao planejar uma esplenectomia eletiva, as vacinas pneumocócicas conjugadas e polissacarídica, meningocócica (MenB) e Hib devem ser administradas (se ainda não foram realizadas) pelo menos 14 dias antes da cirurgia. A vacina PPSV23 deve ser administrado a pacientes asplênicos com idade acima de 2 anos, pelo menos 8 semanas após o PCV13, e uma segunda dose do PPSV23 deve ser administrada 5 anos depois.[6,11]

Corticosteroides

Os indivíduos que receberem uma dose de prednisona (ou equivalente a outros esteroides) igual ou superior a 2 mg/kg/dia ou uma dose total de 20 mg/dia se pesarem menos de 10 kg, não devem ser vacinadas com vírus vivos nas seguintes condições:[12,13]

- » Antes de 2 semanas, se tiverem sido submetidas ao uso de corticoide por menos 14 dias.
- » Antes de 4 semanas, se tiverem sido submetidas ao uso de corticoide por mais de 14 dias.

Todas as vacinas necessárias ao indivíduo podem ser realizadas durante o tratamento, incluindo aquelas com vírus vivos atenuados, nas seguintes situações:

- » Corticoides em doses baixas ou moderadas (< 2 mg/kg) por menos de 2 semanas.
- » Corticoides em doses de manutenção consideradas fisiológicas (terapia de reposição).
- » Corticoides tópicos, intra-articulares, conjuntivais ou inalatórios, tópicos nasais.[13]

Imunobiológicos

Os imunobiológicos são usados no tratamento de diversas doenças imunomediadas e/ou autoinflamatórias e são frequentemente usados em combinação com outras drogas imunossupressoras, como metotrexato ou corticosteroides. Os efeitos moduladores da imunidade em decorrência do uso de imunobiológicos podem durar semanas a meses após a sua descontinuação. O anticorpo monoclonal anti CD-20 (rituximabe) induz o comprometimento da função das células B, o que resulta em hipogamaglobulinemia grave. Alemtuzumabe induz neutropenia e linfopenia células T, B e NK no início do tratamento. Essas alterações podem durar até um ano após a descontinuação da terapia. As vacinas atenuadas são contraindicadas durante a terapia e por semanas a meses após a interrupção. Recomenda-se o intervalo de 4 a 5 meias vidas do imunobiológico para a administração de vacinas atenuadas. No caso do rituximabe, a dosagem sérica de imunoglobulinas G e M após o tratamento pode auxiliar na decisão da imunização (Tabela 36.5).[3,13]

As vacinas recomendadas são influenza inativada e PPSV23 para pacientes com 2 anos ou mais, após completar as doses de PCV13 no esquema de rotina, ou PCV13 para pacientes com 6 anos ou mais que nunca receberam o PCV13. Vacinas inativadas são recomendadas durante a terapia (imunobiológico) de acordo com o calendário anual de imunizações.

Na Tabela 36.6, as vacinas recomendadas nas imunodeficiências secundárias.[3,13]

Tabela 36.5. Biológicos – intervalo de descontinuidade para utilização de vacinas vivas atenuadas.

Imunobiológico	Ação	Intervalo
Infliximabe	Anti-TNF-α	9 dias
Etanercepte	Anti-TNF-α	5 dias
Golimumabe	Anti-TNF-α	14 dias
Certolizumabe	Anti-TNF-α	14 dias
Adalimumabe	Anti-TNF-α	14 dias
Abatacepte	CTLA-4	14 dias
Belimumabe	Anti-Blis	21 dias
Ustequinumabe	Anti-L-23	21 dias
Canaquinumabe	Anti-IL-1	21 dias
Tocilizumabe	Anti-IL-6	13 dias
Secuquinumabe	Anti-IL-17	21 dias

Fonte: Guia de Imunização SBIm/SBR. Reumatologia – 2014/2015.
https://sbim.org.br/images/files/guia-reumato-sbim-sbr-141014-141205a-web.pdf.

Tabela 36.6. Vacinação nas imunodeficiências secundárias.

	DTP	VIP	Hib	HBV	HPV	Influenza	PVC/PPS V23	Meningococo	SCR, varicela	Rotavírus	BCG
Crianças em quimioterapia	S	S	S	S	Sem dados	S	S	S	N	N	N
Crianças após quimioterapia	S	S	S	S	S	S	S	S	S	Dados não avaliados	Dados não avaliados
Transplantados de HSCT	S	S	S	S	S	S	S	S	S	N	N
Asplenia funcional ou anatômica	S	S	S	S	S	S	S	S	S	S	Dados não avaliados
Imunobiológicos	S	S	S	S	S	S	S	S	S	Dados não avaliados	Dados não avaliados
HIV	S	S	S	S	S	S	S	S	N	N	N

S: sim; N: não; DTP: difteria, tétano, pertussis; VIP: vacina poliomielite inativada; Hib: Haemophilus influenzae tipo b; HBV: vacina hepatite B; HPV: papiloma vírus humano; PCV: pneumocócica conjugada; PPSV23: pneumocócica polissacarídica 23 valente; SCR: sarampo, caxumba, rubéola; BCG: Bacillus Calmette-Guérin; HSTC: transplante de células tronco hematopoiéticas.
Adaptada de B. Martire et al. Vaccine, 2018.

Vacinação dos contactantes de pacientes imunocomprometidos[14]

Recomendamos que todos os contactantes de pacientes imunocomprometidos sejam imunizados contra todas as doenças imunopreviníveis por vacinas. É de suma importância verificar se todos os contactantes estão vacinados: se ainda não estiverem protegidos, podem receber todas as vacinas inativadas e recombinantes. Em particular, nos membros mais velhos do agregado familiar, sugere-se a administração de um reforço da vacina contra a coqueluche, uma vez que a proteção obtida por meio de uma infecção anterior pode diminuir ao longo do tempo.

A vacina viva contra influenza atenuada não deve ser administrada em pessoas que cuidam de pacientes com imunodeficiências. A vacina inativada contra influenza é recomendada em todos os contatos domiciliares anualmente.

A vacina viva atenuada contra a poliomielite (pólio oral – VOP) é contraindicada nos contatos domiciliares de paciente com imunodeficiências. Nesse caso, recomenda-se a administração da vacina pólio inativada (VIP) aos contatos. As vacinas contra sarampo, caxumba, rubéola, varicela e rotavírus podem ser administradas a membros da família ou outros contatos próximos suscetíveis, uma vez que o risco de desenvolver a doença vacinal por essa via no paciente imunocomprometido é extremamente raro. Particularmente, adultos com imunodeficiência primária devem evitar a troca de fraldas em crianças vacinadas com a vacina rotavírus nas 4 semanas seguintes à imunização.

Recomenda-se verificar o *status* imunológico contra a varicela em contatos de adultos, uma vez que estes podem não ser vacinados e não estão protegidos por imunização natural. Se um membro da família tiver uma erupção após a vacina contra varicela, o risco de transmissão da infecção para um paciente imunocomprometido é muito baixo. O risco de transmissão seria se surgissem vesículas no local da aplicação da vacina: nesse caso, seria melhor isolar o paciente e tratá-lo com imunoglobulinas específicas profiláticas (uma dose única dentro de 96 horas após a exposição) e tratar o contato com terapia antiviral. No caso de sarampo em um membro do domicílio, o paciente deve receber imunoglobulinas específicas até 6 dias após a exposição.

A vacinação contra o vírus da varicela-zóster é recomendada para os parentes sem histórico pessoal de varicela-zóster.

Considerações

Existe uma lacuna no conhecimento com relação à imunogenicidade e à segurança das vacinas em pacientes imunocomprometidos, principalmente devido a variabilidade dos defeitos imunológicos entre os indivíduos. A incerteza de quais vacinas podem ser administradas a pacientes imunocomprometidos, o medo de eventos adversos após a imunização e a crescente desconfiança social sobre a vacinação, inevitavelmente, levam ao menor uso das vacinas, mesmo em indivíduos que poderiam recebê-las com segurança. Esforços entre profissionais de saúde são necessários para aumentar a cobertura vacinal desse grupo especial. Os especialistas que cuidam de pacientes imunocomprometidos devem ter a responsabilidade de recomendar vacinas apropriadas a esses pacientes e seus familiares. O esquema de vacinação em pessoas com imunodeficiências deve sempre contemplar uma avaliação precisa dos riscos-benefícios e o programa específico de imunização deve ser realizado de acordo com o *status* clínico e imunológico para cada uma das condições apresentadas acima. Mais estudos sobre eficácia e segurança de vacinas nas imunodeficiências primárias e secundárias são necessários para apoiar decisões sobre indicações de vacinação em imunocomprometidos.

Referências bibliográficas

1. Sobh A, Bonilla FA. Vaccination in primary immunodeficiency disorders. J Allergy Clin Immunol Pract 2016; 4:1066-75.

2. Bonilla FA. Update: Vaccines in primary immunodeficiency J Allergy Clin Immunol. 2017 Feb;141(2):474-481. doi: 10.1016/j.jaci.2017.12.980.

3. Martire B, Azzari C, Badolato R, Canessa C, Cirillo E, et al, with Italian Network for Primary Immunodeficiencies (IPINET). Vaccination in immunocompromised host: Recommendations of Italian Primary Immunodeficiency Network Centers (IPINET). Vaccine. 2018;36(24):3541-54.

4. Lopez A, Mariette X, Bachelez H, Belot A, Bonnotte B, et al. Vaccination recommendations for the adult immunosuppressed patient: A systematic review and comprehensive field synopsis. J Autoimmun. 2017; 80:10-27. Review.

5. Principi N, Esposito S. Vaccine use in primary immunodeficiency disorders. Vaccine. 2014;32(30):3725-31. Review.

6. Brasil. Ministério da saúde. Manual dos Centros de Referência para Imunobiológicos Especiais. 5ª edição. 2019.

7. ACIP. Recommended Adult Immunization Schedule for ages 19 years or older, United States, 2019. Disponível em: https://www.cdc.gov/vaccines/schedules/hcp/imz/adult.html. Acesso em: 03/2/2022.

8. Brasil. Ministério da Saúde. Secretaria de Vigilância em Saúde. Departamento de Vigilância das Doenças Transmissíveis. Plano de Contingência para Resposta às Emergências em Saúde Pública: Febre Amarela [recurso eletrônico]/Ministério da Saúde, Secretaria de Vigilância em Saúde, Departamento de Vigilância das Doenças Transmissíveis. Brasília: Ministério da Saúde, 2016.

9. Hilgendorf I, Freund M, Jilg W, Einsele H, Gea-Banacloche J, et al. Vaccination of allogeneic haematopoietic stem cell transplant recipients: Report from the International Consensus Conference on Clinical Practice in chronic GVHD. Vaccine 2011;29:2825-33.

10. Ljungman P, Cordonnier C, Einsele H, Englund J, Machado CM, et al. Vaccination of hematopoietic cell transplant recipients. Bone Marrow Transplant 2009;44:521-6.

11. Rubin LG, Levin MJ, Ljungman P, Davies EG, Avery R, et al. 2013 IDSA clinical practice guideline for vaccination of the immunocompromised host. Clin Infect Dis 2014;58:309-18.

12. Pillegi GS, et al. Brazilian recommendations on the safety and effectiveness of the yellow fever vaccination in patients with chronic immune-mediated inflammatory diseases. Adv. rheumatol. [online]. 2019, vol.59, 17.

13. Guia de Imunização SBIm/SBR. Reumatologia – 2014/2015. Disponível em: https://sbim.org.br/images/files/guia-reumato-sbim-sbr-141014-141205a-web.pdf. Acesso em 03/2/2022.

14. Shearer WT, Fleisher TA, Buckley RH, Ballas Z, Ballow M, et al. Recommendations for live viral and bacterial vaccines in immunodeficient patients and their close contacts. J Allergy Clin Immunol 2014;133:961-6.

Seção 10

Diagnóstico em alergia

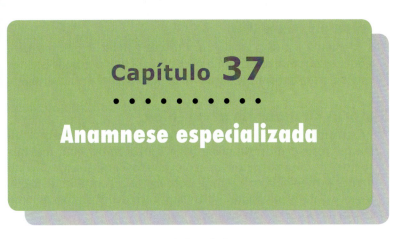

Capítulo 37

Anamnese especializada

Mariele Morandin Lopes
Henrikki Gomes Antila
Myrthes Anna Maragna Toledo Barros

A história clínica e o exame físico são as principais ferramentas para o diagnóstico das doenças imunoalérgicas. Neste capítulo, será abordada a investigação diagnóstica de pacientes com doenças imunoalérgicas tendo por base a anamnese especializada.

O roteiro da anamnese constitui uma maneira padronizada de registrar a entrevista. Para a realização de uma boa anamnese, acima de tudo, é imprescindível saber perguntar e ouvir o paciente.[1,2]

Identificação

A identificação completa do paciente faz parte da abertura da consulta e traz informações relevantes, como a procedência, que pode direcionar para o diagnóstico de possíveis patologias endêmicas de cada região e, em especial, para a investigação de doenças imunoalérgicas, a profissão, que é fundamental para elaboração de algumas hipóteses diagnósticas, citando-se como exemplos as dermatites de contato e alergias ocupacionais.

Queixa principal (QP)

Identificar a queixa atual e sua duração é muito importante para entender as razões que fizeram o paciente procurar o especialista, aumentando assim a chance de o médico atender às suas expectativas.

História da moléstia atual (HMA)

É o componente da anamnese que contém o maior número de informações sobre o processo saúde-doença atual do paciente, mas que também é um dos mais difíceis de serem obtidos corretamente. São importantes a cronologia, a localização corporal, as circunstâncias em que ocorrem, os fatores agravantes e atenuantes e as manifestações associadas, além de exames e tratamentos já realizados.

Cada doença possui suas características específicas e alguns direcionamentos durante a consulta facilitam chegar à hipótese diagnóstica correta e/ou possíveis diagnósticos diferenciais.

Interrogatório complementar

Sintomas gerais

- » Febre: pode estar presente em diversas doenças autoinflamatórias, autoimunes e alérgicas. As doenças autoinflamatórias apresentam padrões de febres recorrentes, sendo importante destacar os dias de duração e os intervalos sem febre. Pacientes com doenças autoimunes também podem apresentar febre contínua, principalmente no período vespertino, e pacientes com imunodeficiências e alergias respiratórias podem apresentar complicações infecciosas levando ao aparecimento abrupto de febre.
- » Emagrecimento: doenças autoinflamatórias e autoimunes, quando não controladas ou com quadros desabsortivos, podem evoluir com perda ponderal. As alergias alimentares e a esofagite eosinofílica, por restrição alimentar ou diarreia, podem levar à perda de peso e à desnutrição.
- » Astenia: pode acompanhar doenças autoinflamatórias e autoimunes em atividade.

Pele

» **Prurido:** constitui um dos principais sintomas em alergia e imunologia. A principal distinção deve ser feita entre o prurido que ocorre com ou sem lesões cutâneas. As doenças sistêmicas, frequentemente, cursam com prurido na ausência de lesões cutâneas primárias. Por outro lado, as doenças dermatológicas com manifestações pruriginosas ocorrem associadas a diversos tipos de acometimentos cutâneos, como: lesões eritêmato-descamativas, que podem corresponder à dermatite atópica ou à dermatite de contato, lesões urticariformes características dos diversos tipos de urticárias e até em doenças autoinflamatórias e lesões que deixam manchas hipercrômicas residuais e que podem corresponder a manifestações cutâneas da mastocitose.

» **Urticárias:** caracterizadas como lesões eritematosas, que podem confluir e formar placas pruriginosas, comumente com duração de menos de 24 horas e que não deixam lesão residual. Presentes nas alergias a alimentos, venenos de himenópteros e medicamentos, assim como também nas urticárias físicas e na urticária crônica espontânea. Quadros mais arrastados e associados à dor constituem diagnóstico diferencial com as urticárias vasculíticas e doenças autoinflamatórias. As lesões urticariformes, que deixam manchas hipercrômicas residuais e são reativadas após fricção (sinal de Darrier), sugerem ser manifestações cutâneas da mastocitose.

» **Eczema:** caracterizado como lesões eritêmato-descamativas, por vezes pruriginosas, com locais de acometimento constituindo a principal ferramenta no estabelecimento dos diagnósticos diferenciais. Na dermatite atópica, sua localização mais frequente é nas fossas antecubitais e poplíteas, no pescoço e face. Na dermatite de contato, estão acometidas as regiões palmares e plantares, olhos, lóbulos das orelhas (em contato com brincos) e abdômen (em contato com a fivela do cinto), mas podendo ocorrer em qualquer local em contato com alguma substância à qual o paciente encontra-se sensibilizado.

Cabeça

» Cefaleia: a cefaleia frontal e em peso pode traduzir a presença de sinusite aguda, que constitui uma complicação comum da rinite alérgica.

Olhos

» Edema e hiperemia ocular: as conjuntivites alérgicas e os angioedemas podem levar ao edema palpebral. As conjuntivites, normalmente, acompanham-se de prurido ocular e hiperemia. Os angioedemas podem ocorrer associados a quadros de urticária. No entanto, em pacientes com angioedema hereditário, podem ser o único sintoma.

» Acuidade visual: alguns tipos de conjuntivites alérgicas podem evoluir com complicações como ceratocone, que podem levar a alterações da acuidade visual.

Ouvido

» Otalgia: as rinites alérgicas podem ocorrer associadas à otalgia e sensação de plenitude auricular pelo edema, levando à oclusão da tuba auditiva.

Nariz

» Coriza, obstrução nasal, espirros, prurido nasal: constituem sintomas comuns nas rinites alérgicas, não alérgicas e ocupacionais, sendo de primordial importância identificar os fatores desencadeantes.

» Epistaxe: pode ser uma complicação do uso de corticoide intranasal com dosagem ou técnica inadequadas.

» Alterações no olfato: as rinites alérgicas levam, com frequência, à hiposmia ou anosmia, que revertem com tratamento adequado.

Boca

» Edema: o angioedema de lábios e língua pode estar associado a reações a diversos alimentos, medicamentos, venenos de himenópteros ou pode constituir uma manifestação de urticária crônica espontânea. Geralmente, pode vir acompanhado de urticária e são assimétricos. O angioedema isolado pode levantar a possibilidade de angiodema hereditário.

Pescoço

» Rouquidão: pacientes com anafilaxia e edema de glote podem apresentar inicialmente rouquidão, evoluindo rapidamente com dispneia, sensação de sufocamento e, às vezes, com estridor laríngeo.

Cardiovascular

» Síncope e lipotimia: são sintomas que podem estar associados à queda da pressão arterial. As anafilaxias nas suas apresentações mais graves caracterizam-se pela queda da pressão, levando inclusive a um choque circulatório, que pode ser referido como lipotimia ou episódio de síncope.

Aparelho respiratório

» Dispneia: a principal causa nas doenças alérgicas é o broncospasmo, presente em alergias respiratórias como a asma e, também, em quadros anafiláticos. No entanto, também pode ser resultado de derrame pleural, que pode estar presente em quadros de pneumonias em pacientes com imunodeficiências, ou até em doenças autoinflamatórias, como a febre familiar do Mediterrâneo, que pode levar a derrames cavitários inflamatórios.

» Tosse: presente nas alergias respiratórias como asma e rinite, normalmente seca. Por outro lado, a detecção de expectoração purulenta permite identificar a presença de complicações infecciosas pulmonares em pacientes com asma, assim como naqueles com imunodeficiências humorais que cursam com pneumonias de repetição.

» Dor torácica: crises de broncospasmo durante as crises de asma causam opressão e dor torácica. Também a esofagite eosinofílica, com sintoma de impactação, pode ser interpretada como dor retroesternal pelo paciente.

Gastrintestinal

» Odinofagia e disfagia: constituem manifestações comuns em pacientes com esofagite eosinofílica. Podem estar associadas à sensação de impactação e necessidade de manobras compensatórias, como a ingestão de líquidos para o auxílio da deglutição.

» Epigastralgia: diversas imunodeficiências primárias, entre as quais a imunodeficiência comum variável, apresentam risco aumentado da associação com neoplasias, dentre elas o adenocarcinoma gástrico, podendo cursar com epigastralgia. A mastocitose sistêmica, com acometimento gástrico ou apenas pela circulação aumentada de mediadores mastocitários, pode levar à epigastralgia e mesmo à formação de úlceras.

» Diarreia: pode representar quadro de alergia alimentar não IgE mediada na infância. As colites e enterocolites podem desencadear diarreia invasiva, com muco e sangue ou aquosa, podendo levar nos casos agudos à desidratação e choque hipovolêmico. A mastocitose sistêmica, na presença de infiltrado mastocitário do trato gastrintestinal, também pode estar associada à diarreia crônica. As imunodeficiências humorais, principalmente aquelas com diminuição dos níveis de IgA, também podem causar diarreia crônica, principalmente de etiologia infecciosa.

Aparelho urinário

» Espuma na urina/oligúria: muitas doenças autoinflamatórias têm como consequência o desencadeamento de amiloidose secundária com acometimento renal e presença de proteinúria.

» Disúria/urgência: a cistite intersticial pode ser causada por infiltração mastocitária vesical.

Aparelho genital

» Prurido genital: eczemas por dermatites de contato nas regiões genitais.

Aparelho locomotor

» Artrite e artralgia: pacientes com doenças autoinflamatórias podem apresentar febre, artralgias e artrites durante as crises agudas. Esses sintomas entram em remissão nas intercrises, facilitando o estabelecimento de diagnóstico diferencial com doenças autoimunes, como o lúpus eritematoso sistêmico e a artrite reumatoide.

Sistema nervoso
» Convulsões: anafilaxias que causam hipotensão podem levar a quadros convulsivos e serem confundidas com crises epilépticas.

Aparelho psíquico
Pacientes com doenças crônicas apresentam, com frequência, comorbidades psiquiátricas. Doenças alérgicas que causam prurido apresentam impacto na qualidade do sono, levando a transtornos de ansiedade e depressão. Pacientes com anafilaxias a alimentos e veneno de himenópteros podem apresentar fobias e ansiedade, assim como aqueles com urticária crônica espontânea e angioedema hereditário, pelo fato de não terem controle sobre o desencadeamento involuntário de uma nova crise.

Antecedentes

Pessoais
» Condições de nascimento: prematuridade e tipo de parto. A cesariana tem sido implicada, em alguns estudos, na alteração do microbioma e consequente aumento de doenças atópicas.
» Doenças na infância: o aumento de infecções na infância, assim como as complicações decorrentes, constituem sinais de alerta para a investigação de possíveis imunodeficiências (ver Capítulo 4 – Abordagem do paciente com infecções de repetição).
» Vacinações: importante saber se o calendário vacinal está atualizado ou completo e se o paciente apresentou alguma reação adversa pós-vacinal.
» Internações prévias: datas, número, motivos, tempo de permanência, necessidade de internações em unidades de terapia intensiva e de intubação orotraqueal e tipos de tratamentos.
» Antecedentes cirúrgicos: pacientes submetidos a múltiplas cirurgias possuem maior risco de sensibilização ao látex.
» Hábitos: pacientes asmáticos que apresentam carga tabágica elevada podem apresentar *overlap* com doença pulmonar obstrutiva crônica (DPOC).

- » **Hábitos alimentares:** verificar se há exclusões alimentares e os motivos dessas exclusões.
- » **Medicações em uso:** verificar medicações contínuas. Algumas medicações cursam com hipogamaglobulinemia, outras estão associadas a tosse crônica.
- » **Doenças alérgicas:** verificar história pessoal de outras doenças alérgicas

Familiares

- » **Heredograma:** consanguinidade dos pais e avós, doenças semelhantes à do paciente na família, antecedentes familiares de atopias, origem étnica.

Referências bibliográficas

1. Goldman L, et al. Cecil Medicina Interna. 24. ed. Saunders Elsevier, 2012.
2. Martins MA, et al. Clínica Médica – Volume 7 – USP. 2. ed. São Paulo: Manole, 2015.

Capítulo 38

Testes cutâneos de leitura imediata e tardia

Clóvis Eduardo Santos Galvão
Priscila Moraes

Os testes cutâneos representam a principal ferramenta de investigação em alergia desde a sua introdução em 1865, por Blackley, quando fez uma escarificação em sua pele e aplicou pólen de grama, provocando uma inflamação no local. Em 1896, Jadassohn introduziu o teste de contato (*patch test*), posteriormente aperfeiçoado por Bloch (1910), e empregado como meio diagnóstico por Cooke (1916).[1] O teste intradérmico proposto por Mantoux, em 1908, foi rapidamente aplicado para investigação de doenças de hipersensibilidade imediata e, alguns anos depois, Lewis e Grant descreveram o teste de puntura. Até os dias atuais, esses métodos continuam sendo utilizados, embora tenham sido melhorados, padronizados e validados.[2]

Os testes cutâneos representam uma ferramenta diagnóstica auxiliar importante em alergia. São utilizados para comprovar a sensibilização a um alérgeno, ou seja, a presença de IgE específica ou linfócito T que, quando associada a uma história clínica compatível, leva ao diagnóstico de alergia. No entanto, não devem ser usados como triagem da população em geral e precisam ser interpretados cuidadosamente, visto que testes positivos são encontrados em pacientes sem alergia, do mesmo modo que testes negativos não excluem a etiologia alérgica.[3,4] Um teste cutâneo positivo pode ser útil para confirmar a história, enquanto um teste cutâneo negativo é uma forte evidência de que a doença não é causada pelo alérgeno suspeito. Vale lembrar que um resultado positivo sem história clínica compatível indica apenas sensibilização ao alérgeno, não alergia.[5]

Os testes *in vivo* são divididos de acordo com o tipo de reação de hipersensibilidade (classificação de Gell e Coombs) que buscamos identificar (Tabela 38.1). Por isso, a história clínica deve ser detalhada, para que o tempo de evolução do quadro determine qual teste será utilizado para o diagnóstico. A reação imediata é mediada por IgE e é essencialmente induzida pela desgranulação dos mastócitos, após a provocação com o alérgeno. Na reação tardia, há participação dos linfócitos, predominantemente células T CD4+.[1]

Tabela 38.1. Tipo de hipersensibilidade e teste cutâneo recomendado.

Tipo de hipersensibilidade	Testes in vivo recomendados
1. Imediata (tipo I ou IgE mediada)	• Teste de puntura (*prick test*) e intradérmico de leitura imediata • Teste de contato de leitura imediata • Teste de provocação (ou desencadeamento)
2. Por imunocomplexos (reação de Arthus ou tipo III)	• Intradérmico de leitura tardia
3. Tardia (celular ou tipo IV)	• Teste de contato de leitura tardia (*patch test* e *fotopatch test*) • Intradérmico de leitura tardia

Adaptada de Motta AA et al.[1]

Teste de puntura – *prick test*

Desde o reconhecimento de que as doenças alérgicas mediadas por IgE são causadas pela exposição a alérgenos, tem sido uma prática comum estabelecer a presença ou ausência de sensibilização, por meio de testes cutâneos e/ou dosagens de IgE específica no soro. Os testes de puntura são vantajosos por serem simples, rápidos de executar, baratos e bastante sensíveis, além de altamente reprodutíveis, quando realizados por indivíduos treinados. Para que o resultado seja confiável, a seleção e o número de alérgenos devem ser baseados na história fornecida pelo paciente e uma metodologia adequada precisa ser sempre aplicada, com uso de controles negativos e positivos, extratos padronizados de alérgenos e critérios de positividade. O teste de puntura é um método confiável para diagnosticar doença alérgica mediada por IgE em pacientes com rinoconjuntivite, asma, urticária, anafilaxia, dermatite atópica e, também, na suspeita de alergia alimentar e medicamentosa. Fornece evidências de sensibilização e pode ajudar a confirmar o diagnóstico de suspeita de alergia do tipo I. Além da praticidade, esse método diagnóstico fornece uma indicação visual da sensibilidade, que pode ser útil para causar impacto no comportamento do paciente.[6]

Apresenta alta sensibilidade (90-98%) e especificidade (> 95%), sendo raras as reações adversas. Apesar do risco de reações graves, como anafilaxia, há apenas poucos relatos de fatalidade. Por segurança e credibilidade do resultado, deve-se optar pelo uso de extratos padronizados, visto que extratos não padronizados apresentam quantidades diferentes de proteínas, que podem favorecer reações sistêmicas, além de favorecer resultados falso negativos ou falso positivos. Os testes de puntura devem ser realizados ou supervisionados por um médico especialista, em ambiente adequado e preparado para eventuais reações (Quadro 38.1).[6]

Não há restrição quando à idade, sexo ou etnia, mas a confiabilidade do resultado depende da habilidade de quem executa, do dispositivo de teste, da reatividade da pele no dia do teste, da idade e da potência e estabilidade dos reagentes. Extremos de idade (menores de 2 anos e maiores de 65 anos) e cor da pele podem interferir na interpretação.[7] Repetir o teste periodicamente pode ser necessário para detectar novas sensibilizações, especialmente em crianças, quando os sintomas mudam, ou se novos alérgenos ambientais são suspeitos.

Quadro 38.1. Precauções para os testes cutâneos de leitura imediata.[6]

1. Os testes cutâneos nunca devem ser realizados sem que um médico esteja disponível, imediatamente, para tratar reações sistêmicas.
2. Ter equipamento de emergência prontamente disponível, incluindo adrenalina.
3. Determinar o valor dos extratos alergênicos utilizados e avaliar sua estabilidade.
4. Certificar que as concentrações de teste são apropriadas.
5. Realizar testes na pele íntegra.
6. Avaliar a presença de dermografismo, para evitar resultado falso positivo.
7. Determinar e registrar os medicamentos tomados pelo paciente e o tempo da última dose.
8. Registrar as reações quanto aos sinais, sintomas e momento em que ocorreram.
9. Para evitar erros de interpretação devido a resultados falso negativos e falso positivos, um controle positivo (histamina, na concentração 10 mg/mL) e um controle negativo (solução salina) devem ser incluídos.
10. Cuidados especiais devem ser tomados em pacientes tratados com betabloqueadores, pois podem aumentar o risco de reações sistêmicas fatais.

Anti-histamínicos, corticosteroides tópicos de alta potência, antidepressivos tricíclicos e alguns tranquilizantes podem causar resultados falso negativos, enquanto o dermografismo é a causa mais comum de resultados falso positivos.[7]

No que diz respeito ao teste cutâneo de puntura com alimentos, são poucos os extratos padronizados comercialmente disponíveis. Por isso, tem sido proposto o uso do chamado *prick to prick*, em que o alimento fresco é utilizado.[6] A técnica do teste de puntura está resumida no Quadro 38.2.

Quadro 38.2. Técnica do teste de puntura.[6]

1. Higienizar a pele do local onde será aplicado o teste, normalmente na superfície volar do antebraço (ou, ocasionalmente, nas costas), com álcool e esperar secar.
2. Anotar com caneta o nome ou número de cada extrato utilizado, com distância de pelo menos 2 cm entre eles, para evitar reações falso positivas
3. Aplicar pequena gota de cada extrato a ser testado, além das soluções de controle positivo e negativo.
4. Com uma lanceta ou puntor, passar através da gota e inserir perpendicularmente na superfície epidérmica. Caso seja utilizada agulha hipodérmica descartável (calibre 25 ou 26), aplicar em um ângulo baixo, com o bisel voltado para cima; a ponta da agulha deve ser levemente levantada, para elevar uma pequena porção da epiderme sem induzir o sangramento. Utilizar um dispositivo para cada gota, para evitar resultados falso positivos.
5. Após 15 a 20 minutos da aplicação, fazer a leitura do teste. O eritema e o diâmetro da pápula devem ser medidos em milímetros e uma pápula de pelo menos 3 mm maior que o controle negativo é considerada positiva.

Teste intradérmico

O teste intradérmico é um método *in vivo* em que pequenos volumes (aproximadamente 0,02 a 0,05 mL) de alérgenos são injetados na derme com uma agulha de calibre 26 ou 27, com uma seringa de 0,5 a 1 mL. Geralmente, é usado quando os testes de puntura são negativos, apesar de uma história adequada de exposição e sintomas. É indicado para o diagnóstico de condições alérgicas mediadas por linfócitos T e também por IgE, como no caso de venenos de himenópteros e penicilina. São muito mais sensíveis que os testes de puntura, mas apresentam taxas mais altas de falsos positivos e, também, maior risco de reações sistêmicas.[1]

Como regra geral, a dose inicial do alérgeno de um teste de intradérmico varia de 100 a 1.000 vezes mais diluída do que a concentração de alérgeno usada para testes de puntura, visto que as reações sistêmicas são mais comuns. Por isso, uma avaliação prévia com teste de puntura é um modo prático de evitar possíveis reações graves do teste intradérmico.[1]

Técnica do teste intradérmico[3]

1. Higienizar a pele do local onde será aplicado o teste com álcool (normalmente, na superfície volar do antebraço) e esperar secar.
2. Anotar com caneta o nome e concentração dos extratos utilizados, com distância de pelo menos 2 cm entre eles, para evitar reações falso positivas.
3. Antes da injeção, todas as bolhas devem ser cuidadosamente eliminadas da seringa.
4. Um esforço deve ser feito para evitar a penetração no leito capilar subepidérmico da pele.
5. A seringa é colocada em um ângulo de 45° com a pele, o bisel da agulha deve estar virado para baixo em direção à pele e a penetração não deve ser mais profunda do que as camadas superficiais da pele.
6. Um volume de aproximadamente 0,05 a 0,1 mL é, gentilmente, injetado para produzir uma pequena pápula superficial de aproximadamente 2 a 4 mm de diâmetro.
7. A leitura do teste é feita 10 a 15 minutos após a aplicação e tanto a pápula quanto o eritema (em milímetros) devem ser registrados.

Erros comuns em testes intradérmicos[3]

1. Os locais de teste estão muito próximos e resultados falso positivos podem ser observados.
2. Volume injetado muito grande (> 0,1 mL).
3. Alta concentração, levando a resultados falso positivos.
4. Injeção subcutânea levando a um teste falso negativo (sem formação de pápula).
5. Sangramento por punção de vaso sanguíneo.
6. Reação sistêmica pela realização de muitos testes ao mesmo tempo.

Teste de contato – *patch test*

O teste de contato é o exame padrão-ouro no diagnóstico de doenças alérgicas mediadas por linfócitos T e/ou sensibilização em indivíduos com dermatite de contato alérgica, dermatite atópica, assim como algumas alergias a alimentos e medicamentos, e reproduz uma reação alérgica local, onde as substâncias testadas são colocadas.[8]

Além de usar uma bateria padrão na avaliação de dermatite de contato alérgica, é importante considerar o uso de séries suplementares de alérgenos, baseados em exposições específicas e produtos pessoais do paciente, para aumentar a probabilidade de identificar sensibilizadores relevantes.

Existem vários materiais que facilitam a aplicação dos testes: fitas adesivas com câmaras de papel, alumínio ou plástico, sobre as quais são colocadas as substâncias da bateria de testes. Os haptenos são aplicados nas cavidades das câmaras ou filtro de papel, aderidas em fita adesiva hipoalergênica.[8]

A bateria padronizada para o Brasil consta de 22 elementos, também pertencentes às baterias dos grupos internacionais, complementada com mais oito substâncias relacionadas, principalmente, com medicamentos tópicos e de uso frequente em nosso meio. De acordo com a profissão do paciente e a localização da dermatose, muitas vezes, é necessário realizar baterias de testes adicionais com elementos relacionados às profissões, substâncias presentes em calçados, cosméticos e produtos farmacêuticos. Alérgenos adicionais podem ser testados, baseados na história de exposição individual, mas a limitação nesses casos é a falta de padronização que compromete o resultado.[1,3]

Restrições ao teste de contato[8]

» O teste não deve ser aplicado em pacientes com dermatite aguda generalizada ou eczema extenso nas costas, até que a dermatite esteja controlada.

» O uso de medicamentos imunossupressores, como corticosteroides sistêmicos, ciclosporina e/ou micofenolato antes do teste de contato afetam seu resultado. No entanto, se os corticosteroides orais não puderem ser descontinuados, alguns estudos mostraram que, em baixas doses de prednisona (menos de 20 mg/dia) e ciclosporina, ainda pode produzir resultados clinicamente relevantes.

» Corticosteroides tópicos, inibidores da calcineurina tópicos ou radiação ultravioleta aplicada ao local do teste também podem reduzir as respostas alérgicas. Os medicamentos tópicos devem ser

evitados por 5 a 7 dias antes do teste e a exposição solar deve ser evitada por 2 a 4 semanas.
» É prudente não aplicar o teste em pacientes que estão grávidas ou amamentando.
» Os anti-histamínicos sistêmicos, geralmente, não interferem nas leituras do teste.

Instruções ao paciente antes do teste de contato[8]

1. Não expor as costas ao sol por pelo menos duas semanas antes do teste de contato.

2. Usar roupas velhas e escuras, pois as marcas de caneta podem manchar a roupa.

3. Falar sobre as substâncias específicas com as quais entra em contato.
- É possível testar diferentes produtos e materiais, de acordo com a exposição, desde que não sejam sabidamente irritantes ou tóxicos e que não exijam enxague.
- Usar apenas pequenas quantidades, por exemplo, algumas gotas ou gramas.
- Se possível, deixar na embalagem original, com rótulo.
- Levar cosméticos utilizados. Isso pode incluir esmalte, hidratante, protetor solar, pomadas, cremes e loções prescritas e não prescritas. Xampu e sabonete, geralmente, não são testados, pois podem irritar a pele.
- Se houver suspeita de roupas, testar um centímetro quadrado de material retirado do local de contato com a pele afetada.

4. Preparo para o teste de contato:
- Tomar banho na manhã do teste, pois o dorso não poderá ser molhado até que seja feita a segunda leitura.
- Não usar creme ou óleo nas costas, no dia do teste.
- Se tiver pelos na região onde o teste será aplicado, depilar um ou dois dias antes do teste.
- Os anti-histamínicos sistêmicos, geralmente, não interferem nas leituras do teste.

Interpretação do teste

O teste deve ser interpretado em conformidade com o sistema de pontuação desenvolvido pelo International Contact Dermatitis Research Group e o resultado deve ser correlacionado com o aspecto clínico da lesão (Tabela 38.2), a localização anatômica da dermatite, profissão, ocupação, *hobby* e as substâncias com as quais o paciente entra em contato, para só então concluir se é alergia. As reações falso negativas podem acontecer por concentração inadequada de alérgenos necessária para induzir uma resposta, incapacidade do veículo para libertar alérgeno suficiente, responsividade da pele reduzida por exposição prévia à luz ultravioleta, terapias imunossupressoras concomitantes, ou erros de teste tardios atrasados.[8]

Tabela 38.2. Critérios para leitura do teste.[8]

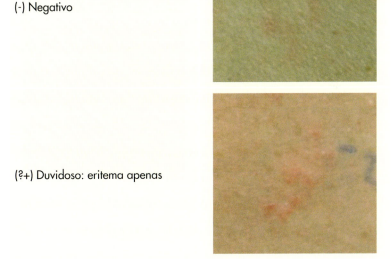

(-) Negativo

(?+) Duvidoso: eritema apenas

(Continua)

Tabela 38.2. Critérios para leitura do teste.[8] (continuação)

(+) Discreto eritema com algumas pápulas

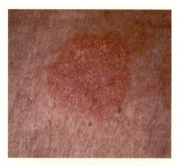

(++) Eritema, pápulas e vesículas

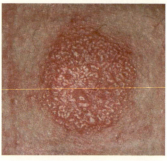

(+++) Intenso eritema, pápulas e vesículas confluentes

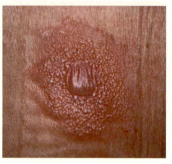

Síndrome da pele excitada (*angry back syndrome*) é definida como reações falso positivas adjacentes a grandes reações positivas verdadeiras, que induzem inflamação e irritabilidade cutâneas. Caracteriza-se pela presença de três ou mais testes de contato positivos e que não são reproduzidos quando da repetição dos mesmos. Pode ocorrer em aproximadamente 6,2% dos pacientes testados. Recomenda-se que as mesmas substâncias sejam repetidas, equidistantes umas das outras. Se esses testes tiverem intensidade (+++), deverão ser retestados um a um, com intervalo mínimo de 3 semanas entre cada teste.[8]

O teste de aplicação aberta repetida (ROAT) é usado para avaliar melhor um paciente suspeito de dermatite de contato alérgica, mas que apresenta resultados de teste de contato duvidosos ou negativos. Assim, para confirmar que o paciente está reagindo a esse produto em particular ou para determinar a tolerância clínica a novos produtos cosméticos, o material é aplicado sobre a pele normal (geralmente, na região retroauricular), duas vezes ao dia durante dois dias.[8]

Fototeste de contato – *fotopatch test*

Também denominado teste de contato com radiação ultravioleta, *fotopatch test* é usado para estabelecer um diagnóstico em pacientes com suspeita de fotodermatoses, isso é, dermatite principalmente nas áreas expostas à luz, com ou sem história por exposição solar. A técnica desse teste é a mesma do teste de contato "clássico", com a diferença de que as substâncias são aplicadas, em duplicata, em ambos os lados do dorso e, após 48 horas, os testes são retirados e é realizada a primeira leitura. A seguir, um dos lados é coberto e o outro lado é irradiado com luz ultravioleta A (UVA), na dose de 5 J/cm^2. A segunda leitura é realizada em 72 e/ou 96 horas, comparando-se os resultados entre o local irradiado e o não irradiado.[8]

Os principais haptenos da bateria padronizada no Brasil pertencem aos grupos mostrados na Tabela 38.3.

Tabela 38.3. Principais haptenos da bateria padronizada para o fototeste de contato no Brasil.

Antissépticos	Irgasan, timerosol
Borrachas	Carbax-mix, tiuram-mix, mercapto-mix, PPD-mix, hidroquinona, parafenilenodiamina
Conservantes	Formaldeído e seus liberadores, quartenium 15, kathon CG
Estabilizantes	Etilenodiamina
Fragrâncias	Bálsamo do peru, fragrância-mix
Medicamentos	Benzocaína, prometazina, neomicina, nitrofurasona, quinolina-mix
Metais	Bicromato de potássio, cloreto de cobalto e sulfato de níquel
Resinas	Butilfenol paraterciário, epóxi, terebintina, colofônio
Outras substâncias	Antraquinona, lanolina, propilenoglicol

Referências bibliográficas

1. Motta AA, Kalil J, Barros MT. Testes Cutâneos. Rev Bras Alerg Imunopatol 2005;28(2):73-83.

2. Adkinson NF, Bochner BS, Burks AW, Busse WW, Holgate ST, et al. Middleton's Allergy: Principles and Practice: Eighth Edition. Elsevier Inc., 2013. 1764 p.

3. Motta AA, Agondi, RC. Alergia & imunologia clínica: aplicacação clínica. São Paulo: Editora Atheneu, 2015.

4. Tanno LK, Calderon MA, Li J, et al. Updating Allergy and/or Hypersensitivity Diagnostic Procedures in the WHO ICD-11 Revision. J Allergy Clin Immunol: In Practice, 2016;4:650-7.

5. Pawankar R, Canonica GW, Holgate ST, Lockey RF, Blaiss M. The WAO White Book on Allergy (Update 2013). World Allergy Organization; 2013. Available from: www.worldallergy.org. Accessed December 3, 2015.

6. Heinzerling L, Mari A, Bergmann KC, et al. The Skin Prick Test – European Standards. Clinical and Translational Allergy 2013; 3:3.

7. Allergy Diagnostic Testing: An Updated Practice Parameter. Annals of Allergy, Asthma, & Immunology 2008;100(S1-S148)
8. Fonacier F. A Practical Guide to Patch Testing. J Allergy Clin Immunol Pract. 2015 Sep-Oct;3(5):669-75.

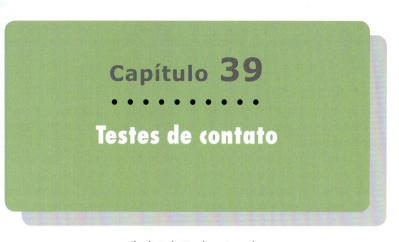

Claudia Leiko Yonekura Anagusko
Octavio Grecco

Introdução

O teste de contato, ou *patch test*, é o padrão-ouro para o diagnóstico de dermatite de contato alérgica. Apesar de a eliminação empírica do alérgeno suspeito poder melhorar a dermatite, a identificação do alérgeno específico pelo teste de contato aumenta aderência, melhora a resposta ao tratamento e aumenta as opções do paciente.[1]

Teste de contato para avaliação de dermatite de contato

Indicação

O teste de contato está indicado para investigar urticária de contato (hipersensibilidade tipo I de Gel e Coombs) e alergias com mecanismo de hipersensibilidade tipo IV, como: dermatite pruriginosa, dermatite eczematosa, dermatite liquenificada, eczema de estase e numular, distúrbios vulvares, psoríase crônica, bem como as reações tardias a medicamentos e os fatores agravantes na dermatite atópica, que têm mecanismo misto (tipo I e IV).

Contraindicações

Pacientes com dermatite aguda generalizada ou eczema extenso em dorso necessitam controlar a dermatite de base antes de realizar o teste de contato.

Idealmente, os pacientes não devem estar em uso de imunossupressores, como corticoide sistêmico, ciclosporina e micofenolato antes do teste. Porém, alguns estudos têm mostrado que pacientes em uso de dose baixa de prednisona (< 20 mg/dia) e ciclosporina podem ainda apresentar resultados clinicamente relevantes.[1] Corticoides tópicos e inibidores de calcineurina não devem ser aplicados no local do teste por 7 dias antes do teste de contato.[1,2] O uso de anti-histamínicos não interfere no teste. Além disso, deve-se orientar o paciente a não se bronzear por 4 semanas antes do teste. Apesar de não existir recomendação formal, é preferível não se realizar o teste em gestantes e lactantes.[1]

Haptenos e alérgenos

De maneira geral, os testes de contato são realizados com baterias de alérgenos padronizadas e prontas para uso. No Brasil, estão disponíveis: bateria padrão, regional, cosméticos, unhas, capilar, calçados, corticoides e *atopy patch test*. A escolha da bateria para o teste vai depender da suspeita clínica.

Em alguns casos, podem ser usados produtos pessoais do paciente. Produtos que são aplicados e permanecem na pele, sem enxague (como maquiagem, hidratante), roupas e luvas podem ser aplicados da maneira que estão, sem necessidade de diluição. Produtos que são aplicados e retirados ou enxaguados devem ser diluídos em 100 a 1.000 vezes, pois podem ter efeito irritante.[1]

Produtos não padronizados, como os de limpeza e industriais, devem ser testados por especialistas. Algumas substancias podem ser tóxicas para a pele e produzir efeitos tóxicos sistêmicos, como solventes (gasolina, querosene e óleo diesel).[1]

Metodologia

Deve-se colocar as substâncias a serem testadas em câmaras do tipo Finn-Chamber ou em papel filtro de 1 cm de lado, colado diretamente em uma fita de micropore de 2 cm de largura. Se a substancia a ser testada for pastosa, coloca-se um cilindro de pasta de 7 mm de comprimento por 2 mm de espessura diretamente na câmara.[1] Se a substancia for líquida, deve-se colocar um disco de papel filtro e pingar uma gota da substancia a ser testada, logo antes de se aplicar o teste no paciente.

O local de preferência para aplicação do teste é a região superior e médio do dorso. Quando não for possível, pode-se aplicar na região superior do braço. A área de aplicação deve estar sem lesões dermatológicas, sem pelos e medicações tópicas ou cosméticos. As substâncias devem permanecer secas e em contato oclusivo com a pele do paciente por 48 horas.

A primeira leitura é realizada após 48 horas e, nesse momento, é demarcado o local, os contentores e as substancias são retiradas e é realizada a leitura. A leitura final é realizada após 96 horas da colocação do teste. As reações irritativas aparecem nas primeiras 48 horas e tendem a desaparecer em 96 horas, já as reações alérgicas tendem a aumentar entre a primeira e a segunda leitura.

Certos alérgenos, como sulfato de níquel e cloreto de cobalto, estão associados a reações mais tardias e deve-se considerar realizar a leitura no sétimo ou décimo dia após aplicação do teste, caso o teste seja inicialmente negativo e a história clínica sugerir fortemente a sensibilização ao alérgeno.[1]

Interpretação

A leitura segue o padrão proposto pelo Grupo Internacional de Dermatites de Contato, conforme Tabela 39.1. As Figuras 39.1 a 39.4 ilustram resultados de teste.

Após a leitura do teste, o paciente deverá ser avaliado quanto à relevância clínica do resultado do teste de contato. Quando o teste de contato é positivo para a substância suspeita (dermatite está presente nas áreas expostas a essa substância) e o paciente melhora com a exclusão ou há recorrência com reexposição, considera-se que há relevância clínica.[1]

Tabela 39.1. Interpretação da leitura do teste de contato.

Resultado	Padrão
Reação negativa (-)	Ausência de lesões
Reação duvidosa (?)	Eritema leve, mal definida, sem edema
Reação fraca (+)	Eritema mais edema, infiltração e pápulas
Ração positivo forte (++)	Eritema, infiltração, pápulas e vesículas isoladas
Reação positiva muito forte (+++)	Eritema, infiltração, pápulas, vesículas agrupadas com bolhas
Reação irritativa	

Figura 39.1. Resultado duvidoso.

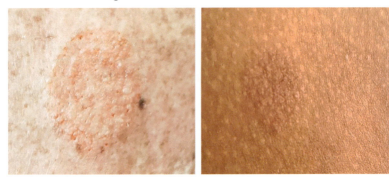

Figura 39.2. Resultado 1+.

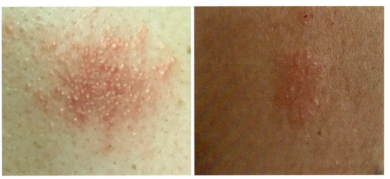

Figura 39.3. Resultado 2+.

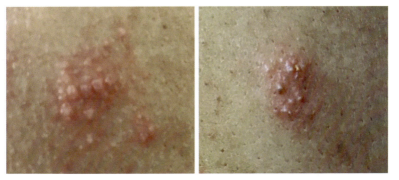

Figura 39.4. Resultado 3+.

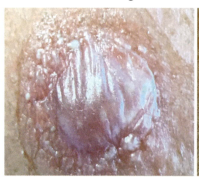
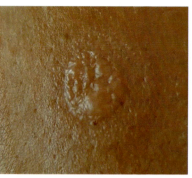

As reações falso positivas podem ser decorrentes do uso de substâncias irritantes ou com concentração irritante, da síndrome da pele excitada (*angry back syndrome* – Figura 39.5), da pressão exagerada da câmara sobre a pele ou da realização do teste quando o paciente está com dermatite ativa.[1,2] A síndrome da pele excitada é definida como uma reação falso positiva adjacente a uma grande reação verdadeiramente positiva, que pode induzir inflamação e irritabilidade por continuidade. Deve-se suspeitar dessa condição quando há mais de 5 reações próximas. Nesse caso, deve-se repetir o teste de contato com uma separação maior entre os alérgenos ou de modo sequencial, se a reação inicial não for clinicamente relevante.[1,2]

As reações falso negativas podem ocorrer pelo antígeno estar em concentração baixa ou com veículo inadequado. A exposição aos raios ultravioleta, uso de imunossupressores tópicos ou sistêmicos podem inibir a resposta ao teste de contato.[1,2] Além disso, podem ocorrer erros de metodologia como oclusão insuficiente, falha na leitura mais tardia ou não expor a luz (no caso das fotodermatites).

Figura 39.5. Síndrome da pele excitada.

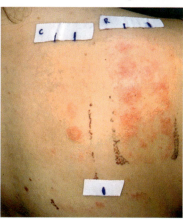

Efeitos adversos

» Eritema e prurido no local da aplicação do teste: quando o teste é positivo, é esperado ocorrer essa reação e geralmente desaparece após alguns dias. Em caso de reação fortemente positiva, pode evoluir com bolha.
» Reação persistente: pode ocorrer em algumas reações, como a reação ao ouro, que pode persistir por até 1 mês.[2]
» Exacerbação do eczema: o teste positivo pode estar associado a exacerbação do eczema atual ou prévio.[2]
» Alteração da pigmentação: um aumento ou diminuição na pigmentação no local do teste pode ocorrer e durar meses ou, raramente, ser permanente (1 em 1.000 casos).[2]
» Infecção: é rara e pode necessitar de antibiótico.
» Cicatriz: evento muito raro (1 em 10.000 casos).[2]
» Alergia: raramente, em 1 em 5.000 teste de contato, o paciente pode ficar alérgico a um das substancias aplicadas durante o teste de contato. Na prática, isso não parece causar problemas a longo prazo.[2]

Outros testes de contato

Teste de contato de leitura imediata

O teste de contato de leitura imediata é utilizado para investigação de urticária de contato. Nesse teste, é colocado uma pequena amostra da substancia testada e aplicada na face volar do antebraço por 30 a 45 minutos.[4] O teste é considerado positivo quando há eritema e edema (urticária).

Teste aberto de aplicação repetida

O teste aberto de aplicação repetida pode ser usado para testar substâncias com potencial para irritação e pode, também, ser usado para avaliar o teste de contato duvidoso ou negativo, se houver suspeita clínica de dermatite de contato alérgica. Além disso, também confirma se o paciente tem reação a um determinado produto e ajuda a avaliar a tolerabilidade clínica a um novo produto ou cosmético.

A técnica desse teste consiste na aplicação repetida do alérgeno suspeito na fossa antecubital, duas vezes ao dia, por até 14 dias e observar se evoluiu com dermatite em até 3 semanas. Para replicar a reatividade da pele da pálpebra, o teste poderá ser realizado atrás da orelha.

Teste de contato com radiação ultravioleta

O teste de contato com radiação ultravioleta está indicado para avaliar as dermatites de fotossensibilidade, que podem ser desencadeadas por drogas e cosméticos. A técnica desse teste é a mesma do teste de contato, porém, nesse caso, o local em que foi aplicado o teste é exposto à radiação ultravioleta na leitura de 48 horas.[3]

Teste com medicamentos

O teste de contato pode ser usado para investigação de reações de hipersensibilidade tipo IV a drogas. Nesse caso, deve-se verificar se existe concentração padronizada para a droga suspeita. De maneira geral, utiliza-se concentrações de 5 a 30%, diluídas em petrolato.[5]

Teste de contato atópico

O teste de contato atópico é um teste de contato para avaliar hipersensibilidade tardia, no qual são utilizados alérgenos proteicos que, sabidamente, causam reações IgE mediadas. O teste é semelhante ao padrão, porém a natureza do alérgeno muda, já que se utilizam alérgenos proteicos ou alimentos frescos ao invés de haptenos utilizados no método padrão. Para esse tipo de teste, é recomendável utilizar as câmaras de tamanho de 12 mm. A principal indicação desse teste é avaliar alergia alimentar associada a dermatite atópica.[6]

Referências bibliográficas

1. Fonacier L, Noor I. Contact dermatitis and patch testing for the allergist. Ann Allergy Asthma Immunol. 2018 Jun;120(6):592-8.

2. Fonacier L. A practical guide to patch testing. J Allergy Clin Immunol Pract. 2015 Sep-Oct;3(5):669-75.

3. Motta AA, Kalil J, Barros MT. Testes cutâneos. Rev bras alerg imunopatol. 2005. Vol.28; (2): 73-83.

4. Lachapelle J, Bruze M, Elsner PU. Patch Testing Tips. Recommendations from ICDRG. Springer-Verlag Berlin Heidelbert. 2014.

5. Brockow K, et al. Skin test concentrations for systemically administered drugs: an ENDA/EAACI Drug Allergy Interest Group position paper. Allergy. 2013 Jun; 68(6): 702-12.

6. Walter A, Seegräber M, Wollenberg A. Food-Related Contact Dermatitis, Contact Urticaria, and Atopy Patch Test with Food. Clin ver Allergy Immunol. 2018 Jun 7.

Capítulo 40

Testes de função pulmonar e nasofibrolaringoscopia

Rosana Câmara Agondi
Priscila Takejima
Ari de Paula Silva

Introdução

Os testes de função pulmonar (TFP) são uma ferramenta importante na investigação e no monitoramento de pacientes com doença respiratória. Eles fornecem informações importantes relacionadas às grandes e pequenas vias aéreas, ao parênquima pulmonar e ao tamanho e integridade do leito capilar pulmonar. Embora esses testes não proporcionem um diagnóstico *per se*, padrões diferentes de anormalidades são vistos em várias doenças respiratórias que ajudam a estabelecer um diagnóstico.[1]

As diretrizes nacionais e internacionais orientam a realização e a interpretação dos TFPs.[2,3] Os TFP são esforço-dependente e, portanto, a cooperação e a compreensão do paciente em realizar os testes são essenciais na obtenção dos melhores resultados. As indicações e as contraindicações estão listadas nas Tabelas 40.1 e 40.2. Na presença de dor abdominal ou dor torácica, ou quando o paciente não compreende o teste, a qualidade dos testes fica comprometida. Os TFP mais comuns são a espirometria, o estudo de difusão e a pletismografia de corpo total.[1]

Tabela 40.1. Indicações para os testes de função pulmonar.[1]

Investigar pacientes com sintomas, sinais ou exames sugestivos de doença pulmonar

- Tosse
- Sibilância
- Dispneia
- Crepitação
- Raio X de tórax anormal

Monitorar pacientes com doença pulmonar conhecida para progressão e resposta ao tratamento

- Fibrose pulmonar
- DPOC
- Asma
- Doença vascular pulmonar

Investigar o paciente com doença que pode ter uma complicação respiratória

- Doença do tecido conectivo
- Doenças neuromusculares

Avaliação pré-operatória prévia

- Ressecção pulmonar
- Cirurgia abdominal
- Cirurgia cardiotorácica

Avaliar pacientes em risco de doenças pulmonares

- Exposição a toxinas pulmonares como radiação, medicação ou exposição ambiental ou ocupacional

Vigilância após transplante pulmonar para avaliar para

- Rejeição aguda
- Infecção
- Bronquiolite obliterante

DPOC: doença pulmonar obstrutiva crônica.

Tabela 40.2. Contraindicações para os testes de função pulmonar.[1]

Infarto do miocárdio no último mês	Cirurgia oftalmológica recente
Angina instável	Aneurisma torácico ou abdominal
Cirurgia toracoabdominal recente	Pneumotórax atual

Para realizar os testes, a posição sentada é preferível à posição em pé, devido ao risco de queda num eventual episódio de síncope. As recomendações antes da realização dos testes são: não fumar por, pelo menos, uma hora antes do teste, evitar lautas refeições até duas horas antes do teste e não usar roupas apertadas no dia do teste.[1]

Espirometria

A palavra espirometria se origina do latim e significa: *spirare*, respirar e *metrum*, medida. A espirometria é um teste fisiológico, relativamente simples e um método não invasivo, que mede como um indivíduo inala e exala volumes de ar em função do tempo. É amplamente aceito como uma ferramenta para o diagnóstico de distúrbios ventilatórios obstrutivo, restritivo ou misto. A espirometria desempenha um papel essencial no diagnóstico e tratamento das doenças respiratórias, especialmente asma e doença pulmonar obstrutiva crônica (DPOC). No entanto, não existe um padrão-ouro dos valores de referência para determinar precisamente a sensibilidade e a especificidade da espirometria em estabelecer a presença de limitação brônquica.[3,4]

Os volumes pulmonares fundamentais são quatro e são medidos em litros:

1. Volume corrente (VC): é o volume inspirado e expirado a cada ciclo respiratório.
2. Volume de reserva inspiratória (VRI): é a quantidade máxima de ar que pode ser inspirada além de uma inspiração normal.
3. Volume de reserva expiratória (VRE): é o volume máximo de ar que pode ser expirado além de uma expiração normal.
4. Volume residual (VR): é o ar que permanece nos pulmões, mesmo após uma expiração forçada.[5]

As capacidades pulmonares são virtuais e são estimadas a partir da combinação desses volumes: capacidade inspiratória (CI), que é o volume máximo que pode ser inspirado após uma expiração normal (CI = VC + VRI); capacidade residual funcional (CRF), que é o volume de ar que permanece nos pulmões após uma expiração normal (CRF = VRE + VR); capacidade vital (CV), que é o volume máximo de ar que pode ser expirado após uma inspiração máxima (CV = VRI + VC + VRE) e capacidade pulmonar total (CPT), que é a quantidade de ar contida nos pulmões após uma inspiração máxima (CPT = VRI + VC + VRE + VR).[5] Os volumes e capacidades estão resumidos na Tabela 40.3.

Tabela 40.3. Volumes e capacidades.

Volumes	Capacidades (2 ou mais volumes)
Volume corrente (VC)	Capacidade inspiratória (**CI** = VRI + VR)
Volume de reserva inspiratório (VRI)	Capacidade residual funcional (**CRF** = VRE + VR)
Volume de reserva expiratório (VRE)	Capacidade vital (**CV** = VRI + VC + VRE)
Volume residual (VR)	Capacidade pulmonar total (**CPT** = CV + VR)

A espirometria fornece, diretamente, a medida da capacidade vital forçada e suas subdivisões. Os aspectos mais importantes da espirometria são a capacidade vital forçada (CVF), que é o volume expirado durante uma expiração feita tão vigorosa e completamente quanto possível a partir da inspiração completa e o volume expiratório forçado no primeiro segundo (VEF_1), que é o volume expirado no primeiro segundo de uma manobra de CVF. Entretanto, o VR e a CPT não são mensurados em uma espirometria e, portanto, devem ser medidos indiretamente, utilizando-se a diluição de gás inerte ou a pletismografia de corpo total.[3]

Os resultados espirométricos são expressos por meio das curvas fluxo-volume e volume-tempo (Figura 40.1). Na curva fluxo-volume, observamos o fluxo máximo no início da expiração (pico de fluxo expiratório – PEF), próximo à CPT, e existe uma redução dos fluxos conforme o volume pulmonar se aproxima do volume residual. O fluxo inicial da expiração pode ser aumentado com o maior esforço por parte do paciente. A determinação do fluxo máximo é muito sensível ao comprometimento respiratório na maioria das doenças pulmonares. Portanto, a colaboração do paciente no início da manobra expiratória é observada na curva fluxo-volume.[6]

Figura 40.1. Curva fluxo-volume e curva volume-tempo.

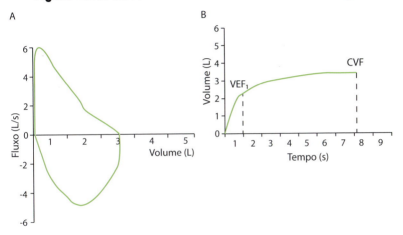

Na curva volume-tempo, observamos o volume expirado no primeiro segundo da manobra expiratória forçada, ou VEF_1. Nos indivíduos jovens, o VEF_1 é normalmente cerca de 80% da CVF; ao final da curva, obtemos o volume total expirado, a CVF, e o tempo necessário para esta manobra respiratória. Portanto, a colaboração do paciente ao término da manobra expiratória é observada na curva volume-tempo.[6]

A CVF é altamente dependente esforço e da cooperação do indivíduo e isso é particularmente exigente e difícil para os idosos e pessoas com limitação grave do fluxo aéreo. Nos pacientes com doença obstrutiva grave, a manobra pode levar até 20 segundos e, eventualmente, estar associada à síncope. Nos últimos anos, o valor do volume expiratório forçado em 6 segundos (VEF_6) foi proposto como medida complementar ou mesmo substituta para CVF, em situações clínicas específicas. O VEF_6

pode exigir menos esforço do indivíduo e alguns estudos mostraram ser mais reprodutível que a CVF, além de fornecer um parâmetro sensível e específico para o diagnóstico da limitação do fluxo aéreo.[4]

O VEF_1 representa todo volume que um indivíduo é capaz de expirar no primeiro segundo de uma expiração máxima, portanto, o índice VEF_1/CVF representa a porcentagem da CVF expirada no primeiro segundo. O primeiro passo para interpretar os resultados de uma espirometria é determinar a razão VEF_1/CVF. Quando esse índice está reduzido, indica um distúrbio obstrutivo.[7]

A Iniciativa Global para Doença Pulmonar Obstrutiva Crônica (GOLD) e Estratégias Interpretativas para Testes de Função Pulmonar (GIF) recomendam uma relação $VEF_1/CVF < 0,7$ para indicar obstrução brônquica. O uso de um valor fixo pode oferecer um método fácil para definir a obstrução brônquica. Entretanto, essa definição de limitação brônquica não é perfeita e tem sido criticada por muitos estudos na literatura, por levar ao subdiagnóstico em indivíduos mais jovens e supradiagnóstico em idosos. Atualmente, as diretrizes ATS/ERS sugeriram o uso de limites inferiores da normalidade, derivados estatisticamente, para o valor de VEF1/CVF, substituindo um valor fixo. Os limites inferiores da normalidade são geralmente baseados nos intervalos de confiança em torno do menor 5º percentil de uma população de referência.[4]

Uma CVF diminuída junto com um índice VEF_1/CVF normal ou alto pode sugerir, mas não confirmar, um diagnóstico de doença restritiva. A diminuição da CV pode representar um distúrbio ventilatório restritivo mas, também, limitação ao fluxo aéreo decorrente do aprisionamento aéreo aumentado ou ao término precoce do esforço expiratório. A medida da CPT deve ser realizada para a confirmação de um distúrbio.[4]

Estratégias de interpretação

A interpretação dos testes de função pulmonar é normalmente baseada nas comparações dos dados obtidos em um indivíduo com os valores de referência baseados em indivíduos saudáveis, com as mesmas características antropométricas e étnicas.[2] A espirometria pode fornecer diferentes padrões funcionais: espirometria normal, distúrbio ventilatório obstrutivo (DVO), sugestivo de distúrbio ventilatório restritivo (sugestivo de DVR), DVO com redução da CVF (devido a um distúrbio ventilatório restritivo associado ou ao aumento do VR devido a DVO) e distúrbio ventilatório inespecífico (Figura 40.2).

Figura 40.2. Capacidade pulmonar total.

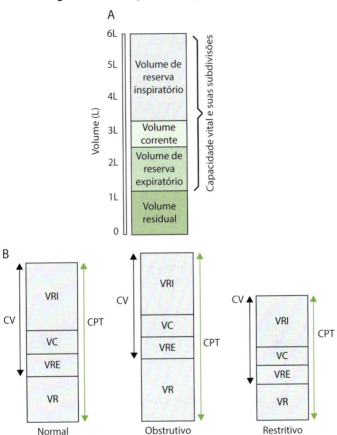

A: capacidade vital e suas subdivisões; B: CPT – esquema comparativo entre distúrbios obstrutivo e restritivo com valores normais; VRI: volume de reserva inspiratório; VC: volume corrente; VRE: volume de reserva expiratório; VR: volume residual; CV: capacidade vital; CPT: capacidade pulmonar total.

Distúrbio obstrutivo

Deve ser definido como uma redução desproporcional do fluxo expiratório máximo com relação ao volume máximo que pode ser deslocado do pulmão. Isso indica limitação ao fluxo aéreo e implica em estreitamento de grandes ou pequenas vias aéreas durante a expiração. O distúrbio ventilatório obstrutivo se caracteriza pela presença da relação VEF_1/CVF reduzida e a avaliação da gravidade da obstrução das vias aéreas se baseia nos valores do VEF_1. As alterações de DVO nos fluxos médios e terminais se caracterizam por uma concavidade na curva fluxo-volume.[2]

A alteração mais precoce associada com a limitação do fluxo nas pequenas vias aéreas parece ser devida à lentidão na porção terminal da curva fluxo/volume (concavidade), mesmo quando a parte inicial dessa curva não está afetada, refletida como uma grande redução no fluxo expiratório forçado entre 25% e 75% da CVF ($FEF_{25-75\%}$). Anormalidades nesse item durante a expiração forçada não são, entretanto, específicas para doenças de pequenas vias aéreas. Com a evolução da doença, as vias aéreas centrais se tornam envolvidas e VEF_1 se torna reduzido desproporcionalmente com relação à redução de CV (Figura 40.3).[2]

Figura 40.3. Distúrbio ventilatório obstrutivo, demonstrado nas curvas fluxo-volume e volume-tempo.

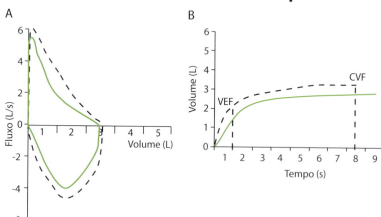

Distúrbio ventilatório restritivo

A doença restritiva se caracteriza pela redução na capacidade pulmonar total (CPT). Pode-se inferir que exista uma alteração ventilatória restritiva quando a CVF está reduzida, a relação VEF_1/CVF está normal ou aumentada e a curva fluxo/volume mostra um padrão de convexidade.[2]

A limitação grave ao fluxo aéreo é outra causa comum de redução de CVF, ou porque o fluxo aéreo está tão lento que o indivíduo não consegue continuar a longa expiração suficiente para completar o esvaziamento, ou porque as vias aéreas se fecham. Entretanto, o fator que define a restrição é baseado na medida da capacidade pulmonar total. A restrição pode ser encontrada em condições não pulmonares, como obesidade ou gravidez.[3]

As diretrizes brasileiras de espirometria sugerem uma interpretação alternativa quando encontramos uma CVF reduzida presente na espirometria com DVO e não se normaliza após o uso de broncodilatador. Essas diretrizes consideram a extensão de queda de CVF, que deverá ser realizado a partir da diferença de CVF e VEF_1 antes do broncodilatador. Uma diferença maior ou igual a 25 sugere DVO com redução de CVF por provável hiperinsuflação associada e uma diferença menor ou igual a 12 sugere distúrbio misto, ou seja, um distúrbio restritivo associado ao obstrutivo. Entretanto, esses resultados devem ser confirmados por meio de um exame de pletismografia.[3]

Resposta broncodilatadora

A presença de resposta significativa ao broncodilatador deve ser avaliada por meio da resposta VEF_1 e/ou da CVF, após 15 minutos da administração de broncodilatador de curta duração liberado com o dispositivo de aerossol dosimetrado, com espaçador. O broncodilatador utilizado normalmente é o salbutamol e a dose recomendada é de 400 μg (Tabela 40.4).[2,3]

Existem três métodos mais comuns para avaliar esta reversibilidade:
- » Aumento nos valores de VEF_1, em porcentagem, do valor espirométrico inicial (basal).
- » Aumento, em porcentagem, do valor do indivíduo com relação ao valor previsto.
- » Aumento nos valores absolutos de VEF_1 ou CVF.

Tabela 40.4. Uma resposta significante ao broncodilatador, segundo as diretrizes ATS/ERS[2] e Diretrizes Brasileiras de Espirometria.[3]

ATS/ERS (2005)	Diretrizes Brasileiras de Espirometria (2002)
Aumento no VEF_1 em 12% com relação ao VEF_1 basal e 200 mL	Aumento no VEF_1 em 7% com relação ao valor previsto e 200 mL
Aumento na CVF em 12% e 200 mL	Aumento na CVF em 350 mL

A falta de uma resposta ao broncodilatador durante o teste não exclui uma resposta clínica a terapia com esta medicação.[3]

A Tabela 40.4 resume os valores considerados significantes para uma resposta ao broncodilatador com relação às diretrizes ATS/ERS 2005[2] e brasileiras de 2002.[3]

Interpretação da espirometria

Valores normais

Os valores de VEF_1 e de CVF acima de 80% do predito são considerados normais. Os valores de $FEF_{25-75\%}$ são muito variáveis, portanto, acima de 55 a 60% são considerados normais.[3]

As diretrizes brasileiras de espirometria recomendam, como valores normais de VEF_1/CVF, os seguintes critérios: crianças e adultos jovens [3] 0,80; adultos até 45 anos, [3] 0,75 e adultos acima de 45 anos, [3] 0,70. Entretanto, conforme diretrizes nacionais e internacionais, também são considerados valores normais aqueles acima dos valores do limite inferior de normalidade para VEF_1/CVF. A diretriz GOLD recomenda como VEF_1/CVF normal, os valores acima de 0,7.[3]

Classificação da gravidade da obstrução

De maneira resumida, a Tabela 40.5 mostra como os distúrbios obstrutivo e restritivo são sugeridos numa espirometria. A classificação da gravidade do distúrbio ventilatório obstrutivo é realizada por meio da avaliação de VEF_1 pré-broncodilatador.[2,3] A Tabela 40.5 mostra os valores recomendados pelas diretrizes internacionais e nacionais.

Tabela 40.5. Classificação da gravidade pela ATS/ERS 2005[2] e pelas Diretrizes Brasileiras de Espirometria (DBE) 2002.[3]

Grau	VEF₁ (%) ATS/ERS	VEF₁ (%) DBE
Leve	> 70	≥ 60
Moderada	60-69	59-41
Moderadamente grave	50-59	NA
Grave	35-49	≤ 40
Muito grave	< 35	NA

NA: não se aplica.

Outros testes de função pulmonar

Pico de fluxo expiratório (PEF) (L/min)

É o fluxo máximo alcançado durante uma manobra expiratória forçada máxima, partindo-se de uma posição de inspiração máxima, que é a capacidade pulmonar total (CPT). O pico de fluxo expiratório é esforço-dependente e reflete o calibre das grandes vias aéreas. A medida de PFE (L/min) pode ser usada regularmente durante o dia e por semanas e meses, para ajudar na avaliação da gravidade da asma e monitorar a resposta ao tratamento. A gravidade da asma é refletida não somente com relação à limitação ao fluxo aéreo, mas também na sua variabilidade, particularmente, através das 24 horas. Idealmente, o PFE deve ser medido na manhã, quando os valores são menores e à tarde, quando os valores são maiores.[6]

Medida de volumes pulmonares

O termo "volumes pulmonares", normalmente, se refere ao volume de gás nos pulmões. O CRF é o componente chave na determinação dos volumes pulmonares e pode ser medido por meio de pletismografia de corpo inteiro ou diluição de gases. A medida de CRF pela pletismografia inclui compartimentos pulmonares não ventilados e ventilados e, desse modo, fornece resultados mais altos do que os métodos de diluição de gases. A pletismografia também fornece a determinação da resistência de vias aéreas por meio do sistema respiratório e corresponde às alterações que ocorrem nas doenças pulmonares obstrutivas.[8]

Capacidade de difusão do monóxido de carbono (DLCO)

A medida da capacidade de difusão do monóxido de carbono (DLCO) tem muitas indicações, incluindo diagnósticos diferenciais em doenças obstrutivas e restritivas. As diretrizes da ATS/ERS recomendam, para realização da DLCO, uma inspiração rápida de pelo menos 85% da melhor capacidade vital; segurar a respiração por 8 a 12 segundos, seguido por uma expiração sem hesitação. O equipamento tem sido a principal fonte de variabilidade entre os laboratórios. A interpretação do DCLO deveria incluir ajustes apropriados para fatores como hemoglobina e carboxi-hemoglobina e deve ser baseado nos valores de referência que representam a população que está sendo estudada.[9]

Uma diminuição na área de troca gasosa dos pulmões ou do volume de sangue nos capilares pulmonares, um aumento da espessura da membrana alveolocapilar e a incompatibilidade ventilação-perfusão levará à redução no DLCO. O baixo DLCO tem sido, geralmente, descrito em doenças pulmonares intersticiais e sarcoidose. A doença das pequenas vias aéreas, inflamação crônica das vias aéreas e envolvimento do parênquima pulmonar podem também se manifestar como uma redução na DLCO. A embolia pulmonar, a hipertensão pulmonar primária (HPP) e outras doenças vasculares pulmonares também resultam em um declínio no DLCO. Há associações conhecidas entre DLCO reduzida e condições clínicas, como doença mista do tecido conjuntivo, refluxo gastroesofágico, diabete melito e cirrose hepática. As causas de um DLCO alto não são bem definidas, hemorragia alveolar, asma e obesidade podem levar a um aumento na DLCO.[4]

Broncoprovocações

A asma se caracteriza pela presença de hiperresponsividade brônquica (HB), inflamação das vias aéreas e obstrução brônquica variável. Os sintomas clínicos, tosse, sibilos, dispneia, são inespecíficos e podem representar outras doenças além da asma.[9]

A HB é uma característica complexa da asma. Pode ser classificada conforme sua composição, em persistente e variável. O componente persistente inclui alterações estruturais (p. ex., hipertrofia do músculo liso e espessamento da parede brônquica), já o variável é atribuído a alterações inflamatórias na via aérea. Há uma provável sobreposição considerável entre esses fatores.[9]

Para avaliação da HB, podemos realizar broncoprovocações com metacolina e histamina, que atuam diretamente no músculo liso brônquico e são considerados agonistas diretos. Os agonistas indiretos, como exercícios, manitol e solução hipertônica, atuam nos componentes variáveis, causando desgranulação dos mastócitos e liberação de mediadores associados à resposta inflamatória. O tratamento da asma com corticoide inalado reduz a HB quando avaliada pela BP com agonistas indiretos. Portanto, quando há necessidade de confirmação do diagnóstico de asma, sem uso de corticoide inalado, ambas as broncoprovocações poderiam ser realizadas. Para aqueles pacientes com diagnóstico de asma em tratamento, uma BP com estímulo inespecífico poderia informar quanto à resposta ao tratamento.[9]

Nasolaringofaringoscopia

As causas mais comuns de queixas nasolaríngeas são a rinite crônica e o refluxo laringofaríngeo. Essas situações podem ser diagnosticadas, segura e rapidamente, pela nasolaringoscopia.

O uso de nasofaringoscopia endoscópica flexível tem muitas vantagens para o diagnóstico de distúrbios respiratórios relacionados às vias aéreas. Permite um exame dinâmico com o paciente inspirando, expirando, engolindo e falando nas posições ereta e supina. A nasofibrolaringoscopia é um exame simples, com duração em média de até 10 minutos e facilmente aprendida. Trata-se de um exame bem tolerado pelos pacientes, podendo ser realizado com ou sem anestesia local e, raramente, apresenta complicações. Entretanto, para realizar esse exame, há necessidade de um bom conhecimento anatômico do nariz, da laringe e da faringe pelo médico ou operador que realizará o exame.[10,11]

Há várias indicações para realização de uma nasofibrolaringoscopia, porém, as mais frequentes no atendimento primário ao paciente são rouquidão, sensação de *globus* e tosse crônica. Entretanto, as contraindicações são poucas.[10] As indicações e as contraindicações estão listadas na Tabela 40.6.

Tabela 40.6. Indicações e contraindicações da nasofaringoscopia.

Indicações	Contraindicações
Rouquidão persistente (> 3 meses)	Sangramento não controlado
Sinusite crônica, especialmente unilateral	Incapacidade para cooperar com exame
Suspeita de corpo estranho	Epiglotite aguda
Suspeita de neoplasia	Epistaxe aguda
Pólipos nasais	Trauma ou cirurgia facial recente
Tosse crônica	
Drenagem pós-nasal crônica	
Epistaxe recorrente	
Otalgia recorrente	
Hemoptise	
Disfagia	
Massas de cabeça e pescoço	
Obstrução nasal ou dor	
Halitose crônica	
História prévia de câncer de cabeça e pescoço	
Rinorreia crônica	
Otite média serosa crônica ou recorrente no adulto	

Antes de se iniciar o exame, o operador deve discutir e explicar o procedimento ao paciente e, em seguida, determinar por qual das narinas começar o exame com o nasolaringoscópio. A primeira narina a ser examinada deve ser a com mais sintomas nasais.[10]

Durante um exame de nasofaringolaringoscopia, as narinas anteriores são inspecionadas e a câmera é orientada de modo que o septo nasal e o corneto inferior sejam visualizados em sua orientação correta (o septo medialmente e o concha lateralmente). O septo e os cornetos inferiores são examinados anteriormente. A fibra é girada para visualizar a concha média, o meato médio e as demais estruturas superiores.[11]

O fibroscópio é, então, retirado e depois passado pelo assoalho do nariz, abaixo da concha inferior. Todo o comprimento do septo nasal pode ser examinado durante essa passagem posterior. No final do meato inferior, a cavidade nasal une-se à nasofaringe na coanal.[11]

As complicações são raras e, normalmente, não graves, como elevação da pressão arterial, espirros ou engasgos e reação vasovagal. Riscos potencialmente graves incluem reação adversa ao anestésico ou vasoconstrictor, laringospasmo, vômito com eventual aspiração e sangramento secundário ao trauma.[10]

Os achados mais frequentes em um exame de nasofibrolaringoscopia em centros primários de atendimento médico incluem refluxo laringofaríngeo, rinite crônica e leões de pregas vocais.[10]

Referências bibliográficas

1. Ranu H, Wilde M, Madden M. Pulmonary function tests. Ulster Med J 2011; 80: 84-90.
2. Pellegrino R, Viegi G, Brusasco V, Crapo RO, Burgos F, et al. Interpretative strategies for lung function tests. Eur Respir J 2005; 26: 948-68.
3. Pereira CAC, Neder JA. Diretrizes para Testes de Função Pulmonar J Pneumol 2002; 28 (3).
4. Liang B-M, Lam DCL, Feng Y-L. Clinical applications of lung function tests: a revisit. Respirology 2012; 17: 611-9.
5. Costa D, Jamami M. Bases fundamentais da espirometria. Rev.bras.fisioter. 2001; 5: 95-102.
6. Quanjer PhH, Tammeling GJ, Cotes JE, Pedersen OF, Peslin R, Yernault J-C. Lung volumes and forced ventilatory flows. Eur Respir J 1993; 6: 5-40.
7. Johnson JD, Theurer WM. A stepwise approach to the interpretation of pulmonar funstion tests. Am Fam Physician 2014; 89: 359-66.
8. Wanger J, Clausen JL, Coates A, Pedersen OF, Brusasco V, et al. Standardisation of the measurement of lung volumes. Eur Respir J 2005; 26: 511-22.
9. Ruppel GL, Enright PL. Pulmonary function testing. Respir Care 2012; 57: 165-75.
10. Moser SE. Nasolaryngoscopy. Prim Care Clin Office Pract 2014; 41: 109-13.
11. Strauss RA. Flexible endoscopic nasopharyngoscopy. Atlas Oral Maxillofacial Surg Clin N Am 2007; 15: 111-28.

Capítulo 41

Provas de provocação com medicamentos

Marcelo Vivolo Aun
Pedro Giavina-Bianchi

Introdução

As reações de hipersensibilidade a medicamentos (RHM) são conhecidas como efeitos adversos de formulações terapêuticas (incluindo medicamentos ativos e excipientes) que, clinicamente, sugerem alergia. As alergias a medicamentos são as RHM nas quais um mecanismo imunológico específico foi comprovado ou demonstrado.[1] Clinicamente, as RHM são classificadas, inicialmente, em imediatas ou não imediatas, de acordo com o tempo de aparecimento da reação após a administração do medicamento e com as manifestações clínicas apresentadas.[2]

O diagnóstico etiológico das RHM é baseado, inicialmente, na história clínica detalhada do momento da reação, devendo ser desenhada uma "linha do tempo", na qual todos os fármacos presentes na ocasião da reação, bem como nas semanas anteriores ao quadro, estejam marcados. A princípio, a suspeita recai sobre os medicamentos de início mais recente e/ou de uso esporádico.

Após a história clínica detalhada, exames complementares podem ser necessários. No caso das RHM, os testes *in vitro* são pouco úteis na prática diária e os testes *in vivo* acabam por ser de maior valia.[1] Os testes *in vivo* incluem os testes cutâneos e os testes de provocação com medicamentos (TPM). Neste capítulo, abordaremos apenas os TPM.

Definição e indicações

Os TPM, também conhecidos como desencadeamento ou desafio com medicamentos, são considerados o padrão-ouro no diagnóstico das RHM. Embora configure a última etapa da investigação etiológica numa RHM, dado o risco de recorrência da reação, eles têm um significado diferente.[1] Embora diretrizes de países diferentes sugiram indicações formais diferentes, o posicionamento do Grupo Europeu de Interesse em Alergia a Drogas (ENDA),[3] maior referência mundial na área, sugere que os TPM são o padrão-ouro para estabelecer ou excluir o diagnóstico de uma RHM, embora em muitas situações, como nas reações graves, seja mais útil para definir alternativas de medicamentos seguros para uso futuro.

É importante destacar que, diferentemente dos testes cutâneos, os TPM quando positivos não são capazes de diferenciar reações alérgicas de não alérgicas, apenas confirmam a reprodutibilidade da reação, ou seja, confirmam que o agente testado foi causador da reação anterior.[1]

As indicações para realização dos TPM foram definidas pelas diretrizes europeias de 2003 (Tabela 41.1).[3] As duas primeiras indicações clássicas não são necessárias do ponto de vista biológico e científico. Elas acabam sendo aplicadas apenas para fornecer segurança extra ao paciente e/ou aos profissionais de saúde que o assistem. Porém, na realidade, devemos salientar que, nos casos de a reação inicial não ter sido sugestiva de hipersensibilidade (indicação 1) ou o paciente ter tido uma reação sugestiva, mas necessitar usar outro fármaco que não se relaciona ao causador do quadro inicial (indicação 2), o risco de nova RHM é similar ao da população geral e, portanto, o TPM seria desnecessário. Assim, hoje em dia, temos priorizado na prática diária a realização da provocação nas indicações 3 e 4, nas quais a reação prévia foi compatível e o risco de um TPM positivo é, verdadeiramente, maior.

As indicações clássicas para realização dos TPM estão resumidas na Tabela 41.1, bem como exemplos práticos de situações nas quais eles se aplicam.

Tabela 41.1. Indicações para realização de um teste de provocação com medicamento (TPM).

	Indicação	Exemplo prático
1	Excluir RH em pacientes com história não sugestiva ou sintomas inespecíficos	Síncope isolada após anestesia local no dentista
2	Prover alternativa segura em pacientes com RH confirmada por medicamento não relacionado	Antibiótico não betalactâmico em pacientes com RH induzida por betalactâmico; também útil quando paciente ansioso se recusa a usar medicação sem tolerância comprovada
3	Excluir reatividade/intolerância cruzada em pacientes com RH confirmada	TPM com cefalosporina em paciente com RH a amoxicilina, ou AINE alternativo (p. ex.: coxibe) em pacientes sensíveis ao AAS
4	Estabelecer diagnóstico definitivo em pacientes com história sugestiva de RH e testes diagnósticos negativos ou indisponíveis	Exantema maculopapular por amoxicilina e testes cutâneos e *in vitro* negativos

RH: reação de hipersensibilidade; AINE: anti-inflamatório não esteroidal; AAS: ácido acetilsalicílico. Adaptada de Aberer W et al.[3]

Preparo e ambiente para realização

Os TPM, dentre todos os instrumentos para investigação das RHM, são o de maior sensibilidade, mas devem ser realizados sob condições controladas rigorosas. A Tabela 41.2, adaptada do Consenso Internacional (ICON) de Alergia a Drogas, indica as condições nas quais os TPM podem ser realizados, incluindo indicações e contraindicações.

Tabela 41.2. Precauções e contraindicações à realização de testes de provocação com medicamentos (TPM).

1. TPM estão contraindicados em RHM não controláveis ou graves:
   - SSJ, NET, DRESS, AGEP, vasculites
   - Reações incluindo órgãos internos ou alterações hematológicas
   - Em anafilaxia, TPM pode ser realizado após ampla avaliação risco ´ benefício

2. TPM não estão indicados quando:
   - Medicamento suspeito provavelmente não será necessário novamente e há alternativas não relacionadas eficazes
   - Doença concomitante não controlada ou gestação vigente (TPM pode ser indicado quando o medicamento a ser testado é necessário durante aquela condição)

3. TPM devem ser realizados sob estritas condições de segurança
   - Pessoal bem treinado em realizar testes, reconhecer sinais e sintomas iniciais de reação e tratar reações graves
   - Material de ressuscitação disponível*

* Em nosso meio, TPM devem ocorrer em ambiente hospitalar ou similar a hospital-dia. Em casos selecionados (p. ex., anafilaxia), podem necessitar de ambiente de terapia intensiva. Adaptada de Demoly P et al.[1]

Protocolos de testes de provocação com medicamentos

Inicialmente, é recomendado que se aguarde, ao menos, um mês entre a ocorrência da reação e o TPM, em especial se for realizado para confirmar ou excluir o diagnóstico de RHM. Entretanto, não está definido se há um tempo máximo após a reação para o qual o TPM mantenha sua acurácia. Obviamente, é recomendável a aplicação de termo de consentimento livre e esclarecido, pois se trata de procedimento de risco ao paciente, que deve estar ciente das possíveis intercorrências.[1]

Embora a via oral seja teoricamente mais segura, recomenda-se testar pela via na qual a droga desencadeou a reação índice, ou na qual a droga substituta será usada no futuro.[1] Além disso, preferencialmente, o paciente deve estar sem anti-histamínicos ou outras medicações que possam influenciar a interpretação dos testes, como corticoides, antileucotrienos, antidepressivos tricíclicos etc. O uso contínuo de betabloqueadores ou inibidores da enzima conversora da angiotensina não contraindica a realização dos TPM, mas em casos de reações com acometimento cardiorrespiratório durante o procedimento, pode levar à maior gravidade. Esses pacientes devem estar compensados e ser melhor monitorados.[3]

Embora haja alguns esquemas e protocolos sugeridos na literatura, em particular para alguns grupos de fármacos, como BLs e AINEs, não há um único esquema que se enquadre para as mais diversas RHM. Via de regra, o método recomendado é o teste simples-cego, placebo-controlado, no qual apenas o paciente ou familiar não sabe se está recebendo medicamento ativo ou placebo.[3] No nosso meio, o placebo mais utilizado para TPM por via oral tem sido 5 a 10 mL de água filtrada, com açúcar e cloreto de sódio. Caso o medicamento envolvido na RH seja parenteral, uma dose inicial de NaCl 0,9% pela mesma via do teste é recomendada. Porém, a dose inicial do medicamento envolvido, intervalo entre doses, número de etapas e necessidade de prolongamento do teste (manter uso domiciliar por dias após provocação supervisionada inicial) não estão definidos.[4] O que se recomenda é que, antes de cada etapa, se reavalie o paciente, com questionamento sobre sinais e sintomas e exame físico direcionado, incluindo sinais vitais, pico de fluxo expiratório e oximetria.[5] Quanto a sugestões de protocolos, primeiramente, abordaremos esquemas em TPM para reações imediatas.

Protocolos de TPM em RHM imediatas

Conforme citado acima, não há um único protocolo que seja aplicável a todas as situações. O grupo europeu tem algumas publicações da década passada a respeito, principalmente dos TPM para AINEs e BLs. Contudo, os serviços nacionais têm experiência diversa e vêm tendo boa reprodutibilidade e segurança. A primeira publicação internacional de nosso grupo sugeria a realização de cinco etapas, com placebo, seguido de 10%, 20%, 30% e 40% da dose terapêutica (total 100%), com intervalos de 20 a 30 minutos entre as doses e observação mínima de 60 minutos ao final.[5] Contudo, nosso grupo mudou o protocolo nos últimos anos, pois existe uma teoria de que muitas etapas aumentariam o risco de uma dessensibilização parcial, o que levaria a testes falso negativos e, ainda, levaria mais tempo. Atualmente, utilizamos o esquema com 3 etapas, sendo a primeira de placebo, seguida por 10% e 90% da dose, com intervalos de 30 minutos. Esse esquema já se mostrou seguro e eficaz em publicação recente.[6] Em situações especiais, como nos TPM para confirmação diagnóstica em reações mais graves, como anafilaxia, a tendência é aumentarmos uma etapa inicial (1%, 9% e 90%).

Porém, recomendamos que o médico que for realizar um teste de provocação com medicação com a qual tenha menor experiência, que faça um levantamento da literatura, pois há medicamentos e reações que exigem protocolos peculiares, como os anestésicos locais e o AAS na doença respiratória exacerbada por AINEs (DREA). Na Tabela 41.3, descrevemos os esquemas de TPM utilizados para reações imediatas com quaisquer medicamentos para busca de alternativa terapêutica, confirmação do diagnóstico e anestésicos locais.

Tabela 41.3. Exemplos de protocolos de testes de provocação com medicamentos utilizados no Serviço de Imunologia Clínica e Alergia do HCFMUSP.

	Busca de alternativa terapêutica	Confirmação diagnóstica	Anestésicos locais
Primeira etapa	Placebo (0%)	Placebo (0%)	Teste cutâneo
Esquema utilizado	0%-10%-90%	0%-1%-9%-90%	SPT-IDT-100% droga via SC
Intervalo entre etapas	20-30 min	20-30 min	20-30 min
Tempo de observação final	Mínimo 60 min	Mínimo 60 min	Mínimo 60 min

SPT: teste de punctura (medicamento não diluído); IDT: teste intradérmico (diluição 1:10); SC: subcutânea (2 mL do medicamento não diluído).

Protocolos de TPM em RHM não imediatas

O exemplo prático mais frequente de utilização dos TPM em RHM não imediatas é o de testes com BLs (aminopenicilinas ou cefalosporinas) em exantemas leves, especialmente na população pediátrica. Nessa população, em casos de RHM não imediatas leves, atualmente recomenda-se realizar TPM diretamente, sem a necessidade de teste cutâneo prévio, haja vista que os testes cutâneos são menos sensíveis nessa população e podem ser de difícil aplicação.[7]

Nessas reações, a maioria envolvendo linfócitos T, é razoável imaginar que uma única dose da medicação pode não ser suficiente para desencadear a reação, ou seja, para configurar um TPM positivo. Assim, tem-se sugerido que os testes sejam iniciados no ambiente hospitalar, até seguindo os protocolos de RHM imediatas, mas devem ser estendidos por período de 3 a 7 dias, a princípio em dose e posologia terapêuticas, de modo a aumentar a positividade dos TPM. Porém, mesmo com esse uso mais prolongado, esses esquemas têm se mostrado seguros, praticamente não havendo relatos de reações graves nessa situação,[8] obviamente desde que eles tenham seguido as indicações e contraindicações padrões (Tabelas 41.1 e 41.2).

Orientação do paciente após o TPM

Com o alto valor preditivo, tanto positivo com negativo de um TPM, sugere-se que o resultado dele reflita a verdade e deve servir para orientação futura ao paciente por tempo indeterminado. Embora um estudo espanhol tenha sugerido que boa parte dos pacientes reatores não seletivos a AINEs perca a sensibilidade (torne-se tolerante) e venha a apresentar TP negativo com AINEs após 72 meses da reação,[9] até o momento, não recomendamos na prática clínica repetir o TPM periodicamente para aguardar uma suposta tolerância adquirida. É necessário salientar que, em particular para reações não imunológicas, como a maioria das reações aos AINEs, vários fatores, como dose utilizada e intervalo entre doses, podem ter influência e resultar numa nova reação, mesmo após TPM negativo. Desse modo, só costumamos repetir um teste de provocação com um mesmo medicamento já testado para pacientes cujo teste foi inconclusivo (resultado de difícil interpretação).

Uma vez terminado o TPM ou na primeira reavaliação ambulatorial, o paciente deve ser orientado verbalmente sobre o resultado e recebê-lo por escrito. Esse resultado deve ser claro, conciso e objetivo, de modo a permitir ao paciente e a quem o assistir a total compreensão do significado do resultado, bem como a maneira mais adequada de proceder frente àquele resultado (p. ex., medicação é segura para ser usada ou deve ser substituída por qual opção etc.).

Considerações finais

Os TPM são o padrão-ouro no diagnóstico das RHM e permitem não só confirmar ou excluir o diagnóstico, como orientar opções seguras para uso futuro. Porém, devem ser indicados e realizados por especialistas experientes, após análise dos riscos e benefícios, pois podem levar a risco de reações, inclusive anafiláticas.

Referências bibliográficas

1. Demoly P, Adkinson, Brockow K, et al. International Consensus on drug allergy. Allergy 2014; 69: 420-37.
2. Muraro A, Lemanske RF Jr, Castells M, et al. Precision medicine in allergic disease-food allergy, drug allergy, and anaphylaxis-PRACTALL document of the European Academy of Allergy and Clinical Immunology and the American Academy of Allergy, Asthma and Immunology. Allergy 2017;72:1006-21.
3. Aberer W, Bircher A, Romano A, et al. Drug provocation testing in the diagnosis of drug hypersensitivity reactions: general considerations. Allergy 2003;58:854-63.
4. Soyer O, Sahiner UM, Sekerel BE. Pro and Contra: Provocation Tests in Drug Hypersensitivity. Int J Mol Sci. 2017;18(7).
5. Aun MV, Bisaccioni C, Garro LS, et al. Outcomes and safety of drug provocation tests. Allergy Asthma Proc. 2011;32:301-6.
6. Iammatteo M, Ferastraoaru D, Koransky R, et al. Identifying Allergic Drug Reactions Through Placebo-Controlled Graded Challenges. J Allergy Clin Immunol Pract. 2017;5:711-7.
7. Gomes ER, Brockow K, Kuyucu S, et al. Drug hypersensitivity in children: report from the pediatric task force of the EAACI Drug Allergy Interest Group. Allergy 2016; 71:149-61.
8. Lezmi G, Alrowaishdi F, Bados-Albiero A, et al. Non-immediate-reading skin tests and prolonged challenges in non-immediate hypersensitivity to beta-lactams in children. Pediatr Allergy Immunol. 2018;29:84-9.
9. Doña I, Barrionuevo E, Salas M, et al. Natural evolution in patients with nonsteroidal anti-inflammatory drug-induced urticaria/angioedema. Allergy 2017;72:1346-5.

Capítulo 42

Provas de provocação com alimentos

Ariana Campos Yang
Pablo Michael Torres Cordóva

Definição

O teste de provocação oral com alimentos (TPO) é um procedimento médico no qual um alimento e/ou placebo é oferecido em doses progressivas em intervalos regulares, sempre sob supervisão médica e após um período de exclusão dietética, necessário para resolução dos sintomas clínicos, visando confirmar ou excluir o diagnóstico de alergia alimentar.[1,5]

Os testes de provocação oral são classificados como aberto (paciente e médico cientes), simples cego (apenas paciente sabe) ou duplo cego e controlado por placebo (TPODCPC), quando nenhuma das partes sabe o que está sendo oferecido ao paciente (Tabela 42.1).[7] Mesmo sendo o TPODCPC considerado o padrão-ouro para diagnóstico de alergia alimentar, em alguns casos o teste de provocação aberto com sintomas objetivos é suficiente para chegar ao diagnóstico de alergia alimentar.[2,5]

Tabela 42.1. Tipo de teste de provocação oral.

TPODCPC	Aberto
• Padrão-ouro em pesquisa • O teste é com alimento disfarçado • Minimiza erros diagnósticos • Precisa de etapa de randomização • Difícil de realizar • Requer duas alimentações (comida + placebo)	• Uso frequente na prática clínica • Dosagem mais flexível • Alimentos testados em estado natural • Propenso a viés e simples de realizar • Requer uma alimentação • Bom teste de triagem

TPODCPC: teste de provocação oral duplo cego e controlado por placebo.

Usualmente, são usados para confirmar o diagnóstico da alergia alimentar ou provar o grau de tolerância que o paciente tem a um determinado alimento (em alergias alimentares potencialmente transitórias). É importante levar em consideração algumas caraterísticas antes de fazer um teste de provocação oral e, dentre elas, podemos citar (ver também a Tabela 42.2):[2]

1. Caraterísticas do paciente.
2. Perfil de segurança do teste.
3. Tipo e quantidade do alimento administrado.
4. Tempo entre doses.
5. Possíveis efeitos adversos.
6. Períodos de observação.
7. Receitas a serem usadas.

O mais importante antes do teste de provocação oral é a indicação, ou seja, saber que tipo de alergia alimentar o paciente apresenta e o mecanismo da mesma; assim, durante o TPO, saberemos o tipo de sintomas esperado de acordo a indicação do teste. Esses testes de provocação oral, usualmente, são detidos se observamos reações clínicas sugestivas de alergia alimentar ou se o paciente já ingeriu todas as doses do alimento suspeito sem nenhuma reação. Sintomas sugestivos de reações IgE mediadas acontecem até 2 horas após a ingestão do alimento em questão. Em pacientes com dermatite atópica, a piora do eczema pode acontecer horas ou dias depois do TPO. Sintomas como urticaria e angioedema são os mais frequentemente vistos, porém, podem apresentar-se sintomas gastrintestinais, respiratórios ou cardiovasculares, podendo aparecer isolados ou caracterizando uma síndrome como anafilaxia. Para melhorar o perfil de segurança do teste, sinais vitais devem ser medidos antes, durante e depois do TPO e devemos contar com profissionais treinados para o tratamento das possíveis reações alérgicas.[2,5]

Tabela 42.2. Variáveis associadas ao teste de provocação oral.

Variáveis	
Tipo do TPO	• Aberto ou cego. Escolher de acordoa a indicação e objetivo do TPO
Forma do alimento testado	• Deve replicar-se a maneira como o alimento foi ingerido na suposta reação alérgica ou a forma comestível daquele alimento • O processamento do alimento vai influenciar significativamente a alergenicidade do alérgeno alimentar (ovo cozido *versus* ovo cru) e quando frutas e vegetais a ser testados devem ser frescos (aquecimento altera alergenicidade da proteína)
Escolha da matriz alimentar	• Minimizar o uso de possíveis alérgenos como matriz alimentar. • Minimizar o número de ingredientes usados • Forneça adequada fonte alergênica numa porção adequada do alimento. • Para testes com placebo, as sensações do alimento devem ser replicadas.
Doses	
Número de doses	• Na maioria das vezes, a dose é fraccionada em duas partes (10%-90%) • Em alguns casos, uma dose só pode ser feita, se acreditamos que o teste pode ser negativo, sem riscos importantes para o paciente
Dose inicial	• 3 mg de proteína são suficientes para os principais alérgenos alimentares (leite e ovo) • Doses menores são usadas em pesquisa ou quando os pacientes têm risco de reação grave

(Continua)

Tabela 42.2. Variáveis associadas ao teste de provocação oral. (continuação)

Doses	
Dose limite	• Equivalente a uma "porção para idade", sendo a quantidade de 3 g adequada
Intervalo de tempo entre doses	• 15-30 minutos, podendo ser ajustada de acordo a história clínica do paciente
Duração do TPO	• Usualmente, completando 8 horas (reações imediatas) e 1-4 semanas (reações tardias) • Usualmente, as reações imediatas que são mediadas por IgE e apresentam os sintomas até 2 horas após a ingestão do alimento, porém, pode ser visto na reação anafilática uma reação bifásica mais tardia

Adaptada de Murano, 2014.

Quando indicar um teste de provocação oral para alimentos

Os testes de provocação oral podem ser indicados em qualquer idade e deve-se avaliar o risco/benefício do mesmo. Podemos indicar o teste de provocação oral nas seguintes situações clínicas (Tabela 45.3):[3-5]

1. Confirmar ou excluir alergia alimentar.
2. Avaliar aquisição de tolerância.
3. Avaliar reatividade clínica em pacientes sensibilizados em restrição alimentar.
4. Avaliar reatividade clínica em pacientes com restrições alimentares múltiplas.
5. Avaliar tolerância a alimentos envolvidos em reações cruzadas.
6. Avaliar o efeito do processamento do alimento e a tolerabilidade do mesmo.

Tabela 42.3. Indicações para os testes de provocação oral.

Indicação	Racional
Demonstrar alergia	• Diagnostico duvidoso, independente da história clínica e testes de sensibilização IgE
	• Suspeita de reação alérgica após ingestão de alimentos compostos
	• Determinar o limiar do alérgeno alimentar que causa a reação
Demonstrar tolerância	• Quando testes de alergia mostram tolerância, mas o alimento nunca foi ingerido e/ou pacientes muito cuidadosos sem escapes acidentais
	• Suspeita de reatividade não clínica importante (p. ex., IgE específico baixo para avelã com IgE específica para pólen de bétula alto
	Quando foi feita uma dieta de exclusão devido a uma suposta reação para um ou vários alimentos com sintomas tardios (dermatite atópica)
	Suspeita que o quadro alérgico já tenha melhorado
Monitorar tratamento	Monitorar resposta a terapias imunomoduladoras em pesquisa clínica

Adaptada de Murano, 2014.

Doenças cardiovasculares ou outras condições que possam contribuir na interpretação errônea do TPO, ou que possam aumentar o risco do teste, devem ser avaliadas pelo médico especialista, para sopesar risco *versus* benefício. Doenças como a dermatite atópica grave ou asma não controlada são contraindicações relativas para a execução do teste de provocação oral.[5]

O risco de reações agudas e graves devem ser levadas em consideração junto com a história clínica e a probabilidade de sintomas imediatos ou tardios que possam por em risco o bem-estar do paciente. Sempre que houver risco de reações aguda e graves, o teste deve ser feito sob supervisão médica obrigatória num local com toda a infraestrutura necessária para reanimar o paciente.[5,6]

Como interpretar um teste de provocação oral

Dependendo da indicação e o tipo alergia alimentar pelo qual se realizou o teste de provocação oral com alimentos, podemos esperar sintomas objetivos mediados por IgE ou não mediados por IgE. O aparecimento e persistência dos sintomas caracteriza um TPO positivo, justificando a interrupção do teste e o tratamento medicamentoso, quando necessário.[5] No caso de sintomas subjetivos, não se justifica a interrupção do TPO e a conduta deve ser expectante, lembrando que mesmo na presença de sintomas objetivos e subjetivos o período de observação deve ser maior (Tabela 42.4).[4] Dependendo do objetivo inicial do TPO (diagnostico ou avaliação de tolerância), se o resultado for positivo, excluímos o alimento testado para confirmar o diagnóstico de alergia alimentar. No caso de o TPO ter sido feito para avaliação de tolerância, se for positivo podemos confirmar o estado atual de tolerância do paciente. Se o teste for negativo, liberamos a ingesta do alimento suspeito, reduzindo exclusões alimentarias desnecessárias para melhorar a qualidade de vida e o estado nutricional do paciente.[4]

Tabela 42.4. Sintomas objetivos e subjetivos no TPO.

Objetivos	Subjetivos
Urticária generalizada, eritema, palidez, angioedema, tosse e/ou sibilâncias, estridor laríngeo, alterações da voz, coriza, espirros em salva, obstrução nasal, hiperemia conjuntival, lacrimejamento, vômitos, diarreia	Prurido sem lesão aparente, dor abdominal e náusea, disfagia, sensação de obstrução respiratória, dispneia, alterações do comportamento, prostração, cefaleia

Mostramos nos algoritmos das Figuras 42.1 e 42.2 as diferentes situações que podem acontecer durante um teste de provocação oral e a conduta a ser tomada.[8]

Figura 42.1. Situações durante o teste de provocação oral.

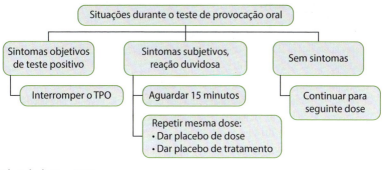

Adaptada de Yum, 2011.

Figura 42.2. Situações durante o teste de provocação oral com história sugestiva de alergia alimentar.

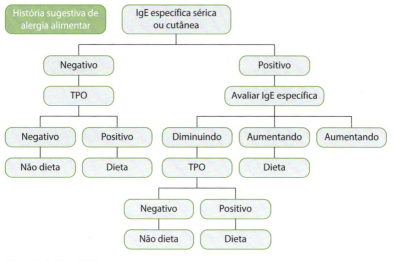

Adaptada de Yum, 2011.

Referências bibliográficas

1. Boyce JA, Assa'ad A, Burks AW, et al. Guidelines for the Diagnosis and Management of Food Allergy in the United States: Summary of the NIAID-Sponsored Expert Panel Report. J Allergy Clin Immunol 2010;126:1105-18.

2. EAACI food allergy and anaphylaxis guidelines: diagnosis and management of food allergy. A. Muraro, T. Werfel, K. Hoffmann-Sommergruber, G. Roberts, K. Beyer, C. Bindslev-Jensen, V. Cardona, A. Dubois, G. duToit, P. Eigenmann, et al. Allergy. 2014 Aug; 69(8): 1008–1025. Published online 2014 Jun 9. doi: 10.1111/all.12429

3. Gupta M, Cox A, Nowak-Wegrzyn A, Wang J. Diagnosis of Food Allergy. Immunol Allergy Clin North Am. 2018;38(1):39-52.

4. Nowak-Wegrzyn A, Assa'ad AH, Bahna SL, Bock SA, Sicherer SH, Teuber SS. Adverse Reactions to food Committee of American Academy of Allergy, Asthma & Immunology. Work group report: oral food challenge testing. J Allergy Clin Immunol. 2009;123(Suppl):S365-83.

5. Brazilian Consensus on Food Allergy: 2018 - Part 2 - Diagnosis, treatment and prevention.Joint position paper of the Brazilian Society of Pediatrics and the Brazilian Association of Allergy and Immunology.

6. Sicherer SH. Food allergy: When and how to perform oral food challenges. Pediatr Allergy Immunol. 1999;10:226-34.

7. Niggemann B, Beyer K. Diagnosis of food allergy in children: toward a standardization of food challenge. J Pediatr Gastroenterol Nutr. 2007;45(4):399-404.

8. Yum HY, Yang HJ, Kim KW, et al. Oral food challenges in children. Korean J Pediatr. 2011;54(1):6-10. doi:10.3345/kjp.2011.54.1.6.

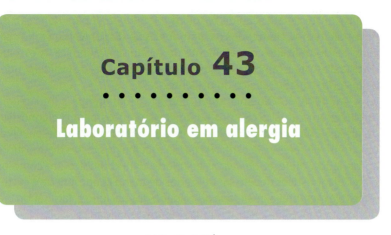

Capítulo 43

Laboratório em alergia

Cristina Maria Kokron
Keity Souza Santos

O diagnóstico das doenças alérgicas imediatas (hipersensibilidade tipo I) baseia-se na associação da história clínica da doença, resposta de anticorpo tipo IgE e avaliação da exposição alergênica. Se a causa dos sintomas alérgicos pode ser evidente quando esses aparecem minutos após a exposição a um alérgeno, frequentemente, mais de um alérgeno pode estar presente e ser suspeito. Na maioria das vezes, para a confirmação do diagnóstico, serão necessários testes *in vivo* ou *in vitro*, verificando o desencadeamento da reação de hipersensibilidade específica pelo paciente.

É muito importante ressaltar que a presença de IgE específica, isso é, a sensibilização, não é suficiente para fazer o diagnóstico de alergia. Para tanto, é necessário comprovar que a IgE específica detectada desencadeia os sintomas alérgicos apresentados pelo paciente.

Existe um grande número de métodos que podem ser utilizados no diagnóstico das reações de hipersensibilidade. A abordagem dos testes *in vivo* será realizada em outro capítulo. Dentre os testes *in vitro*, destacam-se: dosagem de IgE total e específica *in vitro*, detecção de triptase, teste de ativação de basófilos e *immunoblot* para detecção de novos alérgenos. Nem todos os métodos estão disponíveis na rotina clínica, sendo utilizados em ambiente de pesquisa acadêmica. A escolha do tipo de teste e também os alérgenos a serem utilizados vai depender da história e quadro clínico do paciente.

Em 2008, a Academia Americana de Asma, Alergia e Imunologia publicou uma atualização dos parâmetros práticos para o diagnóstico de alergias. Os objetivos principais desse consenso foram desenvolver uma fonte de referência confiável para a escolha dos testes diagnósticos apropriados, oferecer *guidelines* e suporte para o médico em como os testes diagnósticos devem ser utilizados de maneira apropriada e custo-efetiva e melhorar a qualidade de cuidado dos pacientes, facilitando um diagnóstico rápido e preciso de suas hipersensibilidades.

Testes *in vitro*
Dosagem de IgE total

O nível de IgE no soro varia com a idade e tende a flutuar em consequência de contato com antígenos. A maior parte da IgE produzida se fixa a receptores de alta afinidade, presente na membrana celular de mastócitos e basófilos.

A aplicação clínica da dosagem de IgE sérica total tem valor modesto. Indivíduos atópicos se caracterizam por desenvolver altos títulos de IgE, sendo que a simples determinação de IgE pode discriminar indivíduos atópicos de não atópicos, entretanto, existe um alto grau de sobreposição entre as duas populações. Níveis elevados sugerem doença alérgica, mas não informa qual patologia ou a que alérgenos o paciente é sensibilizado.

Observam-se altos níveis de IgE sérica total nas doenças atópicas, principalmente dermatite atópica, aspergilose broncopulmonar alérgica (ABPA), doenças infecciosas (HIV, tuberculose, hanseníase, entre outros) e parasitoses intestinais, doenças inflamatórias (granulomatose eosinofílica com poliangeíte, doença de Kawasaki) e imunodeficiências primárias, como síndrome de hiper-IgE, síndrome de Wiskott-Aldrich, IPEX (imunodesregulação, poliendocrinopatia, enteropatia ligada ao X), síndrome de Omenn, além de algumas doenças malignas (linfoma de Hodgkin e mieloma de IgE). Sua dosagem seriada pode ser utilizada para avaliar resposta a terapêutica instituída. Os níveis de IgE total também são necessários para a indicação ou não da terapêutica com o anticorpo monoclonal omalizumab e determinação da dose inicial desse medicamento.

Dosagem de IgE específica

Atualmente, a dosagem de IgE específica *in vitro*, anteriormente chamada de RAST (*radio allergo sorbent test*), baseia-se no acoplamento covalente do alérgeno de interesse a uma superfície fixa que reage com a IgE específica da amostra de soro. Posteriormente, são adicionados anticorpos anti-IgE conjugados a uma enzima e o substrato para que a reação seja detectada por fluorescência. Embora o método mais comumente utilizado em nosso meio para determinar IgE específica para alérgenos seja o imunoensaio do sistema ImmunoCAP (ThermoFisher Scientific), outros métodos estão disponíveis como o Immulite (Siemens). Ambas as metodologias apresentam boa performance, mas como a fonte de alérgenos é diferente, detectam diferentes populações de IgE com potências diversas e, portanto, os resultados não são comparáveis. A Organização Mundial da Saúde padronizou a quantificação de IgE em quilo unidades internacionais (kUI) por litro, sendo que 1 kUI equivale a 2,4 ng de IgE.

Os extratos alergênicos utilizados inicialmente consistiam em extratos naturais brutos, que não são capazes de diferenciar sensibilização, reatividade cruzada entre alérgenos ou identificar moléculas alergênicas causadoras de doença. Mais recentemente, com a caracterização molecular dos componentes alergênicos, é possível purificar fontes alergênicas de fontes nativas ou produzir alérgenos recombinantes. Isso também possibilitou a determinação de padrões de reatividade cruzada e, consequentemente, o conceito de diagnóstico resolvido por componentes.

A presença de IgE específica para determinado alérgeno no soro é um marcador de sensibilização e um pré-requisito para o desenvolvimento de uma alergia mediada por IgE, mas não é suficiente para a indução dos sintomas. De fato, mais de 20% dos indivíduos com soro IgE específico para alérgenos são assintomáticos. Deve-se estar ciente de que IgE específica para alérgenos é biologicamente irrelevante, desde que não se ligue aos receptores de alta afinidade para IgE em células efetoras. Portanto, a presença ou a ausência de IgE específica para alérgenos no soro não é suficiente para confirmar ou excluir uma alergia em todos os casos.

Correlações entre os níveis séricos de IgE específica e a probabilidade do desencadeamento de uma reação alérgica clinicamente relevante para o paciente após a exposição alergênica têm sido feitas, principalmente em alergia alimentar, comparando-se ao padrão-ouro de diagnóstico que é a provocação oral duplo-cega placebo controlada (Tabela 43.1).

Tabela 43.1. Classificação do grau de sensibilização clínica e a concentração de IgE específica dosada pelo método ImmunoCap-Phadia®.

Grau de sensibilização clínica
0,1-0,7 kU/L – baixo
0,7-3,50 kU/L – moderado
> 3,5 kU/L – alto

Observação: o limite de detecção do método é de 0,10 kU/L.

A maioria dos pacientes que apresentam sintomas após a exposição a um determinado alérgeno tem IgE específica para aquele alérgeno, fazendo com que essa determinação seja um instrumento importante para o diagnóstico das doenças alérgicas. A dosagem sérica da IgE específica tem boa sensibilidade correspondendo, em média, de 70% a 75% (< 50% a > 90%) com o teste de puntura. A interpretação dos resultados deve ser feita sempre frente à história clínica do paciente e exame físico e, em alguns casos, sintomas apresentados à exposição natural ao alérgeno.

Vantagens da determinação sérica da IgE específica:

» Ao contrário do teste de puntura, não determina riscos de desencadear reação alérgica no paciente, especialmente quando o paciente tem história de anafilaxia ou reação grave à exposição alergênica.
» Não tem influência das medicações que estão sendo utilizadas pelo paciente (p. ex., anti-histamínicos e antidepressivos).
» Não depende da integridade da pele e nem é influenciado pela doença cutânea. Testes cutâneos em crianças com menos de 2 anos de idade podem não refletir sua sensibilidade alérgica. É melhor nos pacientes que apresentam dermatite atópica disseminada ou dermografismo.

Microarranjo (*Microarray*) de alérgenos

Mais recentemente, novos testes diagnósticos baseados em microarrays de alérgenos, como o ImmunoCAP ISAC (ThermoFisher Scientific, Uppsala) foram introduzidos tanto na pesquisa quanto na prática clínica.

A tecnologia de *microarray* permite a pesquisa de IgE específica para diversos componentes alergênicos (ou peptídeos) de uma só vez e com mínima quantidade de soro, ao invés da pesquisa de alguns alérgenos totais separadamente. O biochip atualmente disponível comercialmente é o ImmunoCAP ISAC® (*Immuno Solid-phase Allergy Chip*) da ThermoFischer-Phadia. Para a confecção desse biochip, utilizam-se apenas alérgenos purificados recombinantes ou naturais. Contém 112 alérgenos de 51 fontes alergênicas diferentes. É um método semiquantitativo pelo qual podemos obter informações sobre o perfil de sensibilização dos pacientes. Essa tecnologia tem se mostrado útil no diagnóstico da sensibilização a múltiplos alérgenos e, especialmente, na avaliação de reatividade cruzada entre alérgenos.

Dosagem de IgG específica

A presença de IgG específica no soro indica extensa exposição ao alérgeno específico.

Embora alguns autores acreditem que as dosagens de IgG e subclasses de IgG específicas (IgG1 a IgG4) podem ser úteis no diagnóstico de alergia alimentar, essas dosagens ainda não têm relevância clínica, não foram validados e não têm controle de qualidade suficientes e, portanto, não devem ser realizados (Bernstein et al, 2008). Stapel et al. (2008) acreditam que a presença de IgG específica para alimentos indica que o organismo tem sido exposto repetidamente a componentes do alimento e reconhecidos como proteínas estranhas pelo sistema imune. Sua presença não deve indicar hipersensibilidade, mas sim um indicador de tolerância imunológica.

A dosagem da IgG4 específica tem sido estudada no acompanhamento da imunoterapia alérgeno-específica, principalmente para veneno de insetos. Entretanto, são necessárias a confirmação e a validação dos valores preditivos de IgG4 para eficácia terapêutica da imunoterapia (Bernstein et al., 2008).

Dosagem de triptase

A triptase é produzida por mastócitos e basófilos, entretanto, a expressão em mastócitos é aproximadamente 500 vezes maior que em basófilos. Quando os mastócitos são ativados, a triptase é um dos mediadores liberados juntamente com histamina, prostaglandinas e leucotrienos e, por isso, considerada um bom marcador de ativação. Várias formas de triptase foram descritas, mas as de relevância clínica são a betatriptase (maior) e a alfatriptase (menor). A betatriptase é liberada durante a ativação de mastócitos por alérgenos e a alfatriptase, geralmente, está elevada nos pacientes portadores de mastocitose sistêmica.

Esse teste é útil para diagnóstico de reações de anafilaxia e mastocitose sistêmica. A triptase deve ser dosada de 30 minutos a 4 horas após o início da reação alérgica (especialmente na anafilaxia acompanhada de hipotensão), pois apresenta declínio rápido. A triptase pode também ser detectada em 15 a 30 minutos após uma provocação alergênica, com declínio em 2 horas.

BAT

O teste de ativação de basófilos (BAT, do inglês *basophil activation test*) é um ensaio funcional que mede a função da IgE, ou seja, sua capacidade de induzir a ativação de basófilos na presença de alérgeno, por meio de citometria de fluxo, a partir da expressão de marcadores de ativação na superfície de basófilos. O BAT tem o potencial de replicar *in vitro* uma reação de hipersensibilidade tipo I, que se desenvolve *in vivo* quando indivíduos alérgicos são expostos ao alérgeno e, portanto, podem ter aplicações clínicas no diagnóstico e prognóstico da doença, bem como aplicações de pesquisa.

Considerando que a presença de IgE específica não significa alergia, um ensaio *in vitro* que pudesse representar a reação alérgica *in vivo* melhor do que o teste cutâneo ou o teste de IgE específica seria mais útil. Sendo assim, na alergia mediada por IgE, o BAT emerge como a maneira com maior potencial para reproduzir uma reação alérgica em um tubo de ensaio.

Geralmente, utiliza-se sangue total no ensaio que deve, idealmente, ser realizado em 4 horas após a coleta de sangue.

Atualmente, no Brasil, esse teste só é utilizado na área de pesquisa acadêmica. Entretanto, em outros países, já é utilizado como ferramenta diagnóstica para alergia alimentar, alergia a medicamentos, venenos de insetos, aeroalérgenos, urticária crônica ou, ainda, no acompanhamento de pacientes submetidos a diferentes imunoterapias (revisado por Santos et al., 2018).

Western Blotting

O termo *blotting* refere-se à transferência de amostras biológicas de um gel para uma membrana e sua subsequente detecção. *Western Blotting* (WB) refere-se à análise das proteínas transferidas que são reconhecidas por anticorpos específicos. O princípio de ligação no WB é o mesmo do ELISA ou do ImmunoCAP, utilizando-se a IgE do paciente como anticorpo primário e um anticorpo anti-IgE é utilizado como secundário. A diferença é que, enquanto no ImmunoCAP procuramos IgE específico para alérgenos já conhecidos, no WB a etapa posterior é identificar qual proteína a IgE está reconhecendo. Dessa maneira, é possível identificar moléculas IgE reativas ainda não descritas a partir de um extrato proteico de qualquer fonte (alimento, pólen, veneno de insetos etc.). Do mesmo modo que os testes de detecção de IgE específica, como teste cutâneo ou ImmunoCAP, a detecção de proteínas IgE reativas no WB não significa reatividade clínica, mas apenas sensibilização.

Os ensaios de WB só estão disponíveis para pesquisa na área acadêmica, não sendo utilizados na rotina clínica.

Reatividade cruzada

A reatividade cruzada nas reações alérgicas ocorre quando as proteínas de uma substância são semelhantes às proteínas encontradas em outra substância.

Quando um paciente tem alergia confirmada a um alimento, a avaliação de alimentos relacionados pode ser indicada para determinar se esses alimentos também são alergênicos. No entanto, um teste de alergia positivo a um alimento relacionado pode simplesmente representar reatividade cruzada imunológica, devido à presença de uma proteína homóloga que não possui significado clínico, o que é mais comum do que a verdadeira reatividade cruzada clínica (Sicherer, 2001). Assim, é provável que um indivíduo com alergia ao amendoim (uma leguminosa) faça testes positivos de imunoglobulina E (IgE) sérica ou teste cutâneo na pele de várias leguminosas clinicamente toleradas. A preocupação com alergia pode surgir se um alimento relacionado nunca foi ingerido ou não fazia parte regular da dieta e não foi ingerido recentemente. Nesses casos, pode ser razoável avaliar o paciente quanto à alergia ao alimento relacionado para determinar a tolerância clínica, dependendo das consequências e preocupações epidemiológicas, sociais e nutricionais. Geralmente, uma avaliação adicional não é necessária se um alimento relacionado já for ingerido rotineiramente sem reações (Garcia e Lizaso, 2011).

As síndromes de reatividade cruzada em alergia alimentar são mais comuns e melhor relatadas na literatura. As principais com relevância clínica em nosso país são:

» Síndrome látex-fruta: quando ocorre reatividade entre alérgenos do látex e alimentos de origem vegetal. Diversos alimentos já foram incluídos nessa lista, sendo os mais comuns: banana, abacate, kiwi e mandioca. Com esses alimentos, os sintomas clínicos costumam ser graves, como é o caso de outros alimentos menos frequentemente relacionados ao látex (figo, mamão, tomate), ao passo que a batata, geralmente, provoca reações locais e de baixa intensidade. A alergia ao látex, geralmente, precede a alergia alimentar, embora nem sempre seja esse o caso. Frequentemente, o espectro de alergias alimentares aumenta com o tempo.

A base molecular mais importante da síndrome látex-fruto é a homologia entre a heveína (Hev b 6.02) do látex com o domínio N-terminal do tipo heveína da quitinases classe I de plantas e também a quitinase classe I Hev b 11. Outros alérgenos que têm homólogos em alimentos vegetais e, portanto, são possíveis causas de RC são Hev b 1 (homólogo de papaína), Hev b 2 (glucanases vegetais), Hev b 4 (planta glicosidase), Hev b 5 (proteína do ácido kiwi), Hev b 6 (pró-heveína de rabanete) Hev b 6.03 (batata, tomate, proteínas e lecitinas vegetais), Hev b 7 (batata patatina), Hev b 8 (profilinas), Hev b 9 (enolases), Hev b 10 (Mn superoxidodismutases), Hev b 12 (LTPs vegetais) e hevamina (classe III quitinases vegetais).

» **Síndrome pólen-frutas:** estas síndromes são causadas, principalmente, por profilinas e LTPs. As profilinas, quanto ao seu potencial alergênico, são considerados alérgenos incompletos, capazes de induzir sensibilização por inalação, mas não por ingestão, devido à sua fragilidade frente à digestão péptica. Portanto, essa síndrome se apresenta com variável frequência em pacientes com polinose, dependendo da polinose primária e, provavelmente, pressão alergênica. Geralmente, a polinose precede os sintomas induzidos pelos alimentos. Esses últimos tendem a ser leves, caracteristicamente da síndrome de alergia oral, e a ocorrerem após ingestão de alimentos crus.

Por outro lado, as LTPs (do inglês, são proteínas de defesa de plantas altamente conservadas e presentes em todos os órgãos vegetais, incluindo frutas em cujo tecido epidérmico são encontrados em altas concentrações. LTPs são termicamente estáveis e resistentes à digestão péptica e, consequentemente, se comportam como alérgenos completos, sensibilizando por ingestão e, frequentemente, causando reações sistêmicas. Pacientes sensibilizados para múltiplas LTPs desenvolvem reações que, geralmente, são graves com um número maior de alimentos e, com muita frequência, esse número aumenta progressivamente. O risco futuro com relação aos alimentos a que são sensibilizados, mas ainda toleram, não é previsível. Consequentemente, esses pacientes constituem um grupo de alto risco, de difícil manejo. Portanto, é essencial que sejam instruídos sobre os fatores que podem aliviar ou agravar manifestações clínicas de uma alergia alimentar latente e sobre a autoadministração de adrenalina no tratamento da anafilaxia. O principal gatilho para sensibilização para a maioria dos pacientes alérgicos para LTPs parece ser pêssego, pois geralmente é o primeiro alimento a produzir sintomas, raramente é tolerado e normalmente os níveis de IgE são mais altos para Pru p 3 do que para outros LTPs.

É importante destacar que as alergias de reatividade cruzada pólen-frutas são principalmente descritas para pólens de Bétula e Artemísia, que não são comuns no Brasil. Sendo assim, o que mais ocorre é uma reatividade cruzada entre alimentos. Uma boa revisão sobre o tópico "reatividades cruzadas" pode ser encontrada em García e Lizaso, 2011.

Referências bibliográficas

1. Hamilton RG, Oppenheimer J. Serological IgE analyses in the diagnostic algorithm for allergic disease. J Allergy Clin Immunol Pract 2015; 3: 833-40.

2. Adkinson JR NF, Hamilton RG. Clinical history-driven diagnosis of allergic diseases: utilizing in vitro IgE testing. J Allergy Clin Immunol Pract 2015; 3: 871-6.

3. Bernstein IL, Li JT, Bernstein DI, Hamilton R, Spector SL, et al. Allergy Diagnostic Testing: An Updated Practice Parameter. Ann Allergy Asthma Immunol 2008: 100: S1-S148.

4. Cohon A, Agondi RC. Abordagem do paciente alérgico. In: Clínica Médica. 1. ed. Manole, 2009. Vol 7:4-12.

5. Cocco RR, Chong HJ Neto, Aun MV, Pastorino AC, Wandalsen GF, et al. Aplicações práticas de uma plataforma multiplex para detecção de IgE específica por componentes alergênicos em doenças alérgicas. Arq Asma Alerg Imunol. 2018;2(1):83-94.

6. García BE, Lizaso MT. Cross-reactivity syndromes in food allergy. J Investig Allergol Clin Immunol. 2011; 21(3):162-70.

7. Jogie-Brahim S, Min HK, Fukuoka Y, et al. Expression of alpha-tryptase and beta-tryptase by human basophils. J Allergy Clin Immunol. 2004; 113(6):1086-92.

8. Kowal K, Dubuske L. Overview of in vitro allergy tests. UpToDate. Topic 5540 version 14.0, 2019.

9. Daher S, Galvão C, Abe A, Cocco R. Diagnósticos em Doenças Alérgicas Mediadas por IgE, Rev. Bras. Aler. Imunopatol. 2009;32(1): 3-8.

10. Santos A. Basophil Activation Test: Old and New Applications in Allergy. Curr Allergy Asthma Rep. 2018 Nov 15;18(12):77. doi: 10.1007/s11882-018-0831-5.

11. Sicherer SH. Clinical implications of cross-reactive food allergens. J Allergy Clin Immunol. 2001 Dec;108(6):881-90.

12. Stapel SO, Asero R, Ballmer-Weber BK, Knol EF, Strobel S, et al. EAACI Task Force. Testing for IgG4 against foods is not recommended as a diagnostic tool: EAACI Task Force Report. Allergy. 2008;63(7):793-6.

Seção 11

Tratamentos em alergia

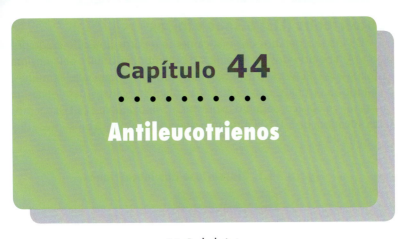

Capítulo 44

Antileucotrienos

João Paulo de Assis
Gabriella Melo Fontes Silva Dias
Fábio Fernandes Morato Castro

Introdução

Os leucotrienos (LTs) constituem um grupo de mediadores derivados do metabolismo do ácido araquidônico (AA), contido na camada fosfolipídica da maior parte das membranas biológicas, por ação da enzima 5-lipoxigenase (5-LO). Essas substâncias são consideradas mediadores pró-inflamatórios e são capazes de induzir broncoconstrição, inflamação, remodelamento, produção de muco e hiperreatividade de vias aéreas, pela ligação a receptores acoplados à proteína G denominados BLT1, CysLT1, CysLT2 e GPR99, entre outros.[1] Os LTs estão envolvidos na fisiopatologia de diversas doenças inflamatórias crônicas, incluindo asma, dermatite atópica, psoríase, aterosclerose, artrite, obesidade, câncer e degeneração macular relacionada à idade. Portanto, essas moléculas tornaram-se, nos últimos anos, importantes alvos terapêuticos, já que possuem diversas ações biológicas e estão cada vez mais implicados em uma variedade de doenças muito comuns na prática clínica.[2]

Leucotrienos (LTs) e seus efeitos

Os LTs são gerados enzimaticamente a partir do ácido araquidônico (AA) liberado dos fosfolipídios da membrana celular pela enzima fosfolipase A2 (PLA2). São especialmente produzidos por células imunes, incluindo neutrófilos, mastócitos, macrófagos e células dendríticas, já que essas células conseguem expressar a 5-lipoxigenase (5-LO) e a proteína ativadora de 5-LO (FLAP), ambas necessárias para a biossíntese dos LT (Figura 44.1).[1]

Figura 44.1. Biossíntese dos leucotrienos.

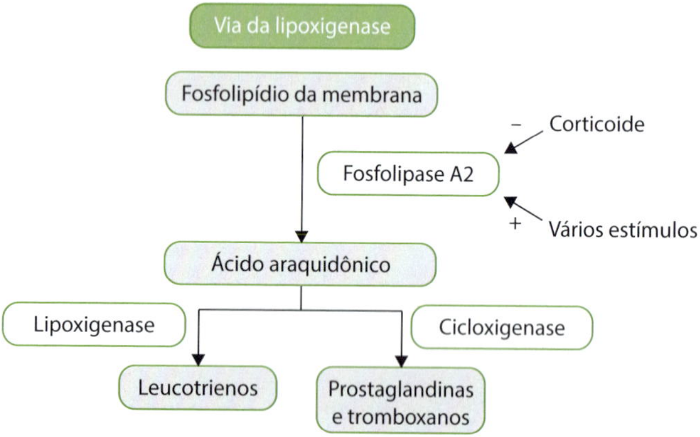

```
          Via da lipoxigenase
                  |
       Fosfolipídio da membrana
                  |
                          ← − Corticoide
            Fosfolipase A2
                          ← + Vários estímulos
                  |
          Ácido araquidônico
           /              \
   Lipoxigenase          Cicloxigenase
        |                     |
   Leucotrienos        Prostaglandinas
                       e tromboxanos
```

Os LT são divididos em dois grupos: os ácidos di-hidroxi, como o B4 (LTB4), potente quimiotático de neutrófilos, e os cisteínicos (LTC4, LTD4 e LTE4), potentes quimiotáticos de eosinófilos e broncoconstritores. A produção é iniciada a partir de diversos sinais biológicos (ativação de receptores, interação antígeno-anticorpo, alteração iônica no ambiente celular, aumento do cálcio intracelular, frio) que ativam a PLA2 dando início ao metabolismo do AA. A partir dessa degradação, é gerado um grupo de compostos farmacologicamente ativos, chamados de eicosanoides (prostaglandinas, tromboxano, leucotrienos e ácidos eicosatetraenoicos). O AA clivado da membrana celular se liga a proteína ativadora da 5 lipoxigenase (FLAP) e é metabolizado pela 5-LO, gerando LTA4, que é instável e rapidamente convertido em LTC4 ou LTB4. Nos eosinófilos, mastócitos e macrófagos alveolares, o LTA4 é transformado em LTC4 e, então, exportado para o espaço extracelular, onde é clivado, formando o LTD4. Esse é, então, clivado pelas dipeptidases extracelulares dando origem ao LTE4. Essas substâncias contêm o aminoácido cisteína em sua molécula, por isso são chamados de leucotrienos cisteínicos. Os efeitos biológicos dos LT ocorrem através de seus receptores nas membranas celulares. Até o momento, foram identificados três tipos de receptores. Os LT não cisteínicos (LTB4) ativam os receptores BLT, enquanto os cisteínicos ativam os receptores cisteínicos 1 e 2 (CysLT1 e CysLT2). O primeiro deles parece ser o mais relevante na fisiopatologia de diversas doenças alérgicas, sobretudo a asma. Os receptores BLT estão envolvidos, principalmente, na quimiotaxia, e os receptores cisteínicos são responsáveis pela constrição do músculo liso da vasculatura pulmonar.[3] Na Tabela 44.1, estão resumidas as principais funções dos LTs.

Tabela 44.1. Principais ações dos leucotrienos.

Efeito	Comentários
Respiratório	Broncoconstrição (vias aéreas inferiores) e aumentam a secreção de muco
Microvascular	Constrição arteriolar, dilatação venosa e exsudação de plasma
Leucocitário L	Mediadores químicos dos neutrófilos e eosinófilos (aumentam a degranulação de plaquetas, receptores de superfície celular e aderência de polimorfonucleares)
Gastrintestinal	Causam a constrição da musculatura lisa

Ação dos antileucotrienos (ARLT)

Nos últimos anos, a partir do aumento da compreensão da fisiopatologia de diversas doenças inflamatórias, especialmente as alérgicas, ocorreram grandes esforços para o desenvolvimento de fármacos que pudessem bloquear as ações pró-inflamatórias dos LTs. Os antileucotrienos são drogas capazes de inibir a 5-LO, bloquear a formação de leucotrienos e antagonizar o receptor de cisteil-leucotrieno 1 (CysLT1).[1]

Esse grupo de medicamentos age inibindo o processo de remodelamento da via aérea, diminuindo a infiltração eosinofílica no pulmão, bem como a sua desgranulação, além de diminuir a liberação de diversas citocinas relacionadas a uma resposta Th2. Como função adicional, pode-se mencionar a prevenção da hiperplasia das glândulas mucosas e hipersecreção de muco, hiperplasia das células musculares das vias aéreas e deposição de colágeno e fibrose.[4]

Eles são classificados em dois grupos, com base em seu mecanismo de ação: os inibidores da 5-LO, como o zileuton, e os antagonistas do receptor CysLT1 (ARLT), como zafirlucaste, montelucaste e pranlucaste.[1] Os ARLT têm demonstrado efeitos opostos aos dos LT: melhoram a obstrução das vias aéreas periféricas avaliada por volumes pulmonares, aprisionamento de ar, resistência das vias aéreas, condutância específica e oscilometria. Diminuem o número de eosinófilos no escarro induzido e no sangue periférico de pacientes asmáticos. Diminuem a migração de eosinófilos aos pulmões. Além disso, podem interferir no remodelamento das vias aéreas.[5]

Zileuton

O zileuton reduz a síntese, em até 70%, dos LT ao bloquear a 5-LO. É administrado por via oral em crianças com mais de 12 anos e adultos, em doses de 600 mg a cada 6 horas. O medicamento é rapidamente absorvido, se ligando às proteínas plasmáticas, e é metabolizado no fígado pela isoenzima 1 A2, 2C9 e 3A4 do citocromo P-450. Possui meia-vida de cerca de 2,5 horas e atinge sua concentração máxima em dentro de 1 a 3 horas. Pode ser excretado inalterado pela urina, porém, em quantidades mínimas. O início da ação é observado de 30 minutos a 1 hora e atinge seu pico de 2 a 4 horas. Seu efeito máximo é observado de 5 a 8 horas. É contraindicado em pacientes com doenças hepáticas.[5]

Zafirlucaste

O zafirlucaste é um antagonista do LTD4, bloqueia os receptores de leucotrienos e evitam que esses mediadores provoquem reações inflamatórias nas vias aéreas. Também é capaz de reduzir o número de basófilos, a produção de histamina e superóxidos por macrófagos alveolares, bem como eosinófilos. Também é administrado por via oral, em doses de 20 mg a 40 mg cada 12 horas por dia a partir dos 12 anos de idade. Necessita de ajuste de dose em pacientes com hepatopatia. É rapidamente absorvido no trato gastrintestinal e a maior parte do medicamento se liga às proteínas plasmáticas (albumina). Atinge sua concentração máxima no plasma em 2 a 4 horas. Sofre metabolização hepática no citocromo P450 2C9. É eliminado nas fezes e urina em 10 horas. Sua absorção é reduzida quando administrada em conjunto com alimentos e outros medicamentos como: macrolídeos, ácido acetilsalicílico e teofilina. Seu efeito tem duração de 12 horas, atingindo seu efeito máximo de 2 a 6 semanas.[5]

Montelucaste

O montelucaste liga-se com alta afinidade e seletividade aos receptores CysLT1 e inibe a ação fisiológica dos leucotrienos LTC4, LTD4, LTE4. Também inibe a infiltração eosinofílica e a hiperplasia do músculo liso e a fibrose subepitelial. Age na redução da resposta Th2, diminuindo expressão de mRNA. É administrado por via oral e a dose recomendada em crianças de 2 aos 5 anos é de 4 mg; para crianças dos 6 aos 14 anos é de 5 mg e de 10 mg para adultos, uma vez ao dia. Atinge sua concentração máxima no plasma em 2 horas após a administração e liga-se, quase totalmente, às proteínas plasmáticas. Assim como os outros ARLT, é metabolizado no fígado no citocromo P450. A meia-vida plasmática é de 2,7 a 5,5 horas, a duração do efeito é mantida por até 24 horas e sua excreção é feita pelas secreções biliares.[5]

Pranlucaste

O pranlocaste liga-se aos seus receptores e antagoniza a ação de LTC4, LTD4, LTE4 dos leucotrienos, inibe a expressão de Th2 e a produção de IL4, IL5 e GM-CSF no sangue periférico. Promove a diminuição das células mononucleares que têm um efeito direto na produção de muco e hiperplasia das glândulas mucosas. Também diminui o número de eosinófilos e neutrófilos na lâmina própria da mucosa pela inibição da produção de LTE4. Sua administração é feita por via oral. Em adultos, a dose é de 225 mg a cada 12 horas e, em pacientes pediátricos, a partir dos 2 anos de idade, a dose é de 7 mg a 10 mg/kg/dose, duas vezes ao dia, com uma dose máxima de 450 mg por dia. Após a administração, a droga se liga à albumina e as concentrações plasmáticas máximas são atingidas após 5 horas. É metabolizado a nível hepático, no citocromo P450 (CYP3A4). É excretado em 98% por via fecal após 72 horas.[5]

Efeitos colaterais dos ARLT

Os ARLT, segundo a maioria dos estudos, são bem tolerados. Os efeitos colaterais, de maneira geral, incluem cefaleia, otite, dor abdominal, faringite, urticária e náusea. Esses efeitos também têm sido encontrados em número muito próximo nos grupos que utilizaram placebo.

A síndrome de Churg-Strauss, inicialmente descrita em pacientes que receberam zafirlucaste, mas não com o montelucaste, hoje é atribuída à suspensão de corticosteroides em pacientes com a síndrome e que se comportavam como tendo asma grave córtico-dependente. O zafirlucaste também pode causar dor torácica, cefaleia vertigem, febre, insônia, fadiga, sonolência e quadros de agitação psicomotora (principalmente em crianças), sintomas gastrintestinais, como dispepsia, náusea, dor abdominal, constipação, flatulência, diminuição da contagem de leucócitos, aumento das enzimas hepáticas e foram descritos casos isolados de hepatite, mialgias, artralgia, parestesias, astenia e fraqueza. Cerca de 7% dos pacientes asmáticos relataram piora do controle da doença com o uso do Zafirlucaste. Conjuntivite ocular e rinite também podem estar presentes.

O montelucaste atravessa a placenta e é excretado no leite materno. Não existem trabalhos que avaliem os riscos e benefícios nessas situações. Os efeitos adversos mais comuns são cefaleia, dor abdominal, sonolência ou insônia, tontura, tremores, náuseas, vômitos, diarreia ou constipação intestinal, anorexia, constipação, aumento de enzimas hepática e canaliculares em 8% dos pacientes, além de leucopenia, trombocitopenia com púrpura, epistaxe, hematúria microscópica, febre, edema, hipertrigliceridemia, alopecia e irregularidades menstruais.

Indicações dos anti-LTs nas doenças alérgicas

Asma

A asma é uma doença crônica dos pulmões, onde estão presentes a hiperreatividade brônquica, superprodução de muco, remodelamento e estreitamento das vias aéreas. Está associada, principalmente, à inflamação do tipo 2, com participação conjunta de células linfoides inatas, levando à liberação de diversas citocinas, como IL-4, IL-5, IL-13 e IL-33, produção de IgE, recrutamento de eosinófilos nas vias aéreas e metaplasia de células caliciformes.[6] Os antagonistas dos CysLT1, incluindo montelucaste, pranlucaste e zafirlucaste, são utilizados para o tratamento dessa entidade, já que diversos estudos têm demonstrado que a IL-33 pode aumentar a expressão de CysLT1 em diversas células presentes no infiltrado inflamatório da asma, além de aumentar os níveis de LTD4 nas vias aéreas.[7]

Rinite

No Brasil, o antileucotrieno disponível para o tratamento da rinite alérgica é o montelucaste. Estudos clínicos demonstraram a eficácia de montelucaste no tratamento da rinite alérgica, principalmente no alívio dos sintomas congestão e secreção nasal, quando comparado ao placebo e aos bloqueadores de receptores H1 da histamina (anti-histamínicos), porém são menos eficazes do que os corticosteroides intranasais. Essa medicação proporciona uma melhora estatisticamente significativa no escore de sintomas nasais diurnos e noturnos, como congestão nasal, rinorreia, prurido nasal e espirros, além da melhora de sintomas oculares: lacrimejamento, prurido, hiperemia e edema ocular.[8]

Dermatite atópica

A dermatite atópica (DA) também é uma doença inflamatória crônica que acomete a pele, causadas por disfunção física da barreira cutânea e desregulação imunológica. O desenvolvimento da DA está associado a células e citocinas do tipo 2, semelhante ao que ocorre na asma. Alguns estudos recentes, demonstraram que a inibição farmacológica da produção de LTB4 preveniu a infiltração cutânea de neutrófilos e a produção de citocinas TH2, resultando na melhora da DA. Outros estudos que utilizaram camundongos *knockout* para o receptor BLT1 e foram tratados com zileuton apresentaram redução no desenvolvimento de DA, devido à supressão da infiltração de neutrófilos, dessa maneira, o BLT1 pode ser um alvo terapêutico atrativo para essa doença.[7]

Outras indicações

Os antileucotrienos também já foram estudados em outras doenças, como a psoríase, onde o efeito é muito semelhante ao que ocorre na DA, porém na psoríase está associada à imunidade TH17 mediada principalmente por neutrófilos, células dendríticas e células TH17.[7]

Na aterosclerose, que se caracteriza pela inflamação crônica da parede arterial, sendo a principal causa de várias doenças vasculares, como doença cerebrovascular, doença arterial coronariana e doença vascular periférica, também encontrou-se benefício no uso de ARLT, já que estudos evidenciaram a deficiência de BLT1 em camundongos resultaram na formação reduzida de lesões na valva aórtica na fase inicial da aterosclerose, inibindo o recrutamento de macrófagos e a quimiotaxia e proliferação de células musculares lisas vasculares.[7]

A artrite (artrite reumatoide e osteoartrite) é uma doença inflamatória das articulações, que se caracteriza por infiltração de células inflamatórias, hiperplasia sinovial e destruição óssea e cartilaginosa. Também foi demonstrado que o BLT1 está envolvido na artrite inflamatória a partir de diversos modelos murinos com AR. O BLT1 seria necessário para o recrutamento de neutrófilos periféricos na articulação e a indução resultante de IL-1β (Interleucina 1 Beta) por meio de interações do complexo imune. A utilização de antagonistas do BLT1 melhorou a incidência de artrite nos modos preventivo e terapêutico.[7]

A obesidade é um fator de risco para o desenvolvimento de resistência à insulina, o que leva ao aumento dos níveis de glicose no sangue e diabete tipo 2. Já está claro que a deficiência de BLT1 pode melhorar a resistência à insulina induzida pela dieta hiperlipídica e que pode diminuir o recrutamento de macrófagos no tecido adiposo. De maneira contrária, a estimulação de LTB4 promoveu diretamente a resistência à insulina em hepatócitos e miócitos. Outros autores relataram que os CysLTs promovem resistência à insulina induzida pela dieta hiperlipídica pelo acúmulo de células T $CD4^+$ e $CD8^+$. Esses resultados indicam que os componentes da via de sinalização de LT podem ser alvos terapêuticos na resistência à insulina e obesidade.[7]

A neovascularização ocular patológica é uma das principais causas de perda visual no mundo e a sinalização de CysLT1 e CysLT2 está fortemente implicada na angiogênese. Já foi demonstrado que a inibição farmacológica de CysLT1 ou CysLT2 preveniu a contração das células endoteliais e a migração de células inflamatórias.[7]

Salienta-se que, para essas doenças, o uso dos ARLT ainda não está bem definido e que são necessários mais estudos para que se comprove o real benefício dessas medicações no tratamento e prevenção dessas entidades.

Conclusões

Os leucotrienos são produzidos pelo sistema imunológico e servem para promover a broncoconstrição, a inflamação, o aumento da permeabilidade vascular e a secreção de muco. Os ARLT têm sido amplamente utilizados no tratamento de diversas doenças alérgicas por seus conhecidos efeitos sobre a resposta inflamatória. Já demonstraram eficácia na asma e rinite, levando a controle dos sintomas em uma grande parcela dos indivíduos tratados. Os efeitos colaterais incidem em uma pequena parcela dos pacientes e, de maneira geral, os pacientes toleram bem a medicação.

Referências bibliográficas

1. Ribeiro JD, Toro AADC., Baracat ECE. Antileucotrienos no tratamento da asma e rinite alérgica. J. Pediatr. (Rio J.) [Internet]. 2006 Nov [cited 2019 July 01]; 82(5 Suppl): S213-S221.

2. Peters-Golden M, Henderson WR Jr. Leukotrienes. N Engl J Med 2007; 357:1841.

3. Samuelsson B. Leukotrienes: mediators of immediate hypersensitivity reactions and inflammation. Science 1983; 220:568.

4. Ocaña-Servín HL, Arceo-Guzmán ME, Jaimes-García J, Gallardo-Díaza ARP. Antileucotrienos. Enfoque farmacológico. Revisión sistemática de la literatura. Revista de Medicina e Investigación UAEMéx/SSN: 2594-0600. Vol. 7 Núm. 1.

5. García REV, López JH, Meléndez AP. Antileucotrienos, revisión de la literatura.

6. Lund SJ, Portillo A, Cavagnero K, et al. 2017. Leukotriene C4 potentiates IL-33-induced group 2 innate lymphoid cell activation and lung inflammation. J. Immunol. 199:1096.

7. Sasaki F, Yokomizo T. The leukotriene receptors as therapeutic targets of inflammatory diseases, International Immunology, dxz044, https://doi.org/10.1093/intimm/dxz044.

8. Sakano E, Sarinho ESC, Cruz AA, Pastorino AC, Tamashiro E, et al. IV Consenso Brasileiro sobre Rinite – atualização em rinite alérgica. Braz. j. otorhinolaryngol. [Internet]. 2018 Jan [cited 2019 July 04]; 84(1): 3-14.

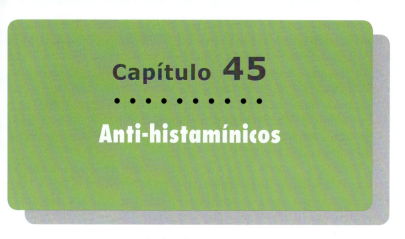

Capítulo 45

Anti-histamínicos

Gabriella Melo Fontes Silva Dias
João Paulo de Assis
Fábio Fernandes Morato Castro

Introdução

Os anti-histamínicos são o grupo de medicamentos mais utilizados para o tratamento de doenças alérgicas[1] e uma das terapias farmacológicas mais prescritas em crianças.[2] Sua utilização ainda é indicada para o controle de comorbidades e alguns sintomas não alérgicos, por conta dos seus efeitos colaterais.[1,3] A descoberta do primeiro anti-histamínico ocorreu apenas em meados do século XX e fez de Daniel Bovet um dos ganhadores do prêmio Nobel de Medicina.[4]

Histamina e seus receptores

A histamina (2-4-imidazolil-etilamina), principal mediador envolvido nas reações alérgicas,[2] é uma amina primária de baixo peso molecular que é sintetizada e liberada por diferentes células humanas, como os mastócitos, basófilos, plaquetas, linfócitos, neurônios e células enterocromafínicas. Ela é formada a partir da descarboxilação enzimática do aminoácido L-histidina, sob ação da L-histidina descarboxilase (HDC), cuja atividade pode estar aumentada em situações de estresse, lesão celular, tumores, desenvolvimento embrionário, cicatrização de feridas, entre outros.[4,5] Depois de liberada, a histamina é principalmente metabolizada por duas enzimas, a histamina-N-metil-transferase (HNMT) e a diaminoxidase (DAO), também denominada de histaminase, no espaço intracelular e extracelular, respectivamente. Apenas 2-3% é excretada na urina de forma inalterada.[4,5]

Os efeitos fisiológicos da histamina ocorrem devido a sua ligação com quatro subtipos de receptores: receptor de histamina (HR)1, HR2, HR3, HR.[4-7] As principais características e diferenças desses receptores estão descritos na Tabela 45.1. Todos eles fazem parte da grande família de receptores acoplados à proteína G (GPCRs),[1-7] sendo expressos em vários tipos de células, diferindo quanto a sua localização, mensageiros secundários e afinidade pela histamina. Eles possuem sete domínios transmembrana que promovem a transdução do sinal extracelular por meio da proteína G para o intracelular.[4,7]

O HR1 é codificado no cromossomo humano 3, sendo o responsável por muitos sintomas das doenças alérgicas, como o prurido, rinorreia, broncospasmo e a contração da musculatura lisa intestinal. Sua ativação estimula as vias sinalizadoras do fosfolípide inositol, culminando na formação do inositol-1,4,5-trifosfato (InsP$_3$) e do diaglicerol (DAG), gerando aumento do cálcio intracelular e podendo ainda ativar outras vias, como a da fosfolipase D e A e do fator de transcrição nuclear NFkB.[1,4,7]

Na inflamação alérgica, a histamina desencadeia vasodilatação, aumento da permeabilidade vascular, prurido, aumento da secreção glandular e estimulação de terminações nervosas.[6] Como um potente mediador de numerosas reações fisiológicas, a histamina participa também da proliferação celular, hematopoiese, desenvolvimento embrionário, regeneração e cicatrização de feridas, além da regulação do sistema imune pela ação nos receptores H4.[1]

Tabela 45.1. Características dos receptores de Histamina (HR).[1,5,6]

Receptor de Histamina	Local de expressão	Atividade Principal	Funções	Proteína G	Localização no cromossoma humano
HR1	Células neurais, músculo liso vascular e vias aéreas, endotélio, hepatócitos, células epiteliais, neutrófilos, eosinófilos, células dendríticas, monócitos, Linfócitos T e B	Atopia – Reação Tipo I de Gell e Coombs	Aumentam o prurido, dor, vasodilatação, permeabilidade vascular e hipotensão. Rubor, cefaleia, taquicardia, broncoconstrição, estimulação dos receptores de tosse, decréscimo do tempo de condução nódulo atrioventricular	Gαq	3p25, 3p14-21
HR2	Células neurais, músculo liso vascular e vias aéreas, endotélio, hepatócitos, condrócitos, células epiteliais, neutrófilos, eosinófilos, células dendríticas, monócitos, linfócitos T e linfócitos B	Trato digestivo	Aumentam a secreção gástrica, permeabilidade vascular, hipotensão, rubor, cefaleia, taquicardia, atividade cronotrópica e inotrópica, broncodilatação e produção de muco nas vias aéreas	Gαs	5q35.3

(Continua)

Tabela 45.1. Características dos receptores de Histamina (HR).[1,5,6] (continuação)

Receptor de Histamina	Local de expressão	Atividade Principal	Funções	Proteína G	Localização no cromossoma humano
HR3	Neurônios histaminérgicos, eosinófilos, células dendríticas, monócitos, baixa expressão nos tecidos periféricos. Inibe a liberação e síntese da histamina	Sistema nervoso central	Previne a broncoconstrição exagerada, mediadores do prurido	Gαi	20q13.33
HR4	Alta expressão na medula óssea e células hematopoiéticas periféricas, eosinófilos, neutrófilos, células dendríticas, linfócitos T, basófilos, mastócitos. Baixa expressão em tecidos periféricos, hepatócitos, baço, timo, pulmões, intestino e coração. Estimula quimiotaxia de eosinófilos e mastócitos	Quimiotaxia de eosinófilos e mastócitos	Diferenciação de mieloblastos e promielócitos	Gαi	18q11.2

Mecanismo de ação

Os HR estão em constante equilíbrio entre o seu estado ativo e inativo, sendo que os anti-histamínicos têm maior afinidade pela forma inativa dos mesmos, promovendo o direcionamento dos receptores ativos para seu estado inativo. Por conta disso, os anti-histamínicos são hoje considerados agonistas inversos, mas, durante décadas, eles eram vistos como antagonistas competitivos da histamina, bloqueando o sítio de ligação H1. Eles estabilizam os receptores de histamina no estado inativo e diminuem a sinalização efetora basal dos receptores de histamina.[1-8]

Quanto maior a ocupação de receptores H1 por anti-histamínico, ou seja, quanto maior a concentração do fármaco no local de ação, melhor será o efeito esperado.[4,7]

Anti-histamínicos de primeira geração

Os primeiros anti-histamínicos, conhecidos como clássicos, sedantes ou de primeira geração, foram produzidos na pesquisa neurofarmacológica, derivados da mesma estrutura química que foi desenvolvido antagonistas muscarínicos, tranquilizantes, antipsicóticos e anti-hipertensivos colinérgicos.[1,3-5,7] Eles têm baixa seletividade de receptores e muitas vezes interagem com receptores de outras aminas biologicamente ativas, gerando efeitos antimuscarínicos, anti-α adrenérgicos e antisserotoninérgicos, como exemplificado na Tabela 45.2. Além disso, eles atravessam a barreira hematoencefálica e se ligam aos receptores HR-1 localizados na membrana pós-sináptica de neurônios histaminérgicos do cérebro, cerebelo, hipófise e espinha dorsal, interferindo na mediação histamínica do ciclo circadiano do sono/vigília, do equilíbrio de fluidos, da supressão da alimentação, do controle da temperatura corporal, do controle do sistema cardiovascular e da liberação desencadeada por estresse do hormônio adrenocorticotrópico (ACTH) e da β-endorfina da hipófise.[7] Assim, são encontrados nesses medicamentos efeitos colaterais como sonolência, sedação, taquicardia, aumento do apetite, tontura e fadiga, que promovem a redução das funções cognitivas, de memória e no desempenho psicomotor.[1,2,6]

Tabela 45.2. Efeitos colaterais dos anti-histamínicos de primeira geração.[1-3,6]

Local de ação dos receptores	Efeitos
Receptor H1 no sistema nervoso central	Sedação e redução da cognição, atenção, aprendizagem, memória e desempenho psicomotor
Receptor muscarínico	Xeroftalmia, xerostomia, retenção urinária, taquicardia sinusal, midríase e constipação
Receptor de serotonina	Aumento do apetite e ganho de peso
Receptor α-adrenérgico	Tontura, taquicardia reflexa e hipotensão postural
Canais iônicos cardíacos	Prolongamento do intervalo QT e arritmias ventriculares

Destacam-se entre os anti-histamínicos de primeira geração: clorfeniramina, cipro-heptadina, difenidramina, hidroxizina, clemastina e prometazina. Por ser rapidamente absorvidos e metabolizados, esses medicamentos devem ser administrados de 3-4 vezes ao dia. A Tabela 45.3 mostra alguns exemplos de posologia de anti-histamínicos de primeira geração e a Tabela 45.4, associações desses com descongestionantes orais.

O cetotifeno é um medicamento existente no mercado há mais de 30 anos, ainda hoje estudado para o tratamento de diversas doenças por sua atuação no mastócito, com indicação em bula para tratamento de asma e conjuntivite alérgica. Alguns autores o incluem como anti-histamínico de primeira geração[1,6] e outros como de segunda geração.[5,8]

Tabela 45.3. Apresentação e posologia dos anti-histamínicos de primeira geração.[2,6]

Anti-H1	Apresentação	Posologia Crianças	Posologia para crianças > 12 anos e adultos
Cetotifeno	• Xarope: 0,2 mg/mL • Solução oral: 1 mg/mL • Comprimido: 1 mg	• 6 meses-3 anos: 0,05 mg/kg 12/12 h • > 3 anos: 5 mL 12/12 h	• 1 mg de 12/12 h
Clemastina	• Xarope: 5 mg/mL • Comprimido: 1 mg	• <1 ano: 2,5 mL 12/12 h • 1-3 anos: 2,5-5 mL 12/12 h • 3-6 anos: 5 mL 12/12 h • 6-12 anos 7,5 mL 12/12 h	• 20 mL 12/12 h • 1 comprimido 12/12 h
Cipro-heptadina	• Xarope: 2 mg/5 mL • Comprimido: 4 mg	• 2- 6 anos: 2 mg 8/8 h • Máximo 8 mg/dia • 6-12 anos: 4 mg 8/8h • Máximo 16 mg/dia	• 4 mg 8/8 h • Máximo 16 mg/dia

(Continua)

Tabela 45.3. Apresentação e posologia dos anti-histamínicos de primeira geração.[2,6] (continuação)

Anti-H1	Apresentação	Posologia Crianças	Posologia para crianças > 12 anos e adultos
Dexclorfeniramina	• Xarope: 2 mg/5 mL • Gotas: 2,8 mg/mL • Comprimido: 2 mg • Drágea: 6 mg	Gotas: • 2-5 anos: 5 gotas de 4/4 ou 6/6 h • 6-11 anos: 10 gotas de 4/4 ou 6/6 h Xarope: • 2-6 anos: 1,25 mL 8/8 h • 6-12 anos: 2,5mL 8/8 h	• 20 gotas ou 5 mL ou 1 comprimido 8/8 h • Máximo 12 mg/dia
Difenidramina	• Ampola: 50 mg/mL	• > 2 anos: 5 mg/kg/dia EV ou IM profunda de 8/8 h ou 6/6 h • Máximo: 300 mg/dia	• 10-50 mg EV ou IM ou até 100 mg • Máximo: 400 mg/dia
Hidroxizina	• Xarope: 2 mg/mL • Comprimido: 10 e 25 mg	• > 6 meses: 0,7 mg/kg de 8/8 h	• 25 mg de 8/8 h ou 6/6 h
Prometazina	• Ampola: 50 mg/2 mL • Xarope: 2 mg/mL • Comprimido: 25 mg	• > 2 anos: 1 mg/kg/dia em 2-3 vezes/dia	• 50-150 mg/dia VO 2-4 doses • 25-50 mg/dose IM profunda

Tabela 45.4. Anti-histamínicos de primeira geração associados a descongestionantes orais.[2,6]

Associação	Apresentação	Posologia criança	Posologia para crianças > 12 anos e adultos
Azatadina + Pseudoefedrina	Drágea: 1 mg/120 mg		1 comprimido de 12/12h
	Xarope: 0,5 mg/30 mg/mL	1-6 anos: 2,5 mL de 12/12 h > 6 anos: 5 mL de 12/12 h	10 a 20 mL de 12/12 h
Bromofeniramina + Fenilefrina	Xarope: 2 mg/5 mg/5 mL	> 2 anos: 2,5 a 5 mL de 6/6 h	15 a 30 mL de 6/6 h
	Gotas: 2 mg/2,5 mg/mL	> 2 anos: 2 gotas/kg de 8/8 h	
	Comprimido: 12 mg/15 mg		1 comprimido de 12/12 h
Bromofeniramina + Pseudoefedrina	Xarope: 0,2 mg/3 mg/1 mL	> 6 meses: 0,25 a 0,30 mL/kg/dose de 6/6 h	20 mL de 6 em 6 horas
	Cápsula: 4 mg/60 mg		1 cápsula de 6 em 6 horas
	Comprimido: 2,5 mg/60 mg		1 comprimido de 6 em 6 horas

SEÇÃO 11 - TRATAMENTOS EM ALERGIA

Exceder a dose terapêutica dos anti-histamínicos de primeira geração pode ter riscos fatais por conta dos efeitos secundários. A sintomatologia depende da dose ingerida e idade. Em adultos, eles podem levar a sonolência extrema, confusão, delírio, depressão respiratória e morte nos casos de intoxicação. Já nas crianças, inicialmente, pode ter uma estimulação paradoxal do SNC e alguma irritabilidade, agitação, alucinações e até convulsões, precedendo o estado de coma.[1,3,5]

Anti-histamínicos de segunda geração

Por volta de 1980, iniciaram os estudos para uma nova geração de anti-histamínicos que tivessem maior seletividade para os HR1 e limitação da penetração da barreira hematoencefálica, com consequente menor apresentação de efeitos adversos que as drogas de primeira geração.[1-3] Esses novos anti-histamínicos foram denominados de anti-histamínicos de segunda geração, não clássicos ou não sedantes. Por conta da farmacocinética e farmacodinâmica, há diferenças entre os anti-histamínicos de primeira e segunda geração. Esses últimos, geralmente, são de elevada potência e longa duração, com orientação de ser administrados em 1-2 vezes ao dia. Eles também não cruzam a barreira hematoencefálica e não causam efeitos adversos relevantes na ausência de interações medicamentosas, diferente dos anti-histamínicos clássicos. Além disso, não há relatos de intoxicação grave a esses fármacos.[1,2,4,5,7,8]

Ao estudar melhor os efeitos adversos desses medicamentos, os anti-histamínicos de segunda geração terfenadina e astemizol foram retirado do mercado por conta dos efeitos cardíacos que eles apresentam. Eles promoviam aumento do intervalo QT com potencial arritmia ventricular como *"torsades de pointes"*.[1]

A Tabela 45.5 mostra a posologia e apresentação dos anti-histamínicos de segunda geração e a Tabela 45.6 associações de descongestionantes orais com esses anti-histamínicos.

Tabela 45.5. Apresentação e posologia dos anti-histamínicos de segunda geração.[2,6]

Anti-H1	Apresentação	Posologia para crianças	Posologia para crianças > 12 anos e adultos
Bilastina	Comprimido: 20 mg	Não recomendado	20 mg/dia
Cetirizina	Gotas: 10 mg/mL Comprimido: 10 mg	2-6 anos: 2,5 mg/dose 12/12 h 6-12 anos: 5 mg/dose 12/12 h	10 mg/dia
Desloratadina	Solução oral: 2,5 mg/5 mL Comprimido: 5 mg	2-5 anos: 1,25 mg/d 6-11 anos: 2,5 mg/dia	5 mg/dia
Ebastina	Xarope: 1 mg/mL Comprimido: 10 mg	2-6 anos: 2,5 mg/dia 6-12 anos: 5 mg/dia	10 mg/dia
Epinastina	Xarope: 10 mg/5 mL Comprimido: 10 e 20 mg	6-12 anos: 5 a 10 mg/dia	20 mg/dia
Fexofenadina	Solução oral: 6 mg/mL Comprimido: 60, 120 e 180 mg	6 m-2 anos: 15 mg/dose 12/12 h 2-11 anos: 30 mg/dose 12/12 h 6-12 anos: 60 mg/dia	60 mg 12/12 h ou 120 mg/d
Levocetirizina	Gotas: 5 mg/mL Comprimido: 5mg	2-6 anos: 1,25 mg/dose 12/12 h 6-12 anos: 5 mg/dia	5 mg/dia
Loratadina	Solução oral: 5 mg/5 mL Comprimido: 10 mg	> 2 anos < 30 kg: 5 mg/dia > 30 kg: 10 mg/dia	10 mg/dia
Rupatadina	Comprimido: 10mg	Não recomendado	10 mg/dia

Tabela 45.6. Anti-histamínicos de segunda geração associados a descongestionantes orais.[2,6]

Associação	Apresentação	Posologia para crianças	Posologia para crianças > 12 anos e adultos
Cetirizina + Pseudoefedrina	Cápsulas: 5 mg/120 mg	-	1 cápsula de 12/12 h
Desloratadina + Pseudoefedrina	Comprimido: 2,5 mg/120 mg	-	1 cápsula de 12/12 h
Ebastina + Pseudoefedrina	Cápsulas: 10 mg/120 mg	-	1 comprimido/dia
Epinastina + Pseudoefedrina	Cápsulas: 10 mg/120 mg	-	1 comprimido/dia
Fexofenadina + Pseudoefedrina	Comprimido: 60 mg/120 mg	-	1 comprimido de 12/12 h
	Comprimido: 180 mg/240 mg	-	1 comprimido/dia
	Comprimido: 5 mg/120 mg	-	1 comprimido de 12/12 h
Loratadina + Pseudoefedrina	Comprimido 24 h: 10 mg/240 mg	-	1 comprimido/dia
	Xarope: 1 mg/12 mg/mL	Peso > 30 kg: 5 mL de 12/12 h Peso < 30 kg: 2,5 mL de 12/12 h	-

Farmacologia dos anti-histamínicos

A maioria dos anti-histamínicos apresenta boa absorção e boa biodisponibilidade, alcançando níveis plasmáticos efetivos dentro de 3 horas após a sua administração, com metabolização hepática por meio de um grupo de enzimas pertencentes ao sistema do citocromo p450 (CYP).[2,3,5] As medicações que não têm essa passagem metabólica são eliminadas pela urina, como a cetirizina e levocetirizina, ou pelas fezes, como a fexofenadina, sem alterações na sua forma.[2,3,5] A desloratadina é o metabólito conjugado ativo da metabolização hepática da loratadina, assim como a cetirizina é o metabólito da hidroxizina.[2]

Em alguns casos, o uso desses medicamentos concomitantes à ingestão de alguns alimentos (como o suco de *grapefruit* ou suco de laranja), de álcool e alguns medicamentos (como cetoconazol, eritromicina, ciclosporina, verapamil, cimetidine, probenacide, ritonavir, diltiazem, opioides) causam interação medicamentosa, alterando a concentração plasmática dos anti-histamínicos.[2,5] Isso é explicado pela presença de mecanismos de transporte ativo das membranas celulares para outras moléculas pelas quais mostram afinidades, sendo o mais bem conhecido a glicoproteína g (gP).[2,5] A Tabela 45.7 informa quais anti-histamínicos podem ter interação com outras medicações.

Apesar dos anti-histamínicos serem eliminados rapidamente do plasma, há um efeito residual até uns 7 dias pela ocupação dos HR, continuando a ter um efeito local. Esse efeito anti-inflamatório residual tem benefício em doenças alérgicas crônicas, como a rinite alérgica e a urticária espontânea crônica.[2]

Indicações clínicas

Os anti-histamínicos são a primeira linha de escolha para o tratamento de diversas doenças alérgicas e imunológicas, incluindo rinite alérgica, conjuntivite alérgica, urticária aguda, urticária crônica espontânea e mastocitose cutânea e sistêmica.[1,2] Além da apresentação oral, há também outras formulações como *spray* nasal, colírios e cremes dermatológicos, conforme exemplificado na Tabela 45.8.

Tabela 45.7. Características da farmacocinética e farmacodinâmica dos anti-histamínicos.

Anti-H1	Absorção (t/máx.) (h)	Início/Duração de ação (h)	½ vida eliminação (h)	Interação com outras drogas	Uso na gestação (classe FDA*)	Uso na amamentação	Ajuste hepático/renal
Primeira geração							
Cipro-heptadina	ND	1/6	1-4 h	Possível	B	Alto risco	ND/S
Clemastina	2-4	2/12	37	Possível	B	Alto risco	ND
Clorfeniramina (Dex)	2,8	3/24	27,9	Possível	B	Baixo risco	-
Difenidramina	1,7	2/12	9,2	Possível	B	Baixo risco	S/N
Hidroxizina	2,1	2/24	20	Possível	C	Muito baixo risco	S/N
Prometazina	1,5-3	0,5/12	10-15	Possível	C	Baixo risco	S/S
Segunda geração							
Bilastina	1,3	2/24	14,5	Incomum	B	Baixo risco	N/N
Cetirizina	1	2/ ≥ 24	6,5	Incomum	B	Muito baixo risco	S/S
Cetotifeno	3,6	ND/12	21	Possível	C	Baixo risco	ND

(Continua)

Tabela 45.7. Características da farmacocinética e farmacodinâmica dos anti-histamínicos. (continuação)

Anti-H1	Absorção (t/máx.) (h)	Início/ Duração de ação (h)	½ vida eliminação (h)	Interação com outras drogas	Uso na gestação (classe FDA*)	Uso na amamentação	Ajuste hepático/ renal
Segunda geração							
Desloratadina	1-3	2-2,6/ ≥ 24	27	Incomum	C	Muito baixo risco	S/S
Ebastina	2,6	2/24	10,3	Possível[1]	C	Baixo risco	S/S
Epinastina	1,7-3,2 h	0,5/24	7-13	Incomum	C	Baixo risco	N/N
Fexofenadina	2,6	2/24	11	Incomum	C	Muito baixo risco	N/S
Levocetirizina	0,8	0,7/>24	7	Incomum	C	Baixo risco	S/S
Loratadina	1,2	2/24	7,8	Incomum	B	Baixo risco	S/S
Rupatadina	0,75	2/24	6	Incomum	B	Baixo risco	S/S

ND: não disponíveis estudos; S: sim; N: não; t/máx.: tempo decorrido entre a ingestão oral até a concentração plasmática máxima; [1]: cetoconazol e eritromicina; Adaptada da referência 1, 2, 5, 6. * O risco do uso de drogas na gestação, segundo a Food and Drug Administration (FDA) pela bula das medicações, pode ser classificado em: Categoria A – estudos adequados e bem controlados não demonstraram riscos ao feto no primeiro trimestre da gestação (não há evidência de risco nos outros trimestres); B – estudos na reprodução animal não demonstraram risco para o feto e não há estudos adequados e bem controlados em gestantes; C – estudos na reprodução animal demonstraram efeitos adversos no feto e não há estudos adequados e bem controlados em humanos, contudo os potenciais benefícios podem justificar o uso da droga em mulheres grávidas apesar dos riscos potenciais; D – existem evidências de risco para o feto baseadas em reações adversas de estudos investigacionais ou estudos pós-marketing, contudo, os potenciais benefícios podem justificar o uso da droga em mulheres grávidas apesar dos riscos potenciais; X – estudos em animais ou humanos demonstraram anormalidades fetais e/ou existem evidências positivas de risco fetal humano com base em dados de reações adversas de experiência em investigação ou marketing e os riscos envolvidos no uso da droga em mulheres grávidas superam, claramente, os benefícios potenciais. FDA Pregnancy Categories. Acessado em 21 de outubro de 2019. Disponível em: https://www.drugs.com/pregnancy-categories.html.

SEÇÃO 11 - TRATAMENTOS EM ALERGIA

Tabela 45.8. Apresentação e posologia dos anti-histamínicos tópicos.[6]

Anti-H1	Apresentação	Posologia para criança	Posologia para crianças > 12 anos e adultos
Spray tópico nasal			
Azelastina	1 mg/mL	≥ 6 anos: 1 jato/narina 12/12 h	1 jato/narina de 12/12 h
Azelastina + Fluticasona	1 mg/g + 0,365 mg/g	≥ 6 anos: 1 jato/narina 12/12 h	1 jato/narina de 12/12 h
Colírio tópico ocular			
Cetotifeno	0,25 e 0,5 mg/mL	> 3 anos: 1 gota/olho 2-3 ×/dia (máximo 6 semanas)	1 gota/olho 2 a 3 ×/dia
Emedastina	0,5 mg/mL	> 3 anos: 1 gota/olho 2 ×/dia	1 gota/olho 2 ×/dia
Epinastina	0,5 mg/mL	≥ 3 anos: 1 gota/olho 2 ×/dia	1 gota/olho olho 2 ×/dia
Olopatadina	1 mg/mL	> 3 anos: 1 gota/olho 2 olho 2 ×/dia	1 gota/olho olho 2 ×/dia
Pomada ou creme dermatológico			
Dexclorfeniramina	Solução dermatológica: 2 mg/5 mL Creme dermatológico: 10 mg/g	2-6 anos: 1,25 mL 3 ×/dia. Máximo: 3 mg diários 6-12 anos: 2,5 mL 3 ×/dia. Máximo: 6 mg diários	Solução: 5 mL 3-4 ×/dia. Máximo: 12 mg/dia Creme: 2 ×/dia
Difenidramina (calamina + cânfora + difenidramina)	Loção: 10 mg/mL Creme dermatológico: 10 mg/g	> 2 anos: 3-4 ×/dia	3-4 ×/dia
Prometazina	Creme dermatológico: 20 mg/g	> 2 anos: 3-4 ×/dia	3-4 ×/dia

Nos casos refratários de rinite alérgica, há no mercado uma associação de anti-histamínico com antileucotrieno (levocetirizina 5 mg + montelucaste 10,4 mg), cujo objetivo é melhorar o efeito clínico das drogas, quer seja por somação ou potencialização dos mesmos, e a adesão ao tratamento ao oferecer em um mesmo comprimido duas classes diferentes.[6] A associação de anti-histamínicos com descongestionantes, sejam orais ou em *spray* nasal, são indicados nos casos de rinite ou rinossinusites quando o sintoma de congestão nasal é importante, pois eles reduzem a hiperemia, o edema e a congestão nasal.[6] As Tabela 45.4, 45.6 e 45.8 trazem exemplos dessas associações que existem no mercado. Eles têm melhor efeito do que as drogas isoladas no controle dos sintomas, contudo, aumentam a chance de efeitos adversos, como insônia, cefaleia, boca seca e irritabilidade.[6]

Para controle da urticária, pelo EAACI (*European Academy of Allergy and Clinical Immunology*), há benefício de uma dosagem maior de anti-histamínicos de segunda geração para os casos de difícil controle. Os estudos foram feitos usando a dose de até quatro vezes as doses recomendadas de bilastina, cetirizina, desloratadina, ebastina, fexofenadina, levocetirizina e rupatadina, com bons resultados.[9]

Na dermatite atópica, a prescrição dos anti-histamínicos orais tem pouca atividade direta sobre o tratamento da doença e controle do prurido. A sua prescrição principal é pela indução de sonolência, por isso os de primeira geração são os preferidos.[10]

Populações especiais

Lactentes, crianças pré-escolares e amamentação

Apesar do longo tempo de uso no mercado dos anti-histamínicos de primeira geração, pouco é conhecido sobre a farmacocinética e farmacodinâmica desses medicamentos em lactentes e crianças.[2] Por isso, os anti-histamínicos de segunda geração são o tratamento de escolha para doenças alérgicas nessa faixa etária, pela alta seletividade aos HR1, boa eficácia e poucos efeitos colaterais. Há muitos anti-histamínicos, tanto de primeira geração quanto de segunda, licenciados para uso nessa população, conforme indicado nas Tabelas 45.3, 45.4 ,45.5 e 45.6. Alguns deles são liberados a partir dos 6 meses, como cetotifeno, cetirizina, clemastina, desloratadina, fexofenadina e hidroxizina.[2,5,6]

Deve-se atentar, também, à passagem desses anti-histamínicos no leite materno e às alterações que eles podem causar no lactente, como irritabilidade, sedação e até diminuição da quantidade de leite. Na Tabela 45.7 há os riscos de passagem desses medicamentos durante a amamentação.

Idoso

Nessa população, os anti-histamínicos são comumente usados no tratamento de doenças alérgicas e até controle do prurido crônico. Deve-se dar preferência aos de segunda geração, pois são mais seguros nessa faixa etária por conta dos efeitos adversos dos de primeira geração.[5,8] No entanto, antes de prescrevê-lo, é necessário observar as comorbidades apresentadas pelo paciente e a possibilidade de interação medicamentosa.[1,3-5,8]

Gestação

Os estudos obtidos pelo uso dos anti-histamínicos na gestação são observacionais. Os anti-histamínicos são classificados na categoria B e C pela FDA, conforme constam na Tabela 45.7.

Referências bibliográficas

1. Pastorino AC. Revisão sobre a eficácia e segurança dos anti-histamínicos de primeira e segunda geração. Rev. bras. alerg. Imunopatol. 2010; 33(3):88-92.
2. Fitzsimons R, van der Poel LA, Thornhill W, du Toit G, Shah N, Brough HA. Antihistamine use in children. Arch Dis Child Educ Pract Ed. 2015;100(3):122-31.
3. Church MK, Maurer M, Simons FER, Bindslev-Jensen C, Cauwenberge P, Bousquet J, et al. Risk of first-generation H1-antihistamines: a GA2LEN position paper. Allergy. 2010; 65(4):459-66.
4. Church MK, Maurer M. Antihistamines. Chem Immunol Allergy. 2014; 100: 302-10.
5. Criado PR, Criado RFJ, Maruta CW, Machado Filho CA. Histamina, receptores de histamina e anti-histamínicos: novos conceitos. An Bras Dermatol. 2010; 85(2):195-210.
6. Sakano E, Sarinho ESC, Cruz AA, Pastorino AC, Tamashiro E, Kuschnir F, et al. IV Consenso Brasileiro sobre Rinite – atualização em rinite alérgica. Braz. J. otorhinolaryngol. 2018; 84(1): 3-14.

7. Church MK, Church DS. Pharmacology of Antihistamines. Indian J Dermatol. 2013;58(3):219-24.
8. Sánchez-Borges M, Ansotegui IJ. Second generation antihistamines: an update. Curr Opin Allergy Clin Immunol. 2019;19(4):358-64.
9. Zuberbier T, Aberer W, Asero R, Abdul Latiff AH, Baker D, et al. The EAACI/GA²LEN/EDF/WAO guideline for the definition, classification, diagnosis and management of urticaria. Allergy. 2018;73(7):1393-414.
10. Carvalho VO, Solé D, Antunes AA, Bau AEK, Kuschnir FC, et al. Guia prático de atualização em dermatite atópica – Parte II: abordagem terapêutica. Posicionamento conjunto da Associação Brasileira de Alergia e Imunologia e da Sociedade Brasileira de Pediatria. Arq Asma Alerg Imunol. 2017;1(2):157-82.

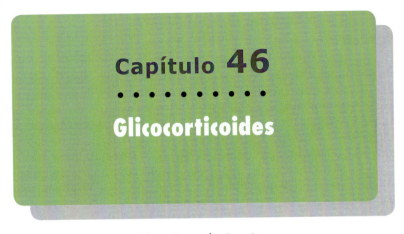

Capítulo 46

Glicocorticoides

Fabiana Mascarenhas Souza Lima
Myrthes Anna Maragna Toledo Barros

Introdução

Os glicocorticoides (GCs) são amplamente utilizados na prática clínica para tratamento de doenças inflamatórias, alérgicas e autoimunes. Constituem hormônios esteroides e o principal GC endógeno produzido pelo organismo é o cortisol. Vários fatores atuam sobre os efeitos terapêuticos e adversos do GCs, como potência biológica, biodisponibilidade, dose diária, duração do tratamento e metabolismo individual da droga, que devem ser analisados durante a escolha para uma melhor eficácia terapêutica e menores eventos adversos.

Estrutura

Algumas modificações bioquímicas realizadas nas estruturas moleculares de esteroides naturais resultaram em aumento da sua atividade biológica. A introdução de uma dupla ligação entre as posições 1 e 2 da hidrocortisona (cortisol) forma a prednisolona (delta-1-hidrocortisona), que possui atividade glicocorticoide aproximadamente quatro vezes maior do que a do cortisol.[1,2]

Mecanismo de ação dos corticoides e farmacocinética

Os GCs sintéticos ligam-se fracamente à albumina ou circulam como esteroides livres, apresentando meia-vida mais longa que a do cortisol, que é de aproximadamente 80 minutos.[2] Os GCs difundem-se passivamente através da membrana celular e se ligam ao seu receptor intracelular, criando um complexo que se transloca para o núcleo e interage diretamente com sequências específicas do DNA nuclear (elementos de resposta a glicocorticoides – GREs) e com outros fatores de transcrição.

Os efeitos genômicos dos corticoides resultam da ligação do homodímero corticoide-receptor intracelular às GREs, levando ao aumento ou supressão da transcrição de genes suscetíveis e aos possíveis seguintes efeitos: inibição da síntese da maioria das citocinas inflamatórias conhecidas, pela competição ou bloqueio da função de fatores de transcrição, como fator nuclear kappa-B (NF-κB) e proteína ativadora-1 (AP-1); ligação e bloqueio de sítios promotores de genes pró-inflamatórios como IL-1-alfa e IL-1-beta; recrutamento de fatores de transcrição para sequências promotoras de genes codificadores de produtos gênicos anti-inflamatórios; supressão da síntese da ciclooxigenase-2 (COX-2), responsável principalmente pela produção de prostaglandinas em locais de lesão tecidual e inflamação.[3,4] (Figura 46.1). Os efeitos não genômicos incluem interações rápidas e não específicas com membranas celulares, ligações aos receptores citosólicos e interações específicas com receptores ligados à membrana.[3,4]

Diferenças individuais ocorrem quando se analisa a suscetibilidade aos efeitos terapêuticos e adversos dos GCs. Polimorfismos no gene que codifica o receptor de GC podem aumentar ou diminuir a sensibilidade a essas drogas. A Tabela 46.1 resume comparativamente os GCs disponíveis com relação à sua capacidade de ligação ao receptor citosólico e inibição da excreção de sódio.[1]

Figura 46.1. Mecanismo de ação dos glicocorticoides.

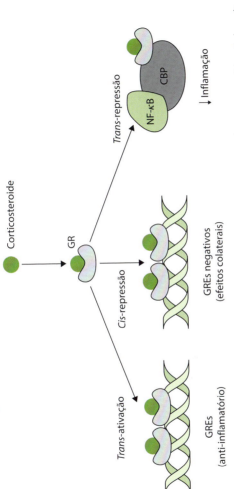

Os glicocorticoides penetram na célula e se ligam aos seus receptores GRs no citoplasma e, então, se translocam para o núcleo. Os homodímeros GR ligam-se aos GREs na região promotora de genes sensíveis, que codificam proteínas anti-inflamatórias. Menos comumente, homodímeros GR interagem com GREs negativos para a supressão de genes, principalmente aqueles ligados aos efeitos colaterais desses produtos. Os GRs nucleares também interagem com moléculas coativadoras, como a proteína ligadora ao elemento de resposta ao cAMP (CBP), que é ativada por fatores de transcrição pró-inflamatórios, como o fator nuclear NF-κB, inibindo assim genes pró-inflamatórios. ↓:diminuição.
Adaptada de: http://erj.ersjournals.com/content/27/2/413.figures-only.

Tabela 46.1. Potência, atividade glico/mineralocorticoide e equivalência de doses.

Fármaco	Potência anti-inflamatória	Potência de retenção de Na	Duração da ação	Equivalência de dose (mg)
Cortisona	0,8	0,8	8-12 h	25
Hidrocortisona	1	1	8-12 h	20
Prednisona	4	0,8	12-36 h	5
Prednisolona	4	0,8	12-36 h	5
Metilprednisolona	5	0,5	12-36 h	4
Triancinolona	5	0	12-36 h	4
Fludrocortisona	10	125	12-36 h	-
Betametasona	25	0	36-72 h	0,75
Dexametasona	25	0	36-72 h	0,75
Deflazacort	2,5-3,5	0	12-36 h	7,5

Potências relativas e equivalências de doses de glicocorticoides disponíveis. A relação de dose vale para administração via oral ou venosa. A potência difere se a aplicação for intra-articular ou intramuscular. Diederich et al. J Clin Endocrinol Metab, 2002.[1]

As diferentes preparações de GCs orais têm aproximadamente a mesma taxa de absorção/biodisponibilidade. No caso da via inalatória, cerca de 60-90% da dose é depositada na orofaringe, ingerida e absorvida no trato gastrintestinal. O medicamento absorvido sofre a primeira passagem pelo fígado e uma parcela entra na circulação sistêmica; dez a 40% penetram nas vias aéreas, exercem o efeito terapêutico e são reabsorvidos diretamente para a circulação sistêmica (Tabela 46.2).[5] Os GCs tópicos nasais (Tabela 46.3) e tópicos cutâneos (Tabela 46.4) também variam quanto à potência e taxa de absorção.[6,7]

Tabela 46.2. Potência e absorção dos corticoides tópicos inalatórios disponíveis no Brasil.

Fármaco	Baixa dose (mcg)	Média dose (mcg)	Alta dose (mcg)	Deposição pulmonar (%)	Absorção sistêmica (%)
Dipropionato de beclometasona (CFC)	200-500	> 500-1.000	> 1.000	25	15 a 20
Dipropionato de beclometasona (HFA)	100-200	> 200-400	> 400	25	15 a 20
Budesonida (DPI)	200-400	> 400-800	> 800	25-35	11
Ciclesonida (HFA)	80-160	> 160-320	> 320	52	< 1
Fuorato de fluticasona (DPI)	100	n.a.	200	10 a 30	< 1
Proprionato de fluticasona (DPI)	100-250	> 250-500	> 500	10 a 30	< 1
Proprionato de fluticasona (HFA)	100-250	> 250-500	> 500	10 a 30	< 1
Fuorato de mometasona	110-220	> 220-440	> 440	14	< 1
Triancinolona acetonida	400-1.000	> 1.000-2.000	> 2.000	22	23

Adaptada de: Global Initiative for Asthma. Global Strategy for Asthma Management and Prevention, 2018.[3]

Tabela 46.3. Potência, biodisponibilidade e meia vida dos glicocorticoides tópicos nasais disponíveis no Brasil.

Fármaco	Biodisponibilidade (%)	Meia vida	Potência	Inativação no fígado
Triancinolona	46	Curta	Baixa	Intermediária/alta
Beclometasona	44	Intermediária	Baixa/Intermediária	Intermediária
Budesonida	32	Curta	Baixa	Alta
Propionato de fluticasona	< 1	Longa	Alta	Extensa
Fuorato de fluticasona	< 0,5	Longa	Alta	Extensa
Ciclesonida	< 0,1	Longa	Alta	Extensa
Fuorato de mometasona	< 0,1	Intermediária/longa	Alta	Extensa

Adaptada de: Chong Neto et al. Rev Bras Alerg Imunopatol 2010; 33: 51-57.[4]

Tabela 46.4. Potência dos glicocorticoides tópicos cutâneos disponíveis no Brasil.

Superpotentes

Propionato de clobetasol 0,05% (creme e pomada)

Potentes

Dipropionato de betametasona 0,05% (creme e pomada)
Valerato de betametasona 0,1% (creme e pomada)
Halcinonida 0,1% (creme e pomada)
Valerato de diflucortolona (creme e pomada)
Acetonido de triamcinolona (pomada)

Potência média

Furoato de mometasona 0,1% (creme e pomada)
Acetonido de fluocinolona (creme e pomada)
Prednicarbato (creme e pomada)
Desonida (creme e pomada)
Aceponato de metilprednisolona (creme)
Acetonido de triamcinolona (creme)

Potência baixa

Hidrocortisona (creme e pomada)
Fluorandrenolide (creme e pomada)
Pivalato de flumetasona (creme e pomada)
Dexametasona
Prednisolona
Metilprednisolona

Drake et al. Guidelines of care for the use of topical glucocorticosteroids. American Academy of Dermatology. J Am Acad Dermatol, 1996.[5]

Os GCs são metabolizados no fígado e em outros tecidos pelo citocromo P450 3A4 (CYP 3A4).[8] Sua depuração depende de suas características individuais, da dose administrada, do ciclo circadiano, assim como da idade do paciente. A depuração em crianças menores de 12 anos de idade é cerca de 33% maior do que em adultos. A farmacocinética dos glicocorticoides também varia com as diversas doenças, como hipertireoidismo e síndrome nefrótica.[9]

Escolha do tratamento

Para efeito anti-inflamatório, imunomodulador ou imunossupressor, os GCs podem ser administrados em doses altas durante alguns dias com baixo risco. Para uso prolongado em doenças crônicas, devem ser consideradas outras classes de medicamentos imunossupressores ou imunobiológicos. A dose e a via de administração dependem da etiologia da doença de base, de sua gravidade e da localização anatômica dos sintomas a serem tratados.[4]

A administração parenteral em altas doses pode ser necessária em emergências, anafilaxia e asma aguda grave. Pulsos intravenosos de 1 a 2 g de metilprednisolona estão indicados na rejeição de enxertos e doenças autoimunes, como lúpus eritematoso sistêmico. Os GCs parenterais disponíveis do Brasil são a hidrocortisona, metilprednisolona e dexametasona (Tabela 46.1).

As preparações orais de GCs são absorvidas aproximadamente 30 minutos após a ingestão e podem ser utilizadas em terapias de curto prazo ou crônicas, geralmente em doses suprafisiológicas. O GC oral mais utilizado é a prednisona, cuja meia-vida plasmática é relativamente curta. Durante terapias de curto prazo, não ocorre supressão do pico circadiano de cortisol quando a prednisona é administrada em dose única no início da manhã. O risco de síndrome de Cushing ou supressão hipofisária é menor quando o dobro da dose diária calculada for administrada em dias alternados.[4,10]

Sempre que possível, deve ser instituída terapia com corticoides inalatórios, tópicos nasais, tópicos cutâneos e injeção intra-articular para alcançar concentrações locais mais altas e minimizar os efeitos colaterais da administração sistêmica. As Tabelas 46.2 e 46.3 resumem, respectivamente, a potência e as propriedades farmacocinéticas que devem ser consideradas na escolha da terapia tópica respiratória ou nasal.[5-7]

Interações medicamentosas

Medicamentos que inibem ou induzem fortemente os transportadores de CYP 3A4 e/ou a glicoproteína P podem aumentar (derivados estrogênicos, claritromicina, ritonavir, telaprevir, telitromicina, posaconazol, voriconazol) ou reduzir (carbamazepina, fenobarbital, fenitoína e rifampicina) a concentração sistêmica de glicocorticoides.[8]

Efeitos adversos

Os efeitos adversos dos GCs resultam da inibição da função hipotálamo-hipófise-adrenal e do desenvolvimento da síndrome de Cushing iatrogênica. A toxicidade parece estar associada aos polimorfismos dos receptores de GCs citosólicos e ao seu metabolismo. Os efeitos colaterais resultam do aumento da expressão de proteínas regulatórias e anti-inflamatórias, além da diminuição da produção de proteínas pró-inflamatórias. O risco de efeitos adversos depende da dose administrada e da duração do tratamento (Figura 46.2).[4]

Na Tabela 46.5, constam os principais efeitos adversos cardiovasculares e endocrinológicos, na Tabela 46.6, os efeitos adversos ósseos e musculares e, na Tabela 46.7, os efeitos adversos dermatológicos, gastrintestinais, psiquiátricos e teratogênicos decorrentes do uso de glicocorticoides. Os principais efeitos colaterais dos glicocorticoides inalatórios (ICS) e dos glicocorticoides tópicos encontram-se nas Tabelas 46.8 e 46.9, respectivamente.

Figura 46.2. Efeitos colaterais dos glicocorticoides em diversos sistemas e órgãos.

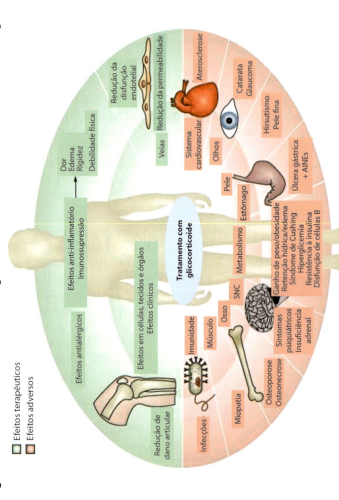

A terapia com glicocorticoides está associada a efeitos benéficos (parte superior) e efeitos adversos (parte inferior). SNC: sistema nervoso central; AINE: anti-inflamatório não esteroide; AR: artrite reumatoide. Adaptado de: Hoes JN, et al. Nat Rev Rheumatol. 2010.

Tabela 46.5. Efeitos adversos cardiovasculares e endócrinos dos glicocorticoides.

Efeitos adversos cardiovasculares

Retenção hidreletrolítica e hipertensão: associadas a doses mais elevadas de glicocorticoides. Cuidados especiais em cardiopatas e nefropatas. A hipertensão foi observada em até 20% dos pacientes com síndrome de Cushing iatrogênica. O mecanismo da hipertensão não está totalmente esclarecido.

Doença aterosclerótica: associada ao aumento das taxas de infarto do miocárdio, acidente vascular cerebral, insuficiência cardíaca, mortalidade e ao componente inflamatório endotelial subjacente à doença de base. As doses ≥ 7,5 mg/dia de prednisona parecem aumentar 2,5 vezes o risco de eventos cardiovasculares, parcialmente devido aos níveis elevados de lipoproteínas.

Arritmias: risco aumentado de fibrilação atrial e *flutter*. A monitorização cardíaca está indicada em cardiopatas sob pulsoterapia, em especial naqueles em uso de diuréticos e com maior risco de hipocalemia. Morte súbita foi relatada com doses de 1 g/dia de metilprednisolona.

Efeitos adversos endócrinos

Características cushingoides: a redistribuição da gordura corporal com obesidade troncular, corcova de búfalo, face lunar, hirsutismo, acne, eritema facial, ganho de peso podem se desenvolver nos primeiros dois meses, mesmo com uso de baixas doses de glicocorticoides.

Comprometimento do crescimento: é comumente observado em crianças pequenas, inclusive com GCs inalatórios em doses altas.

Ganho ponderal: tem sido documentado em pacientes tratados com pelo menos 5 mg/dia de prednisona ou equivalente, por pelo menos seis meses.

Hiperglicemia: os níveis da glicemia de jejum e pós-prandial podem aumentar em pacientes sem diabete melito preexistente. É incomum o desenvolvimento de diabete em indivíduos com tolerância à glicose inicialmente normal. O risco de diabete é dose-dependente, especialmente com prednisona acima 30 mg/dia. Os possíveis mecanismos envolvidos são o aumento da gliconeogênese hepática e a inibição da captação de glicose no tecido adiposo.

Supressão do eixo hipotálamo-hipófise-adrenal (HPA): a interrupção abrupta ou a retirada rápida de glicocorticoides pode causar sintomas de insuficiência adrenal.

Wei et al. Ann Intern Med. 2004.[9]

Tabela 46.6. Efeitos adversos ósseos e musculares dos glicocorticoides.

Efeitos adversos ósseos e musculares

Osteoporose: risco de perda óssea mais pronunciado nos primeiros meses de uso e de aumento de fraturas, mesmo em doses baixas e uso em curto prazo. Os fatores de risco incluem doenças inflamatórias de base, idade avançada, histórico de fratura por fragilidade e fratura de quadril, quedas frequentes, baixo índice de massa corporal, tabagismo, consumo excessivo de álcool e baixa densidade mineral óssea, estando associados à dosagem e duração do tratamento. Os glicocorticoides atuam no metabolismo ósseo aumentando a reabsorção óssea pelos osteoclastos e reduzindo a formação óssea pelos osteoblastos. Também diminuem a absorção intestinal de cálcio, em parte por se oporem à ação da vitamina D e pela diminuição da expressão dos seus canais de transporte no duodeno. Isso resulta em aumento da PTH sérico e, subsequentemente, aumento da reabsorção óssea. Para adultos < 40 anos, está indicada a realização de densitometria óssea se estiverem recebendo doses de prednisona ≥ 20 mg por dia ou equivalente por mais de um mês, estando sempre recomendada a suplementação de vitamina D. Nos pacientes com programação de uso por mais de 3 meses, a suplementação de cálcio de 1.000-1.200 mg/dia é indicada, podendo ser necessário o tratamento farmacológico com bifofonatos.

Osteonecrose: a necrose óssea avascular ou isquêmica tem sido associada ao uso de glicocorticoides em altas doses. É mediada pela inibição direta da proliferação e diferenciação de osteoblastos e pelo aumento nas taxas de apoptose de osteoblastos maduros e osteócitos.

Miopatia: o risco de miopatia pode estar aumentado em idosos e em pacientes com câncer ou com balanço nitrogenado negativo, devido ao aumento da degradação das proteínas musculares. Em geral, ocorre uma fraqueza muscular proximal gradual, seguida por atrofia dos grupos musculares. A miopatia é incomum com doses menores de 10 mg/dia de prednisona ou equivalente ou com corticoides inalatórios. As enzimas musculares e eletromiografia (EMG), geralmente, são normais. A biópsia muscular revela atrofia inespecífica de fibras do tipo IIb sem sinais de necrose ou inflamação. O diagnóstico é estabelecido pela história clínica e melhora da força 3-4 semanas após redução para doses < de 10 mg/dia de prednisona.

van Staa et al. Osteoporosis Int, 2002.[10]

Tabela 46.7. Efeitos adversos dermatológicos, gastrintestinais, psiquiátricos e teratogênicos dos glicocorticoides.

Efeitos adversos dermatológicos

Características cushingoides: ver Tabela 46.5

Alterações cutâneas: redução da espessura da pele e equimoses, mesmo em doses baixas. A prevalência aumenta com prednisona em doses acima de 20 mg/dia. Podem ocorrer efeitos colaterais cutâneos e sistêmicos, particularmente com drogas superpotentes e potentes ou pelo uso extensivo de agentes de baixa potência com ou sem oclusão cutânea.

Outros: fatores que influenciam na absorção dos GCs, como os medicamentos com ureia ou ácido acetilsalicílico ou quando ocorre quebra da integridade da pele.

Efeitos adversos gastrintestinais

Aumento do risco de gastrite, úlcera e sangramento gastrintestinal, principalmente em combinação com uso de anti-inflamatórios não esteroidais (AINEs). Outras complicações são a perfuração visceral e esteatose hepática.

Efeitos adversos oftalmológicos

Catarata: tipicamente, é bilateral e de localização subcapsular posterior (em contraste com a catarata senil). O risco é maior com doses de prednisona superiores a 10 mg/dia durante mais que um ano.

Glaucoma e aumento da pressão intraocular: o glaucoma é mais comum durante o uso de colírios, embora seja observado também com uso crônico de glicocorticoides sistêmicos. O risco é maior em pacientes com glaucoma pré-existente e que tenham diabete, miopia ou história familiar positiva para glaucoma.

Efeitos adversos neuropsiquiátricos

Labilidade emocional, agitação psicomotora, mania, depressão, psicose, delírio, confusão ou desorientação e alterações cognitivas, principalmente associadas a altas doses de glicocorticoides.

Efeitos teratogênicos

A prednisona em doses terapêuticas não representa um grande risco teratogênico em humanos, embora exista risco aumentado de fissura oral.

W J Bijlsma et al. Rheumatology (Oxford), 2016.[11]

Tabela 46.8. Efeitos colaterais dos glicocorticoides inalatórios.

Disfonia: sintoma comum, com incidência entre 1%-60%. Os mecanismos envolvidos podem incluir a miopatia da musculatura laríngea, irritação da mucosa e candidíase laríngea.

Candidíase orofaríngea: é mais comum em pacientes idosos e naqueles que tomam glicocorticoides orais concomitantemente com antibióticos. A disfonia laríngea é mais rara.

Hipersensibilidade de contato: relatos ocasionais, particularmente com uso de budesonida. Pode ocorrer erupção eritematosa e eczematoide ao redor da boca, narinas ou olhos. Os efeitos colaterais locais podem ser reduzidos pelo uso de espaçador e enxagues da boca e de orofaringe após o uso de ICS.

Supressão suprarrenal: risco pequeno, particularmente quando as doses usadas estão dentro dos limites recomendados. É aconselhável o rastreamento de crianças e adolescentes nos grupos de alto risco, definido na vigência de dose elevada diária de ICS, uso concomitante de corticoide nasal e sistêmico ou quando o paciente apresenta IMC baixo, por meio da dosagem do cortisol basal.

Infecção pulmonar: o uso de ICS tem sido associado a um risco discretamente aumentado, mas ainda não comprovado de infecção pulmonar bacteriana ou micobacteriana.

Efeitos oculares: há relatos conflitantes quanto à associação entre ICS e hipertensão ocular e catarata. O rastreamento deve ser feito em adultos mais velhos com história familiar de glaucoma e que estejam usando altas doses de ICS.

Efeitos esqueléticos: desaceleração do crescimento em crianças e aumento do risco de osteoporose em adultos e crianças. Estudos sobre o impacto dos ICS no risco de osteoporose e fraturas são conflitantes em adultos. A maioria dos estudos sugere que doses de ICS abaixo do equivalente a 800 mcg/dia de budesonida têm efeito mínimo sobre o risco de fratura, enquanto doses mais altas podem estar associadas a um declínio acelerado na densidade mineral óssea e aumento do risco de fratura.

(Continua)

Tabela 46.8. Efeitos colaterais dos glicocorticoides inalatórios. (continuação)

Efeitos psiquiátricos: há alguns relatos de distúrbios psiquiátricos, incluindo labilidade emocional, euforia, depressão, agressividade e insônia, associados ao uso de ICS, porém o nexo causal não foi estabelecido na maioria dos casos.

Gravidez: com base em extensa experiência clínica, os ICS parecem ser seguros durante a gravidez.

Metabolismo da glicose: o efeito do ICS no metabolismo da glicose parece mínimo e limitado àqueles que usam altas doses, embora tenham sido relatados resultados conflitantes. Crianças com obesidade ou histórico familiar de diabete devem ser monitoradas, com dosagens frequentes de glicemia de jejum e hemoglobina A1c. Pacientes em tratamento de diabete melito podem necessitar de ajustes na dose da medicação hipoglicêmica, se ocorrerem alterações na dosagem de ICS.

Metabolismo lipídico: foi observado um efeito mínimo dos ICS no metabolismo lipídico.

ICS: glicocorticoides inalatórios.
Lipworth et al. Arch Intern Med 1999.[12]

Tabela 46.9. Efeitos colaterais dos glicocorticoides tópicos.[5]

Efeitos locais

Atrofia, atelangiectasia e estrias são mais comuns de 2 a 3 semanas após a aplicação diária de corticoides, principalmente em áreas intertriginosas e finas, que são particularmente suscetíveis. Púrpura, alterações na pigmentação e hipertricose também podem ocorrer. Pode ser observada sensibilização alérgica a preparações tópicas de corticosteroides por veículos, conservantes ou, mais raramente, pela fração esteroide.

Efeitos sistêmicos

Os agentes tópicos potentes ou superpotentes, principalmente quando aplicados cronicamente, em áreas altamente permeáveis ou extensas, podem causar supressão significativa do eixo hipotálamo-hipófise-adrenal (HPA) com doses de 2 g/dia por duas ou mais semanas, em até 20% dos casos.

Drake et al. Guidelines of care for the use of topical glucocorticosteroids. American Academy of Dermatology. J Am Acad Dermatol, 1996.[5]

Os glicocorticoides exercem efeitos adversos no sistema imunológico, aumentando o risco de infecções, especialmente por bactérias, vírus (família herpes), fungos (cândida), tuberculose e *Strongyloides stercoralis*. Além da dose, outros fatores que influenciam o risco de infecções incluem idosos, as doenças de base, terapias imunossupressoras, hospitalização, linfopenia e diabete melito. Os sintomas infecciosos podem estar minimizados ou mascarados devido à inibição da liberação de citocinas e à redução das respostas inflamatórias e febris.[4,17] Os principais efeitos dos GCs sobre as células da imunidade inata e adaptativa estão relacionados na Tabela 46.10.

Tabela 46.10. Alterações nas células do sistema imunológico pelos glicocorticoides.

Neutrófilos	Eosinófilos
Comprometimento da migração. Aumento da liberação de células da medula óssea e inibição da apoptose. Redução da resposta bactericida.	Aumento da apoptose. Redução da síntese de interleucina-5 (IL-5).
Monócitos e macrófagos	**Mastócitos e basófilos**
Redução da produção de citocinas inflamatórias, da função fagocitária e microbicida e da expressão das moléculas de adesão.	Inibição da degranulação, Inibição da produção de citocinas e degranulação.
Células dentríticas/ apresentadoras de antígenos	**Linfócitos B e imunoglobulinas**
Redução da apresentação de antígenos e da expressão de moléculas do antígeno leucocitário humano (HLA) de classe I e II. Aumento da apoptose. Redução da secreção de quimiocinas (CCL5, CXCL1 e CXCL2).	Redução do número de células B e dos níveis de IgG e IgA.
	Linfócitos T
	Redução de células TCD4+ virgens, efetoras, de memória, maduras, Th17+, células T efetoras CD8+, inibição da interleucina-2 (IL-2) e das citocinas de perfil Th1 e Th2.

Boumpas et al. Ann Intern Med 1993[2] Olnes et al. Sci Rep 2016.[13]

Suspensão da terapia com glicocorticoides

Durante uso prolongado, deve ser realizada redução gradual dos GCs assim que o controle da doença de base for alcançado ou na presença de efeitos colaterais graves, com prevenção da insuficiência adrenal por supressão do HPA. Se o período de uso for curto, a redução gradual não é necessária. Entre as indicações de redução imediata ou rápida dos GCs estão a osteoporose, a hipertensão arterial de difícil controle, a psicose aguda sem resposta medicamentosa e a ulceração corneana induzida por herpes vírus.

A classificação clínica de risco da supressão do HPA (Tabela 46.11) é importante para decisão do regime de desmame do glicocorticoide a ser adotado (Tabela 46.12), devendo ser observados alguns fatores, como faixa etária do paciente, comorbidades, duração e dose do uso prévio dessa medicação. Os dados da literatura são limitados com relação aos regimes de desmame em dias alternados, que pode ser uma opção para alguns pacientes.[18]

Tabela 46.11. Regime de glicocorticoide utilizado segundo supressão do HPA.[14]

Supressão do HPA provável	Risco intermediário de supressão do HPA	Supressão do HPA improvável
Dose equivalente a > 20 mg de prednisona/dia > 3 semanas.	Dose equivalente a 10 a 20 mg de prednisona/dia > de 3 semanas.	Qualquer dose por < de 3 semanas.
Dose noturna equivalente a ≥ 5 mg de prednisona por mais de algumas semanas.	Dose equivalente < 10 mg de prednisona/dia durante mais de algumas semanas.	Dose equivalente de prednisona de 10 mg em dias alternados.

Qualquer paciente que tenha aparência cushingoide.

Richter et al. Endocrinol Metab Clin North Am 2002.[14]

Tabela 46.12. Exemplos de esquemas de desmame.

Dose de prednisona ou equivalente	Esquema
≥ 40 mg/dia	5 a 10 mg/dia a cada 1 a 2 semanas
20-40 mg/dia	5 mg/dia a cada 2 semanas
10-20 mg/dia	2,5 mg/dia a cada 2-3 semanas
05-10 mg/dia	1 mg/dia a cada 2-4 semanas
< 5 mg/dia	0,5 mg/dia a cada 2-4 semanas ou 0,5 mg e 4 mg em dias alternados

Richter et al. Endocrinol Metab Clin North Am 2002.[14]

Referências bibliográficas

1. Diederich S, Eigendorff E, Burkhardt P, et al. 11beta-hydroxysteroid dehydrogenase types 1 and 2: an important pharmacokinetic determinant for the activity of synthetic mineralo- and glucocorticoids. J Clin Endocrinol Metab 2002; 87:5695-701.

2. Meikle AW, Tyler FH. Potency and duration of action of glucocorticoids. Effects of hydrocortisone, prednisone and dexamethasone on human pituitary-adrenal function. Am J Med 1977; 63:200-7.

3. Czock D, Keller F, Rasche FM, Häussler U. Pharmacokinetics and pharmacodynamics of systemically administered glucocorticoids. Clin Pharmacokinet 2005; 44:61-98.

4. Boumpas DT, Chrousos GP, Wilder RL, et al. Glucocorticoid therapy for immune-mediated diseases: basic and clinical correlates. Ann Intern Med 1993; 119:1198-208.

5. Global Initiative for Asthma. Global Strategy for Asthma Management and Prevention, 2018. Available from: www.ginasthma.org.

6. Chong Neto HJ, Rosário CS, Rosário NA. Corticosteroides intranasais. Rev Bras Alerg Imunopatol 2010; 33: 51-7.

7. Drake LA, Dinehart SM, Farmer ER, et al. Guidelines of care for the use of topical glucocorticosteroids. American Academy of Dermatology. J Am Acad Dermatol 1996; 35:615-9.

8. Guengerich FP. Cytochrome P-450 3A4: regulation and role in drug metabolism. Annu Rev Pharmacol Toxicol 1999; 39:1-17.

9. Hill MR, Szefler SJ, Ball BD, et al. Monitoring glucocorticoid therapy: a pharmacokinetic approach. Clin Pharmacol Ther 1990; 48:390-8.

10. Buttgereit F, Burmester GR, Straub RH, et al. Exogenous and endogenous glucocorticoids in rheumatic diseases. Arthritis Rheum 2011; 63:1-9.

11. Huscher D, Thiele K, Gromnica-Ihle E, et al. Dose-related patterns of glucocorticoid-induced side effects. Ann Rheum Dis 2009; 68:1119-24.

12. Hoes JN, Jacobs JW, Verstappen SM, et al. Adverse events of low- to medium-dose oral glucocorticoids in inflammatory diseases: a meta-analysis. Ann Rheum Dis 2009; 68:1833-8.

13. Wei L, MacDonald TM, Walker BR. Taking glucocorticoids by prescription is associated with subsequent cardiovascular disease. Ann Intern Med 2004; 141:764-70.

14. Gurwitz JH, Bohn RL, Glynn RJ, et al. Glucocorticoids and the risk for initiation of hypoglycemic therapy. Arch Intern Med 1994; 154:97-101.

15. van Staa TP, Leufkens HG, Cooper C. The epidemiology of corticosteroid-induced osteoporosis: a meta-analysis. Osteoporos Int 2002; 13:777-87.

16. W J Bijlsma J, Buttgereit F. Adverse events of glucocorticoids during treatment of rheumatoid arthritis: lessons from cohort and registry studies. Rheumatology (Oxford) 2016; 55:ii3.

17. Olnes MJ, Kotliarov Y, Biancotto A, et al. Effects of systemically administered hydrocortisone on the human immunome. Sci Rep 2016; 6:23002.

18. Lipworth BJ. Systemic adverse effects of inhaled corticosteroid therapy: A systematic review and meta-analysis. Arch Intern Med 1999; 159:941-55.

19. Richter B, Neises G, Clar C. Glucocorticoid withdrawal schemes in chronic medical disorders. A systematic review. Endocrinol Metab Clin North Am 2002; 31:751-78.

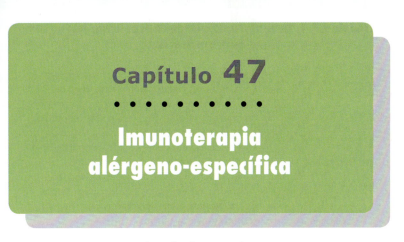

Capítulo 47

Imunoterapia alérgeno-específica

Clóvis Eduardo Santos Galvão
Priscilla Rios Cordeiro Macedo

Praticada há mais de 100 anos, a imunoterapia alérgeno específica (IAE), também denominada apenas imunoterapia (IT), tem sido utilizada como opção terapêutica para o tratamento de doenças alérgicas. Ao longo desse tempo, estudos sobre seu mecanismo, eficácia, segurança e efeitos em longo prazo tem aumentado, revelando-se, atualmente, como a única opção terapêutica capaz de modificar a evolução natural das doenças alérgicas.

Indicações e contraindicações

A IAE é eficaz no manejo de pacientes apropriadamente selecionados, sendo indicada para portadores de rinoconjuntivite alérgica, asma, alergia a veneno de abelha, vespa e/ou formiga e dermatite atópica com sensibilidade a aeroalérgenos.[1] Consiste na administração gradual do alérgeno cujo paciente é sensibilizado, com o objetivo de induzir tolerância imunológica ao alérgeno, reduzindo a sintomatologia no órgão-alvo. Sua eficácia depende de vários fatores, devendo ser avaliadas as indicações e contraindicações (Tabelas 47.1 e 47.2).

Tabela 47.1. Imunoterapia alérgeno específica: indicações e contraindicações.[1]

Indicações	• Pacientes com anafilaxia por veneno de insetos
	• Pacientes com rinoconjuntivite alérgica ou asma alérgica, com evidência da participação de anticorpos IgE específicos a alérgenos clinicamente relevantes que:
	  – Não atingem o controle dos sintomas com controle ambiental e farmacoterapia
	  – Não querem (ou não podem) permanecer em uso de medicamentos por longos períodos
	  – Apresentam efeitos colaterais aos medicamentos usados
	• Pacientes com dermatite atópica associada a sensibilização a aeroalérgenos

Contraindicações	• Pacientes com asma grave ou não controlada (VEF1 < 70%) • Doenças concomitantes não controladas (cardiopatias) • Pacientes em uso de betabloqueador
Considerações especiais	• Gestantes, idosos e portadores de imunodeficiências

Tabela 47.2. Recomendações de avaliação do paciente, antes e após aplicação da IT.

Antes de cada aplicação, avaliar o paciente de acordo com os seguintes passos

1. Queixas durante a última semana
2. Queixas durante as últimas 24 horas
3. Medicamentos previamente utilizados
4. Aferir e anotar pressão arterial (PA), frequência cardíaca (FC) e $SatO_2$
5. Aferir pico de fluxo expiratório (PFE) antes e após 30 minutos após a aplicação
6. Descrever reações e conduta na ficha de avaliação

IT: imunoterapia.

Dentre os fatores que influenciam na indicação da IAE, estão: pacientes cujos sintomas não são controlados com as medicações habituais, efeitos adversos das medicações e o desejo de reduzir o uso das medicações por um longo prazo.[1] Faz-se necessário identificar o alérgeno que desencadeia a reação alérgica (possível por meio de exames como IgE específica ou teste cutâneo de resposta imediata) e sua correlação com a clínica do paciente – lembrando que o paciente pode ser apenas sensível a determinado alérgeno, porém, sem relevância clínica (essa será avaliada por meio da história/anamnese).

Após identificar o alérgeno e selecionar o paciente, avalia-se a presença de extratos padronizados para a imunoterapia. Tais extratos são isolados de fontes biológicas, como pólens e ácaros, podendo ou não sofrer modificações físico-químicas mediante a adição de um adjuvante com a finalidade de aumentar a resposta terapêutica/eficácia.[1,2]

Vias de administração e precauções na aplicação

Atualmente, a IAE pode ser administrada por duas vias: a subcutânea (primeira a ser disponibilizada) e a sublingual. Essa última surgiu devido ao aumento no número de reações adversas graves com a imunoterapia subcutânea, revelando-se tão eficaz quanto a subcutânea, porém, mais segura devido a características próprias das células apresentadoras de antígenos localizadas na região sublingual.[3]

Antes da administração da imunoterapia, o paciente deve ser avaliado quanto a sintomas ou mudanças ao exame físico, pois tais mudanças podem sugerir sinais de alerta para maior risco de reação adversa.[1] Enfoque especial deve ser dado aos pacientes portadores de asma e um dado objetivo pode ser obtido mediante a aferição do pico de fluxo expiratório, no qual a queda do valor habitual do paciente pode inferir maior risco de reação.[1] Pacientes portadores de asma possuem maior risco de apresentar reação sistêmica, sobretudo quando sintomáticos.[1,3] Orienta-se a realização de prova de função pulmonar antes do início da imunoterapia. Valores de VEF1 > 70% e VEF1 > 80% (do predito) são considerados seguros para realização de IAE em esquema convencional e *rush*, respectivamente.[1]

Outros fatores que devem ser avaliados são: o uso de betabloqueadores (maior risco para anafilaxia refratária ao tratamento), inibidores de ECA (tem sido associado a reações mais graves com IAE com veneno de insetos), maior sensibilidade ao alérgeno, processos infecciosos e outras condições de saúde em descompensação do quadro clínico.[1]

Quando administrado por via subcutânea, deve ser aplicada no membro superior (região do tríceps, porção posterior) após a limpeza do local com álcool. Deve-se administrar a imunoterapia de maneira lenta, no tecido subcutâneo, aspirando previamente a seringa para verificar presença de sangue (na presença, desprezar o material), sem massagear o local da aplicação.

Quando administrado por via oral, a mesma pode ser administrada na região sublingual ou em região vestibular (região entre o lábio inferior e arcada dentária inferior), mantendo a solução por aproximadamente 1 minuto antes da deglutição. O paciente deve ser orientado a não consumir nenhum tipo de alimento ou líquido (inclusive água) após 5 minutos da aplicação.[3]

Após a administração da IAE, o paciente deverá permanecer por 20-30 minutos em observação.[1,3] Considera-se esse período seguro para detecção precoce de reações sistêmicas graves. Deve-se salientar que reações tardias (> 30 minutos) podem acontecer mas, em geral, não são graves.[1] O paciente deve estar orientado com plano de ação para saber como agir se alguma reação ocorrer. No caso de pacientes em uso de IAE sublingual, apenas a primeira aplicação do frasco deve ser administrada no consultório médico, com permanência de 30 minutos, as demais doses podem ser administradas em domicílio.[1,3-5] As recomendações para o acompanhamento das aplicações da imunoterapia por via subcutânea estão resumidas na Tabela 47.2.

Dose, esquema e reações adversas

Dose

A dose da IAE varia de acordo com o alérgeno administrado. Atualmente, não existe uma unidade padronizada. No Brasil, costuma-se utilizar microgramas para a maioria dos alérgenos. Em geral, considera-se uma dose ótima entre 5 a 20 µg do alérgeno principal por mês para os ácaros da poeira domiciliar e 100 µg do alérgeno principal por mês para o veneno de insetos.[1] Vale ressaltar, porém, que alguns pacientes não conseguirão atingir tais doses ou necessitarão de doses maiores, devendo-se individualizar a dose conforme resposta clínica. Uma vez estabelecida a dose de manutenção, o esquema posológico para as administrações subcutâneas varia bastante na literatura. No Serviço de Imunologia Clinica e Alergia do HC-FMUSP, seguimos uma adaptação do esquema proposto pela Organização Mundial de Alergia, com aplicações semanais em concentrações e volumes crescentes, até atingir a dose de manutenção programada. Depois de atingir a dose de manutenção, o intervalo entre as aplicações aumenta gradativamente para 15/15 dias (4 aplicações), depois para 21/21 dias (4 aplicações) e, por fim, o paciente recebe a dose da imunoterapia a cada 28 dias até completar 3 anos de tratamento. Para o veneno de insetos, realizamos o esquema de *Cluster* IT.

Existem três tipos de esquema de administração:[1]

» Convencional: consiste na administração de 1 dose, administrada 1-3 vezes por semana. A dose de manutenção é alcançada em 3-6 meses.
» *Cluster*: consiste na administração de 2 a 3 doses crescentes de alérgenos por visita, com intervalo entre as doses de 30 minutos, com 1 a 3 visitas por semana. A dose de manutenção é alcançada em 4 a 8 semanas.
» *Rush*: IT em fase acelerada. Consiste na administração de doses com intervalo entre as doses de 15 a 60 minutos, alcançando-se a dose de manutenção em 1 a 3 dias.

Para minimizar os riscos da imunoterapia e aumentar sua eficácia, recomenda-se que sua indicação e administração sejam acompanhadas por médicos especialistas e realizadas em ambiente adequado e preparado para o atendimento de reações adversas. A Figura 47.1 mostra o fluxograma do atendimento inicial da imunoterapia realizada em nosso serviço, desde a obtenção do termo de consentimento assinado pela paciente até o termino do período de observação após a administração da dose.

Figura 47.1. Sequência do atendimento inicial na aplicação da imunoterapia alérgeno específica por via subcutânea.

- Obter o consentimento livre e esclarecido
- Aconselhar e educar o paciente sobre os riscos e benefícios da IT, incluindo duração e início da eficácia

↓

Identificar:
- Extrato alergênico específico
- Dose inicial e esquema da IT
- Dose de manutenção

↓

Administração da IT:
- Checar equipamento de segurança e equipamentos do local
- Médico treinado para identificar e abordar reações
- Esperar pelo menos 30 minutos após a administração

IT: imunoterapia.

Reações adversas

As taxas de reações locais são semelhantes entre os diversos tipos de IAE (inalantes, himenópteras). O uso de anti-histamínico tipo 1 (AH1) tem demonstrado ser benéfico para redução das reações locais durante protocolo *cluster* e *rush*. Nos esquemas convencionais, apesar de comumente utilizado, não se sabe o seu real benefício.[1]

Embora seja baixo o risco de reação sistêmica grave com a administração apropriada da imunoterapia, deve-se ressaltar que existe o risco de reações fatais e com risco de morte. A taxa de reações adversas em pacientes que recebem IAE no esquema convencional é < 1% e > 34% nos pacientes com esquema *rush*.[1]

Na Tabela 47.3, estão relacionados os principais tipos de reação e a conduta em cada caso.[1,2,5]

Tabela 47.3. Tipos de reação adversa a imunoterapia e a conduta recomendada.[1,2,5]

Tipo de reação	Conduta
Local	• Se necessário, prescrever anti-histamínicos via oral para diminuir o prurido • A dose só deve ser reajustada se houver formação de nódulos iguais ou maiores do que 50 mm
Sistêmica leve (rinite e/ou asma leve (PFE > 60% do previsto ou melhor valor pessoal), reagindo adequadamente a anti-h1 e α2 agonistas	• Medidas padronizadas para as exacerbações, como broncodilatadores e anti-histamínicos, avaliando necessidade de corticoides sistêmicos • Considerar reajuste da dose
Sistêmica grave – anafilaxia*	• Venóclise • Medidas para tratamento de choque: – Adrenalina 1:1.000 SC – 0,01 mL/kg – Corticoides, anti-histamínicos – Agentes vasopressores – Oxigênio – Hospitalização pode ser necessário

Considerar reajuste da dose ou interrupção da IT.

Interrupção e reinício da IT

Caso ocorra interrupção na fase de indução:
» Até 7 dias: manter esquema.
» De 8 a 13 dias: repetir dose anterior.
» De 14 a 21 dias: reduzir a dose anterior em 25%.
» De 21 a 28 dias: reduzir a dose anterior em 50%.

Manutenção mensal em atraso de:
» Até 10 dias: repetir última dose.
» 11 a 20 dias: reduzir a dose em 25%.
» 21 a 28 dias: reduzir a dose em 50%.

A seguir, aumentar a dose 25% por semana, até atingir a dose de manutenção.

Condições especiais na IAE

Alternativas à imunoterapia com alérgenos devem ser consideradas em pacientes com qualquer condição médica que reduza a capacidade de sobreviver a uma reação alérgica sistêmica. Exemplos incluem pacientes com função pulmonar marcadamente comprometida (crônica ou aguda), asma mal controlada, angina instável, infarto recente do miocárdio, arritmia significativa e hipertensão não controlada. Devendo sempre pesar o risco e benefício do uso da imunoterapia.

Gestação

Mulheres que já estejam em fase de manutenção da IAE não possuem contraindicação para continuar o tratamento. Contudo, para aquelas que estão na fase de indução deve-se avaliar os riscos de manter o tratamento. Exceção é aplicada às pacientes cujos benefícios da IT superam os riscos de suspensão ou não início da IT, como nos casos de reação anafilática a veneno de insetos.[2,5]

Conduta frente reações adversas sistêmicas

A IAE é administrada, inicialmente, de forma diluída, na concentração de 1:1.000-1:10.000, podendo ser mais diluído em pacientes com maior sensibilidade ao alérgeno. A dose de IT deve ser reduzida após uma reação sistêmica, caso não seja suspenso o tratamento. Não existe um consenso de ajuste de dose após uma reação sistêmica. Muitos alergistas acabam retornando a dose anterior que não deu reação ou menor, em casos de reação mais grave.[5]

Uso de betabloqueadores

O uso de betabloqueadores pode intensificar a reação, torná-la mais frequente e refratária ao tratamento. Pacientes em uso de betabloqueadores e com indicação de imunoterapia devem ser avaliados individualmente pesando riscos e benefícios. Considera-se a possibilidade de troca por uma droga alternativa ou não. Contudo, quando se avalia a VIT (imunoterapia com veneno), o risco de morte com uma reação anafilática supera o risco de continuação do uso do medicamento, sendo, portanto, indicado. Nos casos de anafilaxia refratária em paciente em uso de betabloqueadores, o uso de glucagon pode reverter à hipotensão

– aumento do efeito inotrópico e cronotrópico, via mecanismo não catecolaminérgico.[2,5]

Uso de iECA (inibidores da enzima conversora de angiotensina)

Não há evidências que o uso de iECA aumente as reações sistêmicas. No entanto, em reações na VIT, o uso de iECA esteve associado a reações mais graves. Nos casos de pacientes em uso de iECA e com indicação de VIT, pode-se avaliar a possibilidade de uma droga alternativa (bloqueadores do receptor de angiotensina – BRA). Não existem evidências de que os BRAs estejam associados a maior risco de anafilaxia, sendo uma opção terapêutica.[1,2]

Uso concomitante de BRA e iECA

É comum pacientes em uso concomitante de BRA e iECA (portadores de IC ou profilaxia de IAM). Quando esses pacientes possuem indicação de VIT, os benefícios com a imunoterapia superam os riscos do uso concomitante, sendo então indicada mesmo em pacientes fazendo uso de tais drogas.[1,5]

Glossário[1]

» Dose de manutenção: dose que alcança a eficácia terapêutica sem reações adversas locais significativas ou reações sistêmicas.
» Dose alvo: é a dose projetada para alcançar a eficácia terapêutica.
» Fase de indução: fase em que a dose é administrada de modo diluído, aumentando-se a concentração até atingir a dose alvo.
» Fase de manutenção: fase em que a dose terapêutica alvo é alcançada e o intervalo entre as doses é aumentado. Alguns pacientes não conseguem atingir a dose de manutenção. Nesses casos, doses mais baixas podem apresentar uma resposta clínica eficaz.
» Alérgeno maior: é o antígeno que se liga ao IgE do soro de 50% ou mais dos pacientes clinicamente alérgicos. Eles são definidos via *immunobloting* ou Imunoeletroforese, por reação cruzada.
» Reações locais: as reações locais extensas são definidas como reações ≥ 25 mm. As reações locais não são fatores preditores de reação sistêmica, contudo, 1/3 dos pacientes que apresentaram reação sistêmica tiveram uma reação local extensa prévia. Uma

reação local prévia não é fator de risco para novas reações locais nas próximas administrações.

Referências bibliográficas

1. Cox L, Nelson H, Lockey R, Calabria C, Chacko T, et al. Allergen immunotherapy: A practice parameter third update. J Allergy Clin Immunol. 2011 Jan;127(1 Suppl):S1-55.

2. Jutel M, Agache I, Bonini S, Burks AW, Calderon M, et al. International Consensus On (ICON) Allergy Immunotherapy (AIT). J Allergy Clin Immunol. 2015 Sep;136(3):556-68.

3. Calderon MA, Simons FE, Malling HJ, et al. Sublingual allergen immunotherapy: mode of action and its relationship with the safety profile. Allergy. 2012;67:302-11.

4. Epstein TG, Calabria C, Cox LS, Dreborg S. Current Evidence on Safatey and Practical Considerations for Administration of Sublingual Allergen Immunotherapy (SLIT) in the United States. J Allergy Clin Immunol Pract. 2017 Jan-Feb;5(1):34-40.e2.

5. Moote W, Kim H, Ellis AK. Allergen-specific immunotherapy. Allergy Asthma Clin Immunol. 2018; 14(Suppl 2): 53.

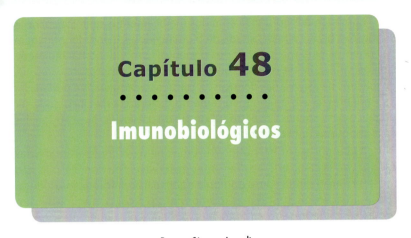

Rosana Câmara Agondi
Pedro Giavina-Bianchi
Jorge Kalil

Introdução

As doenças alérgicas são complexas e influenciadas por muitos fatores, incluindo suscetibilidade genética, via de exposição e tempo de exposição ao antígeno e características estruturais do antígeno. As opções de tratamento para doenças respiratórias e dermatológicas alérgicas expandiram-se consideravelmente nos últimos 15 anos, melhorando a qualidade de vida de muitas pessoas com condições alérgicas crônicas, debilitantes e mal controladas.[1,2]

O desenvolvimento de terapias biológicas apresentou uma rápida progressão nas últimas décadas. Os medicamentos biológicos são agentes terapêuticos com alto peso molecular, sintetizados por organismos vivos e que visam um determinante específico. Os anticorpos monoclonais (mAbs), que são um exemplo de biológicos, podem se ligar a citocinas ou a receptores envolvidos nas vias inflamatórias.[1,3]

Com esse desvio significativo dos medicamentos químicos para os biológicos, houve a necessidade de biomarcadores e endofenotipagem das doenças para melhor tratar os pacientes; isso é denominado medicina estratificada, de precisão ou personalizada. Como os mecanismos envolvidos na asma e nas doenças alérgicas são complexos e podem ser redundantes, o uso de um medicamento biológico específico pode ser benéfico para apenas um certo subgrupo de pacientes, ou seja, aqueles com endótipos bem definidos.[1]

A identificação de fenótipos de uma doença complexa abrange as propriedades clinicamente relevantes observáveis da doença, mas não mostra relação direta com a etiologia e com a fisiopatologia da doença. Nessa situação, diferentes mecanismos patogênicos podem causar sintomas semelhantes, no entanto, eles podem exigir diferentes modos de tratamento. Um endótipo identifica subgrupos de doenças com um mecanismo fisiopatológico conhecido. Uma classificação de doenças baseada no conceito de endótipos proporciona vantagens para estudos epidemiológicos, genéticos e relacionados a medicamentos.[1,3]

Os anticorpos monoclonais são anticorpos monovalentes que se ligam ao mesmo epítopo e são produzidos de um único clone de linfócitos B. Os anticorpos monoclonais (mAbs) terapêuticos são tipicamente do isotipo de imunoglobulina G (IgG). As regiões hipervariáveis de cada região das cadeias pesada e leve se combinam para formar o sítio de ligação do antígeno, referido como o domínio de ligação ao antígeno do fragmento (Fab), enquanto o domínio cristalizável do fragmento (Fc) é responsável pela função efetora, composta de dois domínios constantes. Enquanto a resposta imune a um antígeno é, geralmente, de natureza policlonal, em 1975, Kohler e Milstein foram os primeiros a descrever a produção *in vitro* de anticorpos monoclonais murinos a partir de hibridomas.[3,4]

Eles foram gerados pela primeira vez em camundongos, utilizando-se uma técnica do hibridoma. A geração dos hibridomas envolve imunizar uma certa espécie contra um epítopo específico em um antígeno e obter os linfócitos B do baço de um animal. Os linfócitos B são, então, fundidos, por métodos químicos ou induzidos por vírus, com uma linhagem celular imortal do mieloma e essas células passam a produzir os anticorpos monoclonais (Figura 48.1).[3]

Figura 48.1. Produção de anticorpos monoclonais a partir de hibridomas.

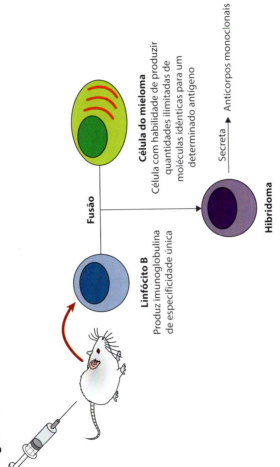

O primeiro anticorpo monoclonal licenciado foi Orthoclone OKT3 (muromonab-CD3), que foi aprovado em 1986 para uso na prevenção de rejeição de transplante renal. É um anticorpo monoclonal IgG2a totalmente murino, cujo antígeno cognato é CD3. Ele se ligação e bloqueia os efeitos da molécula de CD3 expressa nos linfócitos T. No entanto, o seu uso foi limitado a casos agudos, devido aos diversos efeitos colaterais. Os anticorpos monoclonais murinos estão, frequentemente, associados à indução de anticorpos humanos antimurino (*human anti-mouse antibody* – HAMA) e a formação desses HAMAs pode causar ou contribuir para uma reação de hipersensibilidade, pode alterar o perfil farmacocinético e reduzir a eficácia de um medicamento proteico. Os mAbs murinos exibem uma meia-vida relativamente curta em humanos quando comparados com a IgG humana, que ocorre devido à ligação fraca com os receptores de Fc e, também, apresentam uma baixa função efetora, como citotoxicidade celular dependente de anticorpos (ADCC) e citotoxicidade dependente de complemento, que são essenciais para sua eficácia. A produção de HAMAs levou à relativa falta de sucesso clínico e comercial dos primeiros anticorpos monoclonais.[3,4]

Numa tentativa de superar a imunogenicidade inerente e a função efetora reduzida dos mAbs murinos em humanos, novos mAbs foram desenvolvidos e apresentaram uma grande evolução, desde a transição dos mAbs murinos para os mAbs quiméricos (sufixo: -ximabe), disponíveis em 1994. Esses mAbs compreendiam a fusão de regiões variáveis antígeno-específicas do camundongo com as regiões constantes de um anticorpo humano, usando-se a tecnologia da engenharia genética, resultando em moléculas que são aproximadamente 65% humano. Esses mAbs quiméricos exibem uma meia vida prolongada no homem e mostram uma imunogenicidade reduzida, mas, no entanto, a propensão desses mAbs quiméricos induzirem HAMAs ainda era considerável (Figura 48.2).[4,5]

Figura 48.2. Evolução dos anticorpos monoclonais: transição de anticorpos murinos para totalmente humanos.

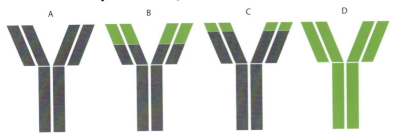

A: anticorpo monoclonal murino (100% de proteína murina, sufixo -omabe); B: anticorpo monoclonal quimérico (aproximadamente 65% de proteína humana, sufixo -ximabe); C: anticorpo monoclonal humanizado (aproximadamente 95% de proteína humana, sufixo -zumabe); D: anticorpo monoclonal totalmente humano (100% de proteína humana, sufixo -umabe).

Para melhorar ainda mais as propriedades desses mAbs, a evolução de novos mAbs sofreu um processo de humanização, diminuindo o risco de indução de HAMA. Os mAbs humanizados (sufixo: - zumab) foram desenvolvidos enxertando-se apenas as regiões hipervariáveis murinas em uma estrutura de anticorpo humano, resultando em moléculas que são, aproximadamente, 95% humanas, disponíveis em 1997. Embora os mAbs humanizados parecessem superar os problemas imunogênicos inerentes dos mAbs murinos e quiméricos, a humanização tem limitações e pode ser um processo laborioso (Figura 48.2).[4-6]

O advento da tecnologia *in vitro* do *phage display* e a geração de várias linhagens de camundongos transgênicos expressando domínios variáveis humanos permitiu a geração de mAbs totalmente humanos (sufixo: -umab), a partir de 2002. Ambos os mAbs humanizados e totalmente humanos têm reduzido potencial imunogênico e mostram propriedades semelhantes às IgGs humanas endógenas (Figura 48.2).[4,5]

Estratégias de imunomodulação das doenças alérgicas

Os mecanismos envolvidos nas doenças alérgicas são complexos e redundantes. Os alvos terapêuticos das doenças alérgicas seriam os componentes relacionados à resposta imune mediada pelas células T *helper* 2 (Th2). Esses alvos incluem as citocinas ou interleucinas (IL) 4, 5, 9 e 13 ou o bloqueio dos receptores dessas citocinas e bloqueio de moléculas efetoras Th2, como IgE, CD23 e receptor de prostaglandina (Pg) D2. A imunomodulação para tratamento de doenças alérgicas tem como objetivo diminuir a resposta imune patológica mais do que causar um retorno a um estado prévio, imunologicamente não sensibilizado.[7]

Portanto, essas citocinas Th2 têm sido alvo de modulação imune e diversos mAbs foram pesquisados. As terapias de bloqueio de citocinas devem ser avaliadas cuidadosamente, pois a redundância dos mecanismos efetores pode tornar ineficazes as terapias dirigidas contra citocinas únicas. No entanto, a inibição de citocinas pleiotrópicas pode levar a efeitos colaterais indesejáveis e inesperados e a riscos que superam os potenciais benefícios terapêuticos nos pacientes, como já foi demonstrado anteriormente com agentes direcionados contra a citocina IL-2 (anti-IL-2) e contra o fator de necrose tumoral-alfa (TNF-α) (Tabela 48.1).[7]

Anti-IL-5

As doenças alérgicas, incluindo a asma e outras doenças atópicas, são caracterizadas pelo infiltrado inflamatório de células T e granulócitos, incluindo mastócitos, eosinófilos e neutrófilos. O recrutamento de células Th2 e de eosinófilos é uma característica da fase tardia da resposta alérgica. A IL-5 derivada de células Th2 e os eosinófilos parecem essenciais na indução da hiperresponsividade brônquica e no desenvolvimento do remodelamento da parede brônquica, na asma. Além disso, as citocinas secretadas pelo epitélio brônquico, a linfopoietina do estroma tímico (TSLP), a IL-25 e a IL-33, também parecem estar envolvidas na eosinofilia e na indução de inflamação alérgica na asma.[8]

Tabela 48.1. Exemplos de anticorpos monoclonais indicados para doenças alérgicas.

Características	Omalizumabe	Mepolizumabe	Reslizumabe	Benralizumabe	Dupilumabe
Idade	≥ 6 anos	≥ 12 anos	≥ 18 anos	≥ 12 anos	≥ 6 anos
Alvo	IgE livre	IL-5	IL-5	Receptor de IL-5	IL4Rα
Biomarcador	IgE específica	Eosinofilia	Eosinofilia	Eosinofilia	—
Dose de manutenção	75 a 600 mg	300 mg	3 mg/kg	30 mg	300 e, depois, 150 mg
Intervalo de aplicação	2 a 4 semanas	4 semanas	4 semanas	4 e, depois, 8 semanas	2 semanas
Aplicação	SC	SC	IV	SC	SC
Licenciada no Brasil	Asma alérgica, UCE	Asma eosinofílica	Asma eosinofílica	Asma eosinofílica	Dermatite atópica

SC: subcutâneo; IV: intravenoso; UCE: urticária crônica espontânea.

A IL-5 é liberada por diversas células inflamatórias, incluindo eosinófilos, células Th2, células linfoides inatas 2 (ILC2s) e mastócitos, e se liga ao seu receptor, IL-5R, nos eosinófilos induzindo a proliferação, ativação, recrutamento e aumento da sobrevida dessas células.[2,9]

Três anticorpos monoclonais anti-IL-5 diferentes foram desenvolvidos e já estão licenciados para asma, no Brasil, que são o mepolizumabe e o reslizumabe, que se ligam diretamente à IL-5, impedindo sua ligação com o seu receptor, e o benralizumabe, que se liga à subunidade α do receptor de IL-5 nos eosinófilos e basófilos, impedindo a ligação da citocina com seu receptor. O benralizumabe, por meio da sua fração Fc, leva à citotoxicidade dependente de anticorpos mediada por células (ADCC), que resulta na depleção de eosinófilos.[2]

O mepolizumabe foi a primeira terapia anti-IL-5 a ser aprovada pela *Food and Drug Administration* (FDA), nos EUA, para asma com um fenótipo eosinofílico e está disponível como injeção subcutânea mensal. O mepolizumabe reduziu em aproximadamente 50% as exacerbações da asma e aumentou o volume expiratório forçado no primeiro segundo (VEF$_1$) em aproximadamente 0,1 L, nos estudos de fase 3. Houve também diminuição de idas ao pronto-socorro ou internações, melhora na qualidade de vida e redução em mais de 50% a dose de corticosteroide oral necessária para controle da asma. O maior benefício foi observado nos pacientes com níveis elevados de eosinófilos. Atualmente, a outra única liberação de mepolizumabe aprovada pela FDA e pela ANVISA, no Brasil, é a síndrome eosinofílica granulomatosa eosinofílica com poliangeíte.[2]

O reslizumabe também foi aprovado pela FDA como um medicamento adicional ao tratamento convencional da asma grave eosinofílica em indivíduos com idade igual ou superior a 18 anos. Atualmente, está disponível apenas como uma preparação intravenosa na dose de 3 mg/kg e administrada mensalmente. Estudos demonstraram que houve uma diminuiu das taxas de exacerbação, melhorou o VEF$_1$ e os escores de qualidade de vida da asma.[2] Esse medicamento também já está licenciado no Brasil para uso nos pacientes com asma grave eosinofílica.

Com base em 4 estudos de fase 3, o benralizumabe foi aprovado pela FDA em novembro de 2017 para o tratamento de asma eosinofílica grave em uma dose fixa de 30 mg subcutâneo, com as primeiras 3 doses administradas a cada 4 semanas e as doses subsequentes a cada 8 semanas. Assim como o mepolizumabe e o reslizumabe, a melhor eficácia tem sido observada em pacientes com níveis elevados de eosinófilos, especificamente contagens iguais ou superiores a 300 células/mm³. O benralizumabe tem efeito poupador de glicocorticoides orais e também levou à melhora significativa do VEF$_1$ e da qualidade de vida do paciente, embora essa última não seja clinicamente significativa. Curiosamente, os pacientes com contagem de eosinófilos menor de 300 células/mm³ apresentaram um benefício menor, mas significativo.[2]

Anti-IL-4R

As citocinas IL-4 e IL-13 são produzidas por mastócitos, ILC2s e células Th2. Ambas se ligam ao complexo receptor do tipo 2, IL-4Rα/IL-13Rα1, nas células epiteliais brônquicas, células musculares lisas, eosinófilos, dentre outras. A IL-4 também se liga ao complexo receptor do tipo 1, que consiste em IL-4Rα e uma cadeia gama comum (γc), que leva à regulação positiva das respostas T2 (Th2 e ILC2).[2,9]

O dupilumabe, um anticorpo monoclonal totalmente humano, se liga a subunidade alfa do receptor de IL-4 (IL-4Rα) e, efetivamente, bloqueia a sinalização via receptores IL-4 e IL-13, em uma dose fixa de 300 mg via subcutânea a cada 2 semanas. O dupilumabe se mostrou eficaz no tratamento da dermatite atópica (DA), em adultos com doença moderada a grave e resultou em importante melhora do eczema e do prurido. Além disso, os pacientes com DA em uso de dupilumabe apresentaram, menos frequentemente, infecções cutâneas comparadas aos pacientes com placebo. Esse medicamento foi licenciado para DA nos EUA em novembro de 2014[1,2] e, no Brasil, em dezembro de 2017.

Uma metanálise de 7 estudos randomizados, duplo-cegos, controlados por placebo de fases 1, 2 ou 3, com um total de 1.965 adultos (≥ 18 anos), avaliaram a eficácia do dupilumabe no tratamento da DA moderada a grave por mais de 3 anos, por meio do índice de escore de área e gravidade do eczema (EASI, variação de 0 a 72). No geral, o dupilumabe teve um efeito favorável de perfil de segurança e foi bem tolerado. O EASI e o prurido reduziram significativamente e a qualidade de vida melhorou, nos 3 estudos. No entanto, houve incidência aumentada (12%) de infecções virais por herpes zoster no "braço de tratamento" de 100 mg de dupilumabe de fase 2b. Os estudos observaram um aumento na frequência de conjuntivite alérgica associado ao tratamento com dupilumabe na DA, que ainda não foi completamente esclarecida.[2]

Anti-IgE

O omalizumabe é um anticorpo monoclonal IgG1 humanizado recombinante, dirigido contra IgE humana e que se liga ao domínio Cε3 da IgE livre e, portanto, impede a ligação da IgE a ambos receptores de IgE, de alta afinidade (FcεRI) e de baixa afinidade (CD23). É importante ressaltar que o omalizumabe não reconhece a IgE já ligada ao FcεRI ou ao CD23 e, portanto, não pode induzir a ativação celular pela ligação cruzada dos receptores de IgE. Entretanto, estudos *in vitro* sugerem que o omalizumabe possa facilitar a dissociação da IgE ligada ao FcεRI e, então, o omalizumabe poderia se ligar a essa molécula de IgE livre.[10]

O omalizumabe leva à redução dos níveis de IgE livre, porém, há um aumento na IgE sérica total como consequência da formação de imunocomplexos IgE e omalizumabe, devido à uma depuração mais lenta desses imunocomplexos da circulação. O omalizumabe também leva à diminuição da expressão de receptores (FcεRI) na superfície de basófilos, células dendríticas e mastócitos e, desse modo, impede a ativação dessas células e a liberação de diversos mediadores. Em 2003, o omalizumabe foi aprovado para tratamento de asma alérgica moderada a grave nos EUA[2,10] e, no Brasil, em 2004, para asma alérgica grave.

A dose de omalizumabe para asma é de 75 a 375 mg via subcutânea a cada 2 ou 4 semanas, dependendo do nível de IgE sérico total (30 a 1500 UI/mL) e do peso corporal do indivíduo (20-150 kg), para adultos e crianças acima de 6 anos. O omalizumabe foi adicionado ao nível 5 da *Global Initiative for Asthma* (GINA) em 2017, que orienta a abordagem terapêutica escalonada para asma. Os estudos mostraram um efeito poupador de corticoides sistêmicos, melhora da qualidade de vida, diminuição da frequência de exacerbações da asma e alguns trabalhos mostraram melhora do VEF_1 com significado clínico.[2,10,11]

A partir de 2014 nos EUA e dezembro de 2015 no Brasil, o omalizumabe foi aprovado para o tratamento da urticária crônica espontânea (UCE) refratária aos anti-histamínicos, para adultos e adolescentes com idade igual ou superior a 12 anos, na dose fixa de 300 mg via subcutânea a cada 4 semanas. Os estudos de fase 3 demonstraram que pacientes com UCE refratária aos anti-histamínicos apresentaram redução importante dos sintomas, incluindo a prevenção do angioedema e melhora dos escores de qualidade de vida. Estudos clínicos retrospectivos, prospectivos, duplo cego placebo-controlados, de vida-real e meta-análises mostraram que o omalizumabe para UCE mostrou-se eficaz e seguro, e apresentava rápido início de ação.[2,12]

Outros biológicos ainda não licenciados para doenças alérgicas

A FDA aprovou recentemente o Dupilumabe como terapêutica adicional de manutenção para pacientes com idade igual e superior a 12 anos com asma moderada a grave eosinofílica ou com asma dependente de corticoide oral. Estudos duplo-cegos e placebo controlados demonstraram melhora na função pulmonar, redução dos sintomas e melhora no controle da asma. Os efeitos colaterais observados foram infecção do trato respiratório, eritema no sítio da injeção e cefaleia. Novos estudos parecem promissores para pacientes com rinossinusite crônica e polipose nasal associadas a asma.[13]

O tezepelumabe, um mAb anti-TSLP, é um mAb IgG2 que se liga ao TSLP, que é uma molécula secretada por células epiteliais com funções efetoras em muitas células, incluindo eosinófilos, mastócitos, células Th2, basófilos e outras. A TSLP, juntamente com a IL-25 e a IL-33, são denominadas alarminas; são liberadas pelo epitélio brônquico e atuam nas células ICL2, que por sua vez, secretam citocinas IL-4, 5 e 13. Esse mAb parece promissor para pacientes com asma grave não controlada com perfil T2.[13]

Conclusões

Os mAbs são uma opção terapêutica eficaz para doenças alérgicas graves ou não controladas. Entretanto, o alto custo dessas medicações ainda limita o seu uso. Outra questão importante é que a maioria desses medicamentos licenciados – e outros ainda em estudo – são utilizados por via subcutânea ou intravenosa e seu uso deve ser realizado sob supervisão médica.

A fenotipagem e/ou endotipagem das doenças alérgicas e a identificação de biomarcadores facilitará um tratamento mais personalizado no futuro.

Referências bibliográficas

1. Tan HT, Sugita K, Akdis CA. Novel biologicals for the treatment of allergic diseases and asthma. Curr Allergy Rep 2016; 16: 70.
2. Saco TV, Pepper A, Casale TB. Uses of biologics in allergic diseases. What to choose and when. Ann Allergy Asthma Immunol 2018; 120: 357-66.
3. Liu JKH. The history of monoclonal antibody development – progress, remaining challenges and future innovations. Ann Med Surg 2014; 3: 113-6.
4. Buss NAPS, Henderson SJ, McFarlane M, Shenton JM, Haan L. Monoclonal antibody therapeutics: history and future. Curr Opin Pharmacol 2012, 12: 615-22.
5. Weiner LM. Fully human therapeutic monoclonal antibodies. J Immunother 2006; 29: 1-9.
6. Goodin S. Development of monoclonal antibodies for the treatment of colorectal câncer. Am J Health Syst Pharm 2008; 65: S3-7.
7. Nguyen THT, Casale TB. Immune modulation for treatment of allergic disease. Immunol Rev 2011; 242: 258-71.
8. Yanagibashi T, Satoh M, Nagai Y, Koike M, Takatsu K. Allergic disease: from bench to clinic – contribution of the Discovery of interleukin-5. Cytokines 2017; 98: 59-70.
9. Manka LA, Wechsler ME. Selecting the right biologic for your patients with severe asthma. Ann Allergy Asthma Immunol 2018; 121: 406-13.
10. Balbino B, Conde E, Marichal T, Starkl P, Reber LI. Approaches to target IgE antibodies in allergic diseases. Pharmacol Ther 2018; 191: 50-64.
11. Pelaia G, Canonica GW, Matucci A, Paolini R, Triggiani M, Paggiaro P. Targeted therapy in severe asthma today: focus on immunoglobulin E. Drug Des Devel Ther 2017; 11: 1979-87.
12. Tonacci A, Billeci L, Pioggia G, Navarra M, Gangemi S. Omalizumab for the treatment of chronic idiopathic urticaria: systematic review of the literature. Pharmacother 2017; 37: 464-80.
13. Desai M, Oppenheimer J, Lang DM. Immunomodulators and biologics. Beyond stepped-care therapy. Clin Chest Med 2019; 40: 179-92.

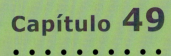

Capítulo 49
Imunoterapia na alergia alimentar

Claudia Leiko Yonekura Anagusko
Juliana Guimarães de Mendonça
Ariana Campos Yang

Introdução

Atualmente, o tratamento da alergia alimentar é focado na exclusão alimentar e no treinamento do plano de ação, caso o paciente apresente reação numa exposição acidental. Porém, essa abordagem afeta a qualidade de vida do paciente, especialmente se o alimento é muito comum na dieta, como o leite e o ovo. Mesmo o paciente e seu familiar sendo bem orientado com relação à dieta de restrição, os escapes são comuns e a gravidade da reação é imprevisível. Embora seja difícil estimar com precisão a taxa real de reações alérgicas acidentais, um estudo multicêntrico nos Estados Unidos revelou uma taxa de reações a alimentos em 62% das crianças avaliadas e metade delas com mais de uma reação ao ano. O leite de vaca foi o alimento mais implicado nas reações, a maior parte acidentais (87,4%) e, em 11,4%, graves.[1] Já em outro estudo, foi evidenciado que mais de 40% das crianças experimentam, pelo menos, uma reação alimentar ao ano e 12% tinham duas ou mais. Dessas reações, 8% foram consideradas graves e tratadas com adrenalina.[2]

Novas abordagens terapêuticas para o tratamento da alergia alimentar IgE mediada, como a imunoterapia alérgeno específica (IT), estão sendo estudadas e visam alterar o seu curso natural. A IT consiste na exposição repetida com doses crescentes do alérgeno em intervalos regulares, com o objetivo de modular a resposta imune para aumentar a quantidade de alimento que o paciente consegue tolerar, prevenindo sintomas de alérgicos e reduzindo o risco de reações graves.

Essa modulação do sistema imune pode induzir dessensibilização e, possivelmente, tolerância. A dessensibilização é definida como aumento do limiar de reação ao alérgeno enquanto o paciente está recebendo terapia ativa e permite a proteção da ingesta acidental. A dessensibilização, geralmente, é atingida em meses e esse estado de não reatividade continua apenas enquanto o paciente estiver recebendo a terapia ativamente. A não responsividade sustentada é definida como o estado de ausência de reação clínica quando a terapia ativa é suspensa por um período de tempo. Já a tolerância oral é um termo usado para descrever a completa ausência de reatividade clínica à ingesta do alérgeno alimentar que, tipicamente, ocorre naturalmente. Esse estado não depende da exposição continua ao alérgeno.[3]

Indicações e contraindicações

A imunoterapia alérgeno específica está indicada para pacientes com alergia alimentar IgE mediada, em que as medidas de exclusão alimentar são ineficazes, indesejadas ou causam limitação grave na qualidade de vida.[4] Antes de iniciar o tratamento, é essencial confirmar o diagnóstico por meio da história clínica detalhada e da avaliação de sensibilização IgE (IgE específica *in vivo* ou *in vitro*). Caso haja dúvida diagnóstica, deve-se realizar teste de provocação oral.[4]

Outro aspecto importante, que deve ser avaliado antes do início do tratamento, é a evolução natural da alergia alimentar. Algumas alergias alimentares têm alto índice de resolução na infância, como o leite, em que mais de 50% tornam-se tolerantes entre os 5 e 10 anos, e o ovo, em que aproximadamente 50% tornam-se tolerantes entre 2 e 9 anos. Já outros alimentos, tipicamente, evoluem com alergia persistente ou com baixo índice de resolução, como o amendoim (aproximadamente 20% tornam-se tolerantes com 4 anos).[5] Outros fatores podem ajudar a predizer a persistência da alergia alimentar, como marcadores laboratoriais (p. ex., valores altos de IgE contra a caseína sugerem maior risco de persistência na alergia ao leite[6]) e a idade do paciente (quanto mais velho for o paciente, menor a chance de desenvolver tolerância para alergia a leite). A maioria dos estudos sugere iniciar o tratamento a partir dos 4 a 5 anos de idade, porém, é necessário avaliar caso a caso.[4]

Como é um tratamento de longa duração e com efeitos adversos, todos os pacientes devem ser avaliados quanto às contraindicações. As principais contraindicações estão listadas na Tabela 49.1.[4]

A imunoterapia alérgeno específica deve ser realizada em centros com equipe treinada no cuidado de alergia alimentar e com estrutura para tratamento e manejo das complicações, como anafilaxia. Além disso, é necessário que o paciente e familiares sejam aderentes ao tratamento e sejam capazes de administrar o tratamento do plano de ação.

Tabela 49.1. Contraindicações para imunoterapia alérgeno específica na alergia alimentar.[4]

Absolutas

- Baixa adesão
- Asma grave ou não controlada
- Neoplasia maligna ativa
- Doença autoimune sistêmica ativa
- Doenças gastrintestinais eosinofílicas e esofagite eosinofílica ativa
- Iniciar na gestação

Relativas (realizar imunoterapia com precaução em pacientes que os benefícios superem os riscos)

- Doença sistêmica grave ou condição médica grave
- Doenças autoimunes em remissão ou órgão específicas
- Dermatite atópica não controlada
- Urticária crônica
- Uso de betabloqueador, iECA
- Mastocitose

Imunoterapia alérgeno específica: os diferentes tipos de vias

A imunoterapia alérgeno específica para alimentos podem ser administrada por via oral, sublingual e, mais recentemente, tem-se estudado a via epicutânea. Apesar da via oral mostrar a maior eficácia em termos de quantidade de proteína que pode ser ingerida com potencial de ter melhor qualidade de vida, tem menor segurança comparada às vias sublingual e epicutânea, que oferecem pelo menos proteção contra ingestão acidental e tem melhor segurança e perfil de tolerância.[3]

Imunoterapia oral

Na imunoterapia oral (ITO), o paciente ingere diariamente o alérgeno, com escalonamento de dose, usualmente, a cada 1 a 2 semanas. Após a fase de indução, o paciente entra na fase de manutenção, em que faz a ingesta do alimento numa quantidade fixa diária. A maioria dos estudos mostra que os pacientes conseguem atingir dessensibilização e, em alguns casos, conseguem atingir a não responsividade sustentada.[3]

Os estudos que avaliam ITO têm apresentado desfechos clínicos e imunológicos mais robustos quando comparados às outras modalidades de IT. O mecanismo de ação proposto envolve a modulação do sistema imune, com transição de IgE específica para IgG4, diminuição da ativação de basófilos e aumento de células T regulatórias.[3]

Os principais alimentos estudados nessa modalidade são o leite, ovo e amendoim. Uma metanálise de 2017, que avaliou 22 ensaios clínicos envolvendo 982 pacientes, mostrou benefício da ITO com leite, ovo e amendoim (RR 0,14, IC 95% 0,08-0,24). A maioria dos pacientes atingirão a dessensibilização, porém, a minoria dos pacientes mantém a eficácia após a suspensão.[7] Os estudos envolvem diferentes formas de administração (*in natura*, pó) e protocolos de dose e intervalo de progressão de dose. Até o momento, não há evidências para estabelecer qual seria o protocolo ideal e para indicação de imunoterapia para outros alimentos.[4]

Os efeitos adversos mais comuns no tratamento são reações locais (prurido em orofaringe, urticária perioral e dor abdominal).[4] Porém, podem ocorrer reações alérgicas sistêmicas e, por isso, é necessário que o paciente seja monitorado, particularmente na fase de indução. Alguns fatores podem aumentar o risco de reações, como o jejum, ingesta irregular das doses, exercício, infecção, uso de medicação, menstruação e asma ou rinite não controlada.[4]

As doses podem ser ajustadas de acordo com a gravidade da reação alérgica e presença ou não de cofatores. Além disso, pode ser considerado uso de pré medicações, como anti-histamínicos e omalizumab, para aumentar a segurança.[4]

Além das reações alérgicas IgE mediadas, tem sido observado o aparecimento de esofagite eosinofílica em cerca de 2,7% dos pacientes.[4] Dessa maneira, é importante monitorar os pacientes quanto aos sintomas de esofagite eosinofílica e indicar endoscopia digestiva alta, se suspeita clínica.

Imunoterapia sublingual

A imunoterapia sublingual (ITSL) consiste na aplicação do extrato alergênico no espaço sublingual (mantido abaixo da língua por 2 a 3 minutos e, após, deglutido) diariamente.[3] Um ensaio clínico controlado randomizado avaliou eficácia de ITSL para alergia a amendoim. Nesse estudo, 14 dos 20 pacientes (70%) foram capazes de consumir 5 g de proteína ou, pelo menos, conseguiram consumir uma quantidade 10 vezes maior do amendoim com relação ao nível basal, durante o teste de provocação, comparado com 15% do placebo.[8]

Para alergia ao leite, foi realizado um ensaio clínico randomizado com 30 crianças recebendo ITSL ou ITSL seguido de ITO em baixa dose ou seguido de alta dose. Nesse estudo, os pacientes foram submetidos a teste de provocação oral com 8 g de proteína de leite após 12 e 60 semanas da terapia de manutenção. Dos pacientes que passaram no teste de provocação oral, foram apenas 1 dos 10 pacientes com ITSL exclusiva, 6 dos 10 pacientes na ITSL seguida de ITO em baixa dose e 8 dos 10 pacientes na ITSL seguida de ITO em alta dose.[9]

De modo geral, a ITSL tem mostrado dessensibilização moderada e com maior segurança, com efeitos adversos que são tipicamente limitados a prurido orofaríngeo e com poucos efeitos sistêmicos.[3]

Imunoterapia epicutânea

A imunoterapia epicutânea (ITEP) consiste na aplicação de pequenas quantidades de alérgenos na pele do paciente, dorso ou membro superior, sendo que os *patches* são trocados em intervalos regulares, por anos de tratamento.[3] ITEP tem sido investigada para tratamento de alergia a leite e a amendoim.

Em um estudo multicêntrico, randomizado, duplo-cego, placebo controlado, foram estudados pacientes com alergia a amendoim, com idade de 4 a 25 anos, sendo o desfecho primário passar no teste de provocação oral com 5.044 g de proteína ou atingir um aumento de 10 vezes ou mais da dose tolerada, comparando o nível basal e o nível pós tratamento. Setenta e quatro pacientes foram tratados com o dispositivo Viaskin Peanut 100 mcg ou Viaskin Peanut 250 mcg e 25 pacientes com placebo. Após 52 semanas, o tratamento foi eficaz em 3 (12%) dos pacientes tratados com placebo, 11 (46%) recebendo 100 mcg e 12 (48%) recebendo 250 mcg. Nenhum dos pacientes conseguiu tolerar a dose completa de 5044 g no teste de provocação oral. Quanto aos efeitos adversos, 14% no grupo placebo e 80% do grupo testado apresentaram reações, predominantemente no local do *patch* e com reações leves. Nesse estudo, foi mostrado um aumento na IgG4 específica, na relação IgG4/IgE e redução da ativação de basófilos.[10]

A ITEP tem mostrado um certo grau de dessensibilização, menor do que a ITO e ITSL, e com um perfil de segurança excelente, com efeitos adversos leves, no local da aplicação do *patch*.[3] Não foram relatados casos de esofagite eosinofílica associados a essa modalidade de tratamento, diferente da ITO e ITSL.[4] Ainda faltam estudos mais acurados para sua indicação.

Conclusão

A imunoterapia alérgeno específica no tratamento das alergias alimentares reduzir o risco de reações alérgicas após exposição ao alérgeno, atinge graus variáveis de dessensibilização e, potencialmente, podem levar a não responsividade sustentada e a melhora na qualidade de vida. Ao se comparar os diferentes tipos de IT, a ITO tem o melhor resultado em termos de quantidade de dessensibilização clínica, seguido por ITSL e ITEP. Os efeitos adversos seguem a ordem inversa, sendo a ITO com maior risco de efeitos adversos.

Referências bibliográficas

1. Fleischer DM, Perry TT, Atkins D, Wood RA, Burks AW, et al. Allergic reactions to foods in preschool-aged children in a prospective observational food allergy study. Pediatrics. 2012;130:e2532.
2. Boyano-Martınez T, Garcıa-Ara C, Pedrosa M, Dıaz-Pena JM, Quirce S. Accidental allergic reactions in children allergic to cow's milk proteins. J Allergy Clin Immunol 2009: 123: 883-8.
3. Burks AW, Sampson HA, Plaut M, Lack G, Akdis CA. Treatment for food allergy. J Allergy Clin Immunol. Elsevier; 2018 Jan 1;141(1):1-9.
4. Pajno GB, Fernandez-Rivas M, Arasi S, et al. EAACI Guidelines on allergen immunotherapy: IgE-mediated food allergy. Allergy. 2018;73:799-815.
5. Sicherer SH, Sampson HA. Food allergy: A review and update on epidemiology, pathogenesis, diagnosis, prevention, and management. J Allergy Clin Immunol. Elsevier; 2018 Jan 1;141(1):41-58.
6. Matricardi PM, Kleine-Tebbe J, Hoffmann HJ, Valenta R, Hilger C, et al. EAACI Molecular Allergology User's Guide. Pediatr Allergy Immunol 2016: 27: (suppl23): 1-250.
7. Nurmatov U, Dhami S, Arasi S, Pajno GB, Fernandez-Rivas M, et al. Allergen immunotherapy for IgE-mediated food allergy: a systematic review and meta-analysis. Allergy 2017; 72:1133-47.
8. Fleischer DM, Burks AW, Vickery BP, Scurlock AM, Wood RA, et al. Sublingual immunotherapy for peanut allergy: a randomized, double-blind, placebo-controlled multicenter trial. J Allergy Clin Immunol. Elsevier; 2013 Jan 1;131(1):119-27.e7.
9. De Boissieu D, Dupont C. (2006) Sublingual immunotherapy for cow's milk protein allergy: a preliminary report. Allergy, 61: 1238-9.
10. Jones SM, Sicherer SH, Burks AW, Leung DYM, Lindblad RW, et al. Epicutaneous immunotherapy for the treatment of peanut allergy in children and young adults. J Allergy Clin Immunol. 2017;139(4):1242-52.e9.

Índice remissivo

A

Abelhas, 432
Abordagem
   clínica do paciente com
      doenças imunoalérgicas, 37
   do paciente com infecções de
      repetição, 57
Abscesso, 61
Ação dos antileucotrienos, 623
Ácaros da poeira doméstica, 214
Acuidade visual, 548
Agamaglobulinemia ligada ao X, 92
Agentes
   biológicos, 175
   bloqueadores
      da IL-1β, 174
      do TNF-alfa, 171
   infecciosos, 314
Agranulocitose, 14
Álcool, 312
Alérgeno(s), 8, 568
   maior, 679
Alergia, 293
   a carne vermelha, 457
   a crustáceos, 331
      diagnóstico, 331
         diferencial, 341
         iodo e reações aos
            crustáceos, 342
      prevalência, 331
      prognóstico, 341
      tratamento, 342
   a venenos de himenópteros, 431
      componentes do
         veneno, 434
      diagnóstico, 436
      fisiopatologia, 434
      quadro clínico, 434
      tratamento, 437
   alimentar, 10
      classificação da, 297
      definição, 293
      diagnóstico, 301
      epidemiologia, 296
      etiologia, 293
      manifestações clínicas, 299
      reações
         mediadas por IgE, 297
         mistas, 297
         não mediadas por
            IgE, 298
      tratamento da, 302
   ao látex, 443
      diagnóstico, 446
      prevenção, 450
      quadro clínico, 444
      tratamento, 449
   ao leite, 347
      classificação da doença, 348
      de vaca
         IgE mediada, 349

não IgE mediada, 350
    por mecanismo
       misto, 350
  definição, 347
  epidemiologia, 348
  etiologia, 347
  exames
    complementares, 351
  quadro clínico, 349
  tratamento, 352
 cutâneas, 241
 definição, 307
 ocular, 232, 233
 ocupacionais, 483
   cutâneas, 485
     classificação, 486
     definição, 485
     epidemiologia, 486
     etiologia, 485
     exames
       complementares, 491
     quadro clínico, 489
     tratamento, 491
   respiratórias, 493
 oral por ácaros, 457
 respiratórias e oculares, 195
 tratamentos em, 619
Alergologia
  de precisão, 48
  molecular, 48
Alimento(s)
  desencadeantes da reação, 309
  suspeito, 309
Alterações
  na membrana timpânica, 213
  no olfato, 548
Alveolites alérgicas extrínsecas, 21

Amina(s), 295
  biogênica vasoativa, 5
Anafilaxia, 419, 453
  classificação, 426
  definição, 421
  etiologias mais raras, 458
  fenótipos na, 426
  idiopática, 453
  induzidos por único AINE, 378
  mecanismo igE mediado
    e por liberação de
    citocinas, 428
  perioperatória, 461
    abordagem, 465
    epidemiologia, 462
    etiologia, 463
    fatores de risco, 464
    plano de ação, 480
    prevenção, 477
  perioperatória quadro
    clínico, 463
  reação(ões)
    mistas, 428
    pelo complemento/
      bradicinina, 428
    por liberação de
      citocinas, 428
    tipo I, 427
  sistêmica, 11
Anamnese especializada, 545
Anemia
  falciforme, 121
  hemolítica, 15
    autoimune, 14
  perniciosa, 18
Anergia, 150
Angioedema, 11, 277

adquirido ou deficiência adquirida de C1-INH, 282
associado ao inibidor da enzima de conversão da angiotensina, 281
classificação, 280
diagnóstico(s), 286
 diferenciais, 286
epidemiologia, 278
espontâneo ou idiopático, 282
etiologia, 278
fisiopatologia, 279
hereditário, 280, 285
mediado pela
 bradicinina, 280
 histamina, 280
por inibidor de enzima de conversão da angiotensina, 285
quadro clínico, 279
tratamento, 288

Animais domésticos, 214

Antagonistas de citocinas, 171

Antecedentes, 551

Anti-histamínicos, 631, 643
 de primeira geração, 635
 de segunda geração, 640
 farmacologia dos, 643
 indicações clínicas, 643
 populações especiais, 647

Anti-IgE, 690

Anti-IL-4R, 689

Anti-IL-5, 686

Anti-inflamatórios não esteroidais, 373

Antibióticos, 387

Anticonvulsivantes, 399, 401

Anticorpos
 IgG, 14
 IgM, 14

Antileucotrienos, 621

Antineoplásicos, 399, 405

Aparelho respiratório, 549

Artralgia, 550

Artrite, 550
 reumatoide, 161

Asma, 9, 197, 626
 avaliação da, 208
 comorbidades e diagnósticos diferenciais, 208
 diagnóstico, 203
  complementar, 203
 epidemiologia, 198
 fenótipos e endótipos da, 199
 fisiopatologia, 199
 relacionada ao trabalho, 494
 tratamento, 204, 206

Asplenia, 536

Astenia, 546

Ativação policlonal, 153

Atopia, 203

Aumento da pressão intraocular, 663

Autoimunidade etiologia da, 150

Autoinflamação conceito imunológico de, 131

Avaliação da asma, 208

Azatioprina, 170

B

Bactérias, 120
Barreira cutânea, 244
Betabloqueadores, 678
Betalactâmicos, 389
Biológicos ainda não licenciados para doenças alérgicas, 691
Biomarcadores, 204
Biópsia de pele, 263
Boca, 548
Broncoprovocações, 588

C

Cabeça, 548
Cafeína, 295, 313
Candidíase
 mucocutânea crônica, 100
 orofaríngea, 664
Capacidade
 de difusão do monóxido de carbono, 588
 pulmonar total, 583
Catarata, 663
Catepsina, 5
Cefaleia, 548
Celulite, 61
Ceratoconjuntivite
 atópica, 233, 235
 primaveril, 235
Cetotifeno, 636
Cianose infraorbitária, 213
Ciclofosfamida, 170
Ciclosporina, 170, 254
 A, 275
Citocinas, 6, 175
Citomegalovírus, 119
Citopenia(s), 15
 autoimunes, 14
Citotoxicidade celular dependente de anticorpo, 13
Clorambucil, 170
Colite eosinofílica, 325
Condroitin-sulfato E, 5
Conjuntivite, 10, 232
 alérgica, 231, 233, 234
  classificação clínica, 232
  epidemiologia, 231
  fisiopatologia, 232
  tratamento, 237
 de contato, 233, 236
 papilar gigante, 233, 235
 primaveril, 233
Contaminantes acidentais, 314
Controle do prurido, 254
Convulsões, 551
Coriza, 548
Correlação genotípica e fenotípica, 144
Corticoides, 168
 orais, 252
 tópicos, 250, 323
Corticosteroides, 537
Crises de piora da dermatite atópica, 310

Curva
    fluxo-volume, 581
    volume-tempo, 581

D

Defeitos
    da imunidade intrínseca ou inata, 100, 532
    na apoptose e na opsonização, 156
    na regulação da resposta autoimune, 150
Deficiência(s)
    combinadas, 528
    de anticorpos, 527
    de complemento, 532
    de fagócitos, 98, 529
    do sistema complemento, 101
    predominantemente de anticorpos, 86
    seletiva de IgA, 86
Déficits imunológicos secundários a doenças infecciosas, 113
Deleção clonal, 150
Depleção de células B, 174
Derivados da ativação da fosfolipase A2, 5
Dermatite(s)
    atópica, 10, 243, 627
        classificação, 245
        controle
            de agravantes, 255
            do prurido, 254
        cuidados com a pele, 249
        definição, 243
        epidemiologia, 245
        etiologia, 243
        exames complementares, 247
        fase crônica, 30
        quadro clínico, 246
        tratamento, 248
    de contato, 27, 28, 257
        aguda, 261
        alérgica, 259, 260, 261
        biópsia de pele, 263
        classificação, 260
        crônica, 262
        definição, 257
        epidemiologia, 259
        etiologia, 257
        irritativa, 259, 262
        por irritantes, 260
        quadro clínico, 261
        tratamento, 264
Dermatomiosite, 162
Desnutrição, 122
Desordem do pânico, 315
Desregulação da resposta imune, 156
Dessensibilização rápida a medicamentos, 413
Diabetes
    autoimune, 18, 157
    insulinorresistente, 158
    melito, 122
        tipo 1, 32
Diagnóstico(s)
    diferenciais em alergia alimentar, 307
    em alergia, 543
    por componentes, 45

Diarreia, 550
Dieta
    elementar, 324
    restritiva, 324
Difenidramina, 476
Dilatação endoscópica de esôfago, 325
Disbiose, 245
Disfagia, 550
Disfonia, 664
Disfunção da barreira cutânea, 244
Dispneia, 549
Dispositivos de adrenalina autoinjetável, 479
Distúrbio(s)
    metabólicos, 121
    obstrutivo, 584
    ventilatório restritivo, 585
Disúria/urgência, 550
Doença(s)
    atópicas, 9
    autoimunes, 149, 156
        aspectos clínicos e diagnósticos das, 163
        associação entre HLA e, 153
        de espectro intermediário, 159, 160
        desencadeamento das, 151
        indiferenciada, 164
        mecanismos imunológicos efetores nas, 163
        monogênicas, 152
        órgão-específicas, 157, 158
        sistêmicas, 161, 162
        tratamento das, 166
    autoinflamatórias, 131
        conceito e imunofisiopatologia, 131
        e de desregulação imunológica, 532
        granulomatosas, 138
    celíaca, 31, 316
    cutânea(s), 17
        exacerbada por AINEs, 378
    de Crohn, 33
    de desregulação imune, 98
    de Graves, 19, 157
    de susceptibilidade mendeliana a micobacterioses, 100
    do refluxo gastroesofágico, 225
    do soro aguda, 22
    endocrinológicas, 16, 18
    gastrintestinais eosinofílicas, 319
    genéticas ou cromossômicas, 120
    granulomatosa crônica, 98
    hematológicas, 18
    hemolítica do recém-nascido, 13
    Hirschsprung, 312
    infecciosas crônicas, 23
    mediadas por IgE, 9
        não atópicas, 11
    mediadas por reação de hipersensibilidade tipo IIA
        contra células sanguíneas, 13
        desencadeadas por medicamentos, 15
    nefrológicas, 16
    neurológicas, 17, 18
    orgânicas, 455
    renal crônica, 122

respiratória exacerbada por AINEs, 376

Dor torácica, 549

Dosagem
- de IgE específica, 611
- de IgE total, 610
- de IgG específica, 613
- de triptase, 614

Dose
- alvo, 679
- de manutenção, 679

DRESS por carbamabezepina, 402

Drogas
- anti-inflamatórias não esteroidais, 166
- antifúngicas, 396
- antirreumáticas modificadoras da doença, 168
- antituberculose, 395
- de segunda linha, 476

Dupilumab, 254

E

Eczema, 547

Edema, 548
- e hiperemia ocular, 548

Efeitos farmacológicos de substâncias dos alimentos, 311

Emagrecimento, 546

Enzimas, 5
- de degradação, 7

Eosinofilia, 183
- reacional associadas às variantes da síndrome hipereosinofílica, 184

Eosinófilos, 6

Epigastralgia, 550

Epinefrina, 474

Episódio hipotônico-hiporresponsivo, 510

Epistaxe, 548

Esclerose
- múltipla, 158
- sistêmica progressiva, 161

Esofagite eosinofílica, 319, 320
- definição, 320
- diagnóstico, 322
- epidemiologia, 321
- etiologia, 320
- patogenia, 321
- quadro clínico, 322
- tratamento, 323

Espirometria, 579

Espirros, 548

Espuma na urina/oligúria, 550

Esquistossomose, 30

Estenoses pilórica, 312

Eventos
- adversos
  - compatíveis com hipersensibilidade de tipo
    - I, 512
    - II (citotóxica), 514
    - III (por complexo imune), 515
    - IV (tardia), 515
  - graves, 509
  - não graves, 509
  - pós-vacinação, 507

somatotiformes, 455
Expansão
    clonal, 183
    policlonal, 183

F

Fagocitose de células-alvo, 12
Faringite, 62
Fase(s)
    da hipersensibilidade tipo I, 8
    de indução, 679
    de manutenção, 679
Fator de ativação plaquetária, 5
Febre, 546
    familiar do Mediterrâneo, 134
Fístula traqueoesofágica, 312
Formigas, 432
Fotodermatites de contato, 260
Fotopatch test, 563
Fototerapia, 254
Fototeste de contato, 563
Função pulmonar, 203

G

Galectina 10, 7
Gastrite eosinofílica, 325
Gastroenterite, 325
Glaucoma, 663
Glicocorticoides, 651
    efeitos adversos, 659
        ósseos e musculares, 662
    escolha do tratamento, 658
    estrutura, 651
    interações medicamentosas, 659
    mecanismo de ação
        dos corticoides e
        farmacocinética, 652
    suspensão da terapia com, 667
Glomerulonefrites
    agudas, 22
    crônicas, 23
Glutamato, 295
    monossódico, 314
Granulocitopenia, 14, 15
Granuloma de corpo estranho, 29
Gravidez, 665

H

Haptenos, 568
Heparina, 5
Hérnia do hiato, 312
Hidrolases ácidas
    carboxipeptidase, 5
Higiene ambiental, 214
Hipereosinofilias, 181
    definição e etiologia, 181
Hipersensibilidade
    alimentar, 294
    citolítica, 12
    citotóxica, 12
    de contato, 664
    tipo IIA, 12
    tipo IIIA, 20
    tipo IIIB, 21
    tipo IV, 31
    tipo IV-A, 26

tipo IV-B, 29
tipo IV-D, 32
Hipertireoidismo autoimune, 19
Hipertrofia gengival por fenitoína, 401
Hipotireoidismo autoimune (Hashimoto), 16
Histamina, 5, 295, 313, 631
História da moléstia atual, 546

I

Identificação, 545
Ignorância imunológica, 150
Impetigo, 61
Imunizações em imunocomprometidos, 525
Imunobiológicos, 537, 681
Imunodeficiências
  adquiridas, 109
    alterações do sistema imune próprias dos neonatos, 111
    idosos, 112
    definição, 109
    outras causas de, 125
  combinadas, 95
    com características associadas ou sindrômicas, 97
    graves, 96
  comum variável, 87
  primárias, 67, 526, 527
    do adulto, 73
      anamnese, 77
      exame(s)
        diagnósticos, 102
        físico, 78
        natureza do patógeno, 78
        quadro clínico e diagnóstico, 77
        tratamento, 102
  secundárias, 533
Imunoglobulina intravenosa, 175
Imunologia clínica, 55
Imunomodulação, 171
  das doenças alérgicas, 686
Imunossupressores (citotóxicos), 170
Imunoterapia
  alérgeno-específica, 215, 671, 696
    condições especiais na, 678
    dose, 674
    indicações e contraindicações, 671
    reações adversas, 676
    vias de administração e precauções na aplicação, 673
  epicutânea, 697
  na alergia alimentar, 693
    indicações e contraindicações, 694
  oral, 696
  sublingual, 697
  veneno específica, 438
Infecção(ões)
  de repetição, 57
    conduta, 70
    exame(s)

complementares, 68
de imagem, 70
físico, 59
laboratoriais, 69
história clínica, 58
imunodeficiências secundárias, 64
investigação da etiologia, 60
quadro clínico, 58
pelo CMV, 119
pelo vírus
Epstein-Barr, 119
HIV, 114
influenza, 118
pulmonar, 664
Inflamossomopatias, 132
Influenza, 118
Inibição da coestimulação, 174
Inibidor(es)
da enzima conversora de angiotensina, 679
de bomba de prótons, 323
de calcineurina tópicos, 252
de IL-6, 174
Iniciativa *Choosing Wisely*, 52
Interleucinas, 8
Intermediários reativos do oxigênio, 7
Interpretação da espirometria, 586
Intolerância
à lactose, 312
alimentar, 293, 294, 308
Intoxicação alimentar, 311
Iodo e reações aos crustáceos, 342

L

Laboratório em alergia, 609
LADA (diabetes autoimune latente do adulto), 158
Látex, 443
Leucotrienos, 7, 621, 622
sulfidopeptídeos LTB4, LTC4, LTD4 e LTDE4, 5
Linhas de Dennie-Morgan, 213
Lise direta, 12
Litopenaeus vannamei (camarão branco), 337
Lúpus eritematoso
induzido por drogas, 162
sistêmico, 162

M

Mastócitos, 4
Mastocitose, 456
Mecanismo(s)
da tosse, 220
de hipersensibilidade, 3
Mediadores recém-sintetizados, 7
Medicina de precisão em alergia, 45
Medida de volumes pulmonares, 587
Metabisulfito de sódio, 314
Metabolismo
da glicose, 665
lipídico, 665
Miastenia *gravis*, 17, 158
Micofenolato mofetil, 170

Microarranjo (*microarray*) de alérgenos, 613
Mimetismo molecular, 153
Miopatia, 662
Mofo, 215
Montelucaste, 625
Mucosa nasal, 213

N

Nariz, 548
Nasofibrolaringoscopia, 577
Nasolaringofaringoscopia, 589
Neoplasia, 124
Neuromielite óptica, 158
Neurotoxina eosinofílica, 7

O

Obstrução nasal, 548
Odinofagia, 550
Olhos, 548
Opsonização, 12
Orofaringe empedrada, 213
Osteonecrose, 662
Osteoporose, 662
Otalgia, 548
Ouvido, 548

P

Patch test, 558
Pele, 547
Pênfigos, 17
Peroxidase eosinofílica, 7
Pescoço, 549
Pesquisa de IgE específica, 332, 437
PGD2, 5
Pico de fluxo expiratório, 587
Plaquetopenia, 15
Plasmaferese, 175
Pneumonia
 localizada, 62
 não localizada, 62
Pneumonites por hipersensibilidade, 502
Polimiosite, 161
Poliomielite associada ao vírus vacinal, 510
Poluição ambiental, 155
Pranlucaste, 625
Prick test, 554
Prometazina, 476
Prostaglandina, 5
Proteases neutras, 5
Proteína(s)
 básica principal, 7
 catiônica eosinofílica, 7
Proteoglicanos, 5
Proteossomopatias, 143
Protocolos de testes de provocação com medicamentos, 596
 em RHM imediatas, 597
 em RHM não imediatas, 598

Provas de provocação
  com alimentos, 601
  com medicamentos, 593
Prurido, 245, 547
  genital, 550
  nasal, 548
Psoríase, 34
Púrpura
  plaquetopênica idiopática
    aguda, 14
    crônica, 14
  trombocitopênica, 14

Q

Queixa principal, 546
Quimases, 5
Químicos e irritantes dos alimentos, 311
Quimiocinas, 8
Quimioterapia, 534
Quinolonas, 394

R

Reações
  adversas
    a medicamentos, 355, 399
      alérgicas ou imunológicas, 357, 400
      classificação clínica, 358
      dessensibilização, 370
      diagnóstico e classificação, 357
      diagnóstico/exames complementares, 365
      epidemiologia, 359
      etiologia, 359
      fisiopatologia, 359
      imediatas, 400
      imprevisíveis, 399
      não alérgicas ou não imunológicas, 358, 400
      não imediatas (tardias), 400
      previsíveis, 399
      profilaxia, 370
      quadro clínico, 361
      tratamento, 369
    a vacinas, 505, 507
    aos anti-inflamatórios não-esteroidais, 373
      classificação, 376
      definição, 373
      diagnóstico, 379
      epidemiologia, 373
      etiologia, 374
      manejo, 383
      quadro clínico, 376
    aos antibióticos, 387
    por alimentos, 291, 308
  alérgica, 435
    agudas, 310
    IgE mediadas, 269
  anafiláticas, 438
  cruzada com moluscos, 342
  de Arthus, 20
  de hipersensibilidade, 512
    imediatas
      perioperatórias, 462
        classificação das, 463
    tardia induzidas por AINE, 378
    tipo I, 3

IgE mediadas, 4
não IgE mediadas, 11
tipo II, 12, 514
tipo III, 19
tipo IV, 25, 515
falso
negativas, 572
positivas, 572
locais, 509, 679
e locais extensas, 437
pós-transfusionais, 13
sistêmicas, 509
tóxica, 435, 437
tuberculínica, 28
Reatividade cruzada, 615
entre os crustáceos, 338
Receptores
de alta afinidade, 4
de baixa afinidade, 4
Relopatias, 144
Reprodutibilidade, 310
Resposta broncodilatadora, 585
Restrição alimentar
baseada em resultados de testes, 324
de 2 grupos de alimentos, 325
de 4 grupos de alimentos, 324
empírica dos 6 grupos principais de alimentos, 324
Retocolite ulcerativa, 30
Rinite, 627
alérgica, 10, 211
classificação da doença, 212
controle ambiental específico, 214
definição, 211
diagnóstico, 212
educação ao paciente e familiares, 214
epidemiologia, 211
etiologia, 211
exame físico, 213
ocupacional, 500
tratamento, 213
farmacológico, 215
gustatória, 315
Rinossinussites, 211
Rosto do alérgico, 213
Rouquidão, 549

S

Salicilatos, 295
Sarampo, 119
Sarcoidose, 29
de início precoce, 140
Saudação do alérgico, 213
Sensibilidade ao glúten não celíaca, 294
Sensibilização a alérgenos alimentares, 298
Sequenciamento genético, 144
Serotonina, 313
Síncope e lipotimia, 549
Síndrome(s)
antifosfolípide, 162
auriculotemporal, 315
autoinflamatória(s) associada a criopirina, 134
ao proteossoma, 143
CANDLE, 143

- da deficiência do antagonista natural da interleucina 1, 138
- da disfunção reativa das vias aéreas, 495
- da pele excitada, 573
- da tosse das vias aéreas superiores, 221
- de ativação mastocitária, 456
- de Blau, 140
- de Down, 121
- de Frey, 315, 317
- de Goodpasture, 16
- de hiper-IgE, 97
- de hiper-IgM, 95
- de hipersensibilidade da tosse, 225
- de Lambert Eaton, 18
- de Majeed, 138
- de neutrofilia atípica com lipodistrofia e temperatura alta, 143
- de Sjögren, 161
- de Turner, 121
- do envenenamento pela histamina do peixe, 316
- hipereosinofílica, 185
    - características clínicas, 189
    - exames complementares, 190
    - familiar, 189
    - idiopática, 189
    - secundária, 188
    - tratamento, 191
    - variante(s)
        - linfocitica, 187
        - mieloproliferativa, 186
        - por *overlap* da, 188
- JMP, 143
- látex-fruta, 616
- miastênica de Lambert--Eaton, 158
- Nakajo-Nishimura, 143
- ósseas autoinflamatórias, 137
- PAPA, 137
- periódicas febris recorrentes, 132
- PFAPA, 133
- pólen-frutas, 617
- por deficiência de mevalonatoquinase, 135

Síntese de IgE, 9

Sintomas
- crônicos gastrintestinais, 311
- da reação, 309
- gerais, 546

Sinusite, 62

Sistema(s)
- ABO e Rh, 13
- de notificação de EAPV, 508

Sítio da infecção e natureza do patógeno, 66

Sulfas, 394

Supressão suprarrenal, 664

T

Técnica do teste
- de puntura, 557
- intradérmico, 558

Teobromina, 313

Terapia
- anti-inflamatória
    - sistêmica, 252
    - tópica, 249
- gênica, 176

Teste(s)
  aberto de aplicação repetida, 574
  com medicamentos, 574
  cutâneos, 436
    de leitura imediata e tardia, 553
  de ativação de basófilos (BAT), 614
  de contato, 263, 558, 567, 574
    atópico, 575
    com radiação ultravioleta, 563, 574
    de leitura imediata, 574
    para avaliação de dermatite de contato, 567
  de função pulmonar, 577, 587
  de provocação
    oral, 339
      com alimentos, 601
        indicação, 604
        interpretação, 606
      com medicamentos
        definição, 594
        indicações, 594
        orientação do paciente após o, 599
        preparo e ambiente para realização, 595
        protocolos de, 596
  de puntura, 554
  in vitro, 610
  intradérmico, 557
Tiramina, 313
Tireoidite de Hashimoto, 157
TNF-α, 6
Tosse, 549
  crônica, 219
    asma e, 222
    definição, 220
    etiologia, 220
    mecanismo da, 220
    principais causas de, 221
    tratamento da, 226
Toxina do peixe escombroide, 316
Transplante
  autólogo e alogênico de células-tronco, 176
  células-tronco hematopoiéticas, 535
  de órgãos sólidos, 536
  renal, 16
Transtornos mentais e do comportamento, 311
Tratamento(s)
  e prevenção da anafilaxia, 471
  em alergia, 619
Triptases, 5
Trombocitopenia neonatal, 14
Tromboxanes, 5
Tropomiosina, 333, 334
Tuberculose, 28

U

Urticária(s), 11, 547
  agudas e crônicas, 19, 267, 269, 270, 273, 274
    classificação, 268
    definição, 267
    epidemiologia, 268
    exames complementares, 271
    fisiopatologia, 268
    quadro clínico, 271

tratamento, 273
Urticária/angioedema induzidos
   por AINEs, 378
   por único AINE, 378
Uveíte autoimune, 158

V

Vacina(s)
   não viáveis, 526
   para febre amarela, 512
   para influenza, 513
   tríplice viral, 514
   viáveis, 526
Vacinação dos contactantes
   de pacientes
   imunocomprometidos, 540
Vasculites, 24
   de pequenos vasos
      ANCA-negativas, 24
      associadas ao ANCA, 24
   de vasos de médio calibre, 24
   primárias, 25
   secundárias, 25

Vespas, 432
Vírus
   da gripe, 118
   da imunodeficiência
      humana, 115
   da mononucleose
      infecciosa, 119
   Epstein-Barr, 119
Volume
   corrente, 579
   de reserva
      expiratória, 579
      inspiratória, 579
   residual, 579

W

Wegener, 162
Western Blotting, 615

Z

Zafirlucaste, 624
Zileuton, 624